DEUTSCHE DEMOKRATISCHE REPUBLIK
DEUTSCHE AKADEMIE DER LANDWIRTSCHAFTSWISSENSCHAFTEN ZU BERLIN
INSTITUT FÜR INFORMATION UND DOKUMENTATION

# Landwirtschaftliches Zentralblatt

ABTEILUNG IV

## VETERINÄRMEDIZIN

8. JAHRGANG
1963

AKADEMIE-VERLAG · BERLIN

LZ. IV VETERINÄRMEDIZIN · JG. 1963 · NR. 1 · SEITE 1—224 · BERLIN · JANUAR 1963

# LANDWIRTSCHAFTLICHES ZENTRALBLATT

## KURATORIUM



## CHEFREDAKTEUR



## STELLVERTRETENDER CHEFREDAKTEUR



# ABTEILUNG VETERINÄRMEDIZIN

## REDAKTIONSAUSSCHUSS



## REDAKTION

# INHALTSVERZEICHNIS



---

## *NAMENVERZEICHNIS*

Seitenzahl in [Klammer] bedeutet Bibliographie, mit Stern * bedeutet Buchbesprechung

# LANDWIRTSCHAFTLICHES ZENTRALBLATT
## ABTEILUNG VETERINÄRMEDIZIN

**1963** **NR. 1** **JANUAR**

## I. ALLGEMEINES

Kolb, E.; Leipzig, Karl-Marx-Univ., Inst. für Physiol. Chem. und Ernährungsphysiol. der Haustiere. **Der tierärztliche Beruf in Deutschland.** Zooiatria [Santiago de Chile] **3** (1961) Nr. 1/4. S. 49–55. 100.

Richter, Wolfgang und Worseck, Michel; Potsdam, Veterinäruntersuchungs- und Tiergesundheitsamt. **Die Literaturdokumentation mit Hilfe der Kombination von Kerb- und Sichtlochkarten.** Dokumentation **9** (1962) Nr. 2. S. 53–57. — 3 Abb., 31 Lit.
Beschreibung von Prinzip und Anwendungsmöglichkeit des Randlochkartenverfahrens als Ordnungsmittel. Grundlage bilden Karten in den Normgrößen K 6, K 5 und K 4, die am Rande 2 Reihen von Löchern tragen und die durch einen Kerb verbunden werden können. Es wird das Beispiel der Literaturaufbereitung dargestellt: das Referat der Originalarbeit wird maschinenschriftlich auf die Karte übertragen, Stich- bzw. Schlagwörter werden angemerkt und als Lochsystem auf die besonderen „Sichtlochkarten" gestanzt. Dabei wird die laufende Nummer der ursprünglichen Referatenkarte mit fixiert. Synonyma und Begriffskombinationen werden besonders vermerkt und auf Hinweiskarten übernommen. — Das Aus- und Einsortieren der Lochkarten, Lochen und Kerben beanspruchen bei gut geführter Ordnung 2–3 Min.
F. Lüpnitz. 140.

## II. ANATOMIE, HISTOLOGIE, EMBRYOLOGIE

Koch, T.; Berlin, Humboldt-Univ., Inst. für Veterinäranatomie. **Der moderne anatomische Unterricht.** Zooiatría [Santiago de Chile] **3** (1961) Nr. 1/4. S. 41–46. 200.

Glósz, László. Új tájanatómiai boncolási módszer. **(Neues topographisches Sektionsverfahren.)** Magyar Állatorvosok Lapja [Ung. veterinärmed. Bl.] **16** (1961) Nr. 10. S. 365–368. — Zus. in Russ., Engl. Aus: Ung. Agrar-Rdsch. **1962** Nr. 3.
Der Körper des entbluteten Pferdes wurde auf einem speziellen Gestell befestigt. In die A. carotis wurde eine Kanüle eingeführt. Mit Hilfe einer speziell für diesen Zweck konstruierten Pumpe werden 60 Liter 4%iges Formalin in den Körper gespritzt. Der gänzlich verhärtete Körper wurde 4 Tage in der Haut gelassen. Am 5. Tage wurde an der rechten Seite die Haut entfernt, und die oberflächlichen und die tiefer liegenden Körpermuskeln sowie die Gefäße und Nerven wurden herauspräpariert. Auf der linken Seite legte Vf. am Brustkorb ein „Fenster" an, an der Seite des Bauches einen abklappbaren Lappen. Auf diese Weise konnten die sichtbar gewordenen Brust-, Bauch- und Beckenorgane in situ topographisch untersucht werden. Das neue Verfahren ist zur Demonstration der topographischen Lage der Organe der großen Körperhöhlen hervorragend geeignet und erleichtert Studierenden die Aneignung der später unterrichteten klinischen Untersuchungsverfahren. 240.

Il'ičėv, V. D. (Illjitschow, W. D.) Nekotorye prisposoblenija k vodnomy obrazu žizni v stroenii naružnogo otdela sluchovogo analizatora u ptic. **(Einige Anpassungen zum Leben im Wasser beim Bau des äußeren Teils des Gehör-**

**analysators bei Vögeln.)** Vestnik Moskovskogo universiteta. Serija VI. Biologija, počvovedenie Moskva **16** (1961) Nr. 1. S. 22–25. — 1 Tab., 3 Lit.

Vf. erarbeitet Zusammenhänge der ökologischen Merkmale verschiedener Wasservögel mit der Besonderheit der äußeren Ohrbildung (M. cucullaris) Federbeschaffenheit. K. Tzschachmann. 280.

Roederer, Wolfgang. **Beitrag zur Anatomie einiger Bauchhöhlenorgane des Sumpfbibers (Myocastor coypus Mol.).** Diss. Karl-Marx-Univ. Leipzig, Veterinärmed. Fak., Inst. für Pelztierkunde **1960** **74** S. — 19 Abb., 6 Tab., 25 Lit.

An Hand von Untersuchungen an 13 Alt- und 8 Jungtieren wird über Lage, Aussehen, Form und Besonderheiten von Zwerchfell, Magendarmkanal, Leber, Milz, Nieren und Nebennieren beim Sumpfbiber berichtet. H. Gürtler. 420.

Stowe, Howard D. und Calhoun, M. Lois; East Lansing, Michigan State Univ., Dep. of Anatomy; Dep. of Veterin. Pathol. Gross and microscopic anatomy of the Trachea of the ranch mink. **(Makroskopische und mikroskopische Anatomie der Trachea des Farmnerzes.)** Amer. J. veterin. Res. **23** (1962) Nr. 94. S. 649–656. — 15 Abb., 2 Tab., 19 Lit.

Bei 22 Standardnerzen im Alter von 7 Mon. wird eine Trachealänge von 10 bis 14 cm festgestellt, die sich bis zu 18 cm ausdehnen läßt. Die Trachea besteht aus 60 bis 65 dorsal unvollständigen Ringen, die ventral einen ovalen, lateral einen elliptischen und dorsal einen abgeplatteten Querschnitt aufweisen. Der Durchmesser des Lumens beträgt am Anfang 4 mm, am Ende 3 mm. Die Mucosa weist ein pseudo-geschichtetes Flimmerepithel ohne Schleimzellen auf. Die Verkalkung der Ringe beginnt etwa im Alter von 45 Tagen und ist mit 68 Tagen in der gesamten Trachea nachzuweisen. H. Zimmermann. 435.

Lorey, Karl. **Untersuchungen über die Morphologie des Thymus beim Rind in verschiedenen sexualphysiologischen Lebensabschnitten.** Diss. Karl-Marx-Univ. Leipzig, Veterinärmed. Fak., Ambulator. und Geburtshilfl. Tierklin. **1961** 48 S. — 3 Abb., 9 Tab., 89 Lit.

Makroskopische und histologische Untersuchungen wurden am Thymus des Rindes im Hinblick auf Veränderungen des Organs in den verschiedenen Lebensabschnitten durchgeführt. Dabei konnte festgestellt werden, daß die Rindensubstanz sich vom 8. Fetalmonat an bis zum 5. Lebensmonat infolge regressiver Vorgänge vermindert und vom 6. Lebensmonat ab in verstärktem Maße der Involution unterliegt. Die Marksubstanz nimmt bis zum 5. Monat an Masse zu und von diesem Zeitpunkt an wieder ab. Das Interstitium zeigt bis zum 5. Lebensmonat eine geringfügige und vom 6. Lebensmonat an eine starke Vermehrung. Die Altersinvolution des Thymus beginnt mit dem 6. Lebensmonat. Vom Gewicht des Thymuskörpers kann im allgemeinen nicht auf den Involutionsgrad geschlossen werden, da mit Eintritt der Geschlechtsreife normalerweise die Umbildung des Thymus zum thymischen Fettkörper ohne wesentliche Gewichtsveränderungen erfolgt. Untersuchungen zur Ermittlung von Zusammenhängen zwischen dem Gewicht des Thymus und der Ovarien einerseits und zwischen Thymusgewicht und Anzahl der Tertiärfollikel andererseits verliefen ergebnislos. H. Gürtler. 478.

Wrobel, Karl-Heinz. **Das Blutgefäßsystem der Niere von Sus scrofa dom. unter besonderer Berücksichtigung des für die menschliche Niere beschriebenen Abkürzungskreislaufes.** Diss. Justus-Liebig-Univ. Gießen, Veterin.-Anatom. Inst. **1961** **44** S. — 20 Abb., 27 Lit.

Mit Hilfe von Gefäßkorrosionspräparaten und histologisch wird das Blutgefäßsystem der Niere des Hausschweines beschrieben. Als Ergebnis seiner Untersuchungen faßt Vf. zusammen: 1. Die A. renalis des Schweines teilt sich in der Mehrzahl der Fälle in eine craniale und eine caudale A. renalis II. Ordnung. 2. Es lassen sich Unterschiede ermitteln zwischen dem A. subcorticalis-Typ des konvexen, hilusabseitigen Nierenrandes, der Dorsal- und Ventralfläche der Niere sowie der hilusnahen Rindenzone. 3. Abgesehen von den seltener vorkommenden Aa. corticales perforantes und reflexae kann man die Corticalarterien der Schweineniere unterteilen in Aa. corticales radiatae und profundae. 4. Man findet in der Niere des Schweines Vasa afferentia von mittlerer Länge und gleichbleibend schlankem Aussehen, ferner ganz kurze, deren Glomerula dadurch ungestielten Beeren ähnlich sehen, und lange Arteriolae afferentes, die sich auf dem Wege zum Glomerulum in augenscheinlicher Weise verjüngen. 5. Die Nierenbeckenarterien zeigen Spiralstrecken und verbinden sich untereinander in Form eines Netzwerkes. Anteile des Nierenbeckenarteriensystems begleiten die Aa. und Vv. subcorticales in die Grenzschicht und vereinigen sich über den Markkegeln zu Grenzschichtarkaden. 6. Blutgefäße der Capsula fibrosa ließen sich von der A. renalis aus nicht mit Plastoid darstellen. 7. Die V. renalis teilt sich in der Mehrzahl der Fälle in eine craniale und eine caudale V. renalis II. Ordnung. 8. Am Plastoidausguß der Vv. renales II. und III. Ordnung konnte regelmäßig das Vorhandensein von Klappen festgestellt werden. 9. Die Vv. corticales radiatae sind von einem dichten Kapillarfilz umhüllt; im isolierten Zustand haben die zur Peripherie strebenden „Kapillargeflechtsäulchen" das Aussehen von kleinen Flaschenbürsten. 10. Die Nierenbeckenvenen des Schweines lassen sich von der V. renalis aus mit Plastoid injizieren. 11. In der Schweineniere bestehen mehrere Möglichkeiten einer extraglomerulären arteriellen Blutversorgung der Nierenrinde, vor allem ihrer juxtamedullären Zone. 12. Die Arteriolae rectae verae des Schweines haben eine von der bisher für die Niere des Menschen gegebenen Schilderung abweichende Herkunft. 13. Trotz der Anwendung verschiedener Untersuchungsmethoden ist es Vf. nicht gelungen, in der Niere des Schweines arterio-venöse Anastomosen nachzuweisen. 14. Die Möglichkeiten der Umschaltung des Blutstromes in der Schweineniere im Sinne Trueta's und Mitarbeiter werden diskutiert, wobei besonders eine die juxtamedullären Glomerula entlastende Funktion der Nierenbeckenarterien berücksichtigt wird. E. Wiesner. 510.

Kraus, H.; München. **Das Lymphsystem, ein Teil des reticuloendothelialen Systems.** Berliner Münchener tierärztl. Wschr. **75** (1962) Nr. 1. S. 10–12. — 5 Abb.
Das Lymphsystem wird in seinem kapillären Bereich als vorgeschobenes reticuloendotheliales System angesehen. Die Lymphkapillaren werden durch Zug perivaskulärer Bindegewebsfasern geöffnet, wodurch Fremdstoffen eine direkte Berührung mit der endothelialen Innenauskleidung ermöglicht wird. Demgegenüber sind die Blutkapillaren des kollagenen Bindegewebes für undiffusible Stoffe unzugänglich und können infolgedessen auch nicht zum eigentlichen RES gerechnet werden. Die Blutkapillaren des lymphoreticulären Gewebes hingegen sind auf Grund ihres anderen Baues vom Gewebe her zugänglich und somit als Bestandteil des RES anzusehen. Das Lymphknotenparenchym stellt also eine Station dar, in deren Bereich ein Übertritt von Stoffen aus der Lymphbahn in die Blutbahn hinein möglich ist.
A. Smollich. 520.

Bunker, Merrill C.; Bar Harbor, Me., Roscoe B. Jackson Memorial Lab. A technique for staining chromosomes of the mouse with Sudan black B. **(Eine Methode zum Färben von Mäusechromosomen mit Sudanschwarz B.)** Canad. J. Genetics Cytol. **3** (1961) Nr. 4. S. 355–360. — 12 Abb., 3 Lit.

Zum Färben der aufgezogenen Schnitte werden folgende Ausgangsreagenzien verwendet: 1% Sudanschwarz B (SSB) in 10% Propionsäure, 1% SSB in 85% Milchsäure und 1% SSB in 20% Ameisensäure. Das Farbreagens besteht aus je einem Teil der genannten Lösungen und einem Teil Aqua dest. Die Kernfärbung ist nach 10 bis 60 Min. beendet. Die Chromosomen werden braun gefärbt, erscheinen aber im Grünfilter schwarz. Das Gemisch ist leicht herzustellen und haltbar, die möglichen Artefakte werden durch die Methode auf ein Minimum beschränkt. G. Pose. 710.

Vialli, Maffo; Pavia, Univ., Ist. di Anatomia Comparata. Parallelismi tra i dati dell'istochimica in microscopia ottica e quelli della microscopia elettronica e di altri metodi fisici di osservazione. **(Parallelen zwischen den Daten der Histochemie in optischer Mikroskopie und denen der Elektronenmikroskopie und anderer physikalischer Beobachtungsmethoden.)** Mikroskopie [Wien] **16** (1962) Nr. 9/10. S. 257–261. — 19 Lit.
Vf. erörtert auf der Grundlage der Differenzierung primärer und sekundärer Kontraste die Möglichkeit der für die Elektronenmikroskopie brauchbaren Methoden. Die Unterscheidung primärer und sekundärer Kontraste zeigt offensichtlich Ähnlichkeiten zu den für die Fluoreszenzmikroskopie gültigen Grundsätzen (Primär- und Sekundärfluoreszenz) und kann unter Berücksichtigung der gleichen Kriterien auch auf andere mit physikalischen Mitteln ausführbare histochemische Methoden ausgedehnt werden. W. F. Ebel. 710.

Jonecko, A.; Zabrze-Rokitnica, Polen, Schles. Med. Akad., Inst. für Histol. und Embryol. **Die Ringbinden als eine allgemeine unspezifische Reaktion der quergestreiften Muskulatur.** Experientia [Basel] **18** (1962) Nr. 4. S. 166–167. — 1 Abb., 9 Lit.
Nach Untersuchungen an der Muskulatur des Kammolches *Triturus cristatus Laur.* konnte festgestellt werden, daß die Zahl der histologisch nachweisbaren sog. Ringbinden der quergestreiften Muskulatur immer dann höher war, wenn die Tiere vorher bestimmten anomalen Bedingungen (z. B. teilweises Austrocknen des Wasserbehälters) ausgesetzt waren. In Verbindung mit den Beobachtungen anderer Autoren sowie auf Grund weiterer eigener Untersuchungen an Knochenfischen, Lurchen, Kriechtieren und Säugern kommt Vf. zu der Annahme, daß die Ringbinden eine allgemeine, im tierischen und menschlichen Muskel auftretende unspezifische Reaktion des Muskelgewebes auf verschiedene Störungen hin sein könnten. G. Michel. 775.

Bucher, O. und Reale, E.; Lausanne, Schweiz, Univ., Histol.-Embryol. Inst.; Zentrum für Elektronenmikroskopie. **Zur elektronenmikroskopischen Untersuchung der juxtaglomerulären Spezialeinrichtungen der Niere. 3. Mitt. Die epitheloiden Zellen der Arteriola afferens.** Z. Zellforsch. mikroskop. Anatom. **56** (1962) Nr. 3. S. 344–358. — 5 Abb., 50 Lit. 2. Mitt. vgl. LZ. Abt. IV 7 (1962) Nr. 6. S. 1142.
An den Nieren von weißen Mäusen und Ratten wurden die epitheloiden Zellen (juxtaglomerulären Zellen) in der Tunica media des präglomerulären Abschnittes der Arteriola afferens eingehend elektronenmikroskopisch untersucht. Es handelt sich hierbei um relativ große Zellen von plumper Form, die im Zelleib zahlreiche Granula enthalten und in ein dreidimensionales Fachwerk basalmembranartiger Strukturen eingebettet sind. Die Beschaffenheit der Zellmembran, der Granula, der Mitochondrien, des Golgi-Apparates sowie sonstiger Strukturelemente der epitheloiden Zellen wird eingehend beschrieben. Die Ultrastruktur der epitheloiden Zellen weist darauf hin, daß sie einen aktiven Stoffwechsel haben, dem mit größter Wahrscheinlichkeit eine sekretorische Funktion zuzuschreiben ist. W. Wittig. 850.

Bucher, O. und Reale, E.; Lausanne, Schweiz, Univ., Histol.-Embryol. Inst.; Zentrum für Elektronenmikroskopie. **Zur elektronenmikroskopischen**

**Untersuchung der juxtaglomerulären Spezialeinrichtungen der Niere. 4. Mitt. Die Goormaghtighschen Zellen.** Z. Anatom. Entwicklungsgeschichte **123** (1962) Nr. 2. S. 206–220. — 7 Abb., **34** Lit. **3.** Mitt. vgl. vorst. Ref.

An den Nieren von weißen Mäusen und Ratten wurden die Goormaghtighschen Zellen des juxtaglomerulären Apparates eingehend elektronenmikroskopisch untersucht. Die relativ kleinen Zellen liegen am Gefäßpol der Nierenkörperchen zwischen Macula densa, Arteriola afferens und Arteriola efferens und sind in die Maschen eines Fachwerkes von basalmembranartigen Strukturen eingefügt. Die Beschaffenheit der Zellmembran, der Zellkerne, des perinuclearen Raumes, des Cytoplasmas, der Mitochondrien, der Vesiculae, der Ribosomen und des Golgi-Apparates wird beschrieben. Auf Grund der Ultrastruktur handelt es sich bei den Goormaghtighschen Zellen nicht um sensible Nervenkörperchen; jedoch ist ihre wirkliche funktionelle Bedeutung noch ungeklärt. W. Wittig. 850.

Eichner, Gottfried. **Beitrag zur Kenntnis der Schwangerschafts- und Geburtsveränderungen der Cervix uteri bovis unter besonderer Berücksichtigung des kollagenen Bindegewebes und der sauren Mucopolysaccharide.** Diss. Karl-Marx-Univ. Leipzig, Veterinärmed. Fak., Ambulator. und Geburtshilfl. Tierklin. **1960** 47 S. — 8 Abb., 78 Lit.

Schnitte der Cervix von 13 ingraviden, 26 graviden Rindern sowie von 5 Tieren während der Geburt wurden nach van Gieson und mit Astrablau gefärbt bzw. die PAS-Reaktion und die PAS-Astrablaureaktion durchgeführt und anschließend histologisch untersucht. Im nichtgraviden Stadium wurde eine dichte Lagerung des kollagenen Bindegewebes bei Abwesenheit oder nur spärlichem Vorkommen saurer Mucopolysaccharide in der Cervix uteri gefunden. Während der Gravidität erfährt das kollagene Bindegewebe eine Auflockerung, und gleichzeitig sind reichliche Mengen von sauren Mucopolysacchariden vorhanden. Während oder kurz nach der Geburt wurde ein scholliger Zerfall, Schwellung bzw. auch vollständige Auflösung der Fibrillen neben teilweise noch erhaltenen, stark aufgelockerten Fasern beobachtet. Das Epithelgefüge ist während der Geburt stark aufgelockert, und es treten mehr oder weniger große Epithelverluste auf. Auch der Gefäßapparat der Cervix ist intra partum stark aktiviert. H. Gürtler. 870.

Feist, Horst. **Histologische Untersuchungen an der Adenohypophyse des Rindes in den verschiedenen Phasen des Brunstzyklus.** Diss. Karl-Marx-Univ. Leipzig, Veterinärmed. Fak., Ambulator. und Geburtshilfl. Tierklin. **1960** 100 S. — 1 Abb., 85 Lit.

Die Hypophysen von 52 geschlechtsreifen Rindern wurden auf morphologische Veränderungen während des Brunstzyklus sowie bei verschiedenen Genitalerkrankungen untersucht. Nach Ermittlung des klinischen Vorberichtes und des Schlachtbefundes wurden das Gewicht der Hypophyse, der prozentuale Anteil der einzelnen Drüsenzellarten, Zellgröße und Kern-Plasmarelation, der Funktionszustand der granulierten Zellarten sowie der Durchblutungsgrad und der Kolloidgehalt der Adenohyopophyse festgestellt. Dabei erwies sich für eine exakte Differenzierung der Drüsenzellen die Spezialfärbung nach Wolfe und Cleveland den anderen gebräuchlichen Färbemethoden überlegen. In keinem Falle ließen sich zyklus- oder krankheitsbedingte Veränderungen nachweisen. Es erscheint Vf. deshalb fraglich, ob man mit den herkömmlichen cytologischen Methoden zu Aussagen über Zusammenhänge zwischen dem Bild an der Hypophyse und dem Zyklus bzw. Genitalerkrankungen kommen kann. Die an den Hypophysen zweier trächtiger Rinder gemachten Beobachtungen lassen vermuten, daß es während der Gravidität zu allgemeiner Hypertrophie der granulierten Zellen und zu einer Zunahme der $\beta$-Zellen kommt. H. Gürtler. 930.

Lukas, Peter. **Beitrag zu Veränderungen der intrauterinen Gefäße gravid gewesener Schweine (sogenannte Graviditätssklerose).** Diss. Justus-Liebig-Univ. Gießen, Veterin. Fak., Pathol. Inst. **1961** 28 S. — 22 Lit.
Die Uterusgefäße gravid gewesener Schweine sind wesentlich vermehrt und in ihren Wänden verstärkt. In den mittleren Arterien mit runden oder sternförmigen Lumina zeigen sich elastische Zubildungen, die von der Lamina elastica interna und der Intima ausgehen. Die Muscularis ist entsprechend diesen Zubildungen mehr oder weniger zurückgedrängt und erscheint normalen Gefäßen gegenüber relativ verschmälert. Ebenfalls verschmälert erscheint die Adventitia. In den kleineren Arterien der Propria ist die Zubildung elastischer Lamellen so stark, daß in hochgradigen Fällen die Muscularis gänzlich verdrängt ist. Die inneren Gefäßlagen der Arterien des Stratum vasculare und der Cervix weisen nicht so starke elastische Zubildungen und damit eine dickere Muscularis auf. Die Veränderungen in den vergrößerten und verstärkten Venen sind nicht so charakteristisch wie in den Arterien.
E. Wiesner. 970.

Nostitz, Dietrich. **Untersuchungen am arteriellen Gefäßsystem des Corpus luteum periodicum beim Rind, dargestellt durch Injektion von flüssigen, autopolymerisierenden Kunststoffen.** Diss. Karl-Marx-Univ. Leipzig, Veterinärmed. Fak., Ambulator. und Geburtshilfe. Tierklin. **1960** 91 S. — 77 Abb., **44** Lit.
Durch Injektion des flüssigen, autopolymerisierenden Kunststoffes ,,Plastoid" und anschließende Korrosion wurde das arterielle Gefäßsystem an 25 Ovarien von Rindern in verschiedenen Stadien des Brunstzyklus dargestellt. Danach zeigen die Kapselarterien des Corpus luteum periodicum eine Dickenzunahme bis zu einem mittleren Innendurchmesser von 397 $\mu$ am 10. bis 12. Tag und eine sich anschließende Abnahme des Lumendurchmessers auf 278 $\mu$ am 19. bis 21. Tag des Zyklus. Lückenhaftes Kapillarmaschenwerk kann schon am 1. bis 2. Tag gefunden werden. Seine größte Dichte erreicht es am 10. bis 12. Tage. Am Ende einer Zyklusperiode ist nur noch lückenhaftes Maschenwerk zu Bällchen geordnet oder als netzartige Verzweigung um die Gefäße anzutreffen. Es kann auch fehlen. Durch Anfertigung eines Korrosionspräparates des arteriellen Gefäßsystems eines Corpus luteum periodicum persistens ist es möglich, bei klinisch diagnostizierter Persistenz die funktionelle Persistenz post mortem nachzuweisen. H. Gürtler. 970.

Gomez, H.; New Orleans, La., Tulane Univ., Dep. of Anatomy. The innervation of lingual salivary glands. **(Die Innervation der lingualen Speicheldrüsen.)** Anatom. Rec. **139** (1961) Nr. 1. S. 69–76. — 10 Abb., 31 Lit.
Die terminale Innervation der lingualen Speicheldrüsen bei Katze und Mensch wurde mittels histologischer Methoden untersucht. Es wird das Vorhandensein eines perialveolären Plexus, gebildet von den autonomen Fasern, die die Acini umgeben und sich zwischen den Zellen wie ein autonomer Grundkomplex ausbreiten, nachgewiesen. Ebenfalls wird erwähnt, daß bei der Bildung solcher Anordnungen stets 2 Fasern zusammen laufen und sich verzweigen. Es wird darauf hingewiesen, daß solche Faserpaare aus einer sympathischen Faser und einer parasympathischen Faser bestehen. Diese Befunde werden im Hinblick auf jüngste physiologische und pharmakologische Ergebnisse diskutiert. Zahlreiche linguale Ganglien werden beschrieben, die in Beziehung mit den serösen und mucösen Acini stehen, als auch intraacinäre Ganglien, welche hauptsächlich in den mucösen Acini gefunden wurden. Es wird angenommen, daß die Neuronen in dieser besonderen Lokalisation für die sogenannte spontane Aktivität in einigen Speicheldrüsen verantwortlich sind. R. Berg. 1050.

Stockinger, L. und Zarzicki, J.; Wien, Univ., Histol.-Embryol. Inst. **Elektronenmikroskopische Untersuchungen der Milchdrüse des laktierenden**

**Meerschweinchens mit Berücksichtigung des Saugaktes.** Z. Zellforsch. mikroskop. Anatom. **57** (1962) Nr. 1. S. 106–123. — 12 Abb., 10 Lit.
Der Bau der laktierenden Milchdrüse des Meerschweinchens sowie die Bildung und Abgabe der geformten Sekretkomponenten unterscheidet sich nach den elektronenmikroskopischen Untersuchungen der Vff. im Prinzip nicht von den Verhältnissen bei anderen Laboratoriumstieren wie Maus, Ratte und Goldhamster. Jedoch konnte zu Beginn der Laktationsperiode neben den im Bereich des Ergastoplasmas gebildeten Fettkügelchen und den im Bereich der Golgi-Felder synthetisierten Eiweißgranula eine dritte mittelgroße Sekretfraktion festgestellt werden. Diese wird in großen zusammengesetzten Kugeln (Sekretkonglomerate) im Cytoplasma gebildet und ähnlich wie die Fettkügelchen von der Zelle abgeschnürt. Auf Grund der Dichte und Osmiophilie wird angenommen, daß es sich auch um Eiweiß handelt, womit der erhöhte Eiweißgehalt der Milch unmittelbar post partum seine morphologische Erklärung finden dürfte. Während des Saugaktes kommt es nach Angabe der Vff. zu einer stärkeren Auflockerung der oberflächlichen Cytoplasmabezirke und zu einer vermehrten Abtrennung und Auflösung von Cytoplasma. Es scheint daher beim Meerschweinchen, im Gegensatz zu den von anderen Untersuchern bei Goldhamstern, Mäusen und Ratten erhobenen Befunden, regelmäßig eine selbständige Cytoplasmaablösung vorzukommen. Da nun die chemische Zusammensetzung der Milch, besonders der Fermentgehalt und der Anteil an Nucleinsäurebausteinen, auf eine wesentliche Beteiligung der aus dem Cytoplasma stammenden Stoffe am Sekret hinweist, ist nach Ansicht der Vff. der Begriff „apokrine Sekretion" für die Laktationsvorgänge beim Meerschweinchen berechtigt. G. Michel. 1090.

Ludwig, Kurt S.; Basel, Univ., Anatom. Inst. **Beitrag zum Bau der Giraffenplacenta.** Acta anatom. [Basel] **48** (1962) Nr. 3. S. 206–223. — 16 Abb.
Die Placenta der Giraffe stellt typenmäßig eine Placenta polycotyledonata dar. Die Cotyledonen besitzen lange und kurze Zotten, deren Verzweigungsmodus eingehend dargestellt wird. Die samtartige Area intercotyledonaris besitzt ein dichtes Kapillarnetz und weist ein Faltenrelief auf, das demjenigen der Schweineplacenta weitgehend ähnelt. Das Zottenepithel besteht aus kubischen bis platten Zellelementen, die keinerlei Oberflächendifferenzierungen erkennen lassen. Diplokaryocyten treten nur ganz vereinzelt auf. Im Bereich der dünnen Zottenabschnitte finden sich zahlreiche Epithelplatten (= Stellen, an denen sich Kapillaren eng an verdünnte, kernlose Abschnitte der platten Oberflächenepithelien anlagern). Die Membrana chorii trägt ein typisches Zylinderepithel mit ausgeprägtem Bürstensaum. Epithelplatten lassen sich hier nicht nachweisen. Die Arterien und Venen sowohl der Nabelschnur wie auch der Membrana chorii zeigen einen sehr ähnlichen Wandaufbau, wobei allerdings die Menge sowie die Anordnung des elastischen Materials im Bereich der Gefäßwände stark differiert. Die Wand der Zottengefäße ist frei von elastischen Elementen. Die Befunde werden mit den Verhältnissen bei anderen Tieren, die gleichfalls eine Cotyledonenplacenta besitzen, verglichen. Ferner werden einige Angaben zur Histochemie gemacht.
A. Smollich. 1150.

## III. PHYSIOLOGIE, PHYSIOLOGISCHE CHEMIE

Oakey, R. E.; Harwell, Didcot, Berks., Med. Res. Council, Radiobiol. Res. Unit. The separation of steroid oestrogens by partition chromatography. **(Die Trennung der Steroid-Oestrogene durch Verteilungschromatographie.)** Biochem. J. **81** (1961) Nr. 1. S. 13 P. — 5 Lit.
Die papierchromatographische Trennung von 17$\alpha$-Oestradiol und 17$\beta$-Oestradiol gelang mit einem Petroleum-Methanol-Wasser-System (10:8:2). Die säulenchromatographische Trennung erfolgte mit Benzol-Hexan (45:55) als

mobiler und mit Methanol-Wasser (7:3) als stationärer Phase. Oestron, 17β-Oestradiol, 16-epi-Oestriol und Oestriol wurden papierchromatographisch mit einem Benzol-Methanol-Wasser-System (10:7:3) getrennt. Die säulenchromatographische Trennung erfolgte mit Methanol-Wasser (7:3) als stationärer und mit schrittweisem Übergang von Benzol-Hexan (45:55) zu Aethylendichlorid als mobiler Phase. E. Grün. 1220.

Josifov, K. (Jossifow, K.) Modifikacija na čaškata po Kokuej za izotermična destilacija na amonjaka. **(Eine Modifikation des Cockway-Bechers zur isothermischen Ammoniakdestillation.)** Izvestija na Centralnija naučnoizsledovatelski institut po biologija i patologija na razmnožavaneto na selskostopanskite životni, Sofija **1** (1961) S. 79–82. — 3 Abb. Zus. in Russ., Engl. 1220.

Gerzeli, G. und Ghiringhelli, F.; Pavia, Univ., Ist. di Anatomia Comparata. Valutazione quantitativa di reazioni istochimiche in elementi microscopici non omogenei attraverso la misurazione di assorbimenti complessi per „annerimento" o per „colore". **(Mengenmäßige Wertbestimmung histochemischer Reaktionen in mikroskopisch inhomogenen Elementen durch Messung komplexer Absorptionen für „Schwärzung" oder für „Farbe".)** Mikroskopie [Wien] **16** (1962) Nr. 9/10. S. 274–282. — 4 Abb., 12 Lit.
Anhand mikroskopischer Elemente, die hinsichtlich ihrer komplexen Absorption für „Schwärzung" oder „Farbe" inhomogen sind, wurden einige Voraussetzungen der quantitativen Histochemie besonders im Hinblick auf histophotometrische Messungen untersucht, unter sorgfältiger Prüfung des Mikrodensitometers nach M. Deeley für Strukturen, die durch „Schwärzung" (Totalabsorption weißen Lichtes ohne Bevorzugung einer bestimmten Wellenlänge) oder durch gleichzeitige Anwesenheit nichttrennbarer Elemente mit kennzeichnender verschiedener Absorption hervorgehoben sind. Diese Bedingungen treffen für die Eizellen von *Thysanozoon brocchii*, die enterochromaffinen Zellen des Zwölffingerdarmes der Ratten und die Absonderungskörnchen der Körnchendrüsen in der Haut von *Discoglossus pictus* nach Anwendung der Reaktion von Masson-Hamperl und hinsichtlich der beiden erstgenannten Objekte auch nach Anwendung der Perjodsäurereaktion nach Schiff zu. W. F. Ebel. 1220.

Usenik, E. A., Kitchell, R. L. und Herschler, R. C.; St. Paul, Univ. of Minnesota, Coll. of Veterin. Med., Div. of Veterin. Surgery and Radiol.; Div. of Veterin. Anatomy. A surgical technique for permanent implantation of electrocorticographic electrodes in the burro and pig. **(Eine chirurgische Technik zur permanenten Implantation von elektrocorticographischen Elektroden beim Kaninchen und Schwein.)** Amer. J. veterin. Res. **23** (1962) Nr. 92. S. 70–73. — 2 Abb., 13 Lit.
Es wird eine Modifikation bekannter Verfahren zur Implantation von Elektroden in die Gehirnrinde für die Anwendung bei Kaninchen und Schwein beschrieben. Dabei werden die Elektroden nach Trepanation in beliebige Bezirke der Hirnrinde eingepflanzt. Die Methode wird mit Erfolg bei insgesamt 35 erwachsenen Kaninchen und 10 Schweinen im Alter von 4 Wochen bis 4 Mon. angewendet, wobei die Elektroden komplikationslos ein Jahr lang liegen geblieben sind. H.-A. Ketz. 1220.

Rufeger, Heinrich. **Beitrag zum Gaswechsel der männlichen Albinoratte.** Diss. Justus-Liebig-Univ. Gießen, Veterin. Fak., Physiol. Inst. **1961** 45 S. — 3 Abb., 7 Tab., 19 Lit. 1260.

Gibbs, C. L. und Johnson, E. A.; Sydney, New South Wales, Univ. of Sydney, Dep. of Pharmacol. Intracellular ionic injection in rabbit ventricular

fibres. **(Intracelluläre Ioneninjektion in die Herzkammermuskelfasern beim Kaninchen.)** Austral. J. exp. Biol. med. Sci. **40** (1962) Nr. 2. S. 85–92. — 4 Abb., 8 Lit.
Mit Hilfe von Mikroelektroden werden an den Muskelfasern der rechten Herzkammer des Kaninchens Natrium- und Kaliumionen intracellulär appliziert. Die Natriuminjektion hat einen reversiblen Abfall der maximalen Depolarisationsrate und der Amplitude der Aktionspotentiale zur Folge. Intracelluläre Kalium- und Chloridinjektionen lösen keine elektrophysiologisch meßbaren Veränderungen aus. H.-A. Ketz. 1310.

Meyer, H. und Gebert, H.; Hannover, Tierärztl. Hochschule, Inst. für Tierzucht und Vererbungsforsch. **Über den Kupfergehalt der Leber bei Milchkühen in Nordwestdeutschland.** Berliner Münchener tierärztl. Wschr. **75** (1962) Nr. 12. S. 225–228.
Bei 223 Schlachtkühen aus dem Raume Nordwestdeutschland wurde der Kupfergehalt der Leber nach der Methode von Scharrer und Schaumlöffel bestimmt. Die meisten Kupferwerte lagen zwischen 10 und 30 mg/kg; die Extremwerte betrugen 2,8 bis 120 mg Kupfer/kg. Etwa 45% aller untersuchten Kühe wiesen einen Cu-Gehalt von weniger als 20 mg/kg und 6,3% von weniger als 10 mg/kg auf. Bei Berücksichtigung der Haltungs- und Fütterungsbedingungen ergab sich folgende Unterteilung: bei 53 Tieren mit ganzjähriger Stallhaltung lag der Leber-Cu-Gehalt bei 41,4 mg/kg; bei Kühen mit Sommerweidegang fand sich ein mittlerer Cu-Gehalt der Leber von 26,6 mg/kg. Betrachtet man die Proben der beiden Gruppen, die weniger als 20 mg/kg aufwiesen, so waren es bei der Stallfütterungsgruppe 22,6%, in der Weidegruppe dagegen 50,3%. Weidegangstiere mit Beifütterung wiesen einen mittleren Kupfergehalt von 32,7 mg/kg Leber auf. Bei unter gleichen Bedingungen gehaltenen Tieren ohne Beifutter lagen die Cu-Werte zwischen 2,8 und 36,8 mg/kg Leber. Wichtig ist auch die Bodenart der Weiden. Der größte Teil der Tiere von Seemarschen wies einen recht niedrigen Cu-Gehalt auf; bei Moorböden und Flußmarschen lagen die Werte zwar höher, aber in der Mehrzahl unter 20 mg/kg Leber. Am besten waren die Durchschnittswerte von Weiden auf Sandboden (37,3 mg/kg Leber). — Vff. zogen aus den Ergebnissen über Leber-Cu-Untersuchungen der verschiedensten Teile der Welt den Schluß, einen Leber-Cu-Gehalt unter 20 mg/kg Leber als Unterversorgung anzusehen und Werte unter 10 mg/kg Leber als Zeichen eines Kupfermangels. Ob und in welchem Ausmaß bei Tieren mit niedrigem Cu-Gehalt der Leber bereits Gesundheit und Leistung beeinträchtigt wurden, ist nicht zu sagen. Es liegt jedoch nahe, die Kupferversorgung der Milchkühe im nordwestdeutschen Raum vor allem während des Weideganges mehr zu beachten. Chr. Dietz. 1366.

Farish, Preston T., Salmon, W. D. und Sauberlich, H. E.; Auburn, Ala., Univ., Agric. Exp. Stat., Dep. of Animal Husbandry and Nutrit. Effect of choline deficiency and ethionine feeding on nucleic acid content of rat livers. **(Die Wirkung von Cholinmangel und von Aethioninverabreichung auf den Nucleinsäuregehalt der Rattenleber.)** J. of. Nutrit. **73** (1961) Nr. 1. S. 23–27. — 4 Tab., 11 Lit.
Bei Ratten führt ein längerer Cholinmangel zum Auftreten von Tumoren. Die Untersuchung der Leber von Sprague-Dawley-Ratten zeigte, daß ein Cholinmangel bzw. die Aethioninverabreichung zu einem Anstieg des Desoxyribonucleinsäuregehaltes führte. Der durch Aethioningaben bedingte DNS-Anstieg wurde durch 0,5% Methionin im Futter verhindert. Die Zunahme an DNS bei Cholinmangel war bei Ratten eines anderen Stammes wesentlich geringer ausgeprägt. Bei den Tumoren lag der DNS-Gehalt wesentlich höher als in der normalen Leber, während der Ribonucleinsäuregehalt herabgesetzt war.
E. Kolb. 1366.

Greif, Roger L.; New York City, Cornell Univ., Med. Coll., Dep. of Physiol. Thyroxine and the release of protein from rat liver mitochondria. **(Die Wirkung von Thyroxin auf die Ausschüttung von Rattenlebermitochondrienprotein.)** Endocrinology **70** (1962) Nr. 4. S. 511–516. — 4 Abb., 2 Tab., 20 Lit.

Bei Zusatz von Thyroxin nehmen Rattenlebermitochondrien (RLM) an Umfang zu und geben Pyridinnucleotide frei. — Schilddrüsenaktive Verbindungen haben bis zu Konzentrationen von $5 \times 10^{-6}$ m die Eigenschaft, die Menge des Proteins in RLM, die sich in einer Sucrose- oder Phosphatpufferlösung vom pH 7,4 befinden, zu senken. Dieser Vorgang wird nach einer halbstündigen Incubation bei +37 °C beobachtet. Eine kleine Proteinmenge wird während der Phase der rapiden Umfangsvermehrung, die durch Schilddrüsenhormon hervorgerufen wird, abgegeben, dann bleibt die Proteinkonzentration konstant. Demgegenüber beeinflussen sowohl $Mg^{++}$ als auch ATP in hohen Konzentrationen die Reaktion in komplexer Weise, indem sie die Proteinabgabe vermindern. Damit lösen $Mg^{++}$ und ATP eine Wirkung aus, die dem thyroxinbedingten Effekt entgegenläuft. H. Seidel. 1366.

Tischendorf, Friedrich und Linnartz-Niklas, Annemarie; Köln, Univ., Anatom. Inst.; Inst. für Med. Isotopenforsch. **Autoradiographische Untersuchungen des Eiweiß-Stoffwechsels der Säugermilz nach Gabe von $S^{35}$-, $C^{14}$- und $H^3$-markierten Aminosäuren.** Acta anatom. [Basel] **48** (1962) Nr. 1/2. S. 7–45. — 16 Abb., 1 Tab., 28 Lit.

Von der Vielzahl der in der Milz vorkommenden Zelltypen weisen nur relativ wenige einen hohen Eiweißumsatz auf, so vor allem rasch heranwachsende jugendliche Zellen wie Lymphoblasten und sonstige basophile Stammzellen, Myeloblasten bzw. -cyten und jugendliche eosinophile Granulocyten, Megakaryoblasten und Promegakaryocyten — ferner auch eiweißproduzierende und -verarbeitende Zellen wie Plasmocyten und Polykaryocyten (reaktive Milzriesenzellen), außerdem „aktive" Reticulumzellen, Phagocyten und histiocytäre Elemente (wie die reticulären Monocyten) samt deren Vorstufen. Die Follikelzentren sind hinsichtlich des Eiweißstoffwechsels nicht einheitlich; sie sind offenbar in erster Linie Schwerpunkte der Lymphocytopoiese, daneben dienen sie auch der Lymphocytolyse. In den Follikelrandzonen und in den Basophileninseln der roten Milzpulpa besteht ein hoher Eiweißumsatz der genannten jugendlichen, unreifen Zellformen und der der Eiweißsynthese bzw. der Abwehr dienenden Elemente. E. Kolb. 1370.

Dickerson, J. W. und McCance, R. A.; Cambridge, Univ., Med. Res. Council, Dep. of Exp. Med. Severe undernutrition in growing and adult animals. 8. The dimensions and chemistry of the long bones. **(Starke Unterernährung bei wachsenden und erwachsenen Tieren. 8. Mitt. Ausmaß und chemische Zusammensetzung der Röhrenknochen.)** Brit. J. Nutrit. **15** (1961) Nr. 4. S. 567 bis 576. — 9 Tab., 21 Lit. 7. Mitt. vgl. LZ. Abt. IV **7** (1962) Nr. 8. S. 1642.

Bei unterernährten Schweinen und Hähnen werden die Knochen auf Form und Zusammensetzung untersucht. Im Vergleich zu normal ernährten gleichaltrigen Tieren sind die Knochen nach Unterernährung schwerer und länger. Die normale Entwicklung des Verhältnisses: Dicke: Länge wird durch Unterernährung beim Schwein — gemessen am Humerus — nicht, bei Hähnen — gemessen am Femur — sicher gehemmt. In den Knochen unterernährter Tiere ist das Calcium: Kollagen-Verhältnis abnorm hoch, der Wassergehalt erhöht und der Gesamtstickstoffgehalt niedrig. Nach Wiedereinsetzen einer ausreichenden Ernährung normalisiert sich die Zusammensetzung des Knochengewebes. H.-A. Ketz. 1374.

Cipera, J. D. Composition of epiphyseal cartilage. II. Differences in composition of epiphyseal and articular cartilage of rachitic chicks. **(Die Zusammensetzung des Epiphysenknorpels. 2. Mitt. Die unterschiedliche Zusammen-**

**setzung des Epiphysen- und Gelenkknorpels von rachitischen Hühnerküken.)** Canad. J. Biochem. Physiol. **40** (1962) Nr. 1. S. 65–68. — 3 Tab., 14 Lit. 1. Mitt. vgl. LZ. Abt. IV **6** (1961) Nr. 7. S. 1157.
Eintagsküken erhalten 3 Wochen lang ein rachitogenes Futter, werden dann getötet, und der Epiphysen- und Gelenkknorpel der Tibia wird auf seinen Gehalt an Mucopolysacchariden, Hexosaminen, Uronsäuren und Mineralstoffen untersucht. Bei den rachitischen Hühnerküken ist der Kollagengehalt der Gelenkknorpel höher als der des Epiphysenknorpels. Der Epiphysenknorpel enthält mehr Mucopolysaccharide, Uronsäuren und mehr Asche.
H.-A. Ketz. 1374.

Schally, Andrew V., Lipscomb, Harry S., Long, John M., Dear, Wayne E. und Guillemin, Roger; Houston, Tex., Baylor Univ., Coll. of Med., Dep. of Physiol. Chromatography and hormonal activities of dog hypothalamus. **(Chromatographische und hormonale Wirksamkeit des Hypothalamus beim Hunde.)** Endocrinology **70** (1962) Nr. 4. S. 478–480. — 1 Abb., 1 Tab., 5 Lit.
Extrakte aus dem Hypothalamus von Hunden, die mit Nembutal getötet worden waren, wurden auf Carboxymethylcellulose chromatographiert. Die gewonnenen Substanzen wurden nach ihrer biologischen Aktivität klassifiziert, dabei konnten folgende Fraktionen gefunden werden: Oxytocin, $\beta$- und $\alpha$-melanocytenstimulierendes Hormon ($\beta$- und $\alpha$-MSH), Arginin-Vasopressin, ein Faktor, der die Ausschüttung von Corticotropin bewirkt, ein dem $\alpha$-MSH ähnlicher Faktor bzw. ACTH-ähnliche Peptide und ACTH. — Im Hypothalamus des Hundes liegen $\beta$- und $\alpha$-MSH, im Gegensatz zum Hypothalamus des Schweines, in gleicher Konzentration vor. H. Seidel. 1376.

August, C., Davison, A. N. und Maurice-Williams, Faith; London, Guy's Hospital, Med. School, Dep. of Biochem. and Pathol. Phospholipid metabolism in nervous tissue. 4. Incorporation of $^{32}P$ into the lipids of subcellular fractions of the brain. **(Über den Phosphorlipoid-Stoffwechsel im Nervengewebe 4. Mitt. Einführung von $^{32}P$ in die Lipoide von subcellulären Gehirnfraktionen.)** Biochem. J. **81** (1961) Nr. 1. S. 8–12. — 3 Tab., 15 Lit.
16 Tage alte Ratten wurden mit radioaktiven Phosphaten und Sulfaten behandelt, um mit Hilfe der Isotopenanalysenmethoden die Stoffwechselvorgänge der Phosphorlipoide im Nervengewebe zu untersuchen. Die stärksten radioaktiven Anlagerungen wurden in den Lipioden der Mitochondrien des Gehirns festgestellt. Zur genaueren Differenzierung wurden radioaktive Phosphate sowohl erwachsenen als auch neugeborenen Ratten einverleibt und die Myelin-angereicherten Fraktionen vom Gehirn getrennt. Man fand, daß mehr radioaktive Lipiode in den Myelin-angereicherten Fraktionen des Gehirns der neugeborenen Ratten als in den übrigen Gehirnlipoiden enthalten waren. Bei den erwachsenen Ratten waren diese Verhältnisse gerade umgekehrt.
W. Richter/Kleinmachnow. 1376.

Máthé, V. und Kassay, Gy.; Budapest, Staatl. Inst. für Neurol. und Psychiatrie, Biochem. Lab. **Die Wirkung von Thiamin auf den Milchsäure- und Brenztraubensäuregehalt des Rattengehirns.** Int. Z. Vitaminforsch. [Bern] **32** (1962) Nr. 2. S. 128–131. — 2 Tab. Zus. in Engl., Franz.
Erhalten Wistarratten von 30–50 g Kgw. 0,25 mg Vitamin $B_1$ i.p. injiziert, dann läßt sich nach 6 Min. ein Anstieg im Milchsäure- und Brenztraubensäurespiegel des Gehirns feststellen. Nach 20 Min. ist eine Veränderung der Brenztraubensäurekonzentration im Gehirn nicht mehr nachzuweisen, während der Milchsäuregehalt gegenüber Kontrolltieren herabgesetzt zu sein scheint.
B. Gaßmann. 1376.

Pause, Rudolf. **Quantitative flammenphotometrische Natrium- und Kaliumbestimmung der Synovia nichterkrankter Gelenke des Pferdes.** Diss. Karl-

Marx-Univ. Leipzig, Veterinärmed. Fak., Chirurg. Tierklin. **1961** 73 S. — 3 Abb., 105 Lit.

Die Synovia verschiedener Gelenke und der gemeinschaftlichen Sehnenscheide klinisch gesunder Pferde wurde nach Enteiweißung flammenphotometrisch auf Natrium und Kalium untersucht, wobei folgende Mittelwerte festgestellt wurden (Angaben in mg%): Hufgelenk: Na 327, K 16,6; Fesselgelenk: Na 338, K 18,4; Sehnenscheide: Na 317, K 17,8; Karpalgelenk: Na 325, K 17,8; Sprunggelenk: Na 326, K 18,7; Kniegelenk: Na 321, K 20,4. Die Mittelwerte aller Gelenke unterschieden sich für männliche und weibliche Tiere signifikant im Hinblick auf das Natrium, wobei die männlichen Pferde die höheren Konzentrationen aufwiesen. Unterschiede zwischen Kalt- und Warmblütern bestanden nicht. H. Gürtler. 1378.

Chu, T. C. und Chu, Edith J.-H.; Los Angeles, Calif., Immaculate Heart Coll., Dep. of Chem. Porphyrins from congenitally porphyric (pink-tooth) cattle. **(Porphyrine von Rindern mit angeborener Porphyrinurie [Rosa Zähne].)** Biochem. J. **83** (1962) Nr. 2. S. 318–325. — 3 Tab., 24 Lit.

Die angeborene Porphyrinurie ist die seltenste Form aller Porphyrieen. Die bisherigen Angaben des Schrifttums über das Auftreten der einzelnen Porphyrinarten bei der kongenitalen Form sind unterschiedlich. Vff. haben in dieser Hinsicht nunmehr Harn-, Blut- und Gewebeproben untersucht. Am stärksten waren im Harn Coproporphyrin (etwa 50%) und Uroporphyrin (etwa 39%) vertreten, in geringerem Umfang Pentacarboxyl-Porphyrin (etwa 8,6%) und nur in Spuren die beiden restlichen Porphyrine, Hexa- und Heptacarboxylporphyrin. Im Blut und Gewebe fand sich als stärkste Fraktion ein weiteres Porphyrin, das Protoporphyrin. Die Technik der Untersuchungen und tabellarisch gegliederte Einzelwerte werden wiedergegeben.
E. Wiesner. 1378.

Diplock, A. T., Bunyan, J., Edwin, E. E. und Green, J.; Tadworth, Surrey, Walton Oaks Exp. Stat., Vitamins, Ltd. Tocopherol, selenium and ubichinone in the turkey and the pigeon. **(Tocopherol, Selenium und Ubichinon bei Truthahn und Taube.)** Brit. J. Nutrit. **16** (1962) Nr. 1. S. 109–114. — 3 Tab., 10 Lit.

Bei insgesamt 54 erwachsenen Truthühnern und 24 erwachsenen Tauben wird der Einfluß verschiedener Selen- und Tocopheroldosen auf den Ubichinongehalt verschiedener Gewebe untersucht. Die Zugabe von Vitamin E zur Mangelkost führt bei Truthühnern zum Anstieg der Ubichinonkonzentration im Muskelgewebe. Bei Tauben haben Tocopherolgaben eine Erhöhung der Ubichinonkonzentration im Brustmuskel zur Folge. Durch Selengaben steigt bei allen Versuchstieren der Ubichinongehalt der Leber. H.-A. Ketz. 1378.

Degkwitz, Eva und Lang, Konrad (unter techn. Mitarb. von Leps, M.); Mainz, Univ., Physiol.-Chem. Inst. **Untersuchungen zur Zusammensetzung des Körperfettes bei Ratten nach Fütterung von oxydiertem Sojaöl.** Klin. Wschr. **40** (1962) Nr. 10. S. 542–544. — 1 Tab., 2 Lit.

Einzeln in Stoffwechselkäfigen gehaltene Ratten (150–180 g) erhalten 10 Tage lang folgende Diäten: 1) Unbehandeltes Sojaöl + Vitamin E; 2) Unbehandeltes Sojaöl ohne Vitamin E; 3) 10 Std. oxydiertes Sojaöl + Vitamin E; 4) 10 Std. oxydiertes Sojaöl ohne Vitamin E; 5) 20 Std. oxydiertes Sojaöl ohne Vitamin E. Am Ende der Versuchsperiode werden alle Versuchstiere getötet und verschiedene Körperfette (Skelett- und Muskulaturfett, subcutanes Fett, mesenteriales Fett, Organfett) auf ihre Zusammensetzung untersucht. Bei Verfütterung von oxydiertem Sojaöl kommt es zur erhöhten Speicherung von Fettperoxyden, zu einer Verminderung des Linolsäuregehaltes und des Triensäuregehaltes im Depotfett. H.-A. Ketz. 1378.

Schnorr, Bertram. **Kostzusammensetzung und Trinkwasserbedarf.** Diss. Justus-Liebig-Univ. Gießen, Inst. für Ernährungswiss. **1961** 40 S. — 4 Abb., 9 Tab., 28 Lit.

In einem 30tägigen Versuch wurde an Ratten die Abhängigkeit der Trinkwasseraufnahme von der Höhe der Zufuhr an Eiweiß, Kohlenhydraten und Fett untersucht. Bei großen Eiweißmengen wurde ein höherer Trinkwasserbedarf beobachtet, bedingt durch den Bedarf an Lösungswasser zur Ausscheidung von Harnstoff. Bei kohlenhydratreicher Fütterung lag der Wasserbedarf bei einer Gruppe mit stärkereicher Kost um etwa 40% höher als bei einer anderen mit rohrzuckerreichem Futter. Einen Einfluß auf die Höhe der Trinkwasseraufnahme hat schließlich weiterhin das Molekulargewicht der Nahrungsbestandteile in Abhängigkeit von ihrem osmotischen Wert und dem Quellungsverhalten. E. Wiesner. 1380.

Fekete, L. Ujabb vizsgálatok hizósertéseken az eltérö vizfogyasztás hatásáról. **(Neue Untersuchungen über die Wirkung von unterschiedlichem Wasserverbrauch der Mastschweine.)** Agrártudományi Egyetem Mezögazdaságtudományi Karának Közleményei, Gödöllö [Ber. landwirtsch.-wiss. Fak. Univ. Agrarwiss., Gödöllö] **1961** S. 51-66. — Aus: Ung. Agar-Rdsch. **1962** Nr. 3.

Um die Wirkung des Verbrauchs von unterschiedlichen Trinkwassermengen zu untersuchen, stellte der Vf. mit ungarischen Yorkshireschweinen vom Bacontyp Versuche an. Er teilte die Schweine in 4 Gruppen. Die Kontrollgruppe bekam ihr Kraftfutterschrotgemisch mit einer bestimmten Menge Wasser vermischt und konnte außerdem beliebige Mengen Wasser trinken. Die Versuchsgruppe I erhielt ebenfalls ein mit der gleichen Wassermenge vermischtes Schrotgemenge, bekam jedoch kein Trinkwasser. Das Futtergemisch der Versuchsgruppe II wurde mit einer dreifachen Wassermenge vermischt; die Wasserversorgung der Versuchsgruppe III war ebenso, allerdings erhielten die Tiere hier 3 Wochen vor dem Schlachten frei nach Bedarf Trinkwasser. Jede Gruppe bestand aus 5 Schweinen. Die Versuchsergebnisse zeigten, daß die Kontrollgruppe während der ganzen Mast täglich gleichmäßig die doppelte Menge ihres Kraftfuttergemisches an Wasser verbraucht. Die allgemeine Körperverfassung der Schweine, die weniger Wasser erhielten, als sie benötigten, schien sehr schlecht zu sein. Ihre Haut war trokken und voller Schuppen, ihre Borsten glanzlos und struppig, ihre Freßlust vermindert. An den Schweinen, die viel Wasser tranken, konnten keinerlei Symptome wahrgenommen werden, die auf irgendwelche Störungsmomente schließen ließen. Der tägliche durchschnittliche Futterverbrauch sämtlicher Gruppen war — mit Ausnahme der Versuchsgruppe I — praktisch gleich. Während der Mehrverbrauch an Wasser keine nachträgliche Wirkung auf die tägliche Körpergewichtszunahme und Futterverwertung hatte, war die tägliche durchschnittliche Körpergewichtszunahme und die Futterverwertung in der mit Wasser mangelhaft versorgten Gruppe um 48 bzw. um 38% geringer als in der Kontrollgruppe. Bei der Untersuchung des Wassergehaltes von 6 Muskeln (M. longissimus dorsi, M. adductor, M. gastrocnemius, M. psoas, M. trapesius und Herzmuskel) fand der Vf. nur im M. adductor eine Angleichung der Trockensubstanz des Muskels an die verbrauchte Wassermenge. Bei den übrigen Muskeln konnte diesbezüglich keine entschiedene Tendenz wahrgenommen werden. Auf den Trockensubstanzgehalt der Leber, der Milz und der Nieren hatte zwar der Ausmästungsgrad der Schweine und die verbrauchte Trinkwassermenge einen merklichen Einfluß, dessen ungeachtet waren die individuellen Unterschiede äußerst groß. Der Wasserverbrauch hatte eine konsequente Wirkung auf den Wassergehalt des Specks und bewirkte dabei Unterschiede von 1,5 bis 2%. Als Endergebnis stellte Vf. fest, daß — verglichen mit der Kontrollgruppe — in der mit Trinkwasser ungenügend versehenen Gruppe (Versuchsgruppe I) der Trockensubstanzgehalt der

Gewebe höher war; der Unterschied blieb jedoch in sehr engen Grenzen: der prozentuale durchschnittliche Trockensubstanzgehalt von 6 Muskelproben wich kaum voneinander ab. Ein verschieden großer Wasserverbrauch hat zwischen praktischen Grenzen auf den Wassergehalt der Körpergewebe von Schweinen nur einen äußerst geringen Einfluß. 1380.

Endmann, Gerhard. **Untersuchungen über die klinische Brauchbarkeit der endogenen Kreatininclearance am nierengesunden und nierenkranken Hund.** Diss. Karl-Marx-Univ. Leipzig, Veterinärmed. Fak., Klin. und Poliklin. für kleine Haustiere **1961** 71 S. — 77 Lit.

An 178 nierengesunden Hunden im Alter von 1–3 Jahren wurde mit Hilfe der Methode von Popper, Mandel und Mayer für das endogene Kreatinin ein Clearancewert von 68,64 ± 10,8 $cm^2 \, min^{-1} m^{-2}$, eine Plasmakonzentration für das endogene Kreatinin von 0,99 ± 0,21 mg% und eine Harnkonzentration von 125,2 ± 11,4 mg% gefunden. Für das Harnminutenvolumen wurde ein durchschnittlicher Wert von 0,56 ± 0,14 $cm^2 \, min^{-1}$ ermittelt. Die endogene Kreatininclearance kann beim nierengesunden Hund als Maß für die Glomerulusfiltration gewertet werden. In **44** Untersuchungen an 26 nierenkranken Hunden wurde eine stark erhöhte Plasmakonzentration von Kreatinin festgestellt, die aber nicht immer mit einer signifikanten Senkung des Clearancewertes einherging. Demnach ist beim nierenkranken Hund die Kreatininclearance nicht als Maß der Glomerulusfiltration zu werten, da eine tubuläre Rückresorption für das endogene Kreatinin wahrscheinlich ist. Zur Beurteilung der Funktion der geschädigten Niere ist lediglich die Größe der Plasmakonzentration für das endogene Kreatinin verwertbar. Plasmakonzentrationen von mehr als 1,2 mg% zeigen mit Sicherheit eine Retention harnpflichtiger Substanzen an. H. Gürtler. 1400.

Lemke, Reinhart. **Das Urocytogramm im Zyklusablauf der Hündin.** Diss. Justus-Liebig-Univ. Gießen, Ambulator. und Geburtshilfl. Veterin.-Klin. **1961** 72 S. — 16 Abb., 4 Tab., 52 Lit.

Das Vaginalepithel einiger Tierarten und des Menschen ist während des sexuellen Zyklus histologischen Veränderungen unterworfen, die sich bei der Frau in gleicher Weise auch im Urinsediment nachweisen lassen. Vf. hat aus diesem Grunde untersucht, ob auch bei der Hündin die cytologische Untersuchung des Harnsedimentes zur Zyklusdiagnostik verwertbar ist. Es stellte sich hierbei heraus, daß im Gegensatz zu den Verhältnissen bei der Frau weder morphologische und cytochemische Signifikanzen ermittelt werden konnten, die periodisch auftretend zum Sexualzyklus in Beziehung gesetzt werden könnten. Das während des Zyklus beobachtete Auftreten acidophiler Zellen im Vaginalabstrich wurde im Harn nur selten ermittelt. E. Wiesner. 1400.

Kanter, G. S. Renal clearance of sodium and potassium in hypothermia. **(Die renale Natrium- und Kaliumclearance bei Unterkühlung.)** Canad. J. Biochem. Physiol. **40** (1962) Nr. 1. S. 113–122. — 2 Abb., 2 Tab., 37 Lit.

Bei insgesamt 14 Hunden wird die renale Elektrolytausscheidung bei Unterkühlung auf 25 °C Körpertemperatur (Eispackung) untersucht. Während die glomeruläre Filtrationsrate signifikant abfällt, sinkt der Harnnatriumspiegel und steigt die Harnkaliumkonzentration. Eine weitere Folge der Unterkühlung ist eine Verminderung der tubulären Rückresorption für Wasser, Natrium und Kalium. Aus der berechneten Clearancerelation geht hervor, daß der Mechanismus der Kaliumrückresorption wesentlich temperaturabhängiger ist als die tubuläre Rückresorption von Natrium, Wasser und Glukose. Gleichzeitig wird bei den unterkühlten Hunden eine Steigerung der tubulären Kaliumsekretion beobachtet. Aus den Ergebnissen wird geschlossen, daß der aktive Vorgang der Kaliumrückresorption durch Unterkühlung unterschiedlich beeinflußt wird. H.-A. Ketz. 1400.

Alexander, D. Pauline und Nixon, D. A.; London, St. Mary's Hospital, Med. School, Physiol. Dep. Plasma clearance of p-aminohippuric acid by the kidneys of foetal, neonatal and adult sheep. **(Die Plasmaclearance der Paraaminohippursäure in den Nieren fetaler, neugeborener und erwachsener Schafe.)** Nature [London] **194** (1962) Nr. 4827. S. 483–484. — 1 Tab., 4 Lit.
Nach i.v. Dauertropfinfusion einer 20%igen Na-Para-aminohippuratlösung und einer 10%igen Inulinlösung zur Bestimmung der glomerulären Filtrationsrate wird der Blutspiegel bei fetalen Schafen (89.–148. Tag), bei neugeborenen Schafen (bis 2 Wochen alt) und bei erwachsenen Schafen bestimmt und daraus die Clearance berechnet. Aus den Clearancewerten geht hervor, daß die renale Ausscheidung der Para-aminohippursäure mit zunehmendem Alter ansteigt und erst beim erwachsenen Schaf Werte erreicht, die für eine weitgehende renale Ausscheidung sprechen. Die niedrigen Clearancewerte der Para-aminohippursäure bei fetalen und neugeborenen Schafen sprechen entweder für eine unvollständige tubuläre Sekretion oder für eine ungleichmäßige Verteilung des Plasmaflusses zu den sekretorischen Zellen.
H.-A. Ketz. 1400.

McGeer, P. L., McGeer, E. G. und Wood, A. J.; Vancouver, Canada, Univ. of Brit. Columbia, Kinsmen Lab. of Neurol. Res. Excretion of 4-amino-5-imidazolecarboxamide by various animal species. **(Die Ausscheidung von 4-Amino-5-Imidazolcarboxamid bei verschiedenen Tierarten.)** Canad. J. comparat. Med. veterin. Sci. **25** (1961) Nr. 8. S. 211–212. — 1 Tab., 8 Lit.
Im 24-Stunden-Harn von Maus, Ratte, Kaninchen, Hund, Rind, Elefant und vom Menschen wird die Konzentration von 4-Amino-5-Imidazolcarboxamid (AIC) colorimetrisch bestimmt. Die aus der Purinbiosynthese stammende Verbindung wird bei allen untersuchten Species in konstanter Menge mit dem Harn ausgeschieden. Die renale Ausscheidung von AIC erfolgt gleichmäßiger als die des Kreatinins und steht in keiner Beziehung zum Körpergewicht.
H.-A. Ketz. 1400.

Pickering, Donald E. und Sussman, Howard H.; Portland, Univ. of Oregon, Med. School, Oregon Regional Primate Res. Center, Dep. of Developmental Physiol. Renal function studies in monkeys (Macaca mulatta). **(Nierenfunktionsstudien bei Affen [Macaca mulatta].)** Amer. J. veterin. Res. **23** (1962) Nr. 94. S. 667–672. — 2 Abb., 4 Tab., 7 Lit. Zus. in Interlingua.
Bei jungen und erwachsenen gesunden Rhesusaffen wurde die Glomerulusfiltrationsfähigkeit der Nieren untersucht. Die gewonnenen Werte der Inulin-, Kreatinin- und Natriumhippourat-Clearance entsprechen absolut den beim Menschen bekannten Normen. A. Kuntze. 1400.

Milovanov, V. K. (Milowanow, W. K.); Moskau, Lenin-Akad. der Landwirtsch.-Wiss. Sovremennoe sostojanie problemy nervno-gumoral'noj reguljacii vosproizvoditel'nych processov u životnych. **(Der gegenwärtige Stand des Problems der neuro-humoralen Regulierung der Fortpflanzungsprozesse bei landwirtschaftlichen Nutztieren.)** Životnovodstvo, Moskva **23** (1961) Nr. 9. S. 43–48.
Im Gesamtschema der neuro-humoralen Regulierung der Fortpflanzungsprozesse ist die Großhirnrinde die Programmierungsvorrichtung, der Hypothalamus die Steuerungsvorrichtung und die Hypophyse die Verstärkervorrichtung; die ausführenden Organe sind die Gonaden, die ausführenden Geschlechtswege und die Drüsen sowie der Nerven- und Muskelapparat; die rückwirkende Verbindung und Stabilisierung der Prozesse erfolgt durch die Nerven, auf humoralem Wege und im Hypothalamus. — Großen Einfluß auf die Fortpflanzungsprozesse haben die Tageslänge und die Fütterung (Verstärkung der sexuellen Dominante durch Getreidefütterung, der mütterlichen Dominante durch Grünfutter; Wirkung der pflanzlichen Gonadotropine und Oestrogene).
F. Schenk. 1450.

Jordan, Joachim und Löhr, Hanns; Göttingen, Univ.-Kinderklin. **Über das Vorkommen von Neuraminsäure in Frauenmilch und Kuhmilch sowie in industriellen Milchprodukten.** Milchwissenschaft **17** (1962) Nr. 2. S. 61–65. — 3 Tab., 37 Lit. Zus. in Engl.

Vff. geben eine Definition der für die Säuglingsernährung wichtigen Neuraminsäure (NS) und ihrer Verbindungen. Der Nachweis erfolgte als Methoxy-Neuraminsäure mit Bials Reagenz. Wegen der großen Zahl der die typische NS-Farbreaktion überdeckenden Kohlenhydratverbindungen, die in der Frauenmilch reichlich vorhanden sind, ist nach Ansicht der Vff. eine exakte NS-Bestimmung nur am gefällten Milcheiweiß durchzuführen, wobei der NS-Gehalt im Casein der Frauenmilch etwa um 50% höher lag als in der Kuhmilch. In den meisten Milchpulverpräparaten für die künstliche Säuglingsernährung sowie in Kondensmilch konnte NS nicht nachgewiesen werden, zumal sich der hohe Polysaccharidgehalt sehr störend auf den Nachweis auswirkte. Kurzzeiterhitzung sowie Eigensäuerung und exogene Säuerung zerstören die NS nicht. I. Aurich. 1470.

Schwartz, Daniel P. und Pallansch, Michael J.; Washington, U.S. Dep. of Agric., A.R.S., Eastern Utilization Res. and Development Div., Dairy Products Lab. Occurrence of phenylacetylglutamine in cow's milk. **(Das Vorkommen von Phenylacetylglutamin in Kuhmilch.)** Nature [London] **194** (1962) Nr. 4824. S. 186. — 9 Lit.

Im Verlauf einer Untersuchung über die nicht eiweißgebundene Nitrogen-Fraktion in der Kuhmilch mit der Ionen-Austausch-Chromatographie (Moore-Stein-Säule, Methode nach Dreze u.a.) wurde eine schmale Fraktion auf einer sehr kleinen Spitze zwischen Harnstoff und Asparaginsäure beobachtet. Dieser Bereich wird normalerweise in der Moore-Stein-Säule von Methioninsulfoxyd eingenommen. Nach ihren Eigenschaften konnte diese Fraktion als Phenylacetylglutamin (Phag) identifiziert werden. Da bisher noch nicht über das Vorkommen von Phag in Säugermilch berichtet worden ist, wurde synthetisch Phag nach einer Methode von Thierfelder und Sherwin hergestellt und die Eigenschaften beider Stoffe miteinander verglichen. Außerdem wurde aus frischer, roher Vollmilch nach einer hier beschriebenen Methode Phag isoliert, welches die gleichen Eigenschaften wie die synthetische Probe und die von der Moore-Stein-Säule isolierte Fraktion hatte. An Hand dieser Versuchsergebnisse kann angenommen werden, daß Kuhmilch mindestens 0,1 mg Phag pro Liter enthält. H. Heimbürge. 1470.

Gueguen, L. und Journet, M. (unter techn. Mitarb. von Langlois, Michelle); Jouy-en-Josas, Centre Nat. de Rech. Zootechn., Serv. de Biochim. et de Nutrit., Stat. de Rech. sur l'Élevage. Les variations de la composition minérale du lait de vache. **(Schwankungen des Mineralstoffgehaltes der Kuhmilch.)** Lait **42** (1962) Nr. 413/414. S. 152–159. — 1 Abb., 3 Tab., 2 Lit. Zus. in Engl.

Die Untersuchungen wurden an 10 Kühen verschiedener Rassen während einer Laktationsperiode durchgeführt. Alle Kühe hatten zu Winteranfang gekalbt und erhielten das gleiche Futter. Die Untersuchungsmethoden zur Feststellung der einzelnen Mineralstoffe werden beschrieben. Die Proben wurden, entnommen bei jeder Melkzeit, gesammelt und wöchentlich untersucht. Der Gehalt an Calcium und Phosphor ist am höchsten zu Beginn und am Ende der Laktation, während der Gehalt an Kalium regelmäßig ab- und der an Natrium besonders gegen Ende der Laktation zunimmt. Ferner zeigten sich rassenmäßige Unterschiede, und zwar enthielt die Milch der Kühe aus der Normandie mehr Kalium und weniger Calcium als die Milch der Friesen und Rotbunten. Diese Verhältnisse sind bei Weidegang dieselben. C. Wolf. 1470.

Šaličev, Jak. und Grigorov, Char. (Schalitschew, Jak. und Grigorow, Char.) Sŭstav i svojstva na mljakoto na sivoto iskŭrsko govedo. (Prinos.) **(Zu-**

**sammensetzung und Eigenschaften der Milch des Grauen Iskâr-Rinds.)** Izvestija na Centralnija naučnoizsledovatelski institut po životnovŭdstvo „Georgi Dimitrov“ — Kostinbrod, Sofija **12** (1961) S. 361–373. — 6 Tab., 2 Lit. Zus. in Russ., Engl.

Es wurde die Milch von 16 Kühen der Iskâr-Rindherde des Zentralinst. für Tierzuchtforschung „Georgi Dimitrow“ individuell sowie die Sammelmilch der Herde zweimal monatlich analysiert. Mittlere Zusammensetzung der Gesamtmilch der Herde und individuelle Schwankungen der Milch von den 16 Kühen (in Klammern individuelle Schwankungen): Wassergehalt 86,6 (85,5–87,9)%, Fettstoffe 4,21 (3,18–5,30) %, Eiweißstoffe 3,75 (3,11–4,02) %, Casein 2,98 (22,2–3,22) %, Albumin und Globulin 0,57 (0,55–0,67) %, Milchzucker 4,78 (4,55–5,14) %, Mineralstoffe 0,725 (0,675–0,758) %, Calciumoxyd 0,193 (0,176–0,204)%, Kalorien/l 741 (639–843), spez. Gewicht 1,0335 (1,0322 bis 1,0348), Säuregrad 23,28 (18,00–26,25)°T. Die Arbeit enthält auch Angaben über die Zusammensetzung und Eigenschaften der Milch nach Laktationsmonaten, der Morgen-, Mittag- und Abendmilch sowie des ersten, zweiten und dritten Drittels der ermolkenen Milch. Diese Angaben bestätigen die bekannten Gesetzmäßigkeiten in der Veränderung der Milchzusammensetzung.

N. Platikanow. 1470.

Šaličev, Jakim und Grigorov, Charalampi. (Schalitschew, Jakim und Grigorow, Charalampi.) Sŭstav i svojstva na mljakoto na sofijskoto kafjavo govedo. (Prinos.) **(Zusammensetzung und Eigenschaften der Milch des Sofioter Braunviehs.)** Izvestija na Centralnija naučnoizsledovatelski institut po životnovŭdstvo „Georgi Dimitrov“ — Kostinbrod, Sofija **12** (1961) S. 375–395. — 14 Tab., 9 Lit. Zus. in Russ., Engl.

Es wurde die Milch von 49 Sofioter Braunviehkühen individuell sowie die Sammelmilch einer ganzen Braunviehherde auf chemische Zusammensetzung und Eigenschaften zweimal monatlich untersucht. Ergebnisse: Wassergehalt der Milch 86,90–86,94%, Fettgehalt 3,89–3,97%, Gesamteiweiß 3,52–3,58%, Casein 2,75–2,82%, Albumin und Globulin 0,575–0,606%, Milchzucker 4,76 bis 4,79%, Mineralstoffe 0,683–0,698%, Calciumoxyd 0,195–0,204%, spezifisches Gewicht der Milch 1,0333–1,0334, Säuregrad 17,83–18,21°T, Refraktionszahl 39,23–39,36. Der Fettgehalt der Milch ist im zweiten bis vierten Laktationsmonat am niedrigsten (3,77–3,78%) und steigt danach bis 4,25%; Gesamteiweiß und Casein sind im zweiten und dritten Monat am niedrigsten (3,30–3,37% bzw. 2,60–2,66%); Albumin und Globulin verändern sich fast nicht, während der Milchzucker in den letzten zwei Laktationsmonaten eine schwach abnehmende Tendenz (von 4,777 auf 4,720 und 4,651%) zeigt. Die Arbeit enthält auch Angaben über die Veränderungen in der Zusammensetzung und den Eigenschaften der Milch dieser Rasse.

N. Platikanow. 1470.

Anonym. The secretion of iodine into milk of lactating goats. **(Die Sekretion von Jod in die Milch von laktierenden Ziegen.)** Nutrit. Rev. **20** (1962) Nr. 1. S. 20–21.

In vorliegendem Übersichtsreferat geht Vf. auf die Untersuchungen von E. P. Reineke (vgl. LZ. Abt. IV **7** (1962) Nr. 2. S. 257.) ein, der an der Ziege das Verhältnis von Schilddrüsen- und Euterfunktion zu ermitteln suchte. Am Anfang der Versuchsreihe wurde der Ziege $^{131}$Jod s.c. injiziert und die Ausscheidung in die Milch bis 70 Std. p.i. verfolgt. Aus dem Verhältnis von Milch- und Serumjod wurde die Schlußfolgerung gezogen, daß in der Milchdrüse eine sehr aktive Sekretion stattfinden muß. Des weiteren wurde beobachtet, daß der Exkretionsmechanismus eine scharfe Differenzierung zwischen den verschiedenen Jodverbindungen trifft. Auf die Besonderheiten der Ziegenmilch gegenüber der Milch anderer Tierarten im Hinblick auf den Jodstoffwechsel wird eingegangen. M. Richter. 1470.

Porter, Robert M., Senft, Bodo und Pfau, Alexander A.; Mariensee/Trenthorst, Max-Planck-Inst. für Tierzucht und Tierernähr.; New Mexico State Univ., Inst. für Milchwirtsch. **Ausscheidung von radioaktivem Phosphor ($^{32}P$) bei laktierenden Ziegen nach intramammärer Infusion von $^{32}P$-markiertem ortho-Phosphat.** Milchwissenschaft **17** (1962) Nr. 4. S. 191–195. — 1 Abb., 5 Tab., 12 Lit.

Bei 2 Ziegen im 2. Mon. der Laktation wird der Einbau von $^{32}P$ in Kot, Harn, Blut, Blutglobulin und in die Milcheiweiße nach intramammärer Verabreichung von markiertem ortho-Phosphat untersucht. Am höchsten ist der Einbau von radioaktivem Phosphor im Casein und Globulin der Milch. Niedriger liegt der Phosphateinbau im Blut, im Harn und Blutglobulin.

H.-A. Ketz. 1470.

Kurbanov, I. (Kurbanow, I.); Kirowabad, Aserbaidshan. Forsch.-Inst. für Tierzucht und Veterinärmed. Bujvolinoe moloko — cennyj produkt. **(Büffelmilch — ein wertvolles Produkt.)** Moločnoe i mjasnoe skotovodstvo, Moskva **6** (1961) Nr. 12. S. 41–42. — 1 Tab.

Büffelmilch hat einen doppelt so hohen Milchfettgehalt wie Kuhmilch, weiterhin bedeutend mehr Eiweiß und Mineralstoffe. Die Höhe des Milchfettgehaltes schwankt innerhalb der einzelnen Zuchtgebiete. So haben die Büffel der ASSR Nachitschewan die fettreichste Milch, durchschnittlich 8,29 Fett%. Das Eiweiß besteht zum größten Teil aus Casein, was eine umfangreiche Käseherstellung sichert. Im Kaloriengehalt übertrifft die Büffelmilch die Kuhmilch um 50–60%. R. Ihssen. 1470.

Lazarov, Jončo und Stančeva, Lilija. (Lasarow, Jontscho und Stantschewa, Lilija.) Stomašnoto sokootdeljane i motorika u svinete pri sucho i obiknoveno (mokro) chranene. **(Die Magensaftabsonderung und Magenperistaltik der Schweine bei Trocken- und gewöhnlicher [Naß-]Fütterung.)** Izvestija na Centralnija naučnoizsledovatelski institut po životnovŭdstvo „Georgi Dimitrov" — Kostinbrod, Sofija **12** (1961) S. 397–407. — 2 Abb., 2 Tab., 8 Lit. Zus. in Russ., Engl.

Bei zwei 2–5monatigen Schweinen mit isoliertem kleinen Magen nach Pawlow und einem dritten Schwein mit Bassowscher Magenfistel, wurden Magensaft und Magenperistaltik bei Trocken- und bei Naßfütterung (mit Wasser 1 : 1, drei Stunden vor der Fütterung, überbrüht) mit Kraftfuttergemisch untersucht. Ergebnisse (in Klammern bei Naßfütterung) beim Schwein mit isoliertem kleinen Magen: abgesonderter Magensaft **436**,0 (297,3) ml, freie Salzsäure 81,7 (58,5) %, gebundene Salzsäure 9,8 (11.7) %, Gesamtsäure 96,9 (76,5) %, pH 1,14 (1,24), Verdauungskoeffizient 8 (6); beim Schwein mit Magenfistel: freie Salzsäure 51,9 (46,0)%, gebundene Salzsäure 20,3 (36,5)%, Gesamtsäure 99,2(84,7)%, pH 1,43 (1,51), Verdauungskoeffizient 3,4 (2,6). Die Magenkontraktionen haben bei Trockenfütterung einen ausgesprochen tonischen Charakter und sind langsamer als bei Naßfütterung.

N. Platikanow. 1505.

Gerov, K. und Bakŭrdžiev, K. (Gerow, K. und Bakârdshiew, K.) Rezorbcija na fiziologičnija raztvor (probata na Mc Clare Aldriche) v zavisimost ot vŭzrastta i zdravoslovnoto sŭstojanie na svinete. **(Resorption der physiologischen Kochsalzlösung [Probe nach McClare Aldriche] in Abhängigkeit vom Alter und der Gesundheit der Schweine.)** Izvestija na Centralnija naučnoizsledovatelski institut po biologija i patologija na razmnožavaneto na selskostopanskite životni, Sofija **1** (1961) S. 213–219. — 1 Abb., 2 Tab. Zus. in Russ., Engl.

In die Haut der äußeren Ohroberfläche wird 2–3 cm von der Spitze 0,2 ml sterile physiol. Kochsalzlösung eingespritzt und deren Resorption verfolgt. Der Resorptionsprozeß währt beim Ferkel länger als beim ausgewachsenen Schwein. Bei Magen-Darmerkrankungen der Ferkel wird die Resorptionszeit reduziert, und zwar bei den 3–5tägigen Ferkeln stärker als bei den älteren. Das deutet darauf hin, daß der Wasserhaushalt bei Magen-Darmstörungen um so leichter gestört wird, je jünger die Ferkel sind. T. Radew. 1505.

Dawson, R. und Holdsworth, E. S.; Shinfield, Reading, Nat. Inst. for Res. in Dairying. An investigation into protein digestion with $^{14}C$-labelled protein. I. The general pattern of $^{14}C$ incorporation in body tissues and fluids of the rat up to 3 h after feeding. **(Eine Untersuchung über die Eiweißverdauung mit $^{14}C$-Eiweiß. 1. Mitt. Der hauptsächlichste $^{14}C$-Einbau in Körpergewebe der Ratte bis 3 Stunden nach Fütterung.)** Brit. J. Nutrit. **16** (1962) Nr. 1. S. 13–25. — 1 Abb., 7 Tab., 23 Lit.

Kohlenhydrat- und fettfreies $^{14}C$-Chlorellaprotein mit einer spezifischen Aktivität von 0,1 mc/mg wird an 250–300 g schwere Ratten verfüttert. 1, 2 und 3 Std. nach der oralen Gabe des markierten Proteins wird die spezifische Aktivität im Gewebe des Magen-Darm-Kanals in den subzellulären Bestandteilen der Darmschleimhaut und Leber, im Portalvenenblut und peripheren Blut, in Harn, Faeces, Expirationsluft und Muskelgewebe bestimmt. Die chromatographischen und autoradiographischen Befunde zeigen, daß radioaktive Peptide innerhalb der Versuchszeit im Darminhalt, nicht aber in der Darmschleimhaut oder im Blut nachweisbar sind. Höchste spezifische Aktivität zeigt die Aminosäurefraktion des Portalvenenblutes (bis 300% höher als im peripheren Blut). Der höchste Grad der Proteinsynthese wird in der Dünndarmschleimhaut und im Lebergewebe beobachtet. H.-A. Ketz. 1505.

Dawson, R. und Porter, J. W. G.; Shinfield, Reading, Nat. Inst. for Res. in Dairying. An investigation into protein digestion with $^{14}C$-labelled protein. 2. The transport of $^{14}C$-labelled nitrogenous compounds in the rat and cat. **(Eine Untersuchung über die Eiweißverdauung mit $^{14}C$-markiertem Eiweiß. 2. Mitt. Der Transport von mit $^{14}C$-markierten Stickstoffverbindungen bei Ratte und Katze.)** Brit. J. Nutrit. **16** (1962) Nr. 1. S. 27–38. — 2 Abb., 5 Tab., 19 Lit. 1. Mitt. vgl. vorst. Ref.

Bei erwachsenen Ratten (250–300 g) und erwachsenen Katzen (2–4 kg) wird die $^{14}C$-Aktivität im Portalvenenblut, in der Mesenteriallymphe und im peripheren Blut innerhalb 6 Std. nach oralen Gaben von $^{14}C$-Algeneiweiß bestimmt. Von der verabreichten Proteinmenge werden 60% in den ersten 3 Std. nach der Gabe abgebaut und resorbiert. Die höchste Markierung zeigt dabei die Aminosäurefraktion des Portalvenenplasmas mit einem Maximum innerhalb 30–60 min nach der Applikation. Dabei werden etwa 41% der resorbierten Eiweiße in Form der Plasmaaminosäuren transportiert. Aus den an der Mesenteriallymphe von Katzen innerhalb 3–4 Std. nach der Applikation durchgeführten Untersuchungen geht hervor, daß die resorbierten Stickstoffverbindungen nur zu einem sehr geringen Anteil auf dem Lymphwege abtransportiert werden. H.-A. Ketz. 1505.

Weller, R. A., Pilgrim, A. F. und Gray, F. V.; Adelaide, South Australia, Univ., C.S.I.R.O., Div. of Biochem. and Gen. Nutrit. Digestion of foodstuffs in the rumen of the sheep and the passage of digesta through its compartment. 3. The progress of nitrogen digestion. **(Die Verdauung von Futterbestandteilen im Pansen des Schafes und der Durchgang der Inhaltsstoffe durch die Vormagenabteilungen. 3. Mitt. Der Ablauf der Stickstoffverdauung.)** Brit. J. Nutrit. **16** (1962) Nr. 1. S. 83–90. — 2 Abb., 5 Tab., 7 Lit. 2. Mitt. vgl. LZ. Abt. IV **5** (1960) Nr. 7. S. 1179.

Aus Versuchen an insgesamt 22 Merinoschafen über den Stickstoffwechsel im Pansen geht hervor, daß nach Verfütterung von Weizen- und Luzerneheu der pflanzliche Stickstoff im Pansen sehr schnell verwertet wird bei gleichzeitig entsprechender Zunahme der Mikroorganismen. Je nach der Zusammensetzung des Futters kommt es auch zu einer verschieden starken Zunahme des

Protozoen- bzw. Bakterien-Stickstoffs. Ein Vergleich des Panseninhalts mit dem Psalterinhalt ergibt, daß die Psalterinhaltsstoffe kaum noch Pflanzenstickstoffenthalten. Die Passage von Lignin durch den Pansen erfolgt wesentlich langsamer als die Passage von Polyaethylenglykol. H.-A. Ketz. 1510.

Kuimov, D. K. (Kuimow, D. K.); Stawropol, Unions-Forsch.-Inst. für Schaf- und Tierzucht. Sekretornaja dejatel'nost' syčuga, podželudočnoj železy i otdelenie želči u ovec. **(Sekretionsstätigkeit des Labmagens, der Bauchspeicheldrüse und die Gallenabsonderung bei Schafen.)** Fiziologičeskij žurnal SSSR imeni I. M. Sečenova, Moskva—Leningrad **47** (1961) Nr. 10. S. 1314–1318. — 1 Tab., 1 Lit.

Die Sekretion des Labmagens (I) wurde an 38 Schafen unterschiedlichen Alters mittels Fistelmethode nach Pawlow, die Sekretion des Pankreas (II) und der Galle (III) an 22 verschieden alten Schafen nach einer Methode des Vf. (vgl. Fiziologičeski žurnal SSSR imeni I. M. Sečenova, Moskva—Lecingrad **38** [1952] Nr. 5. S. 633.) durch Anlegung einer Anastomose untersucht. In den ersten postembryonalen Tagen geht eine ununterbrochene Absonderung von I,- II- und III-Saft vor sich. Bei ausgewachsenen Schafen beträgt die tägliche Saftmenge/kg Lebendgewicht bei I zwischen 84 und 224 ml, bei II zwischen 5 und 13 ml und bei III 21 bis 40 ml. Bei hungernden Tieren verläuft die Verdauungsdrüsen-Sekretion wellenförmig. Beim Übergang von Milchnahrung zur Aufnahme pflanzlichen Futters verändert sich bei den Lämmern die sekretorische Tätigkeit der Verdauungsdrüsen. H.-D. Bock. 1510.

Huber, W. G.; Urbana, Univ. of Illinois, Coll. of Veterin. Med. Current vitamin A problems. **(Allgemeine Vitamin A-Probleme.)** Veterin. Med. **57** (1962) Nr. 4. S. 311–313. — 6 Lit.

In zusammenfassender Literaturübersicht wird über einige Probleme des Vitamin A-Stoffwechsels bei Rind, Schwein und Geflügel berichtet. Insbesondere wird auf den therapeutischen Effekt des Vitamins A bei Infektions- und Invasionskrankheiten des Geflügels hingewiesen. Über den Vitamin A-Stoffwechsel der Wiederkäuer werden Befunde diskutiert, wonach Stickstoffverbindungen des Futters nach Umwandlung im Pansen einen hemmenden Einfluß auf die Überführung von Karotin in Vitamin A haben. Beim jungen und wachsenden Schwein hat Vitamin A einen fördernden Einfluß auf die Antikörperbildung. H.-A. Ketz. 1585.

Feldheim, Walter, Gažo, Mikuláš und Sladka, Olga; Potsdam-Rehbrücke, Inst. für Ernähr. der Dtsch. Akad. der Wiss. zu Berlin. Ivanka pri Dunaji, Tschechoslow, Akad. der Landwirtsch.-Wiss., Inst. für Geflügelzucht. **Untersuchungen über den Vitamin-Stoffwechsel bei Geflügel. 1. Mitt. Der Vitamin A-Gehalt im Serum und in der Leber in Abhängigkeit vom Alter bei Hähnen.** Int. Z. Vitaminforsch. [Bern] **32** (1962) Nr. 2. S. 157–163. — 2 Abb., 1 Tab. Zus. in Engl., Franz.

Vff. verfolgen im Verlauf einer 12wöchigen Mastperiode bei insgesamt 600 New-Hampshire-Hähnchen, die ein Standardfutter mit 2000 IE Vitamin A/kg erhalten, in zwei verschiedenen Zuchtstationen den Lebergehalt an Vitamin A-Ester und -Alkohol, den A-Serumspiegel sowie das Körper- und Lebergewicht. Da der A-Gehalt in Serum und Leber in den ersten 2 bis 4 Lebenswochen stark abnimmt, um dann wieder anzusteigen, wird geschlossen, daß in dieser Periode eine höhere Vitaminierung als 2000 IE/kg erforderlich ist. B. Gaßmann. 1585.

Feldheim, Walter und Gažo, Mikuláš; Potsdam-Rehbrücke, Inst. für Ernähr. der Dtsch. Akad. der Wiss. zu Berlin. Ivanka pri Dunaji, Tschechoslow. Akad. der Landwirtsch.-Wiss. **Untersuchungen über den Vitamin-Stoffwechsel bei Geflügel. 2. Mitt. Untersuchungen über die Speicherung von Vitamin A in der Leber in Abhängigkeit vom Alter bei Hähnen.** Int. Z. Vitaminforsch.

[Bern] **32** (1962) Nr. 2. S. 164–170. — 2 Abb., 1 Tab. Zus. in Engl., Franz. 1. Mitt. vgl. vorst. Ref.
Vff. verabfolgen an New-Hampshire-Hähnchen mit einem 2000 IE Vitamin A/kg enthaltenden Futter am 1., 14., 28., 56. und 84. Lebenstage in Abständen von 24 Std. 2 mal 10 IE Vitamin A/g Kgw. (Rovimix, Roche) und errechnen aus dem Vitamin A-Gehalt vor und nachher den Resorptionsindex. Die Vitamin A-Resorption nimmt in den ersten beiden Lebenswochen ab, um dann stark anzusteigen. Das Verhältnis Vitamin A-Ester zu -Alkohol geht bis zur vierten Woche zurück und nimmt daraufhin wieder zu.
B. Gaßmann. 1585.

Boguth, W. und Sari, Ö.; Gießen, Justus-Liebig-Univ., Inst. für Biochem. und Endokrinol. der Haustiere. **Zur Frage der Bedeutung der Schilddrüse für die Umwandlung von β-Carotin in Vitamin A bei der weißen Ratte.** Int. Z. Vitaminforsch. [Bern] **32** (1962) Nr. 2. S. 132–134. — 1 Tab. Zus. in Engl., Franz.
Vff. weisen nach, daß die Umwandlung von β-Carotin in Vitamin A von der Funktion der Schilddrüse unabhängig ist, indem sie hypophysektomierten ♂ Wistar-Ratten nach sechswöchiger Fütterung mit Vitamin A-freier Kost teils ohne, teils mit gleichzeitiger s.c. Verabfolgung von 1 mg Testosteronpropionat täglich 100 $\mu$g β-Carotin verabreichen. Nach 4–5 Tagen sind alle Tiere frei von A-Mangelsysmptomen, und die mit Testosteronpropionat behandelten Ratten zeigen, entsprechend dem anabolen Effekt des Testosterins, der nur bei genügender Vitamin A-Versorgung auftritt, einen stetigen Gewichtsanstieg.
B. Gaßmann. 1585.

Terroine, Therese; Bellevue, France, Centre Nat. de la Rech. Sci., Lab. de Biochim. de la Nutrit. The vitamin interrelations of ascorbic acid. **(Wechselwirkungen zwischen Ascorbinsäure und anderen Vitaminen.)** Wld. Rev. Nutrit. Dietetics **2** (1960) S. 102–130. — 6 Abb., 13 Tab., 94 Lit.
Es wird das Schrifttum über Vitamin C-Versuche mit Laboratoriumstieren und Mikroorganismen zusammengefaßt, um das Ausmaß der Schutzwirkung von Ascorbinsäure bei Mangel an Thiamin, Riboflavin, Pantothensäure, Biotin, Folsäure, Vitamin $B_{12}$, Vitamin E und A zu demonstrieren. Weiterhin wird versucht, Erklärungen für die Wirksamkeit der Ascorbinsäure bei Mangel an anderen Vitaminen zu finden. Es werden folgende Möglichkeiten diskutiert: durch Vitamin C-Zusatz Unterdrückung von sekundär, durch Mangel an anderen Vitaminen aufgetretenen Ascorbinmangelerscheinungen, — vitaminsparende Wirkung und funktioneller Ersatz für das fehlende Vitamin durch Ascorbinsäure, — antiinfektiöse und antitoxische Eigenschaften von Vitamin C.
I. Müller. 1610.

Kreier, Julius P., Reber, Elwood F. und Norton, Horace W.; Urbana, Univ. of Illinois, Coll. of Veterin. Med., Dep. of Animal Sci. The effect of vitamin E administration on rats fed fresh or autoxidized beef tallow. **(Die Wirkung einer Vitamin E-Verabreichung bei Ratten, die mit frischem oder autoxydiertem Rindertalg gefüttert werden.)** Amer. J. veterin. Res. **22** (1961) Nr. 89. S. 795–799. — 2 Tab., 16 Lit.
Wachsende Ratten erhalten ein synthetisches Futter mit 20% frischem bzw. autoxydiertem Rindertalg bei unterschiedlicher Vitamin E-Versorgung (0,0 bis 1,7 mg–10 mg dl-α-Tocopherol zweimal wöchentlich i.m. bzw. peroral). Bei gleichguter Verdauung des frischen wie autoxydierten Rindertalges ist das Wachstum der Ratten von der Vitamin E-Zufuhr abhängig. Bei peroraler Verabreichung von Vitamin E scheiden die Versuchstiere signifikant mehr Fett mit dem Kot wieder aus als bei i.m. Verabreichung des Vitamins. Die Verdauung des autoxydierten Fettes ist von der Applikationsart des Vitamins E abhängig.
H.-A. Ketz. 1630.

Schmidt, H. und Ammon, R.; Homburg/Saar, Univ. des Saarlandes, Physiol.-Chem. Inst. **Cyclus-abhängige Aktivitäten von proteolytischen Fermenten im Vaginalsekret der Ratte.** Arzneimittel-Forsch. **12** (1962) Nr. 7. S. 663–667. — 5 Abb., 1 Tab., 12 Lit.
Im Vaginalsekret bei Ratten sind proteolytische Fermente nachweisbar, deren Aktivität zyklusabhängig ist. Das pH-Optimum der Spaltung von Nitrocasein (Endopeptidase) lag bei 8,4, das der Spaltung von L-Leucyl-β-naphthylamid (Exopeptidase) bei 6,8. Die Werte für beide Fermentaktivitäten liegen im Prooestrus und im frühen Oestrus niedrig; gegen Ende des Oestrus erfolgt ein deutlicher Anstieg, der beim Übergang zum Metoestrus stark zunimmt und einen Gipfelwert (etwa das 15–20fache der Prooestrus-Werte) erreicht. In der anschließenden Dioestrus-Phase fällt die Aktivität beider Fermente stark ab. Während der Gravidität liegt die Aktivität der Endopeptidase bis zum 12. Tag relativ hoch, um in der 2. Hälfte abzufallen. Bei kastrierten Tieren ergeben sich bei relativ starker Schwankung der Einzelwerte mäßige bis hohe Aktivitäten; nach Verabreichung von Oestradiol erfolgt zusammen mit dem Auftreten des Schollenstadiums eine Depression der Endopeptidase-Aktivität. Nach Beendigung des künstlich erzeugten Schollenstadiums stiegen die Werte über das Ausgangsniveau an. Es ist anzunehmen, daß die proteolytischen Fermente beim Abbau der proliferierten und umgewandelten Epithelzellen nach dem Oestrus von physiologischer Bedeutung sind.
E. Kolb. 1680.

Schütz, Wolfgang. **Untersuchungen über das Vorkommen und die Verteilung der alkalischen und sauren Phosphatase in der Schleimhaut verschiedener Abschnitte des Magendarmkanals beim Schwein.** Diss. Karl-Marx-Univ. Leipzig, Veterinärmed. Fak., Veterin.-Physiol.-Chem. Inst. **1961** 46 S. — 8 Tab., 81 Lit.
In Schleimhauthomogenaten des Magens (Pars cutanea, Pars fundica, Pars pylorica), des Dünndarms (Duodenum, Jejunum, Ileum) und des Dickdarms (Caecum am Ostium ileocaecale, Caecumblindsack, Colon, Rectum) von 12 Schweinen wurde die Aktivität der alkalischen Phosphatase mit der Methode von King und Armstrong und die der sauren Phosphatase nach der Methode von Gutman und Gutman bestimmt. Danach weist die Magenschleimhaut nur eine geringe Aktivität an alkalischer und saurer Phosphatase auf. Im Dünndarm konnten die höchsten Fermentaktivitäten nachgewiesen werden, wobei die alkalische Phosphatase bedeutend höhere Werte erreicht und im Ileum ihr Maximum besitzt. Die Aktivität der sauren Phosphatase steigt im Dünndarm analwärts an. Im Dickdarm ist die Aktivität wesentlich geringer als im Dünndarm. Im Caecum überwiegt die alkalische Phosphatase, im Colon und Rectum die saure Phosphatase. Homologe Schleimhautabschnitte verschiedener Tiere zeigten besonders im Hinblick auf ihren Gehalt an alkalischer Phosphatase beträchtliche Unterschiede. H. Gürtler. 1680.

Turpeinen, Pirkko, Turpeinen, Osmo und Talanti, Seppo; Helsinki, Finland, Coll. of Veterin. Med., Dep. of Physiol.; Dep. of Biochem.; Dep. of Anatomy. Effect of local heat in vivo on hyaluronidase, succinic dehydrogenase and phosphatases of the rat testis. **(Die Wirkung lokaler Erwärmung in vivo auf die Hyaluronidase, Bernsteinsäuredehydrogenase und Phosphatasen der Rattenhoden.)** Endocrinology **70** (1962) Nr. 5. S. 731–737. — 12 Abb., 1 Tab., 19 Lit.
Temporäre Unterbrechung der Spermatogenese wurde durch lokale Anwendung von Wärme in Form von 44° warmem Wasser über 20 Min. erlangt. — 24 Std. nach der Behandlung waren histologisch deutliche Schäden des spermabildenden Epithels nachweisbar, jedoch keine Veränderungen in der Menge oder der Verteilung der Hyaluronidase (H), der Bernsteinsäuredehydrogenase (BDH), der sauren oder alkalischen Pnosphatase. — 21 bzw. 30 Tage nach der Behandlung war die H auf einen geringen Teil des ursprünglichen Wertes

gefallen, des weiteren war ein bemerkenswerter Wechsel in der Verteilung von BDH und saurer Phosphatase festzustellen, da das Wirkungsfeld der genannten Fermente vom Tubulusepithel auf das Interstitium verlegt worden war. Die alkalische Phosphatase blieb durch die Wärmebelastung unbeeinflußt. — Eine endgültige Restitution der H-Aktivität war am 69. Tag nach der Wärmebelastung festzustellen. BDH und saure Phosphatase waren zu dieser Zeit wieder annähernd normal verteilt. H. Seidel. 1680.

Tubbs, P. K. und Greville, G. D.; Cambridge, Univ., Dep. of Biochem. The oxidation of D-α-hydroxy acids in animal tissues. **(Die Oxydation der D-α-Oxysäuren in tierischen Geweben.)** Biochem. J. 81 (1961) Nr. 1. S. 104–114. — 9 Abb., 6 Tab., 78 Lit.

Vff. stellten fest, daß Mitochondrien von Rattenleber und Kaninchenniere D-Lactat stärker als L-Lactat, die Mitochondrien des Taubenbrustmuskels aber nur die L-Isomere oxydieren. Für diesen Vorgang ist die Gegenwart von DPN nicht erforderlich, aber ein Metall ist beteiligt, welches durch Komplexbildner gehemmt werden kann. Vff. gelang die teilweise Reindarstellung eines Enzyms aus der Kaninchenniere, der D-α-Oxysäuren-Dehydrogenase, welches die Oxydation des Lactats und seiner geradkettigen Homologen (Glycerat, Malat, Tartrat) katalysiert und spezifisch für die D-Isomeren ist. Das Lactat wird dabei in Pyruvat übergeführt; als Elektronenakzeptoren dienen verschiedene Farbstoffe (Indophenol, Methylenblau, Pyocyanin), Ferricyanid und Cytochrom c, aber nicht $O_2$. Dieses Enzym konnte noch in den Mitochondrien der Niere von Ratte, Schaf, Ochse und Schwein, in der Leber von Ratte, Kaninchen und Ochse, aber nicht im Brustmuskel von Tauben nachgewiesen werden. Die mögliche Rolle dieses Enzyms im Stoffwechsel wird diskutiert. E. Grün. 1680.

Pangels, Gerta und Breuer, H.; Bonn-Venusberg, Chirurg. Univ.-Klin., Chem. Abt. **Celluläre Lokalisierung der 17β-Oestradiol: 16α-Hydroxylase.** Naturwissenschaften **49** (1962) Nr. 5. S. 106–107. — 13 Lit.

Sowohl die 17 β-Oestradiol: 16 α-Hydroxylase, die 17 β-Oestradiol zu Oestriol hydroxyliert, als auch die 2-Hydroxylase, die 6 ξ-Hydroxylase und die 10 β-Hydroxylase (Bildung eines Oestra p-chinols) wurden in der Mikrosomenfraktion der Leber (Wistar-Ratten) lokalisiert. Alle genannten Enzyme erfordern $NADPH_2$ (Nicotinamid-adenin-dinucleotidphosphat, reduzierte Form) als Cofaktor. Ihre Ähnlichkeit läßt die Frage nach der Definition einer spezifischen Hydroxylase offen. Es sind Hinweise vorhanden, daß sich die Spezifität nicht auf den eigentlichen Hydroxylierungsvorgang, sondern auf ein unmittelbar beteiligtes Enzym erstreckt, das bestimmte Kohlenstoffatome im Steroidgerüst aktiviert. Eine endgültige Klärung kann erst dann erzielt werden, wenn es gelingt, die Hydroxylase von den Mikrosomen zu trennen. S. Willer. 1680.

Bajl'ozov, D. (Bajljosow, D.) Chilodoniasa pri dekorativni ribki Carassius auratus L. **(Hylodoniase bei Zierfischen Carassius auratus L.)** Izvestija na Centralnija naučnoizsledovatelski veterinarnochigienen institut za životinski produkti, Sofija **1** (1961) S. 191–194. — 2 Abb. Zus. in Russ., Dtsch. 1680.

Popechina, P. S., Glebina, E. I. und Lebedev, Ju. V. (Popechina, P. S., Glebina, Je. I. und Lebedew, Ju. W.); Dubrowizy, Gebiet Moskau, Unions-Inst. für Tierzuchtforsch. Vlijanie betazina (β-dijodtirozina) na otkorm svinej i izmenenie ščitovidnoj železy. **(Der Einfluß von Betasin [β-Dijodtyrosin] auf Schilddrüsenveränderung und Schweinemast.)** Trudy Vsesojuznogo naučnoissledovatel'skogo instituta životnovodstva, Moskva **23** (1959) S. 303–312. — 2 Abb., 7 Tab., 9 Lit. Zus. in Dtsch.

Die Hinzufügung von 178 mg/Tag auf 1 Tier zur Ration vergrößerte die Gewichtszunahme um 34% und verringerte den Futteraufwand um 26%. Die Fleisch- und Speckqualität wird nicht geringer. Die histologischen Untersuchungen der Schilddrüse ergaben, daß ihre Tätigkeit herabgesetzt ist: Drüsengewicht um 51,8% vergrößert, Follikeldurchmesser um 26,5% vergrößert, die Höhe der Follikelepithelien verringert sich um Durchschnittlich 46,3%. M. Tomme. 1730.

Lombardi, Max H., Comar, C. L. und Kirk, Robert W.; Ithaca, N. Y., Cornell Univ., New York State Veterin. Coll.; Lima, Peru, San Marcos Univ., Veterin. Coll. Diagnosis of thyroid gland function in the dog. **(Die Untersuchung der Schilddrüsenfunktion des Hundes.)** Amer. J. veterin. Res. **23** (1962) Nr. 94. S. 412–421. — 4 Abb., 6 Tab., 19 Lit.

Die Untersuchung der Schilddrüsenfunktion des Hundes wurde mit Hilfe von 2 Radiojod-Tests durchgeführt: 1. Prüfung der Aufnahme von $^{131}J$ und 2. Prüfung des Einbaues von $^{131}J$ in die Protein-$^{131}J$-Bindung. — Die parallellaufende klassische Funktionsprüfung der Schilddrüse (SD) erfolgte durch Anwendung folgender Methoden: Gesamtcholesterinbestimmung im Plasma, Ermittlung des Sauerstoffverbrauches und histologische Untersuchungen des SD-Gewebes. Aus den Untersuchungen wurden folgende Schlußfolgerungen gezogen: 1) 72 Std. nach der $^{131}J$-Injektion war bei gesunden Hunden ein Maximum an SD-Jod nachweisbar; 2) Der Einbau von $^{131}J$ war bei gesunden Hunden langsamer als bei Mensch, Rind und Schwein; 3) 72 Std. nach der Injektion spricht eine Aufnahme von 0–6% $^{131}J$ durch die Schilddrüse für eine Hypothyreose, eine Aufnahme bis 37% für eine normalarbeitende SD und eine Aufnahme von mehr als 38% $^{131}J$ für eine Hyperthyreose: 4) ein durch Anwendung des 2. Testes nach 72 Std. gemessener Jodeinbau von 0–2% wurde als niedrig, von 2,1–6% als normal und von über 6% als zu hoch erkannt; 5) während die beiden zitierten Tests nach 72 Std. die brauchbarsten diagnostischen Hinweise ergaben, konnten das Ergebnis der Gesamtcholesterinbestimmung und die Messung des Sauerstoffverbrauches nicht immer diagnostisch verwertet werden. H. Seidel. 1730.

Evans, J. D., Bulyk, O., Middleton, Patricia J. und Schwartz, Heinz G.; Philadelphia, Pa., Temple Univ., School of Med., Dep. of Physiol. Effect of thyroid powder or propylthiouracil on chick liver and plasma lipids. **(Die Wirkung von Schilddrüsenpulver oder Propylthiouracil auf Kükenleber und Plasmalipoide.)** Endocrinology **70** (1962) Nr. 4. S. 465–470. — 6 Tab., 18 Lit.

Die 0,5% Cholesterin und 10% Maisöl enthaltende Kükendiät wurde durch Schilddrüsenpulver (SP) oder Propylthiouracil (P) in 2 verschiedenen Dosierungen ergänzt. — Die Leber- und Plasmalipoide wurden säulenchromatographisch getrennt. Die Sterinester und Phospholipoidfettsäuren wurden durch alkalische Isomerisation und UV-Spektrophotometrie nach ihrer prozentualen Zusammensetzung analysiert. Das SP verhinderte die spezifische Anhäufung von Lebercholesterinmonoenoat, welches dem diätetischen Zusatz von Cholesterin und Öl folgt. Es reduzierte auch die Plasmakonzentration von freien Fettsäuren. — Thiouracil erhöhte alle Plasmalipoidverbindungen, aber nicht den Gesamtlipoidgehalt der Leber. Der Prozentsatz der Leber- und Plasmaphospholipoiddienolsäure wurde durch SP herabgesetzt und durch Thiouracil erhöht. Diese Tatsachen lassen den Schluß zu, daß die Schilddrüsentätigkeit die biologische Umwandlung von Dienolsäure bewirkt. H. Seidel. 1730.

Mulvey jun., Philip F., Kelleher, James J. und Slingerland, D. Ward; Boston, Mass., Univ. School of Med., Boston Veterans Adm. Hospital, Radioisotope and Med. Serv. Effect of propylthiouracil and thyroid-stimulating hormone on glucose oxidation in rat thyroid tissue. **(Die Wirkung von Propylthiouracil und TSH auf die Glukoseoxydation von Rattenschilddrüsengewebe.)** Endocrinology **70** (1962) Nr. 4. S. 481–485. — 1 Abb., 4 Tab., 15 Lit.

Orientierende Untersuchungen ergaben, daß kleine Mengen von Propylthiouracil (P) den Verbrauch von $^{131}J$ und Sauerstoff in Rattenschilddrüsenschnitten steigerten. Diese Beobachtung führte zu dem Studium der Wirkung von P auf den Stoffwechsel $^{14}C$-markierter Glukose. — Eine hohe Konzentration von P ($10^{-3}$m) verminderte die Produktion von $^{14}CO_2$ aus Glukose-1-$^{14}C$ und Glukose-6-$^{14}C$ in einer Stunde. Durch kleinere Dosen P ($10^{-8}$m) wurde die Produktion von $^{14}CO_2$ aus Glukose-6-$^{14}C$ merklich (10mal) stimuliert, während die $^{14}CO_2$-Produktion aus Glukose-1-$^{14}C$ immer noch gehemmt war. Thyreotropin stimulierte die Oxydation von Glukose-1-$^{14}C$ zu $^{14}CO_2$, es hatte jedoch keine deutliche Wirkung auf die Produktion von $^{14}CO_2$ aus Glukose-6-$^{14}C$. Die Ergebnisse erlauben die Annahme, daß kleine Mengen von P die Produktion von $^{14}CO_2$ aus Glukose-6-$^{14}C$ durch Veränderung der Kohlenhydratstoffwechselwege, wahrscheinlich durch eine Stimulation des Embden-Meyerhof-Weges, erhöhen. Diese Stimulation ist ihrem Wesen nach eine andere als die durch Thyreotropin bedingte. H. Seidel. 1730.

Kenny, Alexander D.; Morgantown, W. Va., Univ., Med. Center, Dep. of Pharmacol. Parathyroid glands and calcium metabolism. **(Die Nebenschilddrüsen und der Calciumstoffwechsel.)** Wld. Rev. Nutrit. Dietetics **2** (1960) S. 158–183. — 1 Abb., 3 Tab., 208 Lit.

In der Literaturarbeit, die Veröffentlichungen bis 1959 berücksichtigt, werden nach Angaben über Reinigungs- und Stabilisierungsverfahren für Hormonextrakte Untersuchungen zur Physiologie der Parathyreoidea diskutiert. Es wird auf die Bedeutung des Hormons und der Citronensäure bei der Lösung der Knochensalze eingegangen sowie auf die Parathormonwirkung beim Abbau der organischen Grundsubstanz des Knochens. Weitere Kapitel behandeln die Calciumfraktionen im Serum, die Beziehungen zwischen Parathormon und Serumcalcium, die Hormonwirkung bei der Absorption des Calciums im Verdauungstraktus und bei der renalen Exkretion, die Adaptationsfähigkeit an extreme Calciumzufuhr, den endogenen Calciumverlust und den normalen Calciumbedarf des Menschen. Abschließend werden die Abweichungen des Calciumstoffwechsels bei Schwangerschaft, Laktation und Dysfunktion der Parathyreoidea aufgeführt sowie mehrere Teste zur Diagnose von Hyper- und Hypoparathyreoidismus beschrieben. I. Müller. 1735.

Pepper, Florence J.; Birmingham, Univ., Dep. of Zool. and Comparative Physiol. Transplantation of thymic tissue in inbred strains of mice. **(Die Übertragung von Thymusgewebe auf Inzuchtmäusestämme.)** J. Endocrinology **22** (1961) Nr. 4. S. 349–359. — 2 Tab., 26 Lit.

Wird Thymusgewebe von Inzuchtmäusen von einem Tier auf das andere oder beim Spendertier wieder retransplantiert, so verliert das transplantierte Gewebe nach wenigen Tagen an Gewicht, unabhängig vom Alter der Tiere. Bei neugeborenen Mäusen wächst das transplantierte Thymusgewebe. Dieses Wachstum des übertragenen Gewebes ist durch Nebennierenrindenhormone nicht beeinflußbar. Die Entwicklung des transplantierten Gewebes verläuft auch unabhängig vom eigenen Thymusgewebe des Empfängertieres. Auf die Gewichtsentwicklung des Empfängertieres, das Nebennierengewicht, das Gewicht der Gonaden und oberflächlichen Lymphknoten hat das Transplantat keinen Einfluß. H.-A. Ketz. 1740.

Pepper, Florence J.; Birmingham, Univ., Dep. of Zool. and Comparative Physiol. The effect of age, pregnancy and lactation on the thymus gland and lymph nodes of the mouse. **(Der Einfluß des Alters, der Trächtigkeit und Laktation auf die Thymusdrüse und Lymphknoten der Maus.)** J. Endocrinology **22** (1961) Nr. 4. S. 335–348. — 11 Abb., 3 Tab., 20 Lit.

Bei weiblichen und männlichen Inzuchtmäusen wird der Einfluß des Alters, der Trächtigkeit und anderer Faktoren auf die Entwicklung der Thymusdrüse

und der oberflächlichen Lymphknoten untersucht. Während sich die Thymusdrüse mit zunehmendem Alter zurückbildet, machen die oberflächlichen Lymphknoten eine normale Weiterentwicklung durch. Während der Trächtigkeit kommt es zu einer beschleunigten Rückbildung, am Ende der Laktation zur Regeneration. Diese charakteristische Entwicklung machen die oberflächlichen Lymphknoten nicht in gleicher Weise durch. Aus den Versuchsergebnissen wird geschlossen, daß das Thymusgewebe den während der Trächtigkeit in größerer Menge ausgeschütteten Nebennierenrindenhormon mehr unterliegt als das Lymphgewebe. Wiederholte Injektion von Coristonacetat hat eine ähnlich unterschiedliche Wirkung auf Thymusgewebe und Lymphknoten.
H.-A. Ketz. 1740.

Eisenstein, Albert B.; Saint Louis, Mo., Washington Univ., School of Med. Dietary factors and adrenocortical hormone secretion. **(Nahrungsfaktoren und Nebennierenrindensekretion.)** Wld. Rev. Nutrit. Dietetics **2** (1960) S. 54–65. — 59 Lit.

Umfangreiche Literaturstudien in Verbindung mit eigenen Untersuchungen führten zu folgenden Ergebnissen. Bei Skorbut tritt Nebennierenhypertrophie ein, die Veränderungen betreffen beim Meerschwein vor allem die Zona glomerulosa. Die Konzentration an Corticosteroiden im Blut und im Urin nimmt bei Vitamin C-Mangelzuständen zu, so daß auf eine Steigerung der Hormonsekretion, wie bei jedem anderen Stress, geschlossen werden muß, zumal die Inaktivierung der Adrenalsteroide durch Vitamin C-Mangel nicht verändert wird. Vitamin C ist also für die Bildung der NNR-Hormone nicht essentiell. Der hohe Ascorbinsäuregehalt der NNR, der nach ACTH-Gaben zurückgeht, soll für Oxydations-Reduktions-Reaktionen im Verlauf der Steroidsynthese von Bedeutung sein. Bei Vitamin C-Mangel übernehmen andere Substanzen diese Funktion. — Obwohl Vitamin $B_6$-Mangel bei Ratten zu Symptomen führt wie NNR-Hypertrophie, verzögerter Diurese nach Wasseraufnahme und Kälteanfälligkeit wird eine wesentliche Bedeutung des Vitamins für die Rindenhormonproduktion abgelehnt, denn die Eosinophilen verhalten sich nach ACTH bei Kontrollen und Mangeltieren gleich. Ebenso besteht im in vitro-Versuch kein Unterschied in der Hormonproduktion der NNR von Vitamin $B_6$-Mangelratten und von normalernährten Tieren. — Die Bildung der NNR-Steroide ist abhängig von der Pantothensäurereserve des Körpers. Bei Mangel an diesem Vitamin treten Hämorrhagien, Hypertrophie und Nekrose der Nebenniere auf. Lipoide verschwinden aus Zona fascicularis und reticularis. Durch ACTH ist kein Eosinophilensturz auslösbar. Der Kohlenhydratstoffwechsel ist gestört, der Cholesterinspiegel sinkt, im Adrenalblut und im Urin nimmt die 17-Hydroxycorticoid-Konzentration bei Versuchstieren mit Pantothensäuremangel ab. — Natriumentzug oder reichliche Kaliumgabe führen zu einer Ausdehnung der Zona glomerulosa und verstärkter Aldosteronabgabe.
I. Müller. 1745.

Ganong, W. F., Mulrow, P. J., Boryczka, A. und Cera, G.; San Francisco, Univ. of California, School of Med.; West Haven, VA Hospital, Med. Serv.; New Haven, Conn., Yale Univ., School of Med., Dep. of Med. Evidence for a direct effect of angiotensin-II on adrenal cortex of the dog. **(Ein Beweis für den direkten Einfluß von Angiotensin-II auf die Nebenniere des Hundes.)** Proc. Soc. exp. Biol. Med. **109** (1962) Nr. 2. S. 381–384. — 1 Abb., 1 Tab., 11 Lit.

Bei insgesamt 6 Hunden (9,4–16,2 kg) wird der Einfluß von Angiotensin-II nach Injektion in die Nebennierenarterie und in die peripheren Blutgefäße auf die Hormonsekretion untersucht. Wird Angiotensin-II in die Nebennierenarterie von nephrektomierten und hypophysektomierten Hunden injiziert, so ist die Aldosteronsekretion und 17-Hydroxycorticoid-Ausschüttung signifikant höher als nach Injektion in die V. jugularis. Aus den Versuchsergebnissen wird geschlossen, daß Angiotensin-II die Hormonsekretion der Nebennierenrinde direkt stimuliert. H.-A. Ketz. 1745.

Tanaka, Katuhide und Nakajo, Seiichi; Anzyo, Japan, Nagoya Univ., Lab. of Animal Breeding. Participation of neurohypophysial hormone in oviposition in the hen. **(Die Beteiligung der neurohypophysären Hormone bei der Eiablage der Henne.)** Endocrinology **70** (1962) Nr. 4. S. 453–458. — 4 Abb., 2 Tab., 20 Lit.
Der HHL weißer Leghornhennen wurde vor und nach der Eiablage untersucht und die Essigsäureextrakte auf ihre Wirkung am isolierten Rattenuterus und im Froschwasserbalancetest geprüft. — Die Aktivität der Extrakte sank nach den Untersuchungen am Uterus und am Frosch z.Z. des Eierlegens deutlich ab. Der Gehalt des HHL an Oxytocin und Arginin-Vasotocin wurde berechnet. Es wurde deutlich, daß die Arginin-Vasotocinmenge z.Z. des Eierlegens erheblich abnahm, während Oxytocin nur wenig vermindert war. Damit kann die Eiablage der Hennen durch eine schnelle Auschüttung von Arginin-Vasotocin des HHL ausgelöst werden. H. Seidel. 1755.

Guillemin, Roger, Schally, Andrew V., Lipscomb, Harry S., Andersen, Richard N. und Long, John M.; Houston, Tex., Baylor Univ., Coll. Med., Dep. of Physiol. On the presence in hog hypothalamus of β-corticotropin releasing factor, α- and β-melanocyte stimulating hormones, adrenocorticotropin, lysine-vasopressin and oxytocin. **(Über das Vorkommen eines β-corticotropinausschüttenden Faktors, α- und β-melanocytenstimulierender Hormone, von ACTH, Lysin-Vasopressin und Oxytocin im Hypothalamus beim Schwein.)** Endocrinology **70** (1962) Nr. 4. S. 471-477. — 3 Abb., 23 Lit.
Extrakte vom Hypothalamus des Schweines wurden chromatographisch getrennt. Die isolierten Substanzen wurden identifiziert und ihre biologische Aktivität bestimmt. Folgende Fraktionen wurden ermittelt: Oxytocin, α-melanocytenstimulierendes Hormon, β-melanocytenstimulierendes Hormon, Lysin-Vasopressin, ein β-corticotropinausschüttender Faktor und ein Wirkstoff, der dem α-melanocytenstimulierenden Hormon ähnlich war bzw. Ähnlichkeit zu ACTH besaß und ACTH. H. Seidel. 1770.

Coates, M. E.; Shinfield, Reading, Nat. Inst. for Res. in Dairying. Advances in nutritional knowledge through studies with birds. **(Fortschritte in der Ernährungswissenschaft durch Arbeiten an Vögeln.)** Proc. Nutrit. Soc. **21** (1962) Nr. 1. S. 60–65. — 22 Lit.
Nach einer eingehenden Schilderung der Stoffwechselbesonderheiten beim Geflügel und beim Hühnerembryo werden Stoffwechselversuche beschrieben, die zur Klärung bestimmter Vorgänge beim Säuger herangezogen werden können. Im Vitaminkomplex werden vor allem die Fragen des Vit. $B_{12}$- und Vit. K-Stoffwechsels behandelt, wobei besonders auf die mikrobiellen Vorgänge bei der Vit. $B_{12}$-Bildung eingegangen wird. Hühnerembryonen waren sowohl bei diesen als auch bei den Vit. A-Versuchen Hauptgegenstand der Experimente. Ferner wird über Arbeiten berichtet, die das Problem der alimentären Mikroflora behandeln. In diesem Zusammenhang wurde der Einfluß von Antibiotica auf den Stoffwechsel über die Wirkung auf die Mikroflora untersucht. Der Kohlenhydrat- und Cholesterinstoffwechsel stand hierbei im Mittelpunkt der Diskussion. M. Richter. 1785.

Lichonosova, N. D. (Lichonossowa, N. D.); Dubrowizy, Gebiet Moskau, Unions-Inst. für Tierzuchtforsch. Ispol'zovanie močeviny v processach piščevarenija i obmena u sujagnych i laktirujuščich ovec. **(Harnstoffnutzung in Verdauungs- und Stoffwechselprozessen durch trächtige und laktierende Schafe.)** Trudy Vsesojuznogo naučno-issledovatel'skogo instituta životnovodstva, Moskva **23** (1959) S. 274–282. — 5 Tab. Zus. in Dtsch.

Resultate zweier Untersuchungen an Schafen mit Fisteln in der Periode der Trächtigkeit und Laktation werden beschrieben. — Die Schafe wurden mit Harnstoff pro Kopf (12 g/Tag) gefüttert. Die Analysen von angedautem Speisebrei, Blut und Harn zeigten, daß Ersatz von 30% verdaulichen Proteins durch Harnstoff keine wesentlichen Veränderungen im Verlaufe der Verdauungsprozesse hervoruft. — Der Hauptanteil des Harnstoffstickstoffes wurde im mehrhöhligen Magen, der geringere Teil im Darm genutzt. — In der Trächigkeitsperiode nutzten die Tiere besser die stickstoffhaltigen Teile der Ration, darunter den Harnstoffstickstoff. Der in die Ration trächtiger Schafe gegebene Harnstoff störte nicht den normalen Ablauf der Trächtigkeitsprozesse und hatte keine nachteilige Wirkung auf die Nachkommen. M. Tomme. 1785.

Šorm, F.; Prag, Tschechoslow. Akad. der Wiss., Inst. für Org. Chem. und Biochem. **Die Proteine, ihre Struktur und Funktion.** Pharmazie **17** (1962) Nr. 5. S. 257–269. — 8 Abb., 7 Tab., 33 Lit.

Der Vortrag vor dem Plenum des Internationalen Biochemischen Kongresses in Moskau behandelt insbesondere Ergebnisse und Probleme der Sequenzanalyse von Proteinen und Polypeptiden. Eine Analyse des Ribonucleasemoleküls läßt eine gewisse Symmetrie in der Struktur von Abschnitten der Kette erkennen, wobei einander entsprechende, aber umgekehrte Sequenzen durch einen einzelnen zentralen Aminosäurerest oder zwei derartige Reste verbunden werden. Auch beim Insulin werden verhältnismäßig lange Sequenzen mit den entsprechenden Variationen in beiden Ketten des Moleküls wiederholt, wobei sich die Insuline verschiedener Tierarten durch Austausch bestimmter Aminosäuren unterscheiden. Strukturelle Ähnlichkeiten zwischen Peptidsequenzen sind jedoch nicht auf homologe Proteine beschränkt, sondern können auch zwischen verschiedenen Proteinen oder natürlichen Peptiden beobachtet werden: So haben das ACTH und die Melanotropine lange Peptidketten gemeinsam. Bemerkenswerterweise verfügen verschiedene Enzyme über aktive Zentren mit ähnlicher Aminosäureanordnung; so besitzen Chymotrypsin, Trypsin und Thrombin eine identische Tetrapeptid-Sequenz. Veränderungen der Aminosäure-Anordnung in Polypeptidhormonen führen zu Verbindungen mit neuen Eigenschaften, wie sie auch therapeutisch verwendet werden können. E. Kolb. 1790.

Sanslone, W. R. und Squibb, R. L.; New Brunswick, N. J., State Univ., Lab. of Disease and Environmental Stress. Comparison of procedures for assessing nitrogen retention in chicks. **(Ein Vergleich der Verfahren zur Bestimmung der Stickstoffretention bei Hühnern.)** Brit. J. Nutrit. **16** (1962) Nr. 1. S. 59–63. — 11 Abb., 2 Tab.

An insgesamt 35 wachsenden Hühnchen werden Stickstoffbilanzversuche mit verschiedenen Verfahren durchgeführt. Neben der N-Bestimmung in Futter und Kot erfolgt die N-Analyse im gesamten Tierkörper. Dabei stimmen die aus Futtermittelanalyse und Exkretion berechneten Retentionswerte mit der direkt im Tierkörper vor, während und nach den Bilanzversuchen mit 101–104 überein. Aus den Untersuchungsergebnissen wird geschlossen, daß wachsende Hähnchen geeignete Versuchstiere für die Standardisierung einer Stickstoffverwertung sind. H.-A. Ketz. 1790.

Ibrišimov, Nikola. (Ibrischimow, Nikola.) Izpitvane na vŭglechidratnata funkcija na černija drob pri zdravi kravi črez galaktoznata proba. **(Prüfung der Kohlenhydratfunktion der Leber bei Kühen durch die Galaktoseprobe.)** Veterinarna sbirka, Sofija **58** (1961) Nr. 7. S. 20–22.

Untersucht wurde der Blutzuckergehalt. Es werden 0,25/kg Kgw. Galaktose i.v. injiziert und der Blutzuckergehalt sowie der Urin 5, 60 und 120 Min. nach der Injektion untersucht. — Die Galaktoseprobe wird als positiv gewertet

und spricht für Schädigung der Leber, wenn der Blutzuckergehalt 2 Std. nach der Einspritzung sein ursprüngliches Niveau nicht erreicht hat.
T. Radew. 1810.

Levari, Ruth, Kornblueth, W. und Wertheimer, E.; Jerusalem, Israel, Hebrew Univ.-Hadassah Med. School, Dep. of Biochem.; Mayer de Rothschild-Hadassah Univ. Hospital, Dep. of Ophthalmol. The effect of insulin on the uptake of monosaccharides by the rat lens. **(Die Wirkung von Insulin auf die Aufnahme von Monosacchariden durch die Rattenlinse.)** J. Endocrinology **22** (1961) Nr. 4. S. 361–369. — 8 Tab., 18 Lit.
In vitro-Versuche an Linsen von ca. 100 g schweren Ratten zeigen, daß Insulin die Aufnahme von Galaktose, Glukosamin und einigen Pentosen durch das Gewebe der Linse stimuliert. Gleichzeitig wird die Milchsäurebildung aus Glukose und Galaktose gefördert. Bei chronischem Diabetes ist die Galaktoseaufnahme herabgesetzt. Phlorrhizin hebt den Insulineffekt auf.
H.-A. Ketz. 1810.

Beare, Joyce L., Grice, Harold C. und Hopkins, Clarence Y.; Ottawa, Canada, Nat. Res. Council, Food and Drug Lab. Conjoint effects of dietary vegetable fats and cholesterol in rabbits. **(Gemeinsame Effekte von pflanzlichen Fetten und von Cholesterin bei Kaninchen.)** J. of. Nutrit. **73** (1961) Nr. 1. S. 17–22. — 3 Abb., 3 Tab., 14 Lit.
An Kaninchen wurde ein Standardfutter mit einem Fettanteil von 10% verabreicht, wobei der Anteil im Fett an gesättigten Fettsäuren bei den einzelnen Versuchsgruppen jeweils 20, 39, 60 bzw. 80% betrug; die höchsten Gewichtszunahmen wurden bei einem Anteil an gesättigten Fettsäuren im Fett von 20% erreicht. Während im Cholesteringehalt des Serums keine Unterschiede bestanden, stieg der Cholesteringehalt der Leber bei einem höheren Anteil von ungesättigten Fettsäuren entsprechend an. Eine Zulage von Cholesterin (0,5%) führte zu einem Anstieg des Cholesterins im Serum und zu einer Zunahme der Werte in der Leber sowie zu Aortenveränderungen. Eine Abstufung des Anteils an ungesättigten Fettsäuren im Futter hatte keine nachhaltige Beeinflussung dieser Veränderungen zur Folge. Bei Cholesterin-Fett-Fütterung kam es zur Ausbildung einer normocytären Anämie und zu einer Hyperplasie des Epithels der Magenschleimhaut. E. Kolb. 1830.

Anonym. A reassessment of calcium requirements of pigs. **(Eine Neubeurteilung des Calciumbedarfs bei Schweinen.)** Nutrit. Rev. **20** (1962) Nr. 1. S. 21–23.
Der Calciumbedarf bei Ferkeln im Alter von **3–9** Wochen war Gegenstand der Arbeit von Rutledge (vgl. J. Animal Sci. **20** [**1961**] S. **243.**), die in vorliegendem Übersichtsreferat eingehend besprochen wurde. Auf Grund der Versuchsergebnisse kam Vf. zu der Schlußfolgerung, daß 0,8% Calcium in der Fütterung als ausreichend für ein normales Knochenwachstum anzusehen sei, wenn diese 0,6% Phosphor enthält. Aus diesen Beobachtungen war zu erkennen, daß es wesentliche Unterschiede gibt zwischen der Calciumzufuhr und der Wachstumsrate, sowie dem Futterverbrauch und dem Blutcalcium- und Blutphosphorspiegel. Alle diese Faktoren sind wiederum abhängig vom Alter.
M. Richter. 1850.

Appelgren, Lars-Erik, Ericsson, Yngve, und Ullberg, Sven; Stockholm, Roy. Veterin. Coll., Dep. of Pharmacol.; Roy. Dental School, Dep. of Cariol. A comparison of the distribution of radioactive fluorine and calcium by use of double-isotope autoradiography. **(Ein Vergleich über die Verteilung von radioaktivem Fluor und Calcium durch Anwendung der doppelten Isotopen-Autoradiographie.)** Acta physiol. scand. **53** (1961) Nr. 3/4. S. 339–347. — 4 Abb., 9 Lit.

An Ratten und Mäusen wurden Stoffwechseluntersuchungen durchgeführt, wobei vor allem die Verteilung von radioaktivem Fluor ($^{18}F$) und Calcium ($^{45}Ca$) im Körper untersucht wurde. Beide Isotope wurden den Tieren i.v. injiziert. Das Fluor hatte eine besonders große Affinität zu den harten Geweben, während das Calcium in einigen weichen vorwiegend zu finden war. In den Knochen und im Dentin war die Verteilung von $^{18}F$ und $^{45}Ca$ fast gleich. $^{45}Ca$, aber kein $^{18}F$ war vom Knorpel der jungen Tiere aufgenommen worden. In einigen Gruppen der gestreiften Muskulatur war eine hohe Akkumulation von $^{45}Ca$ zu bemerken. Für die Ausscheidung von $^{18}F$ kam vor allem die Niere in Frage. W. Richter/Kleinmachnow. 1850.

Schimmel, Dietrich. **Beiträge zum Eisenstoffwechsel bei Nutztieren.** Diss. Karl-Marx-Univ. Leipzig, Veterinärmed. Fak., Veterin.-Physiol.-Chem. Inst. **1960** 55 S. — 7 Abb., 19 Tab. 97 Lit.

Der Eisengehalt verschiedener Abschnitte des Verdauungskanals von geschlachteten Rindern, Kälbern und Schweinen wurde unter Verwendung der Methoden von Rechenberger und Ramsay bestimmt. Der höchste Eisengehalt wurde bei allen untersuchten Tieren im Duodenum gefunden, dann folgten bei Rind und Kalb die Vormagenabteilungen, Jejunum, Ileum, der Labmagen, Caecum und Colon, beim Schwein Jejunum, Ileum, Caecum, Colon und Magen Bei der Untersuchung des Eisengehaltes einiger innerer Organe der gleichen Tiere wies die Milz den höchsten Eisengehalt auf. Recht beträchtliche Konzentrationen fanden sich auch in der Niere, in der Leber und in der Lunge, geringere in der Herz- und Skelettmuskulatur. Filtrierter Pansensaft besitzt gegenüber Eisen-3-Verbindungen in vitro ein einer 0,1 m Natriumsulfitlösung entsprechendes Reduktionsvermögen. Nach der oralen Verabreichung von 300 ml Ferrofungin an Schlachtrinder war 2 Std. nach der Applikation das Maximum des Serumeisenwertes festzustellen. 6 Std. nach der Gabe war im allgemeinen der Ausgangswert wieder erreicht. H. Gürtler. 1850.

Keiderling, W., Emrich, D., Hahnemann, S. und Hoffmann, G.; Freiburg/Br., Univ., Med. Klin. **Tierexperimentelle Jodstoffwechselstudien bei gesteigerter und gesenkter Schilddrüsenfunktion.** Nuclear-Med. **2** (1962) Nr. 4. S. 385–396. — 4 Abb., 2 Tab., 25 Lit.

Bei insgesamt 30 Kaninchen werden Jodstoffwechseluntersuchungen nach Belastung mit $^{131}J$ durchgeführt. Nach Aktivierung der Schilddrüse mit thyreotropem Hormon wird ein vorzeitiges Einsetzen der verstärkten Sekretion von $^{131}J$-Thyroxin und Trijodthyronin beobachtet. Nach Hemmung der Schilddrüsenfunktion durch Methylmercaptoimidazol werden erniedrigte $^{131}J$-Speicherungswerte und eine verzögerte Sekretionsphase bei Herabsetzung der Gesamthormonrate auf ein Drittel der Normalwerte registriert.
H.-A. Ketz. 1870.

Grynfogel, Maurice, Hutchinson, Donald L., Kelly, William T. und Plentl, Albert A.; New York, Coll. of Physicians and Surgeons, Dep. of Obstetrics and Gynecol. Transmission placentaire d'urée $^{14}C$ chez les primates. **(Placentare Übertragung von Harnstoff- $^{14}C$ bei den Primaten.)** C.R. hebd. Séances Acad. Sci. **254** (1962) Nr. 13. S. 2444–2446. — 6 Lit.

Die Harnstoffkonzentrationen sind im mütterlichen und fetalen Blut gleich; es erfolgt eine Diffusion durch die Placenta. In 3 Versuchen wird eine Lösung von Harnstoff-$^{14}C$ in das mütterliche und fetale Blut und die Amnionflüssigkeit von Rhesusaffen injiziert und die Radioaktivität der 3 Flüssigkeiten gemessen. Unabhängig von Konzentrationsunterschieden findet ein regelmäßiger Austausch des Harnstoffs zwischen dem mütterlichen und fetalen Blut statt. Der gleiche Austausch besteht zwischen der Amnionflüssigkeit und dem fetalen Blut, wenig oder gar nicht zwischen der Amnionflüssigkeit und dem mütterlichen Blut. Der mütterliche und fetale Harnstoff ist endogenen Ursprunges.

Die Austauschquote fetales zum mütterlichen Blut ist größer als die vom mütterlichen zum fetalen Blut in bezug auf Harnstoff. Der Austausch von Harnstoff zwischen dem fetalen Blut und der Amnionflüssigkeit ist wesentlich geringer in bezug auf die Menge. E. Tempel. 1875.

Alterauge, Werner; Dortmund. **Die physiologischen Bedingungen des Muskeltrainings.** Mh. Tierheilkunde **14** (1962) Nr. 4. S. 119–121. — 8 Lit.
Ausgehend von der Überlegung, daß jede Entnahme von Nährstoffen aus den Körperflüssigkeiten an irgendeiner Stelle des Körpers eine Überkompensation der aus den Körperflüssigkeiten entnommenen Nährstoffe an den Stellen der Entnahme zur Folge hat und daß diese überkompensatorischen Reaktionsvorgänge in den Körperflüssigkeiten mit resorptiven Nachwirkungen vergesellschaftet sind, wird die Zunahme an Kraft und Umfang von Muskeln auf Grund des Trainings als Folgeerscheinung dieser Vorgänge gedeutet.
H.-A. Ketz. 1900.

Weber, Harry. **Versuche zur Ermittlung der subjektiven Sehschärfe des Gebrauchshundes.** Diss. Karl-Marx-Univ. Leipzig, Veterinärmed. Fak., Klin. und Poliklin. für kleine Haustiere. **1961** 38 S. — 37 Lit.
An 180 Gebrauchshunden im Alter von 1–10 Jahren wurde eine objektive Refraktionsbestimmung mittels Skiaskopie vorgenommen. Bei 31 Tieren wurde dieselbe sowohl mit als auch ohne Atropin durchgeführt, wobei sich Differenzen zwischen minus 0,5 und plus 2,0 Dioptrien feststellen ließen. Die weiteren Untersuchungen wurden unter Atropin ausgeführt, wobei ein Durchschnittswert aller untersuchten Augen von minus 0,702 Dioptrien ermittelt wurde. 22% der Tiere zeigten Emmetropie, 55% Myopie und 22,3% Hypermetropie. Weiterhin wurde die Bestimmung der subjektiven Sehschärfe durch Erkennen von Personen in verschiedener Entfernung und durch Erkennen von sich bewegenden Kugeln und Blättchen verschiedenen Durchmessers versucht. Die Versuche ließen jedoch eine genaue Sehschärfenbestimmung nicht zu, da der Reiz, der die Augen der Hunde traf, nicht immer eine sichtbare Reaktion hervorrief. Es ließ sich aber feststellen, daß sowohl myope als auch emmetrope Hunde eine stehende Person noch in 350 m Entfernung und eine sich bewegende Person noch in 450 m Entfernung erkennen.
H. Gürtler. 1940.

Laursen, Arne Mosfeldt; Copenhagen, Denmark, Univ., Inst. of Neurophysiol. Electrical signs of the relation between caudate nucleus and cerebral cortex in cats. **(Elektrische Erscheinungen in der Wechselwirkung zwischen Nucleus caudatus und Hirnrinde bei Katzen.)** Acta physiol. scand. **53** (1961) Nr. 3/4. S. 218–232. — 4 Abb., 48 Lit.
An Katzen untersuchte Vf. das Cortico-caudatale und das caudato-corticale Verhältnis nach Einwirkung elektrischer Reize. Bei der Cortexableitung nach Stimulation des Nucleus caudatus wurden folgende Ergebnisse ermittelt: Bei Einzelreizungen des Nucleus caudatus konnte keine Cortexreaktion beobachtet werden. Die Capsula interna, der Thalamus und das Randgewebe am Caudatuskopf spielen bei diesen Versuchen eine Rolle. Bei der Corticalreizung und Nucleuscaudatus-Ableitung wurde festgestellt, daß Einzelreizungen am gleichseitigen motorischen Cortex vom Caudatus beantwortet wurden. Aus den Ergebnissen kann geschlußfolgert werden, daß cortico-caudatale Verbindungen bestehen, aber caudato-corticale sehr fragwürdig sind.
W. Richter/Kleinmachnow. 2020.

Laursen, Arne Mosfeldt; Copenhagen, Denmark, Univ., Inst. of Neurophysiol. Caudate nucleus and electrocortical activation in cats. **(Der Nucleus caudatus und die elektrocorticale Aktivierung bei Katzen.)** Acta physiol. scand. **53** (1961) Nr. 3/4. S. 233–238. — 3 Abb., 10 Lit.

Vf. versuchte mit Hilfe einer 14-Blei Elektrode die Gebiete in und um den Nucleus caudatus zu finden, von denen elektrocorticale Impulse abgeleitet werden konnten. Aufzeichnungen konnten vom Nucleus reticularis des Thalamus und der Capsula interna gemacht werden. Ferner wurden an dem Randgebiet des Caudatus-Gewebes, das an den Thalamus angrenzt, Impulse ermittelt, die wahrscheinlich durch eine Reizstromausbreitung hervorgerufen worden waren. Keine Reaktionen konnte aus den übrigen Teilen des Nucleus caudatus festgestellt werden. Diese Ergebnisse werden mit denen anderer Autoren verglichen und auf die starken gegensätzlichen Meinungen eingegangen. W. Richter/Kleinmachnow. 2020.

Langlois, J. M. und Mamarche, Guy; Quebec, Laval Univ., School of Med· Trigeminal projections in the reticular formation of the pons in the cat. **(Trigeminusprojektionsfelder in der reticulären Formation der Pons bei der Katze.)** Canad. J. Biochem. Physiol. **40** (1962) Nr. 1. S. 7–12. — 4 Abb., 15 Lit.

Mit Hilfe elektrophysiologischer Methoden wird die Projektion des vom Trigeminus innervierten Bezirkes auf die Formatio reticularis im Bereich der Pons bei insgesamt 30 Katzen untersucht. Für Berührungs-, Druck- und Schmerzreize im Innervationsbereich des Trigeminus werden bestimmte Projektionspunkte in der Formatio reticularis nachgewiesen.

H.-A. Ketz. 2020.

Kennedy, Thelma T. und Towe, A. L.; Seattle, Univ. of Washington, School of Med., Dep. of Physiol. and Biophysics. Identification of a fast lemnisco-cortical system in the cat. **(Die Identifizierung eines festen lemnisco-corticalen Systems bei der Katze.)** J. Physiol. [London] **160** (1962) Nr. 3. S. 535–547. — 7 Abb., 11 Lit.

Mit Hilfe elektrophysiologischer Reizung des zentralen Hirnstammes bei gleichzeitiger Potentialableitung in verschiedenen Arealen der Grohßirnrinde wird bei narkotisierten Katzen der Nachweis eines lemnisco-corticalen Systems erbracht. H.-A. Ketz. 2020.

Hoebel, Bartley G. und Teitelbaum, Philip; Philadelphia, Univ. of Pennsylvania, Dep. of Psychol. Hypothalamic control of feeding and selfstimulation. **(Die hypothalamische Kontrolle der Nahrungsaufnahme und Selbstreizung.)** Science [Washington] **135** (1962) Nr. 3501. S. 375–377. — 2 Abb., 13 Lit.

Bei Ratten wird der Einfluß des Hypothalamus auf die Nahrungsaufnahme mit Hilfe stereotaktischer Methoden, elektrischer und chemischer Reizung sowie örtlicher Betäubung untersucht. Die elektrische Reizung erfolgt mit Viereckimpulsen, die chemische durch Injektion einer 2–5%igen Kochsalzlösung und die Lokalanästhesie durch Injektion von 1%igem Procainhydrochlorid. Die Selbstreizung für die Kontrolle der Nahrungsaufnahme erfolgt über den lateralen Hypothalamus und wird durch Scheinfütterung oder Reizung des ventromedialen Teiles des Hypothalamus gehemmt. Aus den Versuchsergebnissen wird geschlossen, daß die Kontrolle der Nahrungsaufnahme vom lateralen und medialen Hypothalamus ausgeht. Im Hungerzustand setzt primär eine Selbstreizung ein, die vom lateralen Hypothalamus ausgeht.

H.-A. Ketz. 2020.

Ruckebusch, Y.; Lyon, École Nat. Vétérin., Lab. de Physiol. et de Pharmac. Aspects E.E.G. et manifestations somatovégétatives du sommeil, chez les ruminants. **(E.E.G.-Aspekte und somatovegetative Manifestationen des Schlafes bei den Wiederkäuern.)** Rev. Méd. vétérin. [N. S.] **25(113)** (1962) Nr. 4. S. 258–260.

An 5 Ziegen, die in einem Stoffwechselkäfig gehalten wurden und Heu erhielten, wurden Veränderungen des Elektro-Encephalogramms (E.E.G.), der elektrischen Tätigkeit der Nackenmuskeln (E.M.G.), der cardialen und respiratorischen Häufigkeit, der reticulären Fähigkeit der Nerven, Bewegungen zu regeln, der Häufigkeit des Schluckens und Aufstoßens und die Dauer der normalen Kauperioden untersucht. — Es wurde eine encephalographische Aufzeichnung entsprechend dem Schlaf und der trägen Schläfrigkeit, die beim Menschen und bei den Carnivoren bekannt und durch Auftreten leichter Wellen charakterisiert ist, wobei eine encephalographische Aufzeichnung entsprechend der schnellen Schläfrigkeit (paradoxale Phase der Schläfrigkeit), die beim Menschen und bei den Carnivoren beschrieben wird und einem tiefen Schlaf gleichkommt, beobachtet. K. Tzschachmann. 2030.

## IV. RADIOBIOLOGIE

Brill, Bertrand A., Tomonaga, Masanobu und Heyssel, Robert M. Leukemia in man following exposure to ionizing radiation. A summary of the findings in Hiroshima and Nagasaki, and a comparison with other human experience. **(Leukämie beim Menschen, hervorgerufen durch ionisierende Strahlung. Eine Zusammenfassung der Befunde in Hiroshima und Nagasaki sowie ein Vergleich mit anderen Erfahrungen beim Menschen.)** Ann. intern. Med. **56** (1962) Nr. 4. S. 590–609. — 4 Abb., 14 Tab., 52 Lit. Zus. in Interlingua.

Vff. geben einen Überblick über die Untersuchungen zum Auftreten der Leukämie bei den Überlebenden von Hiroshima und Nagasaki. Die Grundlagen der statistischen Untersuchungen wurden bei einer Volkszählung gelegt, wobei eine „Hauptgruppe“ aus Personen, die in den beiden Städten am 1. Okt. 1950 noch lebten, zusammengestellt wurde. Eine weitere Anzahl von Personen, die ihren Wohnsitz außerhalb der Städte hatte, wird als „Rerservegruppe“ bezeichnet. Mit der Schätzung der Leukämierate sind die Beziehungen zu Alter, Geschlecht, Entfernung vom Hypozentrum und Leukämietyp in Tabellen ausgewertet. Es wurden von 1945–1958 in beiden Städten zusammen 149 nachgewiesene, 10 wahrscheinliche und 7 verdächtige Leukämien festgestellt. Von den 89 in Hiroshima und den 60 in Nagasaki nachgewiesenen Leukämiefällen liegt die höchste Rate (über 500/pro Mill. Einwohner) bei den Personen, die sich bis 1500 m vom Hypozentrum während des Angriffs befanden. Bei einem Aufenthaltsort über 2000 m hinaus ist die Leukämierate nicht signifikant höher als bei der übrigen japanischen Bevölkerung (20–30 Fälle/pro Mill. Einwohner). Bei einem Vergleich zum Geschlecht liegen die von 1950–1958 festgestellten Fälle bei Männern um das 5fache höher als die während dieser Zeit zu erwartende Rate. Bei Frauen wurde eine um das 3fache erhöhte Leukämierate festgestellt. Die Leukämierate nimmt bei einer Exposition von 50–100 rad und darüber zu, wobei zwischen 100 und 500 rad die Beziehung zwischen Dosis und Auftreten der Leukämie eine lineare Funktion ist. Die Leukämie tritt vermehrt 1 ½ Jahre nach der Bestrahlung auf, wobei die maximale Gefahr etwa vom 5.–7. Jahr der Exposition liegt. Die Leukämierate nimmt mit 1–2 Fällen pro Mill. Einwohner pro Jahr und rad zu. Eine Prädilektion der verschiedenen Leukämietypen für bestimmte Altersgruppen ist nicht festzustellen. In Japan tritt am häufigsten die akute und chronische granulocytische Leukämie auf. G. Mehlhorn. 2150.

Anonym. As testing resumes what about fallout. **(Wie steht es mit dem Fallout bei Wiederaufnahme der Tests?)** Mod. veterin. Pract. **43** (1962) Nr. 4. S. 48–49. — 3 Abb.

Vf. diskutiert die Möglichkeiten der erhöhten Kontamination der Milch durch Fallout, bes. Strontium-90, bei Wiederaufnahme der Kernwaffentests in der Atmosphäre durch die USA. Es wird hervorgehoben, daß der Pegel für $^{90}$Sr noch unter der Norm liegt und auch nach den Versuchen noch bleiben wird. Der Weg der Kontamination der Milch geht über direkt oder indirekt verseuchtes Futter (Aufnahme des $^{90}$Sr durch die Pflanzen aus dem Boden), wobei ein Sicherheitsfaktor durch die Diskrimination des $^{90}$Sr im Tierkörper eingeschaltet ist, so daß nur 5% Radiostrontium von der Kuh resorbiert werden, wovon wiederum nur 20% mit der Milch zur Ausscheidung gelangen. Dies ist nur 1% des aufgenommenen Radiostrontiums. Hoher Gehalt an Calcium (pH 7) im Boden und in den Pflanzen steigert den Sicherheitsfaktor um mehr als das 10fache. Fleisch und Milch von kontaminiertem Boden sind 10mal sicherer als Nahrungsmittel, die direkt vom Feld genossen werden, ohne die Zwischenschaltung des Diskrimantionsmechanismus der Tiere. In den USA arbeitet eine Versuchsanlage, die in der Lage ist, ca. 450 Liter Milch/Std. von 98% $^{90}$Sr zu dekontaminieren. Die Milch wird von Kühen gewonnen, denen man $^{90}$Sr incorporiert hat. Die Anlage besteht aus einem Ionenaustauscheraggregat mit komplexem Kunstharz. Die Milch wird nach der Säuerung mit Citronensäure durch eine der Ionenaustauschsäulen des Aggregates filtriert, darauf mit verdünnter Kalilauge neutralisiert, anschließend homogenisiert und pasteurisiert. Danach läuft die Milch noch durch eine Vakuumkammer, um die Wassermenge, die während des Prozesses hinzugekommen ist, zu entfernen. G. Mehlhorn. 2150.

Schulert, Arthur R.; Palisades, N. Y., Columbia Univ. Strontium-90 in Alaska. Alaskan Eskimos for whom the caribou is a dietary staple have a high strontium-90 concentration. **(Strontium-90 in Alaska. Die Eskimos in Alaska, deren Hauptnahrungsmittel das Ren ist, haben eine hohe Strontium-90-Konzentration.)** Science [Washington] **136** **(1962)** Nr. 3511. S. 146–148. — 1 Abb., 5 Tab.

Es wurden Untersuchungen in der bisher wenig beachteten nördlichen Zone vorgenommen. Dabei zeigte sich, daß die Rengeweihe in Alaska gegenüber denen des Rotwilds in Californien über das 10fache an $^{90}$Sr/g Ca aufwiesen (1958 Rotwild Californien 8,05 $\mu\mu$c $^{90}$Sr/g Ca; 1958 Ren Alaska 106,1 $\mu\mu$c $^{90}$Sr/g Ca). Vf. macht für diese Tatsache ökologische Mechanismen verantwortlich. Es wurde festgestellt, daß die Nahrungsmittel und die Feldfrüchte die gleichen Konzentrationen aufwiesen wie im Osten der USA. Der Mageninhalt der Ren wies jedoch extrem hohe Konzentrationen an $^{90}$Sr auf, was darauf hinweist, daß der Fallout-$^{90}$Sr in Flechten und Moos sowie anderen Pflanzen, die an der Grenze der Dauereiszone wachsen, konzentriert sein muß. Der Diskriminationsfaktor von der Nahrung zum Knochen beträgt 10–20. Im Hinblick auf die hohe $^{90}$Sr-Konzentration bei den Ren wurden Knochenproben von den Eingeborenen untersucht, wobei diese jedoch in den meisten Fällen nahe der Städte und Dörfer entlang der Küste lebten. Der Durchschnitt von diesen Erwachsenenproben (0,5 $\mu\mu$c $^{90}$Sr/g Ca) liegt einiges über dem Wert der übrigen Bevölkerung Nordamerikas (0,3 $\mu\mu$c $^{90}$Sr/g Ca). Einzelwerte lagen bei 1,9, 1,4 und 1,0 $\mu\mu$c $^{90}$Sr/g Ca. Bei Kindern lagen die Werte 8mal höher. Nur wenige Stämme der Eskimos ernähren sich ausschließlich vom Ren. Von einigen Stammesmitgliedern wurden Urinproben untersucht und umgerechnet. Die Werte von frischen Knochen würden danach bei 12 $\mu\mu$c $^{90}$Sr/g Ca liegen, das ist mehr als das 4fache des USA-Durchschnitts. G. Mehlhorn. 2150.

Weiß, L.; Mill Hill, London, Nat. Inst. for Med. Res. Sensitivity of hypothermic mammals to x irradiation. **(Die Empfindlichkeit unterkühlter Säugetiere gegenüber Röntgenstrahlung.)** Brit. med. Bull. **17** (1961) Nr. 1. S. 70–73. — 1 Abb., 48 Lit.

Vf. gibt einen Überblick über bisher durchgeführte Versuche zur Bestimmung des Einflusses von Unterkühlung auf die Radiosensibilität neugeborener und Winterschlaf haltender Säugetiere, ihrer Zellen, Gewebe und Organe (Gonaden, Milz, Ovarien, haemopoietisches System) und über die Möglichkeit eines Überlebens. Für junge Ratten und Mäuse ergab sich durch eine Unterkühlung auf 0–0,5° und der damit verbundenen niedrigen Sauerstoffspannung bei 1760 r ein Schutzfaktor von 2,8. Bei Unterkühlung auf 15° ließen sich gegenüber der Hypothermie von 1° nur geringe Schutzwirkungen feststellen. Abschließend wird die Anwendung der Hypothermie in der Therapie von Tumoren erwogen, wodurch die Strahlendosis um das Dreifache erhöht werden kann. M. Worseck. 2150.

Basauri, L. und Lele, P. P.; Boston, Mass., Massachusetts Gen. Hospital, Dep. of Neurosurgery, Med. Acoustics Res. Group. A simple method for production of trackless focal lesions with focused ultrasound: Statistical evaluation of the effects of irradiation on the central nervous system of the cat. **(Eine einfache Methode zur Erzeugung von spurlosen focalen Läsionen mit konzentriertem Ultraschall. Statistische Auswertung der Bestrahlungseffekte auf das Zentralnervensystem der Katze.)** J. Physiol. [London] **160** (1962) Nr. 3. S. 513–534. — 7 Abb., 7 Tab., 11 Lit.
Mit einer einmaligen Dosis von 2,7 Mc pro sec eines konzentrierten und gerichteten Ultraschalls gelingt es, eine eng umgrenzte, gut lokalisierbare nekrotische Läsion im Zentralnervensystem zu setzen. Die Versuchsergebnisse an insgesamt 654 Katzen werden statistisch ausgewertet. Es wird gezeigt, daß Größe und Verhärtung der Läsion direkt von der Höhe der Bestrahlungsdosis abhängig ist und daß intracraniale Temperatur und die Durchblutung des Gehirns einen Einfluß auf die Methode haben. H.-A. Ketz. 2150.

Carr, T. E. F., Harrison, G. E., Loutit, J. F. und Sutton, A.; Harwell, Didcot, Med. Res. Council, Radiobiol. Res. Unit. Relative availability of strontium in cereals and milk. **(Strontiumgehalt in Getreide und Milch.)** Nature [London] **194** (1962) Nr. 4824. S. 200–201. — 2 Tab., 3 Lit.
Vff. berichten über eine Versuchsreihe zur Bestimmung der Aufnahme von $^{90}Sr$ aus Vollkornmehl und Milch. Sie stützen sich darauf, daß die Pflanzensäure des Getreides die Absorption von Ca, einem dem Sr verwandten Element, durch Bildung eines unlöslichen Calciumsalzes herabsetzen kann. Es wurden drei männliche Erwachsene (38–56 Jahre) 28–32 Tage mit einer aus Brot, Milch, Obst und Speck zusammengestellten Diät ernährt. Der Sr-Gehalt in Mehl und Milch lag über dem Normalwert (66 pc bzw. 5,7 pc $^{90}Sr$; zusätzlich 0,5 $\mu c$ $^{85}Sr$ in Milch). Die Absorption aus Brot und Milch wurde nach der Formel: $\frac{^{90}Sr}{^{85}Sr}$ Urin : $\frac{^{90}Sr}{^{85}Sr}$ Nahrung berechnet. Es ergab sich eine tägliche Aufnahme von 70 pc $^{90}Sr$, wovon 10% auf die Milch entfielen. Das Verhältnis $Sr_{Urin}/Sr_{Nahrung}$ lag bei 0,71–1,06. Trotz einer 10%igen Beteiligung der Milch an der Sr-Aufnahme tragen Getreide- und Milchprodukte in etwa gleichem Maße zum Sr-Gehalt der menschlichen Nahrung bei. M. Worseck. 2160.

Lancker, J. L. van, Wolf, R. C. und Mowbray, J. B.; Madison, Univ. of Wisconsin, Dep. of Pathol., Physiol. and Primate Lab. Protection of primates against lethal doses of x-radiation. **(Eine Schutzmöglichkeit für Primaten vor tödlichen Dosen von Röntgenstrahlen.)** Nature [London] **194** (1962) Nr. 4827. S. 492–493. — 2 Abb., 5 Lit.
Bei 4–5 kg schweren Rhesusaffen wird die Schutzwirkung von 2-Amino-aethylisithiouronbromid (AET) + Cystein gegen Röntgenbestrahlung untersucht. Bei einer Gesamtdosis von 800 r (11 r min.) vermögen die beiden vor der Bestrahlung i.v. verabreichten Substanzen (AET = 100 mg/kg + Cystein = 500 mg/kg) eine ausreichende Schutzwirkung zu entwickeln. Während von 7 unbehandelten Rhesusaffen 5 innerhalb 14–18 Tagen nach der Bestrahlung unter den bekannten Symptomen (Übelkeit, Apathie, Diarrhoe, Erbrechen und Anorexie) sterben, zeigen die behandelten Tiere innerhalb der Beobachtungszeit von 90 Tagen einen guten Allgemeinzustand. Leukopenie und Hämatokritabfall sind bei den behandelten Tieren geringgradiger als bei den unbehandelten. H.-A. Ketz. 2180.

# V. VERHALTENSFORSCHUNG

Fraser, A. F.; Guelph, Ontario, Veterin. Coll., Div. of Animal Reproduct. Spontaneously occurring forms of „tonic immobility“ in farm animals. **(Spontanes Auftreten tonischer Unbeweglichkeit bei landwirtschaftlichen Nutztieren.)** Canad. J. comparat. Med. veterin. Sci. **24** (1960) Nr. 11. S. 330–333. — 2 Abb., 16 Lit.

Die bisher in der Literatur beschriebenen Fälle von tonischer Unbeweglichkeit (Starre, früher auch "Hypnose bei Tieren“ genannt) wurden bisher nur unter Laboratoriumsbedingungen bei Hühnern, Fledermäusen, Mäusen, Meerschweinchen, Eichhörnchen, Kaninchen, Ziegen, Schweinen und Hunden beobachtet. Pawlow räumte der „sogenannten Hypnose bei Tieren“ im Rahmen der Hemmungsvorgänge eine große Bedeutung ein und bezeichnete sie als „Selbstschutzreflex mit Hemmfunktion“. Das Auftreten tonischer Unbeweglichkeit ist bei zahlreichen Tieren bekannt, worauf auch der Ausdruck „playing possum“ (Totstellreflex, Thanatose) hindeutet. Die vom Vf. beschriebenen Fälle beziehen sich auf Beobachtungen in der Landwirtschaft: So zeigte sich z. B. eine Ziege, die bei der Samengewinnung als „teaser“ (Reiztier, „Unterstehziege“) diente, störrisch, wenn sie in das dafür verwendete Gestell gebracht wurde. Gewöhnlich folgte ein Zustand tonischer Unbeweglichkeit, der in zwei unterschiedlichen Formen auftrat; entweder kniete sie sich starr auf die Vorderextremitäten nieder oder sie legte sich vollständig hin. Der Handlungsablauf dabei machte durchaus den Eindruck eines normalen Niederlegens. Diese Zustände der tonischen Unbeweglichkeit dauern oft nicht lange und die Tiere erheben sich dann wieder freiwillig. Zur Ätiologie dieser Erscheinung wird angegeben, daß manche Tiere dafür besonders prädisponiert sind und durch bestimmte Umweltbedingungen leicht in diesen Zustand der tonischen Unbeweglichkeit versetzt werden können, wobei das Temperament der betreffenden Tiere einen Faktor der Prädisposition darstellt. Als wirksame Umwelteinflüsse werden u. a. genannt: der Transport der Rinder und Schafe, das Sammeln und Treiben der Herden und alle schmerzvollen Erfahrungen der Tiere. Auch das Festliegen einer Kuh („the downer cow“) ist nach Ansicht des Vf. ein Beispiel für das spontane Auftreten tonischer Unbeweglichkeit. Um die liegende Kuh zum Aufstehen zu veranlassen, verändern manchen Kliniker die Umwelt des Tieres, indem sie z. B. einen Hund heranführen, was oft zum sofortigen Erfolg führt. Daher ist Vf. der Ansicht, daß das Charakteristische der tonischen Unbeweglichkeit nicht in der (physischen) Unfähigkeit, sondern in dem mangelnden Willen des Tieres sich zu erheben, begründet liegt. H. Knappe. 2200.

Engelmann, Carlheinrich; Rostock. **Die Futterwahl des Geflügels und ihre Beeinflussung durch psychische Faktoren.** Forsch. u. Fortschr. **36** (1962) Nr. 3. S. 65–69. — 2 Tab., 7 Lit.

Anhand von zahlreichen praktischen Beispielen werden die psychologischen Faktoren, welche Art und Umfang der Futteraufnahme bei den einzelnen Hausgeflügelarten bestimmen, beschrieben. Diese Faktoren beruhen im wesentlichen auf einer angeborenen Vorliebe, der Leistungsfähigkeit der einzelnen Sinnesorgane und der verschiedenen Aufmerksamkeit, die eine Tierart der Futterwahl entgegenbringt. So ist bei Huhn und Taube der Tastsinn, bei Gans und Ente der Geschmackssinn besonders entwickelt. Trotzdem ist Schmackhaftigkeit als appetitanregendes Mittel beim Geflügel insgesamt nicht ausschlaggebend. Die Sehschärfe, auch bezüglich der Futteraufnahme, ist beim Huhn auf Nahsicht, bei Gans und Ente auf Fernsicht eingestellt. Zu den psychologischen kommen im wesentlichen noch zwei physiologische Faktoren, nämlich der Hunger und der Bedarf an besonderen Nährstoffen.

E. Wojaczek-Steffke. 2200.

Bambridge, R.; Kingston, Ontario, Canada, Queen's Univ., Dep. of Psychol. Early experience and sexual behavior in the domestic chicken. **(Jugenderfahrungen und Sexualverhalten beim Haushuhn.)** Science [Washington] **136** (1962) Nr. 3512. S. 259–260. — 1 Tab., 4 Lit.

Um festzustellen, ob bestimmte Verhaltensweisen während einer spezifischen Lebensperiode ausgebildet werden oder ob dies von der Länge der Zeit abhängt, während der Umweltfaktoren wirksam sind, wurden Modellversuche mit Küken durchgeführt. Nachdem die Küken im Brutschrank getrocknet waren (12 bis 18 Std. nach dem Schlüpfen), wurden sie in Versuchskäfige gebracht, in denen rotierende Modelle aufgehängt waren, die sich im Wechsel ½ Min. bewegten und 2 Min. stillstanden. Die Küken erhielten während der Versuchszeit tgl. 0,5 Testosteronpropionat i. m. Die Versuchsgruppe 1 wurde während der kritischen Periode in den Käfig verbracht, die Gruppe 2 nach der kritischen Periode bei gleicher Versuchsdauer und Gruppe 3 für die Gesamtdauer der Gruppen 1 und 2. Der Unterschied zwischen Gruppe 1 und 2 bezüglich des Verhaltens gegenüber dem rotierenden Modell konnte statistisch gut gesichert werden. K. Renatus. 2200.

Neuhaus, Walter; Erlangen, Univ., Zool. Inst. **Reaktionen des Hundes gegenüber Filmen und seine Raumtiefewahrnehmung.** Z. vergleich. Physiol. 44 (1961) Nr. 6. S. 613–625. — 3 Abb., 2 Tab., 28 Lit.

Über das Sehvermögen des Hundes ist noch wenig bekannt. Nach Boden (1910) sind Hunde im Durchschnitt kurzsichtig, nach Thieulin (1927) sind 30% normalsichtig. Die Akkomodationsbreite ist gering: 1–2 Dioptrien nach Hess (1912) bzw. 2–3 Dioptrien nach Kahmann (1930). Der Nahpunkt ist etwa 80 cm entfernt (Mensch 8 Dioptrien, Nahpunkt 12–15 cm). Das Auge des Menschen ist demnach geometrisch-optisch besser als das des Hundes. Die Netzhaut des Hundes enthält eine Area centralis, eine Fovea ist nicht ausgebildet. Die Sehschärfe beträgt etwa 3–5′ (Schäfer, 1907; Rochon-Duvigneaud, 1943), das Gesichtsfeld etwa 170–180°. Das Farbunterscheidungsvermögen ist nicht sehr ausgeprägt, doch konnte nachgewiesen werden, daß Rot, Orange, Braun (nach Nagel und Himstedt, 1902; Nagel, 1907) und Grün (nach Samoiloff und Pheophilaktova, 1907) von Grau, allerdings mit unterschiedlicher Sicherheit, unterschieden werden können. Den Fixierbewegungen der Augen nach zu urteilen, können Hunde räumlich sehen, mit welcher Genauigkeit, ist jedoch bisher noch nicht bekannt. Nach E. Hauck (1928) reagieren Hunde nicht auf Bilder; auf plastische Darstellungen sprachen sie jedoch in einigen Fällen an. (Vgl. hierzu M. Johnson (1933): Auch unzivilisierte Menschen (Kongopygmäen) erkannten sich auf Photographien nicht wieder.) Versuche: 10 Hunden der Zollhundeschule Neuendettelsau wurden in einem 25 m langen und 1,65 m breiten Gang zwei Filme vorgeführt: 1) Schäferhund im Lauf, 2) Stellen eines flüchtenden Mannes durch einen Schäferhund. Die Versuchsanordnung war so gewählt, daß die Hunde bei der Annäherung an die Leinwand keinen Schatten werfen konnten (Hund → Leinwand ← Projektor). Die Filmbilder hatten etwa natürliche Größe, die Bildfrequenz betrug 24/sec. Ergebnis: Alle Hunde reagierten, z. T. sehr lebhaft, auf die Filme. Aus ihren Reaktionen ging hervor, daß sie die Bilder nicht nur perzipierten, sondern auch den Inhalt erkannten. Das größte Interesse zeigten die Tiere bei einer Entfernung von 3–11 m von der Leinwand, bei 11–16 m ließ es etwas nach und unterhalb 1,5–2 m erlosch es völlig. Nur in 2 Fällen versuchten die Hunde, auf Befehl in die Leinwand zu beißen. Offenbar sind bei einer Entfernung von 2 m die Sehschärfe (1,8 mm) und die Wahrnehmungsgrenze für Tiefenausdehnung (2,9 cm) so genau, daß die Tiere den Unterschied zwischen Bild und Körper bemerken. Hinzu kommt das Fehlen von Geruchsreizen, das die Tiere vermutlich irritiert hat, da sich Hunde bei kurzen Entfernungen vornehmlich olfaktorisch orientieren. Der Hauptgrund für das Erlöschen des Interesses an den Bildern ist jedoch nach Ansicht des Vf. in der von den Hunden deutlich perzipierbaren Flachheit des Bildes in etwa 2 m Entfernung zu sehen, was mit den gemessenen und errechneten Werten über die optischen Daten des Auges, die Sehschärfe und die Raumtiefenwahrnehmung übereinstimmt. H. Knappe. 2200.

Molina, Fernandez A. de und Hunsperger, R. W.; Zürich, Switzerland, Univ., Inst. of Physiol. Organization of the subcortical system governing defence and flight reactions in the cat. **(Organisation des subcorticalen Systems der Hauskatze, in dem Verteidigungs- und Fluchtverhalten lokalisiert sind.)** J. Physiol. [London] **160** (1962) Nr. 2. S. 200–213. — 2 Abb., 32 Lit.

Aufgabe der Untersuchungen war es festzustellen, ob das Knurren und Fauchen (growling-hissing), das durch elektrische Erregung des dorsomedialen Teils des Nucleus amygdalae hervorgerufen werden kann, auch von der Unversehrtheit der Fauchzonen abhängt, die im zentralen Grau des Mittelhirns und im Hypothalamus lokalisiert sind. Zu diesem Zweck wurden bei 23 Katzen sowohl ein- als auch beidseitige Koagulationen mittels Hochfrequenz in diesen Zonen hervorgerufen, und die vom Nucl. amygdalae ausgehenden Reaktionen vorher und nachher getestet. Desgleichen gelangte die Mitwirkung des Nucl. amygdalae am Fauch- und Fluchtverhalten, das vom Hypothalamus ausgelöst wird, zur Untersuchung. Man verglich die Reaktionen miteinander, die von den „inneren" und den „äußeren" Zonen vor und nach der Koagulation im Nucl. amygdalae hervorgerufen werden konnten. Ebenso wurde die Wirkung der Koagulation auf das Spontanverhalten der Katzen untersucht. Schließlich wurde die Bahn, die die aktive Zone im Nucl. amygdalae mit den aktiven Zonen im Hypothalamus verbindet, durch Läsionen im Bereich der Stria terminalis unterbrochen. Die vom Nucl. amygdalae vor und nach der Unterbrechung hervorgerufenen Reaktionen wurden miteinander verglichen. Bei allen Versuchen kam die Methodik von Hess und Wyss (1932, 1957) zur Anwendung. Die Operationen wurden unter $N_2O$-Narkose, kombiniert mit lokaler Infiltration von Procain, durchgeführt. Die Tiere überstanden die Eingriffe gut; ihre Reaktionen wurden protokolliert und gefilmt. Die Lage und Ausdehnung der Reizpunkte und Läsionen (Koagulationen) wurde später histologisch untersucht; Serienschnitte, Färbung nach Heidenhain und Nissl. Das durch elektrische Reizung des Nucl. amygdalae hervorgerufene Knurren und Fauchen wurde durch gleichseitige Koagulation der Fauchzentren, die im zentralen Grau des Mittelhirns bzw. im Hypothalamus liegen, unterdrückt. Diese Reaktionen konnten nicht durch Verletzungen der anderen Seite ausgelöst werden. Fauchen und Fluchtverhalten, die vom Hypothalamus ausgelöst werden, blieben nach bilateraler Koagulation des Nucl. amygdalae unverändert, wobei der Rindenbezirk (pyriform cortex) intakt bleibt. Einseitige Koagulation im Bereich der Stria terminalis, die die Verbindung zwischen den Vorderhirn- und Hirnstammfeldern unterbrach, unterdrückte das affektive Verhalten, das vom gleichseitigen Nucl. amygdalae ausgelöst wird. Dagegen wurde das Verhalten, das vom gleichseitigen Hypothalamus ausgelöst wurde, nicht gehemmt. Veränderungen des emotionalen Verhaltens der Tiere, die in Übereinstimmung mit dem Grad der Zerstörung variierten, wurden nur nach bilateraler Läsion beobachtet. Bilaterale Läsion in der „Fauchzone" des Mittelhirns verringerte vorübergehend die Spontanaktivität und setzte die Angriffsreaktionen dauernd herab. Bilaterale Koagulation der Fauchzone des Hypothalamus bewirkte nur vorübergehende Herabsetzung der Spontanaktivität und rief kein Angriffsverhalten hervor. Beidseitige Amygdalektomie hatte keinen Einfluß auf den Mechanismus, der die spontane Aktivität und das Verteidigungsverhalten unterstützt. Aus diesen und früheren Untersuchungen wird der Schluß gezogen, daß die basalen, medialen und zentralen Kerne des Nucl. amygdalae Teile desjenigen

Nervensystems sind, in denen das Verteidigungsverhalten lokalisiert ist. Dieses besteht aus folgenden drei Teilen mit ansteigender Bedeutung: Nucl. amygdalae, Hypothalamus und zentrales Grau des Mittelhirns.
H. Knappe. 2200.

Bolwig, N.; Kamplala, Uganda, Dep. of Zool. An intelligent tool-using baboon. **(Ein intelligenter, Werkzeug-gebrauchender Pavian.)** South African J. Sci. **57** (1961) Nr. 6. S. 147–152. — 5 Abb., 9 Lit.
Ein etwa 3jähriges Pavianweibchen („Maco") entwickelte im Laufe einiger Monate die Fähigkeit, primitive Werkzeuge zu gebrauchen, um sich Nahrung heranzuschaffen, die außerhalb ihrer Reichweite lag. Damit wurde der Aktionsradius des Tieres künstlich erweitert. Bereits das Werfen von Gegenständen in die Zuschauermenge muß als Erweiterung des Aktionsradius gewertet werden und ist auf die Absicht des Tieres zurückzuführen, den Gegner zu schlagen. Bisher gibt es aber noch keinen Hinweis dafür, ob das Tier diese Handlungen bewußt ausführt oder nicht. Daher wurden folgende Versuche angestellt. Eine Banane wurde an einem Strick so befestigt, daß sie von dem Tier nicht erreicht werden konnte. Daraufhin sammelte Maco Stöcke und warf diese nach der Banane, während sie sprang. Beim 4. Wurf traf sie, ohne jedoch die Banane herunterzuschlagen. Daraufhin setzte sie sich auf ein Eisenrohr, warf erneut einen Stock, der die Banane traf und in Schwingung versetzte. Im gleichen Augenblick kletterte sie am Rohr hoch, um die Banane zu ergreifen, was ihr jedoch mißlang. Daraus zog Vf. den Schluß, daß sich das Tier seiner Handlung („Werfen") bewußt ist. Außerdem hat ein Bedeutungswandel stattgefunden. Eine Handlung, die ursprünglich die Bedeutung einer Angriffshandlung hatte, wurde zu einer vorausschauenden Methode, um etwas Neues zu erreichen. Aus der Waffe wurde ein Werkzeug, mit dem Futter bis in Reichweite gebracht werden kann. Nach einmonatiger Übung wurden lange Stöcke kürzeren vorgezogen. Dreimal half Vf. dem Tier, einen Stock in die Erde zu stecken und diesen festzuhalten, so daß Maco daran hochklettern konnte, um eine Banane zu erreichen, die über ihr hing. Im Anschluß daran versuchte Maco tagelang, Stöcke zu zerbrechen, offenbar um sie auf ihre Haltbarkeit zu prüfen. Dann steckte sie einen festen Stock in die Erde, richtete sich auf, sprang plötzlich hoch und versuchte, den Stock zu zerbrechen, bevor sie abstürzte. Später versuchte sie, an dem senkrecht in die Erde gesteckten Stock hoch zu klettern oder ihn gegen einen Baum zu lehnen und dann an ihm empor zu klettern. Maco hatte somit durch Spiel ihre Erfahrungen zu der Erfindung kombiniert, daß ein freistehender Stock es ermöglicht, Leckerbissen heran zu angeln. In einer anderen Versuchsserie wurden zwei Stöcke oder Stricke miteinander kombiniert, wobei an dem einen ein Leckerbissen befestigt war (vgl. Roginski). Schon nach kurzer Zeit überblickte das Tier die Situation und erkannte, welche Stöcke oder Stricke zusammengehörten und an welchem Ende gezogen werden mußte, wenn der Strick mit einer Belohnung um einen Pflock herumgelegt war, während der andere (falsche) direkt zum Futter lief, dieses aber nur berührte. Auf Grund dieser Beobachtungen kam Vf. zu dem Schluß, daß Paviane Zusammenhänge in ihrer einfachsten Form begreifen und ihre angeborenen Verhaltensweisen durch Spiel weiter verbessern können; andere Handlungen werden erlernt (z. B. Aufschichten von Gegenständen). Zum Schluß wird die Frage diskutiert, warum Affen in freier Natur so selten Werkzeuge benutzen. H. Knappe. 2200.

Kärst, Karin; Bremen. **Untersuchungen am Böhmzebra, Hippotigris böhmi, zur Frage eines Zeit-Raum-Tätigkeits-Systems.** Säugetierkundl. Mitt. **10** (1962) Nr. 1. S. 3–13. — 3 Abb., 1 Tab., 18 Lit.
Tag- und Nachtbeobachtungen im Juli 1959 an einer Herde von 4 Zebras im Georg von Opel-Freigehege für Tierforschung Kronberg/Taunus und im August 1959 an einer Herde von 11 Zebras im Nürnberger Zoo ergaben, daß die

Tiere fast den halben Tag mit Nahrungssuche und -aufnahme zubrachten, und zwar besonders in der Zeit zwischen $2^{30}$–$4^{00}$, $5^{00}$–$10^{30}$, $16^{00}$–$18^{00}$ und $21^{00}$ bis $24^{00}$, wobei bestimmte trockene Weideplätze bevorzugt wurden. Nahrungssuche- und aufnahme wurden öfter für kurze Zeit unterbrochen. Die Flüssigkeitsaufnahme erfolgte in den frühen Morgen- und Abendstunden, kurz vor oder nach dem Staubbad, und zwar vornehmlich an einer bestimmten Stelle (Ostrand) des zentral gelegenen Teiches. Die Ruhezeiten lagen zwischen $11^{00}$ bis $15^{00}$ und $23^{30}$–$2^{30}$ und betrugen somit insgesamt etwa 7 Std. am Tag, wobei jeweils feste Ruheplätze eingehalten wurden: Mittags unter einem Walnußbaum am NW-Rand des Geheges, nachts mehr in der Mitte des Geheges auf kahlgefressenen Erhebungen (nie in muldenartigen Vertiefungen). Das Fohlen ruhte 3–4 Std. länger als die adulten Tiere. Die Hautpflege (Scheuern an Gegenständen und am Boden, Sandbaden sowie eigenes und wechselseitiges Beknabbern) nahm etwa 3 Std. täglich in Anspruch und erfolgte meist zwischen $4^{00}$–$5^{00}$ und $18^{00}$–$20^{00}$. Die Wälzplätze (Staubbäder) wurden gewöhnlich morgens und abends von der Herde geschlossen auf den festgelegten Wechseln unter strenger Einhaltung der Rangordnung aufgesucht und benutzt. Zum Scheuern der Kopf- und Halspartie dienten andere Gegenstände als zum Scheuern von Schultern, Flanken und Hinterteil. Nach dem Scheuern erfolgte meist das gegenseitige Beknabbern. Als ein Kudubulle in das Nachbargehege einzog, wurde das Verhältnis von Zeit, Raum und Tätigkeit zuerst stark gestört. Nach 14 Tagen trat Gewöhnung an den Nachbarn und damit Normalisierung der Tag-Nachteinteilung ein. Die Beobachtungen an den Nürnberger Zebras führten zu ähnlichen Ergebnissen, obwohl hierbei die Beeinträchtigungen, die durch die strenge Tiergartenhaltung sowie durch die Besucher hervorgerufen wurden, zu berücksichtigen sind. Der Tagesrhythmus wird durch ein Zeit-Raum-Tätigkeits-System bestimmt, wobei das Maß dieser Abhängigkeit von inneren (Tierart, Individuum) und äußeren (Lebensraum, Klima, Jahreszeit) Faktoren abhängt. Die verschiedenen Tätigkeiten (Nahrungserwerb, Hautpflege, Ruhen und Schlaf) beanspruchen innerhalb eines Tages jeweils eine bestimmte Zeitdauer und sind an entsprechende Räume gebunden. Änderungen der Umwelt können das Zeit-Raum-Tätigkeits-System vorübergehend stören. H. Knappe. 2200

Kavanau, J. Lee; Los Angeles, Calif., Dep. of Zool. Identification of small animals by proximity sensing. **(Die Identifizierung kleiner Tiere durch sinnliche Wahrnehmung ihres Verhaltens zueinander.)** Science [Washington] **134** (1961) Nr. 3491. S. 1694–1696. — 1 Abb., 4 Lit.
Bei Wildmäusen wird das Verhalten zueinander mit Hilfe kleiner ferromagnetischer Kragen, die durch die Bewegungen der Tiere eine Induktionsbrücke bilden, untersucht. In Verbindung mit der Leitfähigkeit durch unmittelbare Berührung lassen sich bei den Versuchstieren vier Individuen charakterisieren. Die Versuchsergebnisse werden im Hinblick auf die Verhaltensweise der Versuchstiere diskutiert. H.-A. Ketz. 2200.

Pfeiffer, Wolfgang; München. **Verbreitung der Schreckreaktion bei Fischen und die Herkunft des Schreckstoffes.** Naturwiss. Rdsch. **14** (1961) Nr. 9. S. 345 bis 350. — 7 Abb., 1 Tab., 3 Lit.
Nach K. von Frisch (1941) scheiden Elritzen, die von einem Hecht gepackt werden, einen „Schreckstoff" aus, der noch in sehr starker Verdünnung von anderen Elritzen olfaktorisch wahrgenommen wird und sie zur Flucht veranlaßt. Diese „Schreckreaktion" ist auch bei zahlreichen anderen Süßwasserfischen verbreitet, und zwar bei den *Ostariophysi* (*Cyprinidae, Characidae, Cobitidae* und *Siluroidea*). Dagegen fehlt sie den Barschen, Salmoniden und allen anderen Süßwasserarten. Die Schreckstoffe sind nicht streng artspezifisch; nahe verwandte Arten reagieren gegenseitig auf ihre Schreckstoffe. Aufgabe der Arbeit war es nachzuprüfen, ob eine durch Schreckstoffe hervor-

gerufene Schreckreaktion auch bei Meeresfischen vorkommt. Vf. untersuchte von 1957–1959 an den zoologischen Stationen Neapel, Arcachon (Gironde) und Helgoland 66 Arten aus 32 Familien, die nicht zu den *Ostariophysi* gehören, wobei schwarmbildende friedliche Arten (z. B. Heringe, Sardinen, Sardellen) bevorzugt wurden. Bei keiner der untersuchten Arten konnte die Schreckreaktion beobachtet werden. Zur biologischen Erklärung wird angegeben, daß Süßwasserfische bei Wahrnehmung eines Schreckstoffes in ein Versteck fliehen. Da es auf dem Meeresboden keine Verstecke gibt, wäre eine entsprechende Verhaltensweise bei Meeresfischen sinnlos. Dafür wird bei einigen Meeresfischen die Flucht optisch ausgelöst. Die Versuche bestätigten die Auffassungen von F. Schutz (1956), daß die Verbreitung der Schreckreaktion unabhängig von der schwarmbildenden Lebensweise, jedoch abhängig von Verwandtschaftsverhältnissen ist. Sie kommt nur bei den *Ostariophysi* vor, so auch bei dem Meerescypriniden *Tribolodon hakonensis taszanowskii* (Steindacher 1881). Parallel zu diesen Beobachtungen wurde die Haut zahlreicher Fischarten vergleichend-histologisch untersucht, um einen Anhaltspunkt für den Entstehungsort des Schreckstoffes zu bekommen. Es konnte festgestellt werden, daß die *Ostariophysi* eigenartig geformte Kolbenzellen besitzen, die sich deutlich von denen aller übrigen Arten unterscheiden. Für diese wird der Name „Schreckstoffzellen“ vorgeschlagen. Diese Schreckstoffzellen liegen unter der Hautoberfläche. Dadurch wird die Beobachtung erklärt, daß der Schreckstoff nur bei Verletzungen frei wird. Alle Hautstücken mit Schreckstoffzellen sind gleich wirksam. In den Barteln kommen jedoch keine oder nur sehr wenige Schreckstoffzellen vor. Mit verletzter Bartelhaut kann daher auch keine Schreckreaktion ausgelöst werden.

H. Knappe. 2200.

## VI. PATHOLOGIE, PATHOLOGIE DER VIRUSKRANKHEITEN, FUNKTIONELLE PATHOLOGIE

Rubin, Harry; Berkeley, Univ. of California, Dep. of Virol., Virus Lab. Response of cell and organism to infection with avian tumor viruses. **(Reaktion an Zelle und Organismus bei Infektion mit Viren, die Geflügeltumoren hervorrufen.)** Bacteriol. Rev. **26** (1962) Nr. 1. S. 1–13. — 8 Abb., 3 Tab., 23 Lit.

Vf. berichtet in einem Sammelreferat über Reaktionen an Zelle und Organismus bei Infektionen mit Viren, die Geflügeltumoren erzeugen. Genaue cytologische Studien an mit Rous-Sarkom-Virus infizierten Fibroblastenkulturen werden erörtert. Ein „resistance-inducing factor“ (RIF) konnte von Embryonen, die eine gesteigerte Resistenz gegenüber dem Rous-Sarkom-Virus besaßen, isoliert werden. Untersuchungen, welche eine congenitale Übertragung des RIF beim Huhn ergaben, werden dargelegt.

V. Falk. 2420.

Arbuckle, B.; Okehampton, Devon. Diffuse lipomatosis in a heifer. **(Ausgebreitete Lipomatose bei einer Färse.)** Veterin. Rec. **74** (1962) Nr. 27. S. 768.

E. Wiesner. 2433.

Alteraugе, Werner; Dortmund, Veterinäramt. **Über die Pathogenese der Thrombose.** Mh. Tierheilkunde **14** (1962) Nr. 3. S. 95–97. — 10 Lit.

Als Folgeerscheinungen von außergewöhnlichen Belastungen (mechanisch, infektiös-toxisch) stellen sich in ihrem Bereich Konzentrierungen von Körperflüssigkeiten ein. Die davon betroffenen Gefäße können sich an die dadurch bedingten Zirkulationsstörungen nicht genügend durch Kontraktion anpassen, was besonders bei älteren Individuen der Fall ist. So stellen sich Gefäßzerreißungen und/oder Gefäßschädigungen ein. Erstere haben die Bildung roter, letztere die Bildung weißer Thromben zur Folge.

W. Seffner. 2440.

Matveeva, A. I. (Matwejewa, A. I.); Moskau, Sewerzow-Inst. für Tiermorphol. der Akad. der Wiss. der UdSSR. Regeneracija kostej svoda čerepa u sobak pri peresadke liofilizirovannych kostnych opilok i tverdoj mozgovoj oboločki. **(Regeneration der Schädelgewölbeknochen bei Hunden nach Verpflanzung lyophilisierter Knochenspäne und harter Hirnhaut.)** Doklady Akademii nauk SSSR, Moskva **138(29)** (1961) Nr. 1. S. 239–242. — 3 Abb., 4 Lit.

Bei Homotransplantation lyophilisierter Knochenspäne in den Bereich des Schädeldefektes, bei Erhaltung harter Hirnhaut, kommt es zu einer Regeneration des Schädelknochens. Die lyophilisierten Knochenspäne regen das Bindegewebe zur Knochenneubildung an. Das Endergebnis bei der Homotransplantation löslicher Knochenspäne ist etwas schlechter als bei Autotransplantation frischer Knochenspäne, was wahrscheinlich mit der Verzögerung ihres Auflösungsvorganges zusammenhängt. Die Homotransplantation lyophilisisierter harter Hirnhaut ist als Methode zum Ersatz von Hirnhautdefekten möglich, aber Knochenregeneration im Bereiche des Schädeldefektes findet dabei nicht statt, sondern wird folgerichtig von Bindegewebe ausgefüllt.
W. F. Ebel. 2520.

Ruppertz, Paul Reinhard. **Angeborene Herzfehler bei Kälbern.** Diss. Justus-Liebig-Univ. Gießen, Med. und Gerichtl. Veterinärklin. **1961** 27 S. — 2 Abb., 79 Lit.

3500 Herzen von Schlachtkälbern wurden auf angeborene Herzfehler untersucht: 629 Fälle (18%) von Foramen ovale persistens, 389 Fälle (11%) von Ductus arteriosus Botalli, 414 Fälle (12%) von Foramen ovale persistens kombiniert mit Ductus arteriosus Botalli apertus und 2 Fälle (0,06%) von Defekten der Kammerscheidewand. Nach der Lebendbeschau und dem Entwicklungszustand waren klinische Symptome nur in 2 Fällen von Foramen ovale persistens und Ductus arteriosus Botalli apertus vorhanden. Vf. ist jedoch der Ansicht, daß zahlreiche Entwicklungsanomalien der Feststellung bei der Schlachtung entgehen, da ihre Träger nicht oder nur kurze Zeit lebensfähig sind.
E. Wiesner. 2625.

Ilančić, D. und Fuks, R.; Sarajevo, Univ., Veterin. Fac., Res. and Diagnostic Inst. Monobrachia — degenerativna greška svinja. **(Monobrachie — eine Mißbildung beim Schwein.)** Veterinaria [Sarajevo] **11** (1962) Nr. 1. S. 83–86. — 1 Abb., 6 Lit.

Bei einem 4 Mon. alten weiblichen Schwein wurde eine Abrachia sinistra röntgenologisch untersucht und folgendes festgestellt. Die Scapula war im Wachstum zurückgeblieben (Länge = 4,5 cm gegenüber 9,5 cm rechts), zeigte aber etwa die normale anatomische Form; der Humerus war gegenüber dem rechten verkürzt (9 cm/11 cm); von Radius und Ulna waren lediglich Rudimente der proximalen Teile vorhanden, die beim Radius ausschließlich aus kompaktem Knochen bestanden. Die übrigen knöchernen Teile der Extremität ließen sich nicht feststellen.
P. Schmidt. 2625.

Tinjakov, G. G. und Tinjakov, Ju. G. (Tinjakow, G. G. und Tinjakow, Ju. G.); Moskau, Technol. Inst. für Fleisch- und Milchind. K voprosu o proischoždenii raka v svete proliferativnoj izmenčivosti normal'nych kletok. **(Zur Frage der Entstehung des Krebses im Lichte der proliferativen Veränderlichkeit normaler Zellen.)** Doklady Akademii nauk SSSR, Moskva **141(29)** (1961) Nr. 4. S. 998–1001. — 2 Abb., 1 Tab., 7 Lit.

Zur Untersuchung dienten im wesentlichen Biopsieproben normaler Gewebe von gut- und bösartigen Menschen- und Tiergeschwülsten. Die Präparate wurden mit der Acetokarmin-Methode bearbeitet. Es wurden die Besonderheiten der Mitose in normalen, schwach proliferierenden und in normalen, aktiv proliferierenden Geweben (Embryonalgewebe, Knochenmark, Milz) sowie in Geweben mit gut- und bösartigem Wachstum untersucht. Dabei wurden im Stadium der Metaphase, Anaphase und Telophase alle möglichen Umgestaltungen chromosomer und genomer Art festgestellt. Damit wurde der Nachweis für eine früher von Vff. aufgestellte These erbracht, daß die verschiedenen chromosomen und genomen Zellorganisationen spontan nicht nur in Geschwulstzellen auftreten, sondern auch in normalen, schwach und aktiv proliferierenden Geweben. Die Frequenz des Auftretens von chromosomen Reorganisationen ist in malignen Geschwülsten am größten (Index beim Menschen = 72,30%), dann folgen normale, stark prolifierierende Gewebe, weiter gutartige Geschwülste und schließlich normale, schwach proliferierende Gewebe. Am häufigsten werden sie in der Anaphase und Telophase beobachtet. In bösartigen Geschwülsten ist gewöhnlich eine von zwei Anaphasen der Träger der chromosomen Reorganisationen, d.h. es handelt sich dabei nicht um zufällige, sondern um allgemeine biologische Gesetzmäßigkeiten. Einer näheren Diskussion werden die vor allem in der Anaphase normaler proliferierender Geschwulstgewebe feststellbaren Chromosomen-Einzel- und Doppelbrücken unterzogen, auf deren Basis letztlich eine ganze Serie hyperhypoploider Zellen entsteht. Letztere unterschieden sich sowohl in ihrer Kernstruktur voneinander, als auch von der ursprünglichen Diploidzelle. Wenn in den Prozeß der Polyploidisierung ein chemischer Chromosomenlocus gelangt, der die Frequenz der mitotischen Zellteilung vergrößert, so erlangt die Zelle eine kolossale Potenz zur Teilung und wird keiner negativen Auslese ausgesetzt. Die Zelle wird gewissermaßen zum Favoriten des proliferierenden Gewebes und verdrängt, indem sie sich vermehrt, andere Zellen mit geringerer Teilungsgeschwindigkeit. In diesem Moment beginnt wahrscheinlich das maligne Wachstum. H. Rauch. 2665.

Iversen, Olav Hilmar; Oslo, Univ., Inst. for Gen. og Eksp. Patol. Experimental skin carcinogenesis in mice. Part I. Effects of carcinogens on mitochondrial function. **(Experimentelle Hautkrebserzeugung bei der Maus. 1. Mitt. Die Wirkung des Carcinogens auf die Funktion der Mitochondrien.)** Acta pathol. microbiol. scand., Suppl. **1962** Nr. 156. S. 27–92.
E. Wiesner. 2665.

Evensen, Arne; Oslo, Univ., Inst. for Gen. og Eksp. Patol. Experimental skin carcinogenesis in mice. Part II. Effects of carcinogens on cell proliferation. **(Experimentelle Hautkrebserzeugung bei der Maus. 2. Mitt. Die Wirkung des Carcinogens auf die Zellwucherung.)** Acta pathol. microbiol. scand., Suppl. **1962** Nr. 156. S. 93–143. — 1. Mitt. vgl. vorst. Titel.
E. Wiesner. 2665.

Woods, M., Burk, D., Hunter, J. und Seitz, J.; Bethesda, Md., Nat. Cancer Inst. The occurrence and significance of an Insulin: Anti-Insulin glycolytic control mechanism in mammalian tissues. **(Das Vorkommen und die Bedeutung eines Insulin-Antiinsulin-glykolytischen-Kontrollmechanismus in Säugetiergeweben.)** Acta biol. med. german. [Berlin] 8 (1962) Nr. 2. S. 134 bis 138. — 2 Tab., 17 Lit. Zus. in Russ., Dtsch.
An normalen und kranken Geweben von Säugetieren wurde ein Insulin-Antiinsulin-Mechanismus zur Regulierung der Glukoseverwertung nachgewiesen. Es wurden in diesem Zusammenhang u.a. Nieren, Milz, Knochen, normale und leukämische Leukocyten sowie Melanome und Mammatumoren untersucht. Es konnte festgestellt werden, daß bei der Entstehung von Tumorzellen und bei der weiteren Ausbildung von bösartigem Gewebe ein Verlust der Empfindlichkeit der Glykolyse gegenüber einer Antiinsulin-Hemmbarkeit zu verzeichnen war. Auf die hormonalen und chemischen Wechselbeziehungen wird eingegangen und die Bedeutung dieser Erkenntnisse für die Chemotherapie der Geschwülste hervorgehoben. W. Richter/Kleinmachnow. 2675.

Misdorp, W.; Amsterdam, Kankerinst. Twel primaire harttumoren bij het schaap, en osteo- en fibrosarcoom. **(Zwei primäre Herztumoren beim Schaf,**

**ein Osteo- und ein Fibrosarkom.)** Tijdschr. Diergeneeskunde 87 (1962) Nr. 8. S. 519–528.
Bei zwei klinisch gesunden Schlachtschafen lag das Osteosarkom in der rechten Herzkammer, das Fibrosarkom im Herzbeutel. Das Osteosarkom bildete eine gewebeartige, knochige und knorplige Substanz, die Herzmuskeln und bereits bestehende Knochenherde infiltriert. Auch das Fibrosarkom infiltriert den Herzmuskel. E. Wiesner. 2685.

Luginbühl, H.; Bern, Univ., Veterin.-Ambulator. Klin., Abt. für Vergleichende Neurol. **Zur vergleichenden Pathologie der Tumoren des Nervensystems. 1. Mitt.** Schweiz. Arch. Tierheilkunde **104** (1962) Nr. 5. S. 305–322. — 28 Abb., 4 Tab., 33 Lit.
Mit der statistischen Auswertung von 370 Geschwülsten des Nervensystems bei 14 verschiedenen Tierspecies, die dem Vf. aus zahlreichen europäischen Instituten zugesandt wurden, soll die vergleichende Pathologie der Hirngeschwülste gefördert werden. Die tabellarische Einordnung in das System von Zülch wird nach histologisch-histochemischer Untersuchung vorgenommen. Die 10 Klassen der neuroektodermalen Tumoren werden kurz an Hand von 111 gesammelten Fällen aufgeführt, jedoch nur die häufigen Oligodendrogliome hinsichtlich Rassendisposition, Dysontogenese, Prädilektionssitz, Wachstumsart und Morphologie näher besprochen. Schrifttum und vergleichende Gesichtspunkte werden jeweils eingehend gewürdigt. C.-H. Becker. 2708.

Ellis, H. A. und Till, D. H.; Birmingham, Univ., Dep. of Pathol. and Bacteriol. An unusual spindle-cell tumour of the mandible of a cow. **(Ein ungewöhnlicher Spindelzelltumor der Mandibula eines Rindes.)** Veterin. Rec. 74 (1962) Nr. 16. S. 472–474. — 6 Abb., 4 Lit.
Auf der Medialseite des Mandibularkörpers eines zweijährigen Schlachtrindes wurde eine weiche, bösartige, rundliche Geschwulst festgestellt. Die histologische Untersuchung ergab dicht gelagerte, längliche, plasmaarme Zellen. Stellenweise hatten sich spindelförmige Zellen palisadenartig angeordnet. Das Knochengewebe war zerfallen und zum Teil zerstört, jedoch fanden sich auch Stellen mit osteoblastischer Apposition von Knochensusbstanz. Ob es sich bei dem Tumor um eine Primärgeschwulst oder möglicherweise um ein metastatisches Neuroblastom handelt, wofür das bündelartige Auftreten von Spindelzellen sprechen könnte, läßt sich nicht sagen, da im übrigen Tierkörper nach einer eventuellen Primärgeschwulst nicht gefahndet wurde. In der Literatur ist über einen derartigen Tumor bislang nicht berichtet worden.
W. Seffner. 2710.

Kast, A.; Nürnberg, Bayer. Staatl. Veterin.-Untersuchungsanst. **Chondroplastisches Sarkom der Niere beim Reh.** Berliner Münchener tierärztl. Wschr. **75** (1962) Nr. 11. S. 208–209. — 2 Abb., 1 Lit.
Bei einem verendet aufgefundenen, kachektischen Reh wurde neben einer Trächtigkeit eine Neubildung innerhalb der rechten Nierenkapsel festgestellt, die sich über die stark erweiterte Nierenvene cranial (23 cm) und caudal (9 cm) in die V. cava hinein thrombenartig fortsetzte. Zahlreiche haselnußgroße Metastasen wurden in Lunge u. Leber festgestellt. Es handelte sich um ein chondroplastisches Sarkom, eine Geschwulstform, die mit dem Primärsitz in der Niere bei Tieren damit erstmalig beschrieben wurde.
C.-H. Becker. 2718.

Dahme, E.; München, Univ., Inst. für Tierpathol. **Die nichtentzündlichen Blutgefäßerkrankungen.** Berliner Münchener tierärztl. Wschr. **75** (1962) Nr. 6. S. 101–107. — 12 Abb., 8 Lit.
Beim Tier sind Angiosen relativ selten. Sie können auf einer Störung des Flüssigkeitshaushaltes, des Kohlenhydrat-, Eiweiß-, Neutralfett- oder Cholesterin-

stoffwechsels beruhen. Dabei müssen Cholesterinablagerungen, wie Xanthomatosen und Atheromatosen von den proliferativen Atherosklerosen getrennt werden. Viel häufiger als diese sind jedoch andere Arteriosklerosen wie die lipoidfreien Intimasklerosen, denen wie allen Arteriosklerosen Alterungsvorgänge und Störungen der Blutzirkulation verschiedener Genese zugrunde liegen.
C.-H. Becker. 2760.

Quigle, P. J. und Iffey, Judith; London, Blue Cross Animals' Hospital. Vascular occlusion in a bitch. **(Gefäßverschluß bei einer Hündin.)** Veterin. Rec. **74** (1962) Nr. 25. S. 702. E. Wiesner. 2760.

Siller, W. G.; Edinburgh, Agric. Res. Council, Poultry Res. Centre. **Aortenrupturen beim Huhn.** Wiener tierärztl. Mschr. **49** (1962) Nr. 3. S. 314–321. — 4 Abb.
Während Atherosklerosen bei Hühnern häufig beschrieben wurden, fehlen bisher Berichte über Aortenrupturen. Zwei spontane Fälle bei einem 3- u. einem einjährigen Italienerhuhn wurden nunmehr erstmalig in Schottland beobachtet, eine Atherosklerose lag jedoch nur bei dem älteren Tier vor. Zur Klärung der Ätiologie dieser Veränderungen wurden Küken 5 Wochen lang mit gekochten Eiern gefüttert. Dabei kam es 3–6 Wochen nach Beginn dieser Diät zu 7 Fällen von Aortenruptur und 2 Fällen von Aortenaneurysma, die ihren Ausgang von mucoiden Degenerationsherden und dem Schwund elastischer Fasern in der Media genommen hatten. Die Erkrankung entspricht damit eher der Erdheimschen Medianekrose des Menschen als der Ruptur nach Atherosklerose. C.-H. Becker. 2760.

Tomov, C. (Tomow, Z.) Vŭrchu edin charakteren patologoanatomičen beleg pri (Welchia agni typ) D-enterotoksemijata po ovcete. **(Über ein charakteristisches pathologisch-anatomisches Merkmal bei der Welchia agni Typ D-Enterotoxämie der Schafe.)** Izvestija na Centralnija veterinaren institut za zarazni i parazitni bolesti, Sofija **1961** Nr. 1. S. 305–307. — 4 Abb. Zus. in Russ., Engl.
Bei der D-Enterotoxämie bei Schafen schildert Vf. ein von ihm oft beobachtetes pathologisch-anatomisches Merkmal: bei 50% der Fälle wurden am Mesenterium und unter der Dickdarmserosa Blutungen mit Hämatomen beobachtet. Oft sind sie sehr klein, manchmal aber bis hühnereigroß. Sie werden bei Lämmern wie auch bei Schafen, die zu Beginn der Erkrankungen eingegangen waren, nicht beobachtet. I. Kujumdshiew. 2775.

Winterhalter, M.; Zagreb, Veterin. Fak. Sveučilišta, Inst. za Patol. i Terapiju. Patološke promjene na jetri goveda, liječenih intramuskularnom aplikacijom mješavina tetraklormetana s parafinskim ili vegetabilnim uljima uz upotrebu hijaluronidaze. **(Pathologische Veränderungen an der Leber des Rindes nach intramuskulärer Applikation einer Mischung von Tetrachlormethan und Paraffin- oder Pflanzenöl bei gleichzeitiger Anwendung von Hyaluronidase.)** Veterin. Arh. [Zagreb] **32** (1962) Nr. 3/4. S. 71–76. — 3 Abb., 5 Lit. Zus. in Engl., Dtsch.
Ein i.m. appliziertes Gemisch aus $C\,Cl_4$ und Paraffinöl (3:1) wird unter Hyaluronidase-Einfluß (150 IE „Apertase“, Hoechst) langsam resorbiert und verursacht in der Leber des behandelten Rindes nach 6 Tagen auftretende, geringgradige degenerative und nekrobiotische Prozesse. Nach 12 Tagen sind noch Veränderungen am Leberparenchym und tote Leberegel festzustellen. — Bei 300 IE „Apertase“ wird die Resorption ohne deutlichen Einfluß auf die Leberveränderungen beschleunigt. — Unter sonst gleichen Bedingungen führt pflanzliches Öl gegenüber Paraffinöl zu einer wesentlichen Beschleunigung der Resorption. Wenn die Menge des pflanzlichen Öls bis zum Verhältnis 1:1 gesteigert und die Hyaluronidasedosis gleichzeitig auf 300 IE erhöht wurde, konnten bereits am 2. Tag nach der Applikation umfangreiche zentrolobuläre

nekrotische Herde festgestellt werden, deren Erscheinen vor der Schlachtung der Tiere von klinisch feststellbaren Symptomen begleitet wird.

P. Schmidt. 2775.

Lunzenauer, Kurt; Berlin, Humboldt-Univ., Charité, Rudolf-Virchow-Haus, Pathol. Inst. **Intracytoplasmatische hyaline Einschlüsse in den Leberzellen der Ratten bei der chronischen Allylalkoholvergiftung.** Z. ges. inn. Med. Grenzgebiete **17** (1962) Nr. 12. S. 525–530. — 3 Abb., 1 Tab., **43** Lit.

40 Ratten erhielten 3mal wöchentlich 3 mg Allylalkohol pro 100 g Kgw. s.c. verabreicht. Die Hälfte der Tiere erhielt außer der Grundnahrung aus Brot und Hafer zusätzlich Eiweiß in Form von Fleisch und Casein. Die Versuchstiere zeigten im Vergleich zu den Kontrollen einen geringeren Gewichtsanstieg und wurden nach 14 bzw. 20 Wochen getötet. 20 Tiere waren bereits vorher gestorben. Die Lebern wurden eingehend untersucht. Makroskopische Veränderungen fehlten, lediglich eine geringe Konsistenzerhöhung war festzustellen. Histologisch fanden sich in beiden Versuchsgruppen die gleichen Veränderungen: Vergrößerung der Periportalfelder, die auf die angrenzenden Leberläppchen übergriffen; einzelne Bindegewebsstraßen in den Läppchen, rundzellige Reaktion, leukocytär durchsetzte Gruppenzellnekrose. In diesen ließen sich im Cytoplasma homogene, hyaline, nicht immer scharf gegen das Cytoplasma abgegrenzte, acidophile Gebilde in der Größe von Leberzellkernen nachweisen; sie waren nicht regelmäßig vorhanden und nur selten in morphologisch unveränderten Leberzellen zu finden. Durch die Anwendung von Spezialfärbungen wurde ihre Eiweißnatur bestätigt. Ihre Entstehung wird auf die mit den degenerativen Leberveränderungen parallel verlaufenden Serum-Eiweiß-Veränderungen zurückgeführt, die tabellarisch dargestellt sind. Sie werden als Ablagerung aus dem Blut stammender Eiweißkörper in funktionell geschädigten Leberzellen angesehen. Auf Grund der in vieler Hinsicht bestehenden Ähnlichkeit mit den Mallory bodies bei der alkoholischen Lebercirrhose wird für diese eine gleichartige Entstehung vermutet.

W. Seffner. 2775.

Schepky, Arwid. **Ein Beitrag zur Pathologie der Gallenblase des Hundes.** Diss. Justus-Liebig-Univ. Gießen, Veterin Fak., Pathol. Inst. **1961** **41** S. — 21 Lit.

Die Gallenblasen und die Lebern von 100 zur Sektion gekommenen Hunden wurden histologisch, die Galle außerdem bakteriologisch untersucht. Die Gallenblasenbefunde lassen sich in 5 größere Gruppen einteilen: 1. Ausgeprägte Entzündungserscheinungen fanden sich in 8 Fällen. 2. Die cystischen Entartungen der Propriadrüsen stellten mit **48** Fällen die stärkste Gruppe dar. Sie ließen sich in drei Untergruppen einteilen: beginnende Cystenbildung, mittlere und stark ausgeprägte cystische Entartung. 3. Unter den Neubildungen wurden **4** Leiomyome und eine Adenopapillomatose beobachtet. 4. Gallensteine wurden in 6 Fällen ermittelt. 5. In 40 Fällen war die Gallenblase ohne bes. Befund. Es bestanden keine Korrelationen zwischen histologischem Leberbefund und Veränderung der Gallenblase, sowie zum bakteriologischen Befund. Keimbefunde wurden in den einzelnen 5 Gruppen in ziemlich gleicher Höhe (50, 57, 25, 50 bzw. **44**%) ermittelt. Gallenblasenerkrankungen nahmen mit steigendem Alter zu. E. Wiesner. 2775.

Tobin, C. E., Liew, H. D. van und Rahn, H.; Rochester, N. Y., Univ., School of Med. and Dentistry, Dep. of Anatomy and Physiol. Reaction of the subcutaneous tissue of rats to injected air. **(Über die Reaktion des subcutanen Gewebes von Ratten nach Luftinjektionen.)** Proc. Soc. exp. Biol. Med. **109** (1962) Nr. 1. S. 122–126. — 7 Abb., 10 Lit.

An Ratten wurden die Veränderungen im subcutanen Gewebe untersucht, die nach dem Einblasen von Luft in die Unterhaut entstanden waren. Die Gasanwesenheit rief eine Gewebsreaktion hervor, deren vollständige Ausbildung nach 2 Wochen zu erkennen war. Es bildete sich um die Gasblase ein Wall, der vor allem veränderte Fibroblasten und kollagene Fasern enthielt. Nach der Gasresorption kam es ebenfalls zu einem Abbau der Gewebsreaktion. Die stark ausgebildeten und sich vermehrenden Blutgefäße unterlagen gleichfalls dem Rückbildungsprozeß. W. Richter/Kleinmachnow. 2785.

Pfeiffer, Helga. **Ein Beitrag zur pathologischen Anatomie und Pathogenese der Harnblasenentzündung des Hundes.** Diss. Justus-Liebig-Univ. Gießen, Veterin.-Pathol. Inst. **1961** 81 S. — 3 Abb., 14 Tab., 50 Lit.
Blasenerkrankungen, insbesondere chronische Cystitiden, sind bei Hunden sehr viel häufiger, als gemeinhin angenommen und diagnostiziert wird. Da sie oft ohne klinische Erscheinungen verlaufen, werden sie bei der Sektion zumeist nur als Nebenbefund erfaßt. Unter 107 untersuchten Blasen fand Vfn. 20 unveränderte, 10 dilatierte, 7 hypertrophierte, 21 akut entzündete und 43 chronisch entzündete Blasen (40%). Unter diesen 43 chronischen Fällen waren 19mal einfache chronische, 10mal chronisch-polypöse, 8mal follikuläre, 4mal chronisch-polypöse und follikuläre und einmal chronisch-polypöse und emphysematöse Cystitiden. Bakteriologisch wurde bei 41 der 107 Cystitiden *E. coli* gefunden, Staphylokokken und Proteus waren seltener. In sehr vielen Fällen waren gleichzeitig Nierenerkrankungen vorhanden, ohne daß ursächliche Zusammenhänge bestanden hätten. Auffallend war hingegen, daß Pyometra, Prostatahypertrophie, Blasensteine und -tumoren sehr viel seltener ohne gleichzeitige Cystitis vorkamen. E. Wiesner. 2790.

Trautwein, G. und Behrens, H.; Hannover, Tierärztl. Hochschule, Inst. für Pathol.; Landwirtschaftskammer, Tiergesundheitsamt. **Histopathologie der Meningoencephalitis listeriosa des Schafes.** Dtsch. tierärztl. Wschr. **69** (1962) Nr. 6. S. 149-155. — 8 Abb., 22 Lit.
Die histologische Untersuchung von 30 Spontanfällen von Listeriose zeigt eine auffällige Bevorzugung des Hirnstammes mit Pons, der Medulla oblongata, des Großhirnschenkels, des Vierhügels sowie Kleinhirnschenkels und des Cervicalmarkes. Diese Befunde und 2 experimentelle Fälle, bei denen eine Infektion über den N. infraorbitalis vorgenommen wurde, sprechen nicht für eine rhinogene Infektionsweise. Eine Infektion über die Lymphbahnen des N. trigeminus wird für einen Teil der Tiere als möglich angesehen.
C.-H. Becker. 2826.

Groth, W.; Bonn, Univ., Inst.für Anatomie und Physiol. der Haustiere. **Zur histologischen Diagnostik einiger Erkrankungen des Nervensystems der Hühner (Newcastle Krankheit, Mareksche Geflügellähmung, infektiöse Encephloomyelitis, Encephalomalacie).** Berliner Münchener tierärztl. Wschr. **75** (1962) Nr. 2. S. 24-29. — 6 Abb., 5 Lit.
Die Diagnostik der genannten Tierkrankheiten wird dargelegt. Dabei werden besonders die histologischen Möglichkeiten dargestellt und die morphologischen Veränderungen des Nervensystems beschrieben. Bei der atypischen Geflügelpest, zu deren Nachweis unter den epizootiologischen Bedingungen im Einzugsbereich des Vf. außerdem serologische und virologische Untersuchungen hinzukommen, sind die entzündlichen Reaktionen vorwiegend im Gehirn und bei der Marekschen Hühnerlähmung hauptsächlich in den peripheren Nerven lokalisiert. Bei der aviären Encephalomyelitis, die in ihrer akuten Form hauptsächlich bei Küken auftritt, sind sowohl encephalitische — diese vor allem im Kleinhirnmark — als auch myelitische Veränderungen zu finden. Chronisch verlaufende Fälle oder Späterkrankungen bei Jungtieren über 8 Wochen können diagnostische Schwierigkeiten bereiten, da die klinischen Erscheinungen nunmehr denen der Mareklähmung ähneln können. Histologisch fehlen jedoch Veränderungen der peripheren Nerven. Bei der Encephalomalacie handelt es sich um degenerative Läsionen des Gehirnes, besonders des Klein-

hirns im Kükenalter, die auf eine toxische Blutgefäßschädigung — durch ungesättigte Fettsäuren — zurückzuführen sind und meistens mit Vitamin E therapeutisch und prophylaktisch zu beeinflussen sind. Die Arbeit stellt die Wiedergabe eines Vortrages dar. W. Seffner. 2826.

Bogdan, J., Žuffa, A. und Kočiš, J. Dynamika vývoja morfologických zmien v orgánoch ošípaných, imunizovaných lapinizovaním vírusom moru ošípaných (kmeň „Rovac"). **(Die Intensität der Entwicklung morphologischer Veränderungen in den Organen von mittels lapinisiertem Schweinepestvirus [Stamm Rovac] immunisierten Schweinen.)** Veterinární Med. **8(35)** (1962) Nr. 2. S. 87–92. — 10 Abb., 18 Lit. Zus. in Russ., Dtsch.
An 28 Versuchsschweinen verfolgte man nach normaler s.c. Vaccination mit lapinisiertem Schweinepestvirus (Stamm Rovac) die klinischen Reaktionen, ihren Chrakter und die Intensität in den einzelnen Organen. Nach der Vaccination zeigten sich bei den immunisierten Schweinen Störungen der Atmungs- und Verdauungswege. Durch Sektion fand man für die Schweinepest charakteristische, entzündliche Veränderungen in der Lunge, im Magen und Darm, subkapsulare Blutungen in Milz und Niere sowie Herdnekrosen in Tonsillen und Lymphknoten des Dünn- und Dickdarmes. Der histologische Befund von Lunge, Leber, Milz, Niere, Lymphknoten und Tonsillen deckte sich qualitativ mit Veränderungen, die nach natürlicher und experimenteller Infektion der Schweine durch das Pestvirus entstehen. Unterschiede gab es nur in bezug auf die Intensität, den Umfang und die Regelmäßigkeit ihres Auftretens. Man kann annehmen, daß die Angaben von Bontscheff und Mitarbeitern, Lichačev und die eigenen Erfahrungen des Vf. über die verschieden starke Virulenz einzelner lapinisierter Stämme des Schweinepestvirus es ermöglichen dürften, ein unschädliches, gut immunisierendes lapinisiertes Schweinepestvirus zu gewinnen. Dies gelang bereits Newbern und Mitarbeitern, die durch mehrfache Passagen des Schweinepestvirus über Kaninchen einen Stamm gewonnen haben, der bei den immunisierten Tieren keine Vaccinationsreaktionen mehr hervorrief. V. Jaroš. 2895

Winter, Barbara. **Lymphknotenveränderungen im Zusammenhang mit leukotischen Erkrankungen der Tiere (Bearbeitet an Hand der Literatur von 1845 bis 1960).** Diss. Justus-Liebig-Univ. Gießen, Med. und Gerichtl. Veterinärklin. **1961** 97 S. — 302 Lit.
Bei der Leukose der Haustiere ist das Auftreten von Lymphknotenveränderungen besonders signifikant. Vfn. hat aus diesem Grunde das Schrifttum der letzten 115 Jahre auf die Beschreibung aufgetretener Lymphknotenveränderungen bei Leukose durchgesehen. Nach einleitender Beschreibung der Anatomie und Histologie des lymphatischen Systems stellt sie fest, daß bei Rind, Hund, Schwein und Pferd Vergrößerungen einzelner Gruppen, aber auch aller Lymphknoten mit im Vordergrund des Leukosegeschehens stehen. Während bei der lymphatischen Leukose bevorzugt anscheinend nur für jede Tierart charakteristische Lymphknotengruppen erkranken, treten Lymphknotenvergrößerungen bei den Myelosen, Reticulosen sowie beim Lymphosarkom, dem Chlorom, der Kahler'schen Krankheit und bei der Hodgkin'schen Krankheit nur inkonstant oder örtlich begrenzt auf. Bei der lymphatischen Leukose sind daher Lymphknotenveränderungen für den Kliniker ein wertvolles, unentbehrliches diagnostisches Hilfsmittel. E. Wiesner. 2927.

Wötzel, Martin. **Ein Beitrag zur Pathologie der Leukosen bei Hund und Katze.** Diss. Karl-Marx-Univ. Leipzig, Veterinärmed. Fak., Veterin. Pathol. Inst. **1960** 117 S. — 343 Lit.
Eine Auswertung des Sektionsmaterials des Vet.-Pathologischen Instituts in Leipzig ergab im Hinblick auf das Vorkommen von Leukose bei Hund und Katze für einen Zeitraum von mehr als 40 Jahren bei 9906 sezierten Hunden und 2854 Katzen in 112 Fällen beim Hund (1,13%) und in 45 Fällen bei der

Katze (1,58%) Leukose. 16 Fälle von Leukose beim Hund und 7 bei der Katze wurden vom Vf. selbst pathologisch-anatomisch und histologisch ausgewertet, wobei auf eine Gitterfaserausbildung in den Lymphknoten, der Milz und der Leber besonders geachtet wurde. Auf Grund ihrer Unreife und Gitterfaserausbildung werden die Fälle als „lymphoreticuläre Zwischenformen" bezeichnet und von den „reifzelligen" Lymphadenosen abgetrennt. Nach der verschiedengradigen Gitterfaserausbildung wird eine Unterteilung der „lymphoreticulären Zwischenformen" in eine „lymphoide Reticulose", „lymphoide Stammzellenleukose", eine „lymphatische Stammzellenleukose" und in die Kombinationsformen „reticuläre Stammzellenleukose" und „reticuläre Lymphadenose" zur näheren Charakterisierung verschiedener histologischer Bilder der Lymphadenose der Fleischfresser vorgeschlagen.
H. Gürtler. 2929.

Nicolau, C. T. und Gorescu, I. D.; Bukarest. **Die Morphopathologie der Mäuse-Leukämie durch Injektion zellfreier Knochenmarkfiltrate von menschlichen akuten Leukämiefällen erzeugt.** Z. ges. inn. Med. Grenzgebiete **17** (1962) Nr. 10. S. **441**-447. — 9 Abb., 2 Tab., 9 Lit.
Zellfreie Knochenmarksfiltrate von an Leukämie erkrankten Menschen wurden neugeborenen H-Mäusen zumeist intraperitoneal, aber auch intracerebral und s.c. injiziert. Dadurch konnten bei den Tieren nach unterschiedlich langer Incubationszeit (6–22 Mon.) verschiedene leukämische und aleukämische Leukämieformen (reticuloblastisch, myeloisch und lymphoblasto-lymphatisch) erzeugt werden. Pathologisch-anatomisch traten insbesondere Lymphknotenschwellungen, Milz-, Leber- und Thymushypertrophien mit starker Zellproliferation auf.
W. Wittmann. 2929.

Seemann, Annelore. **Über das Vorkommen von eosinophilen Einschlußkörperchen im Ammonshorn von Katzengehirnen (Beitrag zur Differentialdiagnostik der Tollwut der Katze).** Diss. Karl-Marx-Univ. Leipzig, Veterinärmed. Fak., Veterin.-Pathol. Inst. **1960** 36 S. — 3 Abb., 15 Lit.
194 Katzengehirne wurden histologisch auf das Vorkommen von eosinophilen Einschlußkörperchen in den großen Ganglienzellen des Ammonshornes und des Kleinhirnes untersucht. 174 der Katzen waren laut Vorbericht tollwutverdächtig. In 6 Gehirnen tollwutverdächtiger Tiere wurden Negrische Körperchen ermittelt, 110 waren histologisch negativ. In 58 Gehirnen wurden unspezifische, eosinophile Einschlußkörperchen im Cytoplasma der großen Ganglienzellen des Ammonshornes nachgewiesen. Sie waren 0,8–4,5 $\mu$ groß, sehr gut begrenzt, leuchtend rot, völlig strukturlos und wurden in den einzelnen Schnitten in unterschiedlicher Zahl beobachtet. Durch Tierversuche mit weißen Mäusen, denen Gehirnemulsionen intracerebral verabreicht wurden, konnte nur bei 35 Tieren die unspezifische Natur dieser Einschlußkörperchen bestätigt werden, wogegen bei 11 Tieren Negrische Körperchen ermittelt wurden. Untersuchungen an Gehirnen gesunder Katzen ergaben, daß etwa bei 30% derselben mit unspezifischen Einschlußkörperchen in den Ganglienzellen des Ammonshornes gerechnet werden muß, die sich jedoch auf Grund ihrer Leuchtkraft, Strukturlosigkeit und scharfen Begrenzung bei einiger Übung in den meisten Fällen von den Negrischen Körperchen unterscheiden lassen.
H. Gürtler. 2950.

Jansen, Jac.; Utrecht, Rijksuniv., Inst. voor Veterin. Virul. Een vergelijkend onderzoek van entreacties bij de cavia en de kip, na besmetting met konijnenpest-(pokken-)virus, vaccine en cow-pox. **(Vergleichende Untersuchung über die Impfreaktionen bei Meerschweinchen und Hühnern nach Infektion mit Kaninchenpocken-, Vaccinia- und Kuhpockenvirus.)** Tijdschr. Diergeneeskunde **87** (1962) Nr. 11. S. 738–740. — **4.** Lit.
Die Reaktion nach Impfung von Kaninchenpockenvirus in die Fußsohle des Meerschweinchens ist viel mäßiger als nach Impfung mit Vaccinia- und Kuh-

pockenvirus. Bei Verimpfung dieser drei Virusarten in die entfederte Haut des Huhnes entwickelt sich bei Kaninchenpockenvirus eine sehr heftige, bei den beiden anderen Viren eine mäßige Reaktion. H. Bergmann. 2955.

Habermehl, K.-O. und Diefenthal, W.; Berlin-Tempelhof, Städt. Wenckebach-Krankenhaus, Innere Abt. **Kinematographische Untersuchungen an Fibroblasten nach Infektion mit Ektromelievirus (Mäusepocken).** Arch. ges. Virusforsch. [Wien] **11** (1962) Nr. 5. S. 629–643. — 14 Abb., 41 Lit.
Die Bildung von vielkernigen Riesenzellen in ektromelieinfizierten Gewebekulturen aus embryonalen Mäusefibroblasten erfolgt, wie durch Analyse mikrokinematographischer Aufnahmen festgestellt werden konnte, durch Zellfusion und nicht auf Grund von Mitosen. In den Randpartien dieser Riesenzellen entstehen Einschlußkörper in Form kleiner Tropfen; sie erscheinen homogen, lassen in ihrem Innern keine Elementarkörperchen erkennen und nehmen im weiteren Verlauf der Infektion bis zum Zerfall der Riesenzellen kontinuierlich an Größe zu. Gelegentlich wurde das Verschmelzen zweier dicht beieinander liegender Einschlußkörper beobachtet. Viruselementarkörperchen traten ab 14 Std. p.i. im Cytoplasmasaum der Riesenzellen auf und zeigten lebhafte Brownsche Molekularbewegung. Die Freisetzung dieser Elementarkörperchen fand ab 30 Std. p.i. von feinen Protoplasmaausläufern aus statt. E. Benndorf. 2955.

Stella, G. und Stevan, Gianfranca; Padua, Italy, Univ., Inst. of Physiol. Changes in the heart rate from stimulation of the cerebellar cortex in decerebrated dogs. **(Veränderungen in der Herzfrequenz durch Reizung der Kleinhirnrinde bei enthirnten Hunden.)** Arch. int. Pharmacodynam. Thérap. **136** (1962) Nr. 1/2. S. 1–11. — 5 Abb., 20 Lit.
Bei Hunden mit einem Enthirnungsschnitt zwischen den Vierhügeln wird der Einfluß einer elektrischen Reizung (Viereckimpulse 1 msec, 300 pro sec) im Lobus anterior und vorderen Teil des Lobus posterior des Kleinhirns auf die Herzfrequenz untersucht. Im Gegensatz zu anderen Untersuchungen werden bei der Kleinhirnreizung des enthirnten Hundes charakteristische Veränderungen der Herzfrequenz, verbunden mit Schwankungen im Blutdruck und der Atemfrequenz, beobachtet. H.-A. Ketz. 3012.

Meyer, Maurice W., Nordheim, Edwin I. und Ballin, Henry M.; Minneapolis, Univ. of Minnesota, Med. School, Dep. of Physiol. Interstitial fluid pressure in intestinal submucosa of dogs in endotoxin shock. **(Über den interstitiellen Flüssigkeitsdruck in der intestinalen Submucosa von Hunden beim Endotoxinschock.)** Proc. Soc. exp. Biol. Med. **109** (1962) Nr. 1. S. 170–172. — 2 Abb., 15 Lit.
Gegenstand der Untersuchungen waren die Veränderungen im interstitiellen Flüssigkeitsdruck in der intestinalen Submucosa bei Hunden, die mit *E. coli*-Endotoxin behandelt wurden. Es wurde festgestellt, daß der Gewebedruck in der Submucosa signifikant erhöht war, während der Phase der portalen Blutdruckerhöhung und während der Perioden, die auf die Verabreichung von 1 mg/kg *E. coli*-Endotoxin folgten. Der durchschnittliche Gewebedruckanstieg in den ersten 10 Min. nach den Endotoxingaben betrug 1,0 $\pm$ 0,22 mm Hg. Die Beziehung zwischen Portaldruck und Gewebedruck wird herausgestellt. Auf die Mitwirkung des Histamins bei den Gewebedruckveränderungen wird in der Diskussion eingegangen. W. Richter/Kleinmachnow. 3020.

Thompson, Samuel W., Bogdon, Thomas R. und Yost, Donald H.; Denver, Colo., Fitzsimons Gen. Hospital, U. S. Army Med. Res. and Nutrit. Lab. Some histochemical studies of cloisonne kidney in the male Angora goat. **(Einige histochemische Untersuchungen an der Fachwerkniere der männlichen Angoraziege.)** Amer. J. veterin. Res. **22** (1961) Nr. 89. S. 757–763. — 8 Abb., 12 Lit.

Die Fachwerknieren von insgesamt 6 erwachsenen Ziegenböcken werden histochemisch untersucht. Die in diesen Nieren abgelagerten Pigmente enthalten nachweisbare Mengen von Cystin, Cystein, Tyrosin, und Aminogruppen. Mineralische Bestandteile können mit den angewandten Methoden nicht sicher nachgewiesen werden. H.-A. Ketz. 3045.

Gärtner, K.; Hannover, Tierärztl. Hochschule, Physiol. Inst. **Untersuchungen über die renale Na-Ausscheidung bei der chronischen Nephritis des Hundes.** Berliner Münchener tierärztl. Wschr. **75** (1962) Nr. 6. S. 109–111. — 2 Abb., 1 Tab., 9 Lit. Zus. in Engl.
In 2 Serien wurden an 11 Tieren zwischen 3 und 8 Jahren und an 8 Tieren, meist Schäferhunde, etwa 5–9 Jahre alt, die Na-Clearance mit der glomerulären Filtrationsrate verglichen. Die erste Gruppe wurde als gesund oder gering nierenkrank aufgrund der Harnbeschaffenheit, der glomerulären Filtrationsrate und des normalen Blutharnstoffwertes angesprochen. Die 2. Gruppe besaß Anzeichen einer hochgradigen, chronischen interstitiellen Nephritis bei Serumharnstoffwerten über 80 mg%. Bei der Hälfte der nephritiskranken Hunde wurde doppelt so viel glomerulär filtriertes Na ausgeschieden wie bei gesunden Tieren. Die tubuläre Rückresorption ist erheblich eingeschränkt, obwohl bei den kranken Tieren eine isotonische Dehydration mit erheblichem Na-Mangel im Körper anzunehmen ist. In besonders fortgeschrittenen Krankheitsfällen kann die vermehrte Na-Ausscheidung durch die Insuffizienz der glomerulären Filtration kompensiert werden. Hunde von Schäferhundgröße mit chronischer interstitieller Nephritis können täglich vermehrt 1,0 bis 3,0 Na (das bedeutet 2,5 bis 7,5 g Kochsalz) ausscheiden. Die Therapie soll diesen Verlust bei genügendem Wasserangebot auszugleichen versuchen. Eine Überdosierungsgefahr besteht nicht. H. Trolldenier. 3045.

Slater, J. D. H., Mestitz, Paul, Walker, Geoffrey und Nabarro, J. D. N.; London, Middlesex Hospital, Inst. of Clin. Res. The acute effects of infused adrenal steroids on renal function in adrenalectomized dogs. **(Die akuten Wirkungen einer Nebennierensteroidinjektion auf die Nierenfunktion adrenalektomierter Hunde.)** Acta endocrinol. [Copenhagen] **37** (1961) Nr. 2. S. 263 bis 278. — 12 Abb., 2 Tab., 17 Lit.
Bei insgesamt vier adrenalektomierten Hunden wird die Wirkung einer Cortisol-, Prednisolon- und Aldosteroninfusion auf die Nierenfunktion geprüft. Die Infusion von Cortisol (1,5 und 10 mg/Std.), von Prednisolon (2 mg/Std.) und von Nebennierenextrakten (10 ml/Std.) führten zum Anstieg der glomerulären Filtrationsrate und zum Abfall der Filtrationsfraktion. In den meisten Versuchen kommt es während der Steroidinfusion zur erhöhten Natrium- und Kaliumausscheidung und zum Ansteig der osmolaren Clearance.
H.-A. Ketz. 3045.

Gerlach, E., Dreisbach, R. H. und Deuticke, B.; Freiburg/Br., Univ., Physiol. Inst. **Entstehung von Nucleosiden, Purinen und Pyrimidinen in der Rattenniere bei Sauerstoffmangel.** Naturwissenschaften **49** (1962) Nr. 4. S. 87–88. — 1 Abb., 1 Tab., 2 Lit.
In total ischämisch gemachten Rattennieren wird der Abbau von Nucleotiden papierchromatographisch verfolgt. Eine von der Dauer der Ischämie abhängige Anreicherung von Mononucleotiden und die Entstehung von Neucleosiden, Purinen und Pyrimidinen wird als ausschließliche Folge des Abbaues von freien Nucleosid-Tri- und Diphosphaten gedeutet. H.-A. Ketz. 3045.

Szegedi, B. Összefüggések a házilud elhizása során változó májstruktura és mellékvese aktivitása között. **(Zusammenhänge zwischen der bei Verfettung sich verändernden Leberstruktur der Hausgänse und der Aktivität ihrer Nebennieren.)** Agrártudományi Egyetem Mezögazdaságtudományi Karának Közleményei, Gödöllö [Ber. landwirtsch.-wiss. Fak. Univ. Agrarwiss., Gödöllö] **1961** S. 13–20. — Aus: Ung. Agrar-Rdsch. **1962** Nr. 3.

Vf. untersuchte die Zusammenhänge zwischen der Aktivität der Nebennierenrinde und der Struktur der Leber bzw. ihres Fettgehaltes unter Berücksichtigung der Veränderungen des Lipoid-Ketonspiegels und des Blutes. Er führte seine Versuche mit 8 Hausgänsen (4 Legegänse und 4 Ganter) durch. Während der Versuchsdauer von 6 Wochen wurden die Tiere mit angefeuchtetem Mais in herkömmlicher Weise mit der Hand gestopft. Die Untersuchungen nahm er in 3 Perioden, alle 2 Wochen vor. Am Ende der Perioden schlachtete er die Tiere und fertigte aus ihren Leberproben Schnitte von einer Dicke von 10 bis 15 Mikron an. Er stellte fest, daß sich bis Ende der ersten Periode die Struktur der Leber, verglichen mit der Kontrolle, nicht wesentlich verändert hatte. Der durch chemische Analyse bestimmte Leberlipoidgehalt erhöhte sich auf 157%, der Serumlipoidgehalt auf 134%, dagegen blieben der Ketonspiegel des Blutes und die Aktivität der Nebennierenrinde unverändert. Am Ende der zweiten Periode war die Verfettung vorgeschritten. Sie entwikkelte sich mit einem perivasculären Charakter und trat sowohl in der Gegend der interlobulären als auch der zentralen Venen in Erscheinung. Der Leberlipoidgehalt erhöhte sich auf 219%, der Serumlipoidspiegel auf 183%, der Ketonspiegel auf 163%, der Kernvolumenwert der Nebennierenrinde auf 122%. Am Ende der dritten Periode hatte die Verfettung der Leber solche Ausmaße erreicht, daß man in den Schnitten intakte, inselartig zerstreute Zellengruppen nur äußerst selten vorfand. In einigen Abschnitten zwischen den interlobulären und zentralen Venen hatte das Lebergewebe seine Struktur vollständig verloren. Der Lipoidgehalt der Leber erhöhte sich auf 401%, der des Serums auf 252%, der Ketonspiegel des Blutes auf 179%, der Kernvolumenwert der Nebennierenrinde auf 132%. Die Versuchsergebnisse weisen in der ersten Periode auf eine starke Leberbelastung hin, die durch die von der Ernährungsbelastung verursachten Veränderungen bedingt, jedoch nicht krankhaft war. Infolge einer erhöhten Aktivität der Nebennierenrinde begann sich jedoch in der zweiten Periode die Leber stärker zu verfetten. Dies hielt solange an, bis sich das Syndrom der vollkommenen Leberverfettung entwickelt hatte. 3070.

Stöcker, Elmar; Köln, Univ., Inst. für Med. Isotopenforsch.; Würzburg, Univ., Pathol. Inst. **Autoradiographische Untersuchungen zur Deutung der funktionellen Kernschwellung am exokrinen Pankreas.** Z. Zellforsch. mikroskop. Anatom. **57** (1962) Nr. 1. S. 47–62. — 4 Abb., 64 Lit.

Nach vorangegangener Ruhigstellung des Organs durch Atropin und nachfolgender Anregung durch Pilocarpin kommt es zu Volumenänderungen des Kernes der exokrinen Pankreaszelle der weißen Maus. Vf. verabreichte nun intraperitoneal an 15 g schwere männl. Mäuse, die vorher Atropin (0,2 $cm^3$ einer 1‰igen Lösung) und Pilocarpin (0,15 $cm^3$ einer 1%igen Lösung) erhielten, zu verschiedenen Zeitpunkten zwischen 0 und 24 Std. nach der Pilocarpininjektion jeweils 1,7 mC $H^3$-dl-Leucin (spez. Aktivität 3000 mC/mMol in 0,4 $cm^3$ hypotonischer NaCl-Lösung) bzw. 0,166 mC $H^3$-Cystidin (spez. Aktivität 1000 mC/mMol, Schwarz Bio Research, New York, in 0,234 $cm^3$ physiologischer NaCl-Lösung). 20 Min. nach der Injektion des markierten Vorläufers wurden die Tiere getötet und autoradiographisch untersucht. Dabei konnte festgestellt werden, daß die gesamte Leucin-Inkorporation pro Volumeneinheit des Kernes zu jedem Zeitpunkt dem Kernvolumen proportional ist. Dies besagt, daß die Größe der Kern-Eiweiß-Syntheserate mit den Volumenänderungen des Kernes übereinstimmt. Auch die $H^3$-Cystidin-Inkorporationsrate und damit die Größe der Kern-RNS-Syntheserate entspricht den Volumenänderungen, jedoch steigt die RNS-Syntheserate mit der Kernvolumenzunahme pro Volumeneinheit nicht volumenproportional wie bei der Kern-

Eiweiß-Syntheserate, sondern stärker als linear, und zwar etwa mit der zweiten Potenz des Volumens an. Die funktionelle Kernschwellung Benninghoffs ist daher als Ausdruck für eine gegenüber der Norm gesteigerte Stoffwechselaktivität des Kernes anzusehen. G. Michel. 3075.

Cîrstea, Marin und Suhaciu, Gheorghe; Bucarest, Inst. de Physiol. Normale et Pathol. Effects d'un choc anaphylactique préalable et du traitement à la polyvinylpyrrolidone sur la réaction anaphylactique chez le chien. **(Der Einfluß eines vorangegangenen anaphylaktischen Schocks und einer Behandlung mit Polyvinylpyrrolidon auf die anaphylaktische Reaktion beim Hund.)** J. Physiol. [Paris] **53** (1961) Nr. 6. S. 781–792. — 1 Abb., 3 Tab., 28 Lit.
Es wird an Hunden der Einfluß eines vorangegangenen anaphylaktischen Schocks auf eine durch ein anderes Antigen hervorgerufene anaphylaktische Reaktion untersucht. Die an 8 Gruppen mit je 10 Hunden durchgeführten Versuche haben ergeben, daß der mit Pferdeserum hervorgerufene Schock intensiver ist als der mit Hühnereiweiß erzeugte. Der mit Hilfe von Pferdeserum ausgelöste Schock bei Hunden, die vorher durch Eiweiß einen Schock erlitten hatten, ist gleich intensiv wie der Schock bei Hunden, die nicht vorbehandelt waren. Bei Hunden, bei denen mit Hilfe von Pferdeserum ein Schock ausgelöst worden war, war ein durch Eiweiß erzeugter weiterer Schock signifikant geringer als der durch Eiweiß bewirkte Schock bei nicht vorbehandelten Tieren. Die Intensität des durch Pferdeserum ausgelösten Schocks bei Tieren, die vorher einen durch Polyvinylpyrrolidon (PVP) erzeugten Schock erlitten hatten, dem in einigen Fällen noch ein mit Eiweiß hervorgerufener Schock gefolgt war, war nicht unterschiedlich gegenüber der Stärke eines nur durch Pferdeserum ausgelösten Schocks. Das Gleiche war auch bei Hunden der Fall, die vor der Schockauslösung mit Pferdeserum 3 Injektionen erhalten hatten. Die durch Eiweiß hervorgerufene anaphylaktiche Reaktion nach einem Schock mit PVP war kleiner als bei Tieren, die nur mit Eiweiß einen Schock erlitten hatten. Diese Feststellung, daß das PVP nicht die Intensität des durch Pferdeserum erzeugten anaphylaktischen Schocks ändert, zeigt, daß das Histamin nicht den bedeutenden Faktor beim anaphylaktischen Schock des Hundes darstellt. Es werden die vermutlichen Gründe für die unterschiedlichen Ergebnisse bei den mit beiden verschiedenen Antigenen hervorgerufenen Reaktionen erörtert und zu erklären versucht. D. Matthias. 3090.

Köhler, H. und Ullrich, W.; Wien, Tierärztl. Hochschule, Lehrkanzel für Interne Med., Dermatol. und Klin. Seuchenlehre, Inst. für Pathol. und Gerichtl. Tierheilkunde. **Über eine Paraproteinose mit Plasmocytose bei einem Hund.** Pathol. Microbiol. [Basel] **25** (1962) Nr. 2. S. 204–228. — 10 Abb., 8 Tab., 41 Lit. Zus. in Engl., Franz.
Eine 2½-jährige Schäferhündin zeigte während einer 4½ Mon. dauernden Krankheit zunehmende Dyspnoe, im Röntgenbild inhomogene Verschattungen in den Zwerchfellslappen, hochgradig beschleunigte Blutsenkung (sog. Rekordbeschleunigung), Blutungsneigung, Vermehrung des Gesamteiweißes auf 9,2 bzw. 8,2%, Verminderung der Albumine auf 18,8% und Vermehrung der $\beta$-Globuline auf 45,2%. In der Lunge, Milz und Niere wurden makroskopisch nicht sichtbare Plasmazellproliferationen und Paraproteinabscheidung gefunden. Diese Störung des Eiweißstoffwechsels führt durch Überladung des Blutes mit Paraproteinen zur Speicherung in geeigneten Geweben (Paraproteinose) und zur Paraproteinurie. Regelmäßig ist eine Nephrose, wie im beschriebenen Falle, vorhanden. Das Plasmocytom ist beim Menschen die häufigste Ursache der Paraproteinose; beim Tier liegen Berichte über Paraproteinosen nicht vor. Serologische Untersuchungen und histologische Befunde werden ausführlich wiedergegeben. H. Trolldenier. 3090.

Hellman, Bo, Larsson, Stig und Westman, Sighild; Uppsala, Univ., Histol. Dep.; Stockholm, Roy. Veterin. School, Dep. of Physiol. and Clin.

Biochem. Ascpects of the glucose and amino acid metabolism in the liver and the diaphragm of normal and obese-hyperglycemic mice. **(Ansichten über den Glukose- und Aminosäurestoffwechsel in der Leber und dem Zwerchfell von normalen und fetten, hypoglykämischen Mäusen.)** Acta physiol. scand. **53** (1961) Nr. 3/4. S. 330–338. — 5 Tab., 38 Lit.

An in vitro-Versuchen mit gleichmäßig $^{14}C$-beladener Glukose sollten in der Leber und im Zwerchfell die Veränderungen bei der amerikanischen Variante des hereditären hyperglykämischen Fett-Syndroms bei Mäusen ermittelt werden. Bei den kranken Versuchstieren wurde geprüft, ob die Leber ohne sichtbare Erscheinungen der Fettdegeneration anzutreffen war. Im Alanin und Glutamin der Leber, und zusätzlich im Zwerchfell noch in der Glutaminsäure, konnten meßbare $^{14}C$-Atome aus der Glukose festgestellt werden. Vergleiche zu den Symptomen und dem Stoffwechselgeschehen beim Alloxan-Diabetes werden in die Diskussion zu diesen Versuchen einbezogen.

W. Richter/Kleinmachnow. 3110.

Diller, E. R., Korzenovsky, M. und Harvey, O. A.; Indianapolis, Ind., Biochem. Res. Div., Lilly Res. Lab. Endogenous hypercholesterosis in rabbits fed a fat-free purified diet and the effect of unsaturated lipid. **(Die endogene Hypercholesterose bei Kaninchen nach Verabreichung eines gereinigten, fettfreien Futters und deren Beeinflussung durch ungesättigte Fettsäuren.)** J. of Nutrit. **73** (1961) Nr. 1. S. 14–16. — 1 Abb., 2 Tab., 11 Lit.

Erwachsene männliche Kaninchen wurden einem 3 Mon. langen Fütterungsversuch auf cholesterinfreier Basis unter Variierung des Fettstoffanteils (0, 5, 10 bzw. 20% Getreideöl) unterworfen. Vergleichsweise zu Kontrollen stieg der Cholesteringehalt des Serums in allen Gruppen an, wobei der Effekt bei fettstofffreier Ernährung am stärksten ausgeprägt war. Die Zunahme des Serum-Cholesteringehaltes bei Verabreichung von Getreideöl ist nicht vom Lipoidgehalt der Mischung abhängig. Der Cholesteringehalt der Leber war bei Fettmangel erhöht; bei unterschiedlichen Fettstoffzulagen stieg er entsprechend der Erhöhung des Fettanteils an, wobei das veresterte Cholesterin stärker zunahm als das freie Cholesterin. E. Kolb. 3120.

Kemp, A.; Wageningen. Over het ontstaan en de preventie van hypomagnesemie bij rundvee. **(Entstehung und Vorbeuge der Hypomagnesämie des Rindes.)** Tijdschr. Diergeneeskunde **87** (1962) Nr. 8. S. 529–541. — 3 Abb., 3 Tab., 14 Lit.

In Fütterungsversuchen nahmen Milchkühe mit dem Winterfutter täglich 33,08 g Magnesium auf, im Sommer mit dem Gras 16,62 g. Bei Grasfütterung wurden etwa 83% (67–93%) des mit dem Futter aufgenommenen Magnesiums wieder mit dem Kot ausgeschieden, so daß dem Tierkörper lediglich 17% zur Verfügung blieben. Man muß bei der Fütterung berücksichtigen, daß mit jedem kg Milch etwa 0,12 g Magnesium und mit dem Harn täglich etwa 1,54 g (0,4–3,6) ausgeschieden werden. Die im Harn täglich ausgeschiedene Menge korreliert mit dem dem Körper nach der Milchbildung noch zur Verfügung stehenden Magnesiumrest. Aus diesem Grunde wird eine Hypomagnesämie beobachtet, wenn weniger als 1 g Magnesium täglich mit dem Harn ausgeschieden wird. Der tägliche Bedarf einer Milchkuh an Magnesium beträgt außer den 0,12 g/kg Milch etwa 2,5 g. E. Wiesner. 3130.

Cîrstea, Marin und Suhaciu, Gheorghe. Évaluation du rôle de l'histamine dans la production de l'hypotension anaphylactique chez le chien. **(Die Bedeutung des Histamins bei der Entstehung des anaphylaktiden Schocks beim Hund.)** J. Physiol. [Paris] **53** (1961) Nr. 5. S. 719–731. — 3 Tab., 78 Lit.

Bei Hunden wird der Einfluß von Histamin, spezifischen Antigenen, von Polyvinylpyrrolidon, Pepton und Promethazin auf eine anaphylaktische Hypotension in vergleichenden Untersuchungen geprüft. Aus den Versuchsergebnissen geht hervor, daß Histamin keinen signifikanten Einfluß auf die Hypotension weder im Verlaufe des anaphylaktischen Schocks noch des Peptonschocks hat. H.-A. Ketz. 3145.

Sager, Oscar, Foni, Lancu und Florea-Ciocoiu, Viorica; Bucarest, Clin. Neurol., Inst. de Neurol. I. P. Pawlov,, Lab. de Physiopathol. Recherches sur le réflexe conditionné gastrique chez l'animal à néocortex extirpé. **(Die bedingt reflektorische Magensekretion nach Entfernung des Neopalliums.)** J. Physiol. [Paris] **53** (1961) Nr. 5. S. 741–751. — 6 Abb., **14** Lit.
Bei einem Hund mit Pawlow-Magen wird das Großhirn unter Schonung des Rhinencephalon entfernt. Danach wird die Magensekretion durch Fütterung, durch subcutane Histamininjektion und bedingt reflektorisch (Metronom mit 120 Schlägen pro Min.) ausgelöst. Menge und Zusammensetzung des bedingt reflektorisch gewonnenen Magensaftes entspricht dem auf natürliche Reize hin abgegebenen Magensekret. Dabei kommt es aber zu einem schnellen Erlöschen der bedingt reflektorischen Magensekretion. Aus den Ergebnissen wird geschlossen, daß bedingte Nahrungsreflexe beim Hund auch ohne die Großhirnrinde erarbeitet werden können, wenn das Rhinencephalon erhalten bleibt. Es wird angenommen, daß es dabei zunächst zu einer primären Erregungsausbreitung im Rhinencephalon kommt, die auf das vegetative Nervensystem umgeschaltet wird. Beim intakten Hund kommt es demnach erst sekundär zu einer Erregungsausbreitung in der Großhirnrinde.
H.-A. Ketz. 3145.

Premachandra, B. N. und Turner, C. W.; Columbia, Univ. of Missouri, Dep. of Dairy Husbandry. Metabolism of thyroxine in hyperthyroidism in cattle. **(Der Thyroxinstoffwechsel beim Hyperthyreoidismus des Rindes.)** Proc. Soc. exp. Biol. Med. **106** (1961) Nr. **4**. S. 818–819. — 1 Tab., 3 Lit.
Bei insgesamt 8 Rindern wird die biologische Halbwertszeit von $^{131}$J unter normalen Bedingungen sowie nach monatelanger s.c. Verabreichung von L-Thyroxin bestimmt. Die mittlere biologische Halbwertszeit für $^{131}$J liegt unter physiologischen Bedingungen bei 2,32 Tagen. Bei chronischer s.c. Injektion von L-Thyroxin in Dosen einer halben normalen täglichen Sekretionsrate fällt die biologische Halbwertszeit von $^{131}$J auf 1,05 Tage. Bei zwei Rindern, die täglich L-Thyroxin in Höhe der normalen Sekretionsrate erhalten, sinkt die biologische Halbwertszeit von $^{131}$J auf 0,89 Tage. Bei allen Tieren, die L-Thyroxin in Höhe der halben täglichen Sekretionsrate erhalten, steigt die Milchleistung um 20% und mehr, während bei allen Tieren, die L-Thyroxin in Höhe der täglichen Sekretionsrate erhalten, keine wesentliche Veränderung der Milchleistung beobachtet wird. H.-A. Ketz. 3150.

Weltman, A. Stanley, Owens, Harry und Sackler, Arthur M.; Brooklyn, N. Y., Long Island Univ., Brooklyn Coll. of Pharmacy, Res. Inst. Effect of age and thymectomy on urinary 17-ketosteroid-levels in male rats. **(Einfluß von Alter und Thymektomie auf den 17-Ketosteroidspiegel im Harn männlicher Ratten.)** Nature [London] **194** (1962) Nr. 4833. S. 1087–1088. — 1 Tab., 18 Lit.
In den ersten vier Wochen nach der Operation wurden zwischen thymektomierten, scheinbar thymektomierten (Operation ohne Thymektomie) und nicht operierten Ratten weder Unterschiede im Harnvolumen noch in der 17-Ketosteroidkonzentration (17-KS) im Harn oder der tägl. 17-KS-Gesamtausscheidung ermittelt. Im höheren Lebensalter (12 und 24 Wochen nach der Operation) war die 17-KS-Konzentration bei scheinbar thymektomierten Tieren größer als bei den nichtoperierten Kontrollen. Die Werte in der Thymektomiegruppe lagen unter den bei scheinbar operierten erhaltenen. Die 17-KS-Bestimmung zeigte also keine kürzer- oder längerdauernde Wirkung der Thymektomie auf die adrenale oder androgene Funktion an und steht dabei im Widerspruch zu mit anderen Methoden erzielten Ergebnissen. Die

Histamin-Resistenz-Funktion der Nebennieren war z. B. nach Thymektomie verbessert. Es besteht ein Widerspruch zwischen 17-KS-Ausscheidung und physiologischer Wirkung, da gesteigerte Funktion eine erhöhte Rückresorption in der Niere zur Folge hat. Die Histamin-Resistenz-Steigerung nach Thymektomie ist wahrscheinlich auf die Beseitigung eines antiadrenalen Faktors des Thymus mit Beziehungen zur Histamin-Toleranz zurückzuführen. S. Willer. 3150.

Venning, Eleanor H. und Lucis, O. J.; Montreal, Canada, McGill Univ. Clin.; Roy. Victoria Hospital. Effect of growth hormone on the biosynthesis of aldosterone in the rat. **(Die Wirkung des Wachstumshormons auf die Biosynthese von Aldosteron bei Ratten.)** Endocrinology **70** (1962) Nr. 4. S. 486–491. — 5 Tab., 18 Lit.
Die Wachstumshormone von Schwein, Affe und Mensch lösen bei hypophysektomierten Ratten in gleicher Weise einen Anstieg der Synthese von Aldosteron in der Nebennierenrinde (NNR) ohne wesentliche Erhöhung der Corticosteronproduktion aus. — Eine Incubation dieser Präparate mit Rattennebennieren zeigt, daß die Synthese von Aldosteron nicht durch eine direkte Wirkung des Wachstumshormons zu erklären ist. Der Wirkungsmechanismus bzw. Stoffwechselweg ist noch unklar. Neuere Untersuchungen anderer Autoren lassen vermuten, daß die Aldosteronsekretion durch ein Renin-Angiotensin-System stimuliert wird. Es wird gezeigt, daß das Wachstumshormon eine renotrope Wirkung hat. Die Natriumretention und die Ausbreitung des extracellulären Flüssigkeitsraumes bei der Ratte kann durch STH auch nach totaler Adrenalektomie bewirkt werden. In weiteren Versuchen soll ermittelt werden, ob die durch das Wachstumshormon bedingte erhöhte Aldosteronbiosynthese in Beziehung zu Veränderungen der Nierenfunktion steht. H. Seidel. 3150.

## VII. BAKTERIOLOGIE UND HYGIENE

Procknow, John J., Connelly jun., Philip A. und Ray, C. George; Chicago, Univ., Dep. of Med., Sect. of Prevent Med. Fluorescent antibody technique in histoplasmosis. **(Der Fluoreszenz-Antikörpernachweis bei Histoplasmose.)** Arch. Pathol. **73** (1962) Nr. 4. S. 313–324. — 17 Abb., 25 Lit.
Zum Nachweis des „hefeähnlichen Stadiums" von *Histoplasma capsulatum* (*H. c.*) bei experimentell intranasal infizierten Mäusen wird der Flourescenz-Antikörpernachweis herangezogen. Antihistoplasma-Globulin wurde durch Verabreichung der hitzebehandelten hefeähnlichen Zellen von *H. c.* an Kaninchen und Entblutung der Tiere aus dem Serum durch Ammoniumsulfat-Fraktionierung gewonnen und mit Fluorescinthioisocyanat gekoppelt. Die Gewebeschnitte wurden nach Gefrierfixation oder Pikrinsäure-Alkohol-Formalin-Fixation gefärbt und können anschließend noch für die Hämatoxylin-Eosin-Färbung Verwendung finden. Unter Anwendung dieser Technik konnte die Pathogenese der *H. c.* von den frühesten Stadien der Bildung hefeähnlicher Zellen in den Sporen über ihre Vermehrung und Streuung bis zu ihrem chronischen Auftreten in Organen des reticuloendothelialen Systems verfolgt werden. Der Fluorescenz-Antikörpernachweis ermöglicht bei *H. c.* ohne Kulturversuch bzw. auch bei Abwesenheit einer großen Keimzahl im Gewebe eine rasche Diagnose. H. Gürtler. 3270.

Feinberg, Joseph G. W.; Betchworth, Surrey, Bencard Allergy Res. Unit., Beecham Res. Lab. Microspot test applied to cellulose acetate membranes. **(„Microspot"-Test unter Anwendung von Zelluloseacetat-Membranen.)** Nature [London] **194** (1962) Nr. 4825. S. 307–308.
Als „Microspot"-Test wird eine Präzipitation im Agargel auf Deckgläschen verstanden. Wesentlich empfindlicher ist die Reaktion jedoch, wenn statt Agar eine mit Antiserum getränkte Zelluloseacetatmembran verwendet wird.

Auf diese wird ein Mikrotropfen Antigen gegeben, danach bebrütet, gewaschen und gefärbt. Die Methode ist besonders für forensische Zwecke geeignet.
H. Schwarz. 3280.

Lindner, K. E.; Leipzig, Karl-Marx-Univ., Inst. für Veterin.-Mikrobiol. und Tierseuchenlehre; Veterinäruntersuchungs- und Tiergesundheitsamt. **Über die Verwendung des beim Fleischkochen im Schlachthof anfallenden Fleischwassers als Nährbodengrundlage.** Mh. Veterinärmed. **17** (1962) Nr. 12. S. 500–503. — 9 Tab.
Im Schlachthof beim Kochen von Rindfleisch anfallende Fleischbrühe wurde für die Herstellung von Fleischwasserbouillon verwendet, die ihrerseits als Grundmedium für verschiedene feste und flüssige Nährböden wie Serumbouillon, Traubenzuckerbouillon, Glycerinbouillon, Fleischwasserpeptonagar, Blutagar, Brillantgrün-Phenolrot-Agar, Gassneragar, PNPG- und Blutagar-Fortner-Platten diente. In vergleichenden Untersuchungen wurde das Wachstum der verschiedensten Bakterienarten auf den mit Fleischbrühe und gleichen, mit üblichem Fleischwasser hergestellten Nährböden geprüft. Es konnten nur geringfügige Unterschiede im Wachstum der Bakterien gefunden werden. Auf die niedrigen Beschaffungskosten des im Schlachthof anfallenden Fleischwassers wird hingewiesen.
G. Scheibner. 3280.

Landman, Otto E., Bausum, Howard T. und Matney, Thomas S.; Fort Detrick, Frederick, Md., U.S. Army Chem. Corps. Temperature-gradient plates for growth of microorganisms. **(Metallplatten mit fortlaufendem Temperaturbereich zur Züchtung von Mikroorganismen.)** J. Bacteriol. **83** (1962) Nr. 3. S. 463–469.
Vff. entwickelten eine Technik, um das Wachstum von Mikroorganismen bei fortlaufend abgestuften Temperaturen zu untersuchen. Die Apparatur besteht aus einer großen Aluminiumplatte (86,4 × 28,2 × 3,8 cm), in die longitudinal Kanäle (75,3 × 5,1 × 2,5 cm) eingeschnitten werden. Die Kanäle werden mit Agar ausgegossen. Die Platte wird mit einer zweiten abgedeckt und durch Klammern verschraubt. An einer Schmalseite wird eine elektrische Heizeinrichtung zwischen die Platten gelegt, wodurch in der Längsrichtung der Platten eine fortschreitend abfallende Temperatur erreicht wird. Es werden auch Aluminiumplatten mit schmaleren Kanälen oder einem Profil zur Aufnahme von Petrischalen oder Reagenzröhrchen beschrieben. Die Apparatur erwies sich u. a. bei der Bestimmung der maximalen Wachstumstemperatur von Bakterienstämmen sowie zur Isolierung von Mutanten nützlich.
H. Schwarz. 3280.

Magoley, Josef. **Biochemische Reaktionen an Überständen von Hitchens Agar, auf dem anaërobe Bakterien gewachsen waren.** Diss. Justus-Liebig-Univ. Gießen, Veterinärhyg.- und Tierseuchen-Inst. **1961** 53 S. — 5 Tab., 153 Lit.
Es werden verschiedene Methoden der Untersuchungsverfahren von Anaërobiern beschrieben. Ein relativ einfacher Nährboden zur Anaëroben-Kultur ist der 1921 von Hitchens angegebene. Die Untersuchungen des Vf. bestätigten, daß zum Nachweis biochemischer Eigenschaften anaërober Bakterien die Züchtung in Hitchens-Agar (ohne Glukose) mit Zusatz der reaktionsfähigen Substanzen (sowie wachstumsfördernder Substanzen) und die Prüfung der Endprodukte im Zentrifugenüberstand (60 min. bei 3000 U/Min.) empfohlen werden kann. Insbesondere gilt dies für die diagnostische Feststellung definierender biochemischer Eigenschaften der Clostridien.
E. Wiesner. 3280.

Kathe, Johannes; Rostock, Univ., Inst. für Med. Mikrobiol. und Epidemiol. **Versuche an lebender Kreatur.** Z. Versuchstierkunde **1** (1962) Nr. 3/4. S. 81–87. — 1 Abb., 11 Lit.

Vf. betont, daß die großen Erfolge auf dem Gebiet der Bekämpfung der Infektionskrankheiten ohne Tierexperiment nicht erreicht worden wären. Vernünftig durchgeführte Tierversuche machen vor allem auch weitgehend bestimmte Versuche am Menschen unnötig. Eindringlich wird vor der Durchführung von Versuchen an Menschen gewarnt. Auch Versuche mit sog. „Freiwilligen" sind abzulehnen. Eine Wiederholung bestimmter Tierversuche für Ausbildungs- und Demonstrationszwecke kann durch Benutzung von Lehrfilmen vermieden werden. Die Tierversuche durchführenden Personen sollten immer wieder auf die Bestimmungen des Tierschutzgesetzes hingewiesen werden und darauf, daß sie die Ehrfurcht vor dem Leben auch des Versuchstieres nicht vergessen. G. Scheibner. 3300.

Bartmann, K. (unter techn. Mitarb. von Blisse, A.); Berlin-Wannsee, Städt. Klin. für Lungenkranke Heckeshorn, Bakteriol. Abt. **Aufbau der Bakterienzellwand, Wirkungschemismus des Penicillins, Wachstum der Bakterienzelle und L-Form.** Zbl. Bakteriol., Parasitenkunde, Infektionskrankh. Hyg. I. Abt., Orig. **185** (1962) Nr. 2. S. 252–269. — 35 Abb., 51 Lit. Zus. in Russ., Engl., Franz., Span.

Nach kurzer Darstellung moderner Erkenntnisse über den Aufbau der Bakterienzellwand und über den Wirkungsmechanismus des Penicillins wird das Wachstum der Bakterienzelle, die Bildung der großen Körper und die Vermehrungsweise der L-Form sowie die Rückbildung des großen Körpers zum Stäbchen beschrieben. Es wird besonders herausgestellt, daß die Bakterienzelle durch unipolare Sprossung wächst, was auch durch eigene Untersuchungen bestätigt werden konnte. G. Scheibner. 3360.

Vogelsang, E. G.; Maracay, Aragua, Venezuela. **Die Prämunition.** Dtsch. tierärztl. Wschr. **69** (1962) Nr. 4. S. 93–98.

Vf. gibt einen ausführlichen Überblick über den Begriff "Prämunition" in der Human- und Veterinärmedizin. Er weist an Hand der möglichen Krankheitsabläufe bei Syphilis, Tripper, Abdominaltyphus, Piroplasmose, Malaria, Vogelmalaria und Cholera auf das Vorkommen einer relativen oder Infektionsimmunität hin und legt die Unterschiede zwischen der Prämunition und der „echten" Immunität dar. Nach ihren Erscheinungen kann die Immunität in eine passive, eine produktive und eine potentielle oder dynamische Form aufgeteilt werden. Es wird auf die Beziehungen einer latenten Infektion zur Immunität bzw. Prämunition und auf die Bekämpfung der Erkrankungen durch hygienische Maßnahmen eingegangen. Vf. erörtert den Einfluß des Impfens bei bestimmten Krankheiten, der zur Abschwächung der Prämunition und zu Provokationsepidemien führen kann. Man ist der Ansicht, daß eine Dauerimmunität sich aus Perioden der Prämunition, der Freiheit von Erregern mit fallender Immunität, kurzen Spannen schwacher Wiederempfänglichkeit, Reinfektionen ohne oder mit unauffälligen Symptomen, erneuten Zeiten der Prämunition, Superinfektionen usw. zusammensetzt. S. Nickel. 3430.

Schützler, H.; Dessau, Forsch.-Inst. für Impfstoffe. **Nachteilige Beeinflussung der Antikörperbildung bei Tieren durch Erkrankungen.** Mh. Veterinärmed. **17** (1962) Nr. 12. S. 493–498. — 5 Abb., 4 Tab., 18 Lit.

Es wird über die Beeinflussung der Antikörperbildung bei einem an Aktinomykose erkrankten Ochsen, bei einem an Hufkrebs erkrankten Pferd und bei Schafen mit Lippengrinderkrankung berichtet. Sämtliche Tiere dienten der Produktion von Tetanusserum. Der Antikörpertiter des Ochsen sank bereits frühzeitig und hochgradig ab. Das Pferd zeigte nur einen geringen Antikörperabfall, während sich der Lippengrind bei den Schafen noch mehrere Wochen nach Abklingen der Erkrankung nachteilig auf die Antitoxinbildung ausgewirkt hat. Auf die Wichtigkeit, für die Herstellung hochwertiger Immunseren nur gesunde, von Tierärzten laufend überwachte und betreute Tiere zu verwenden, wird hingewiesen. G. Scheibner. 3430.

Dancis, Joseph, Samuels, Bruce D. und Douglas, Gordon W.; New York, Univ. Coll. of Med., Dep. of Pediatrics and Obstetrics and Gynecol. Immunological competence of placenta. **(Die immunologische Zuständigkeit der Placenta.)** Science [Washington] **136** (1962) 6 Nr. 3514. S. 382–383. — 1 Tab., 4 Lit.

Placentazellen von Mäusen eines Stammes wurden neugeborenen Mäusen eines anderen Stammes untraabdominal verabreicht. Die behandelten Mäuse zeigten das sog. „runt-Syndrom", d. h. langsames Wachstum und Tod im Alter von 2–4 Wochen. Der Ausgang der Versuche läßt den Schluß zu, daß in der Placenta Zellen von immunologischer Bedeutung vorkommen, die schließlich auch ursächlich für den Tod der behandelten Mäuse verantwortlich sind.
G. Scheibner. 3430.

Wellmann, G., Liebke, H. und Engel, H.; Berlin-Dahlem, Bundesgesundheitsamt, Max von Pettenkofer-Inst., Abt. für Veterinärmed. **Antikörpergehalt der Sauenmilch und Antikörperresorption durch die Ferkel zu verschiedenen Zeiten nach der Geburt.** Zbl. Bakteriol., Parasitenkunde, Infektionskrankh. Hyg. I. Abt., Orig. **185** (1962) Nr. 2. S. 215–229. — 5 Tab., 21 Lit. Zus. in Russ., Engl., Franz., Span.

Von Ausnahmen abgesehen, ist der Gehalt an Antikörpern gegen Rotlaufbakterien in der Colostralmilch höher als im Blut der Mutterschweine. 48 Std. p.p. konnte bei den Versuchssauen ein Absinken des Milchtiters auf oder unter die Höhe des Blutserumtiters gefunden werden. Der Titerabfall setzte sich rasch fort, erreichte jedoch bei hohen Ausgangstitern selbst 8 Wochen p.p. keine negativen Werte. Ferkel besitzen während der ersten 24 Std. p.n. das größte Antikörperresorptionsvermögen. Am 2. Tag p.n. sinkt das Resorptionsvermögen stark ab, es kann dann aber noch so groß sein, daß die aufgenommenen Antikörper die Tiere vor einer Rotlauferkrankung voll schützen. Eine serologisch oder durch den Infektionsversuch nachweisbare geringe Antikörperresorption ist auch noch nach der 1. Fütterung mit Colostralmilch 3–5 Tage p.n., vermutlich sogar noch später, vorhanden. G. Scheibner. 3430.

Seelemann, Martin und Meyer, Anneliese; Kiel, Bundesforsch.-Anst. für Milchwirtsch., Inst. für Milchhyg. **Zur Frage der Antikörperbildung im Euter.** Milchwissenschaft **17** (1962) Nr. 2. S. 79–85. — 7 Tab., 7 Lit. Zus. in Engl.

An zwei laktierenden Kühen wurden Versuche mit *Brucella*-Antigen durchgeführt, wobei das Antigen in das Euter infundiert wurde. Der schwach virulente Stamm 19, in ein Viertel infundiert, wurde zwar einige Wochen lang mit der Milch ausgeschieden, rief jedoch im betreffenden Euterviertel keine Antikörperbildung hervor. Der Blutserumtiter stieg vorübergehend geringgradig an. Der virulente Stamm Do rief nach 7 Tagen deutliche Antikörperbildung im infizierten Viertel mit langdauernder Ausscheidung sowie 24 Std. später Antikörperbildung in den übrigen drei Vierteln hervor. Im Blut wurde ein höherer Antikörpertiter erreicht als in der Milch. Phenol-abgetötetes Antigen des Stammes 19, in größeren Mengen in alle 4 Euterviertel infundiert, rief in der Milch eine sehr hohe persistierende Antikörperbildung hervor. Im Blut konnten Antigenwerte mit einem Agglutinationstiter bis zu über 20000 festgestellt werden. Das Euter wird abschließend als guter Antikörperbildner bezeichnet. Literatur wird diskutiert. I. Aurich. 3430.

Haferkamp, O.; Bonn, Univ., Pathol. Inst. **Ein tierexperimenteller Beitrag zur Immunopathologie der Speicheldrüsen.** Virchow's Arch. pathol. Anatom. Physiol. klin. Med. **335** (1962) Nr. 3. S. 298–322. — 6 Abb., 1 Tab., 41 Lit. Zus. in Engl.

Bei Kaninchen wurden Antikörper gegen Extrakte aus Speicheldrüsen und aus der Gl. orbitalis externa der Ratte gewonnen und serologisch mittels passiver Hämagglutination, KBR, Agargel-Präzipitationstest und Immunelektrophorese nachgewiesen. Nach ihrer elektrophoretischen Abtrennung wurden sie in der $\beta_2$ und $\gamma$-Globulinfraktion gesunden Ratten i.v. verabreicht. Bis zum 21. Tag nach der Injektion waren makroskopisch und mikroskopisch Veränderungen an den genannten Drüsen nicht zu finden. Mittels einer immunhistologischen Methode — mit Fluorescein-Isothiocyanat markiertes Antikaninchenglobulin wurde auf die histologischen Schnitte der verschiedenen Drüsen aufgebracht und dadurch in diesen Kanincheneiweiß nachgewiesen — konnte jedoch die Gegenwart von gegen die Drüsen gerichteten heterologen Antikörpern wahrscheinlich gemacht werden. Wenn nach der Immunglobulininjektion Speicheldrüsenextrakt oder auch Fremdeiweiß i.p. oder i.v. nachgespritzt wurde, dann kam es in den Gll. parotis, submandibularis und orbitalis externa, nicht jedoch in der Gl. sublingualis, zu regressiven Parenchymschäden bis zur Nekrose mit nichteitriger Entzündung. Diese Schäden waren nur an den Drüsenendstücken der Gl. parotis und orbitalis externa sowie den sekretorischen Tubuli der Gl. submandibularis nachweisbar, an welchen Stellen auch die immun-histologische Methode antikörperhaltige Globuline lokalisiert hatte. Es wird der Schluß gezogen, daß die Antikörper allein nicht cytotoxisch wirken, sondern hierzu ihres Antigens oder auch eines Fremdeiweißes bedürfen. Der Mechanismus bei der Mitwirkung des Fremdeiweißes bleibt unklar. Die Versuchsanordnung sowie Methodik der einzelnen Arbeitsgänge werden genau beschrieben. Durch eine Reihe von Kontrollen, besonders bei den immunhistologischen Untersuchungen, werden Fehlerquellen ausgeschlossen. W. Seffner. 3430.

Doroga, Z. I. (Doroga, S. I.); Charkow, Zootechn. und Veterinärmed. Inst. Vlijanie tkanevych preparatov na immunobiologičeskuju reaktivnost' organizma životnych. **(Der Einfluß von Gewebepräparaten auf die immunbiologische Reaktivität des tierischen Organismus.)** Vestnik sel'skochozjajstvennoj nauki, Kiev **4** (1961) Nr. 4. S. 87–92. — Orig.: ukrain., Ausz.: russ.

Die Injektion von Gewebepräparaten erhöht die immun-biologische Reaktivität des Organismus und steigert die natürliche und spezifische Immunität. Das äußert sich in der erhöhten phagocytären Aktivität der Neutrophilen sowie in einer bedeutenden Steigerung der humoralen Abwehrkräfte (Agglutinine). Auch die Ausbildung von Antitoxinen bei der Einverleibung von Tetanus-Anatoxin ist verstärkt. Die Gewebepräparate können daher bei der Behandlung von Infektionskrankheiten zur Stimulierung der natürlichen Immunität gleichzeitig mit der Vaccine verabfolgt werden. Auch zur Gewinnung eines hochaktiven spezifischen Serums können die Gewebepräparate als unspezifische Stimulatoren bei der Serumproduktion Verwendung finden. Der stimulierende Reiz erfolgt anscheindend nicht nur auf nervöser Basis, sondern wahrscheinlich auch humoral. W. Plaschke. 3430.

Stöckl, W. und Willinger, H.; Mödling bei Wien, Bundesanst. für Tierseuchenbekämpf. **Antibioticagaben beim Schwein und die Ausbildung der Rotlaufimmunität.** Schweiz. Arch. Tierheilkunde **104** (1962) Nr. 6. S. 360 bis 373.

Die parenterale und orale Applikation von Antibiotica in therapeutischen Dosen sowie die Beifütterung in nutritiven Mengen bringt neben einer Reihe von Fragen auch das Problem mit sich, ob und unter welchen Bedingungen dadurch nicht auch das immunbiologische Geschehen im Organismus beeinflußt werden kann. Vff. haben sich in verschiedenen Versuchsreihen 1) mit der Beeinflussung der Rotlaufimmunität beim Schwein durch parenteral verabreichte therapeutische Penicillindosen, 2) mit der Beeinflussung der Rotlaufimmunität durch Medizinalfutter und 3) mit dem Einfluß der Beifütterung von Antibiotica in nutritiven Dosen auf die Rotlaufschutzimpfung befaßt. Penicillin in therapeutischen Dosen, parenteral verabreicht, beeinträchtigt die immunisierende Wirkung von Rotlauf-Lebendimpfstoffen, wenn in den ersten 4–6 Tagen nach der Schutzimpfung Penicillin appliziert wird. Medizinalfutter, Präparate die Vitamin- und Tetracyclinzusätze in therapeutischen Dosen enthalten, in Beimengungen von 200 mg Chlortetracyclin pro kg Futtermittel, sind in der Lage, die immunisierende Wirung eines Rotlauf-Lebendimpfstoffes zu beeinflussen. Drei Tage vor Beginn und während einer solchen Fütterung ist eine Impfung nicht angezeigt. Die Beifütterung von Antibiotica in nutritiven Dosen über längere Zeit beeinflußte die Ausbildung der Immunität nicht. Vff. bringen in der Schlußfolgerung zum Ausdruck, daß bei Verfütterung von Antibiotica in zunehmendem Maße die Herstellung und Anwendung hochwertiger Rotlaufimpfstoffe notwendig und seit längerer Zeit auch schon durchgeführt wird. In Betrieben, in denen ständig antibioticahaltiges Futter verabreicht wird, sind bei der Behandlung von Rotlauffällen höhere Antibioticadosen und Serummengen für die Therapie zu verwenden, um Therapieversager auszuschalten. Es wird ausführlich begründet, daß die Einführung von Medizinalfutter und die Tendenz, auch die nutritiven Antibioticadosen zu erhöhen, es notwendig machen, die Abgabe von Futtermitteln, die höhere Antibioticamengen enthalten, also Heilmittel sind, unbedingt einer tierärztlichen Rezeptpflicht zu unterwerfen. M. Meese. 3430.

Möhlmann, H.; Dessau, Forsch.-Inst. für Impfstoffe. **Gedanken zur Herstellung hochwertiger antitoxischer Seren.** Mh. Veterinärmed. **17** (1962) Nr. 1. S. 53–58. — 13 Lit.
Neue Erkenntnisse der Antikörpergenese und -synthese werden vom Standpunkt der Immunserumproduktion aus besprochen. Insbesondere wird auf die Probleme der Erzeugung maximaler Antikörpertiter, der Reinheit des Antigens, des Zeitabstandes zwischen den einzelnen Antigenstößen sowie der Spezifität der erzeugten Antikörper eingegangen. Gute Erfahrungen wurden mit der eigenen Aufzucht von Rindern und Schafen gemacht, die von Jugend an auf ihre künftige Aufgabe als Serumtiere vorbereitet wurden.
I. Aurich. 3470.

Christov, J. und Gavrilov, N. (Christow, J. und Gawrilow, N.) Opiti za uveličavane aktivnostta na seruma protiv salmonelosa, dobivan u nas. **(Versuche zur Steigerung der Aktivität des in Bulgarien gewonnenen Serums gegen Salmonellose.)** Izvestija na Centralnija veterinaren institut za zarazni i parazitni bolesti, Sofija **1961** Nr. 1. S. 385–390. — 4 Tab. Zus. in Russ., Engl.
Durch Verwendung von Antigenen aus *Salm. cholerae suis*, *Salm. typhi murium* und *Salm. enteritidis gärtneri*, kultiviert 12 Tage lang in Martin-Boullion unter Zusatz von Saponin und bei kurzen Zeitabständen zwischen den Antigen-Injektionen, wurde aus Schweinen hochwertiges Serum gegen Salmonellose gewonnen. I. Kujumdshiew. 3470.

Najmušina, L. E. und Kolesov, S. G. (Naimuschina, L. Je. und Koljossow, S. G.) Opyt giperimmunizacii koz dlja polučenija precipitirujuščej sibirejazvennoj syvorotki. **(Ein Versuch zur Hyperimmunisierung von Ziegen zur Gewinnung eines präzipitierenden Milzbrandserums.)** Trudy. Vsesojuznyj naučno-issledovatel'skij institut veterinarnoj sanitarii, Moskva **16** (1960) S. 228–231.
In den zwanziger und dreißiger Jahren traten bei der Untersuchung von Häuten und Fellen auf Milzbrand häufig unspezifische Reaktionen auf. Nachdem 1942 ein präzipitierendes Milzbrandserum in die Untersuchungstechnik eingeführt wurde, das durch Hyperimmunisierung von Pferden durch mit Formalin abgeschwächte Milzbrandkulturen gewonnen wurde, und 1952 ein Serum, bei dem zur Hyperimmunisierung der Pferde ein schwachvirulenter Milzbrandstamm verwendet wurde, ging die Zahl der unspezifischen

Reaktionen sehr zurück. Bei der Analyse der unspezifischen Reaktionen zeigte sich, daß sie besonders bei der Untersuchung von Ziegenhäuten auftraten. Vf. untersuchte die Möglichkeit, durch Hyperimmunisierung von Ziegen ein spezielles präzipitierendes Milzbrandserum zur Untersuchung von Ziegenhäuten zu gewinnen. Bei der sehr vorsichtig durchgeführten Hyperimmunisierung der Ziegen zeigte sich, daß die Tiere sehr stark reagierten, daß sie aber nicht in der Lage waren, Präzipitine zu bilden. Bei der Untersuchung der während der Hyperimmunisierung verstorbenen Tiere wurde festgestellt, daß die Häute keine Präzipitonogene enthielten, obwohl die Tiere viermal s.c. infiziert worden waren. Die Gewinnung eines aktiven präzipitierenden Milzbrandserums von Ziegen war nicht möglich. W. Plaschke. 3470.

Tomov, C., Draganov, M. und Ivanov, I. (Tomow, Z., Draganow, M. und Iwanow, I.) Prigotvjane i priloženie na serum protiv D-enterotoksemijata po agnetata i ovcete. **(Herstellung und Anwendung von Serum gegen die D-Enterotoxämie bei Lämmern und Schafen.)** Izvestija na Centralnija veterinaren institut za zarazni i parazitni bolesti, Sofija **1961** Nr. 1. S. 319–323. — Zus. in Russ., Engl. 3470.

Parnas, J.; Lublin, Pologne, Witold Chodzko-Inst. Nat. de Méd. du Travail et d'Hyg. Rurale. La prophylaxie de la brucellose humaine à l'aide du vaccin vivant. **(Die Prophylaxe der menschlichen Brucellose mit Hilfe von Lebendvaccine.)** Ann. Inst. Pasteur **102** (1962) Nr. 6. S. 812–824. E. Wiesner. 3480.

Balčev, M. (Baltschew, M.) Opredeljane aktivnostta na serumite i vaksinite spomoštta na faktorite imunno i smŭrtno vreme. **(Bestimmung der Aktivität von Seren und Vaccine mit der „Immunitäts- und Sterbezeit".)** Izvestija na Centralnija veterinaren institut za zarazni i parazitni bolesti, Sofija **1961** Nr. 1. S. 23–30. — 1 Abb., 7 Tab. Zus. in Russ., Engl.
Angesichts der ungleichen Empfindlichkeit der Versuchstiere gegen die Versuchskultur und der unbeständigen Virulenz der letzteren, werden beim Titrieren der Immunseren oder der Vaccinen an Versuchstieren keine genauen Angaben über die immunologische Aktivität des Präparates erhalten. Als Ursache dafür wird auch auf die Ablesung des Faktors 'Sterblichkeit' der Versuchstiere als Grundkriterium verwiesen, während in Wirklichkeit auch die Zeitspanne berücksichtigt werden muß, die zwischen dem Injizieren der Versuchskultur und dem Zeitpunkt des Todes des Tieres verstreicht. Es liegt auch ein Schema vor, das die Kennziffern dieser sogenannten 'Sterbezeit' der Standard- und Versuchsseren bei 50% Dosis letalis benutzt. Nach demselben Grundsatz hat Vf. ein vereinfachtes Schema ausgearbeitet, nach welchem der Titer nicht auf Grund des Todes des Tieres bei gewisser Verdünnung und Dosierung, sondern nach der Gesamtheit aller Versuchsfaktoren bestimmt wird. Es wurde festgestellt, daß bei der Titration ein viel genaueres Kriterium der Faktor 'Überlebenszeit' der Versuchstiere nach dem Tode der Kontrolltiere (Immunitätszeit) darstellt. Wenn wir von der Zeit, in der alle immunisierten Tiere am Leben waren, jene, in der die Kontrolltiere lebten, in Abzug bringen, erhalten wir einen Kennwert, der im direkten Verhältnis zur Aktivität des untersuchten Serums steht. Nach diesem Grundsatz wird mit Hilfe des Verfahrens von Marxer zur Titration des Rotlaufserums die Zahl der immunen Einheiten genauer bestimmt als auf Grund der Sterblichkeit der Versuchstiere. Dieses Berechnungsverfahren der Versuchsergebnisse im Falle eines nicht aufeinanderfolgenden Sterbens der Tiere schließt die Notwendigkeit einer Wiederholung der Titration aus, da das Endergebnis von allen sich im Versuch befindenden Tieren abhängt. I. Kujumdshiew. 3490.

Obreškov, K. (Obreschkow, K.) Opiti za izpitvane na vakcinata protiv anaerobna dizenterija po agnetata. **(Prüfversuche mit der Vaccine gegen**

**anaërobe Dysenterie der Lämmer.)** Izvestija na Centralnija veterinaren institut za zarazni i parazitni bolesti, Sofija **1961** Nr. 1. S. 309–313. — 2 Tab. Zus. in Russ., Engl. 3490.

Mieth, H.; Kiel, Bundesforsch.-Anst. für Milchwirtsch., Inst. für Milchhyg. **Untersuchungen über das Vorkommen von Enterokokken bei Tieren und Menschen. 4. Mitt. Die Streptokokkenflora in den Faeces von Pferden.** Zbl. Bakteriol., Parasitenkunde, Infektionskrankh. Hyg., I. Abt., Orig. **185** (1962) Nr. 2. S. 166–174. — 1 Tab., 10 Lit. Zus. in Russ., Engl., Franz., Span. 3. Mitt. vgl. LZ. Abt. IV **7** (1962) Nr. 11. S. 2317.
Je eine Kotprobe von 58 Pferden aus 2 Beständen wurde auf das Vorkommen von Streptokokken untersucht. Insgesamt wurden 163 Streptokokkenstämme isoliert, von denen 126 zur serologischen Gruppe D und 28 zur serologischen Gruppe C gehörten, die übrigen waren Diplokokken oder nicht gruppierbare Streptokokkenarten. Von den zur D-Gruppe gehörenden Arten erwiesen sich 20 als *Sc. bovis*, 6 als *Sc. faecium* und 99 als Stämme, die Lakmusmilch nicht veränderten und Lactose nicht spalteten. Auf Grund des biologischen Verhaltens dieser Stämme kann angenommen werden, daß sie mit dem in der Literatur beschriebenen *Sc. equinus* identisch sind, der demnach als eine Variante des *Sc. bovis* zu betrachten ist und bei Pferd und Schwein zur obligaten Enterokokkenflora gehört. Die zur serologischen Gruppe C gehörenden Stämme erwiesen sich sämtlich als *Sc. pyogenes animalis*.
G. Scheibner. 3560.

Genov, I. und Savov, D. (Genow, I. und Sawow, D.) Vŭrchu rezistentnostta na Strept. apis, Bac. alvei i Bac. orpheus kŭm toplinata i njakoi desinfekcionni sredstva. **(Über die Widerstandsfähigkeit von Streptococcus apis, B. alvei und B. orpheus gegen Wärme und einige Desinfektionsmittel.)** Izvestija na Centralnija veterinaren institut za zarazni i parazitni bolesti, Sofija **1961** Nr. 1. S. 109–119. — 5 Tab. Zus. in Russ., Engl.
I. Kujumdshiew. 3560.

Baddiley, J., Buchanan, J. G., Rajbhandary, U. L. und Sanderson, A. R.; Newcastle-upon-Tyne, Univ. of Durham, Kings' Coll., Dep. of Chem. Teichoic acid from the walls of staphylococcus aureus H. Structure of the n-acetylglucosaminylribitol residues. **(Teichoinsäure aus den Zellwällen von Staphylococcus aureus H. Struktur der N-acetylglucosaminylribitolreste.)** Biochem. J. **82** (1962) Nr. 3. S. 439–448. — 1 Tab., 32 Lit.
Teichoinsäure ist ein wichtiger Bestandteil (25–40% des Trockengewichtes) der Zellwälle von *Staph. aureus*. Sie stellt ein Ribitolphosphatpolymer mit Alanin- und N-acetylglucosaminresten dar. Die gruppenspezifischen Antigene der Staphylokokken sind mit den Teichoinsäuren identisch. In der vorliegenden Arbeit werden ausführlich die Isolierung und die Bestimmung der Struktur des N-acetylglucosaminylribitols besprochen. Die Gewinnung des Ribitols erfolgte durch alkalische Hydrolyse und Einwirkung von Phosphatase auf die Ribitolteichoinsäure der Zellwälle von *Staph. aureus H.*
G. Scheibner. 3565.

Bajl'ozov, D., Panajotova, M. und Veselinov, V. (Bajljosow, D., Panajotowa, M. und Wesselinow, W.) Proučvane metodite za dokazvane stafilikokov enterotoksin. **(Untersuchung der Methoden zum Nachweis des Staphylokokkenenterotoxins.)** Izvestija na Centralnija naučnoizsledovatelski veterinarnochigienen institut za životinski produkti, Sofija **1** (1961) S. 113–125. — 7 Tab. Zus. in Russ., Dtsch.
Von den biologischen Methoden zum Nachweis des Staphylokokkenenterotoxins hat sich am zuverlässigsten der Test mit intravenöser Einspritzung von gekochten Filtraten von 3–6tägigen Kulturen erwiesen. 2–3 ml/kg wurden Katzen ohne Rücksicht auf Alter und Körpergewicht, doch stets nach vorheriger Fütterung eingespritzt. I. Kujumdshiew. 3565

Thörne, H. und Nilsson, P. O.; Västerås, Sweden, Veterin. Bacteriol. Lab. Staphylococcus aureus as the cause of abortion in swine. **(Staphylococcus aureus als Abortusursache beim Schwein.)** Acta veterin. scand. **2** (1961) Nr. 4. S. 311–316. — 1 Abb., 15 Lit.
In 13 Feten einer Sau, die nach 87 Tagen Trächtigkeit abortiert worden waren, konnten durch die bakteriologische Untersuchung Staphylokokken in Reinkultur nachgewiesen werden. Die Eihäute sowie der Uterusausfluß der Sauen enthielten ebenfalls Staphylokokken. Die Eigenschaften der isolierten Staphylokokken-Stämme werden beschrieben. Die Staphylokokken werden als die wahrscheinliche Abortusursache angesehen. W. Wittig. 3565.

Žekov, S. (Shekow, S.) Prosledjavane izmenčivostta na edin antraksen štam, kultiviran vŭrchu MPA s dobavka na rivanol. **(Über die Variabilität eines Anthrax-Stammes, kultiviert auf MPA unter Zugabe von Rivanol.)** Izvestija na Centralnija veterinaren institut za zarazni i parazitni bolesti, Sofija **1961** Nr. 1. S. 51–55. — Zus. in Russ., Engl.
Unter 4 *Bac. anthracis*-Stämmen gedeiht nur einer auf einem Agar, der 0,25 auf 10.000 Rivanol enthält. Bei 287 Passagen im gleichen Kulturmedium wurden verschiedene Veränderungen beobachtet: bei der 35. Passage involutive Formen; von der 110. bis zur 287. Passage Abnahme der Sporenbildung und der Lebensfähigkeit, die 45 Tage nach der letzten Passage ganz verschwindet. Ab 251. bis zu 287. Passage Auftreten von S-Formen (statt der für *Bac. anthracis* normalen R-Formen). Gleichzeitig nehmen die Virulenz und die Immunogenität des Stammes ab. Bei der 287. Passage tötet dieser Meerschweinchen nicht mehr und verleiht ihnen auch keine Immunität. I. Kujumdshiew. 3570.

enčev, I. (Tschentschew, I.) Vŭrchu adaptaciata na mikroorganizmite kŭm antibiotici. I sŭobštenie. Adaptirane na Bac. anthracis kŭm penicilin i biomicin i svojstva na adaptiranite štamove. **(Über die Anpassung der Mikroorganismen an Antibiotica. 1. Mitt. Anpassung des B. anthracis an Penicillin und Biomycin und die Eigenschaften der adaptierten Stämme.)** Izvestija na Centralnija veterinaren institut za zarazni i parazitni bolesti, Sofija **1961** Nr. 1. S. 39–50. — 19 Abb. Zus. in Russ., Engl.
Es wurden 8 Stämme von virulenten Milzbrandbazillen auf Penicillin oder Biomycin enthaltenden Agarnährböden geprüft. Es wurden adaptierte Stämme gewonnen, die in ihrer Morphologie und Pathogenität wesentlich verändert waren. Nach der 'Perlschnur'-Probe erhält man ein positives Ergebnis nur bei der Adaptation gegen Biomycin. Bei der Adaption spielt eine Rolle der andauernde Kontakt mit dem Antibioticum. Die Adaption darf mit vorher bestehenden widerstandsfähigen Mutanten des Bacillus nicht verwechselt werden. I. Kujumdshiew. 3570.

Bögel, K., Berchthold, M., Brunner, A. und Klinger, L.; Tübingen/Neckar, Bundesforsch.-Anst. für Viruskrankh. der Tiere; München, Univ., Gynäkol. und Ambulator. Tierklin.; Stuttgart, Staatl. Tierärztl. Untersuchungsamt. **Die Eignung der Gewebekulturtechnik zur Isolierung und Charakterisierung eines cytopathogenen Mycoplasmastammes vom Bullen.** Zbl. Bakteriol., Parasitenkunde, Infektionskrankh. Hyg., I. Abt., Orig. **185** (1962) Nr. 4. S. 423–439. — 5 Abb., 35 Lit. Zus. in Russ., Engl., Franz., Span.
Ein von einem Bullen mit Balanoposthitis isolierter *Mycoplasma*-Stamm ließ sich in Zellkulturen aus Bullenhoden gut anzüchten. Die cytopathogenen sowie einige chemisch-physikalische und biologische Eigenschaften des Stammes wurden untersucht. Die Vermehrung des *Mycoplasma*-Stammes in der Zellkultur war an lebendes Substrat gebunden. Mäuse und Meerschweinchen zeigten nach Verimpfung (i.c., i.p., s. c., teils intranasal) von infektiösem Kulturmaterial keine Krankheitserscheinungen. Im Dottersack bebrüteter

Hühnereier ließ sich der *Mycoplasma*-Stamm nicht züchten. Serologische Untersuchungen mit Serumproben von Meerschweinchen und künstlich infizierten Bullen waren negativ. G. Scheibner. 3625.

Cottew, G. S.; Victoria, Australia, C.S.I.R.O., Div. of Animal Health, Animal Health Res. Lab. Enhancement of the complement fixation reaction with a soluble antigen from Mycoplasma mycoides. **(Verbesserung der Komplementbindungsreaktion mit einem löslichen Antigen von Mycoplasma mycoides.)** Nature [London] **194** (1962) Nr. 4825. S. 308.
Ein lösliches Polysaccharid (Galaktan) von *Mycoplasma mycoides*, das als Antigen in der Präzipitation und indirekten Hämagglutination brauchbar war, bewirkte mit sicher positiven Seren nur geringe oder keine Komplementbindung. Bei Zusatz von unerhitztem, normalen Rinderserum fand dagegen eine deutliche Komplementbindung statt. Die wirksame Substanz des normalen Rinderserums konnte durch 30 Min. langes Erhitzen auf 56 °C zerstört werden. H. Schwarz. 3625.

Kujumgiev, I. Phénomènes de dissociation chez Mycoplasma agalactiae. **(Auflösungserscheinungen bei Mycoplasma agalactiae.)** Doklady Bolgarskoj akademii nauk, Sofija **14** (1961) Nr. 7. S. 731–734. — 4 Abb., 4 Lit. Orig. franz., Ausz.: russ.
Bei sechs von sieben Stämmen *Mycoplasma agalactiae* wurde das Aufkommen von R-Kolonien im speziellen Agarnährboden beobachtet, zuweilen gleichzeitig mit normalen S-Kolonien. R-Kolonien fanden sich bei den sechs alten Stämmen, u.zw. bei dreiwöchigen Kulturen, während beim siebenten Stamm, der erst vor zwei Jahren isoliert wurde, diese Erscheinung ausblieb. Die R-Kolonien unterscheiden sich von den normalen S-Kolonien durch ihren Polymorphismus, der stets zur Bildung von sternartigen Formen von 3 mm Länge und 2 mm Breite neigt. Die R-Kolonie selbst besteht aus farblosen, fast durchsichtigen elastischen Gruppen aus mycetenartigen Körpern, die den in den S-Kolonien vorhandenen Körpern ähneln; sie sind weniger virulent als letztere. I. Kujumdshiew. 3625.

Ewald, F. W.; Frankfurt/M., Staatl. Anst. für Exp. Therapie, Paul-Ehrlich-Inst. **Typendifferenzierung von Erysipelothrix rhusiopathiae im Agargel.** Berliner Münchener tierärztl. Wschr. **75** (1962) Nr. 4. S. 71–73.
Vf. erörtert einleitend die Vor- und Nachteile bei der Typendifferenzierung von Rotlaufbakterien mittels der Agglutinations- und Präzipitationsreaktion. An 42 aus früheren Prüfungen bekannten Stämmen des Typs A, 41 Stämmen des Typs B und 14 Stämmen des Typs N wird die Verwendbarkeit des Agargeltests zur Typendifferenzierung von Rotlaufbakterien geprüft. Vf. kommt zu dem Ergebnis, daß die Agargel-Präzipitationsreaktion bei Benutzung geeigneter Seren mit gekochten Bakterien brauchbar ist. Eine vorherige Extraktion der typenspezifischen Antigene ist nicht erforderlich. Der Vorteil dieses Verfahrens liegt in einer größeren Spezifität und teilweise besseren Erfassung typenspezifischer Antigene, als dies bei Auswertung der Säureextrakt-Präzipitationsreaktion im Röhrchen der Fall ist, und im Wegfall der Herstellung von Säureextrakten. M. Meese. 3640.

Čolakova, S. (Tscholakowa, S.) Izučavane na streptomicinoustojčivite varianti na Erysipelothrix rhusiopathiae. **(Untersuchung streptomycinresistenter Varianten von Erysipelothrix rhusiopathiae.)** Izvestija na Centralnija veterinaren institut za zarazni i parazitni bolesti, Sofija **1961** Nr. 1. S. 69–75. — 2 Abb., 2 Tab. Zus. in Russ., Engl.
Es wurden vier Stämme von *Erysipelothrix rhusiopathiae* hinsichtlich ihrer Anpassung an Streptomycin untersucht. Es wurde eine hochresistente Variante, die ihre Widerstandsfähigkeit 2500mal, und zwei mittelresistente, die ihre Resistenz 237–266fach gesteigert hatten, kultiviert. Es wurden Veränderun-

gen in der Morphologie und Pathogenität der adaptierten Stämme beobachtet, indem einer derselben serologisch von der Gruppe B zur Gruppe N übergegangen war. Nach 6monatiger Aufbewahrung nimmt die Widerstandsfähigkeit gegen Streptomycin ab. I. Kujumdshiew. 3640.

Genev, Ch. und Draganov, M. (Genew, Ch. und Draganow, M.) Proučvanija vŭrchu izmenčivostta na Erysipelothrix rhusiopathiae. I sŭobštenie. Virulentni, imunogenni i drugi osobenosti na S- i R-formite. **(Untersuchungen über die Variabilität von Erysipelothrix rhusiopathiae. 1. Mitt. Besonderheiten in der Virulenz, den immunogenen und anderen Eigenschaften der S- und R-Formen.)** Izvestija na Centralnija veterinaren institut za zarazni i parazitni bolesti, Sofija **1961** Nr. 1. S. 57–62. — 2 Tab. Zus. in Russ., Engl.

Aus 13 *Erysipelothrix*-Stämmen in S-Form wurden 13 Stämme in R-Form erhalten. Letztere sind nicht immer irreversibel und nicht immer avirulent. Ihr Virulenzmangel hängt von der Virulenz der Ausgangsformen und der Zahl der durchgemachten Überimpfungen ab. Aus den für weiße Mäuse avirulenten S-Formen wurden R-Kulturen isoliert. Abgeschwächte, verminderte bzw. völlig verschwundene Virulenz können beide Formen aufweisen, doch ist die Virulenz der R-Formen immer schwächer als diejenige der Ausgangs-S-Formen. Geeigneter für die Herstellung von Adsorbat- oder Lebendvaccinen sind die S-Stämme. Die R-Stämme vom Typ B sind schwächer immunogen als die S-Stämme vom Typ A.
I. Kujumdshiew. 3640.

Draganov, M. und Genev, Ch. (Draganow, M. und Genew, Ch.) Proučvanija vŭrchu izmenčivostta na Erysipelothrix rhusiopathiae. II sŭobštenie. Prosledjavane promenite vŭv virulentnite i imunogennite kačestva na tipove različni štamove v S-forma pri kultiviraneto im vŭrchu tripaflavinov agar. **(Untersuchungen über die Variabilität von Erysipelothrix rhusiopathiae. 2. Mitt. Die Veränderungen der Virulenz und immunogenen Eigenschaften der S-Form von Stämmen verschiedener Typen in Trypaflavin-Agar-Kulturen.)** Izvestija na Centralnija veterinaren institut za zarazni i parazitni bolesti, Sofija **1961** Nr. 1. S. 63–67. — 3 Tab. Zus. in Russ., Engl. 1. Mitt. vgl. vorst. Ref.

Acht Stämme von *Erysipelothrix rhusiopathiae* in S-Form, von denen 3 vom Typ A und 5 vom Typ B waren, haben bei 118 innerhalb von 236 Tagen vorgenommenen Passagen auf Trypaflavin-Agar in ansteigender Konzentration (0,0003–0,09%) ihre Virulenz für weiße Mäuse verloren. Dabei haben die Stämme von Typ B ihre immunogenen Eigenschaften für weiße Mäuse beibehalten, während die Stämme vom Typ A sie verloren haben.
I. Kujumdshiew. 3640.

Kucsera, György. Sertésorbáncbaktérium-törzsek vizsgálata precipitációs próbával, különböző antigénkivonási módszerek mellett. **(Untersuchungen von Schweinerotlauf-Bakterienstämmen in der Präzipitationsprobe bei Anwendung verschiedener Antigen-Extraktionsverfahren.)** Magyar Állatorvosok Lapja [Ung. veterinärmed. Bl.] **16** (1961) Nr. 11. S. 409–412. — Zus. in Russ., Engl. Aus: Ung. Agrar-Rdsch. **1962** Nr. 3.

Vf. fand unter in Ungarn isolierten Stämmen des Rotlauferregers einige, die den durch Heuner beschriebenen speziellen Serotypen angehören. In seinen Untersuchungen benutzte er typenspezifische Antiseren, die mit dem Auszug homologer Bakterien bis zu Verdünnungen von 1:64 präzipitierten. Zur Durchführung der Präzipitationsproben verimpfte Vf. die Stämme in je 60 ml Bouillon (pH 7,6), die 10% Pferdeserum enthielt, und ließ sie bei 37 °C 20 Std. lang bebrüten. Auf diese Weise führte er vergleichende Untersuchungen mit 150 heimischen und 9 ausländischen Schweinerotlaufstämmen durch. Es wurde das Hapten-Extraktionsverfahren mittels Salzsäure und Essigsäure in Verbindung mit oder ohne eine Wärmebehandlung angewandt. Unter den verschiedenen, aus eingegangenen bzw. geschlachteten Tieren oder aus den Mandeln von immunisierten Tieren frisch isolierten Rotlaufbakterienstämmen konnten keiner aufgefunden werden, der in die bisher bekannten serologischen Typen nicht eingegliedert werden konnte. Vf. stellte aus Kaninchen Seren gegen die von Heuner erhaltenen Stämme der Typen $A_2$, $S_2$, C, D und N her. Mit diesen Seren über Kreuz angelegte Präzipitations- bzw. Serumadsorptionsversuche bewiesen, daß die durch Heuner als $A_1$ und $A_2$ betrachteten Stämme sich insoweit voneinander unterscheiden, als erstere mit den mit und ohne Wärmebehandlung hergestellten, letztere aber nur mit den mit Wärmebehandlung extrahierten Haptenauszügen mit $A_1$-Seren eine Präzipitation ergaben. Die $A_1$- und $A_2$-Stämme verfügen also über zwei komplexe Antigene polysaccharider Natur, von denen eines in beiden ($A_1$ und $A_2$) Stämmen vorhanden ist. Ein Unterschied zeigt sich nur insoweit, als dieses Hapten bei $A_1$-Stämmen an Eiweiß gebunden ist, bei $A_2$-Stämmen aber selbständig vorkommt. Aus diesem Grunde ist der entsprechende Antikörper in Seren, die mit $A_1$-Stämmen hergestellt werden, vorhanden, er fehlt aber bei jenen, die mit $A_2$-Stämmen erzeugt werden. Im Gegensatz zu der Auffassung von Goerttler und Hubrig stellt Vf. fest, daß die $A_1$- und $A_2$-Stämme zwei voneinander abweichende Serotypen darstellen, die aber durch die Gegenwart eines gemeinsamen Haptens miteinander verbunden sind. Auf Grund von Präzipitationsversuchen konnte zwischen den $B_2$-Stämmen von Heunert und den bisher bekannten B-Stämmen sogar bei auf verschiedene Weise hergestellten Extrakten kein Unterschied festgestellt werden. Von 61 aus Schweinekadavern isolierten Stämmen wurde lediglich einer gefunden, der dem B-Typ angehörte, alle anderen waren A-Stämme. Daher ist es noch auffälliger, daß dagegen bei lebenden immunen Schweinen ausschließlich Stämme des B- bzw. des N-Typs nachgewiesen werden konnten. 3640.

Reuss, U.; Hannover, Tierärztl. Hochschule, Inst. für Mikrobiol. und Tierseuchen. **Enzootisches Auftreten der Rodentiose in einem Schweinebestand.** Berliner Münchener tierärztl. Wschr. **75** (1962) Nr. 11. S. 203–204. — 9 Lit.
In einem mittelgroßen Schweinebestand in Nordwestdeutschland verendeten mehrere Läufer nach Erkrankung von unterschiedlicher Dauer. Organe von 3 dieser Läufer wurden bakteriologisch untersucht; dabei konnte in Leber, Milz und Nieren aller Tiere *Pasteurella pseudotuberculosis rodentium* Typ II A nachgewiesen werden. Der isolierte Stamm erwies sich als pathogen für weiße Mäuse und Meerschweinchen. Gleichzeitiges Vorkommen von Schweinepest konnte ausgeschlossen werden. W. Wittig. 3710.

Veselinov, V. (Wesselinow, W.) Priloženie na fag 0-1 pri diagnostikata na salmonelite. **(Über die Anwendbarkeit des 0-1 Phagentestes zur Salmonellendiagnose.)** Izvestija na Centralnija naučnoizsledovatelski veterinarnochigienen institut za životinski produkti, Sofija **1** (1961) S. 133–136. — Zus. in Russ., Dtsch.
Es wurden 325 Salmonellenstämme von 19 Serumtypen auf ihre Empfindlichkeit dem Phag 0–1 gegenüber untersucht, sowie weitere 500 Stämme von Enterobakterien. Nur zwei Stämme wurden von dem Phag nicht lysiert. Zwei Colibakterienstämme und ein Intermediusstamm wiesen eine deutlich ausgeprägte Empfindlichkeit gegenüber dem Phag auf. Der Phag 0–1 stellt durch seine Eigenschaft, Salmonellen zu lysieren, ein wertvolles zusätzliches diagnostisches Mittel bei den Salmonellosen dar, ohne aber die serologischen, biochemischen und anderen Verfahren zur Salmonellendiagnose zu verdrängen. I. Kujumdshiew. 3720.

Todorov, Diko. (Todorow, Diko.) Vŭzmožnosti za salmonelni toksiinfekcii črez mljakoto i mlečnite produkti. **(Möglichkeiten für Salmonellen-**

**Infektionen durch Milch und Milcherzeugnisse.)** Veterinarna sbirka, Sofija 58 (1961) Nr. 7. S. 23–25. 3720.

Slavkov, I. (Slawkow, I.) Ustojčivost na salmonelite v počvata. II sŭobštenie. Antagonistični otnošenija meždu njakoi počveni mikroorganizmi i salmonelite. **(Die Widerstandsfähigkeit der Salmonellen im Boden. 2. Mitt. Antagonistisches Verhalten zwischen Bodenmikroorganismen und Salmonellen.)** Izvestija na Centralnija naučnoizsledovatelski veterinarnochigienen institut za životinski produkti, Sofija **1** (1961) S. 53–64. — 7 Abb. Zus. in Russ., Dtsch.

Es wurden antibiotische Eigenschaften gegenüber Salmonellen bei einigen Schimmelpilzen, Actinomyceten und Bodenbakterien festgestellt. Am deutlichsten sind diese Eigenschaften bei den Schimmelpilzen und Actinomyceten ausgeprägt, und zwar nicht infolge der Abnahme des pH im Milieu infolge des Wachstums dieser Mikroorganismen, sondern infolge der Erzeugung antimikrobieller Stoffe seitens dieser Mikroorganismen. Die Salmonellenselbstsäuberung des Bodens erfolgt auf Grund des Antagonismus zwischen den Salmonellen und den Bodenmikroorganismen. I. Kujumdshiew. 3720.

Slavkov, I. (Slawkow, I.) Ustojčivost na salmonelite v počvata. III sŭobštenie. Promeni v salmonelite ot dejstvieto na obmennite veštestva na počvenite mikroorganismi. **(Die Widerstandsfähigkeit der Salmonellen im Boden. 3. Mitt. Veränderungen bei den Salmonellen, bedingt durch Stoffwechselprodukte der Bodenmikroorganismen.)** Izvestija na Centralnija naučnoizsledovatelski veterinarnochigienen institut za životinski produkti, Sofija **1** (1961) S. 65–76. — 8 Abb. Zus. in Russ., Dtsch. 2. Mitt. vgl. vorst. Ref.

Unter dem Einfluß von Stoffwechselprodukten der Bodenmikroorganismen verändern sich die Salmonellen im Boden morphologisch, kulturell und biochemisch. Es kommen große oder ganz kleine Salmonellenkolonien im Nährboden sowie auch Subvarianten der R-formen auf, wobei die Salmonellen den Nährboden zu alkalisieren oder oxydieren beginnen. Es kommen auch dem L-Zyklus eigene Veränderungen bei ihnen vor. I. Kujumdshiew. 3720.

Palyusik, M. Vizsgálatok a Salmonella typhi suis tulajdonságairól. **(Untersuchungen über die Eigenschaften der Salmonella typhi suis.)** Diss. Budapest **1961** — Aus: Ung. Agrar-Rdsch. **1962** Nr. 3.

Vf. untersuchte die Eigenschaften des Erregers des chronischen (Voldagsen-) Paratyphus der Schweine. Er klärte, welcher der beiden Typen des Erregers in Ungarn vorkommt und klärte auch die epizootiologische Bedeutung dieses Krankheitserregers. Von insgesamt 110 Stämmen der *Salmonella typhi suis*, die aus Körpern von an Voldagsen-Paratyphus eingegangener oder aus dem Kot lebender gesunder oder kranker Schweine isoliert wurden, stellte Vf. fest, daß 97 Stämme das Antigenmosaik VI, VII, c und 1,5 besitzen und auf diese Weise als *S. typhi suis* (Glässer) bekannt sind. 11 Stämme enthielten das Antigenmosaik: VI, VII, —, 1,5, sie befanden sich also in der nichtspezifischen Monophase und stimmten deswegen mit der *S. typhi suis var. Voldagsen* (Dammann und Stedefeder) überein. Zwei Stämme enthielten das in der Literatur bei *S. typhi suis* noch nicht beschriebene Antigenmosaik von VI, VII, c, — und befanden sich also in der spezifischen Monophase. Beim Vergleich der Antigenstruktur der Stämme mit der Seuchenlage stellte Vf. fest, daß eine strenge Unterscheidung der drei Varianten der *S. typhi suis* nicht berechtigt ist. Die Varianten können nämlich ineinander umgewandelt werden, und alle Varianten verursachen dieselbe Krankheit, den Voldagsen-Paratyphus. Vf. untersuchte weiterhin die Kohlenhydrataktivität der Stämme. Im Gegensatz zu den Stämmen der *S. cholerae suis var. Kunzendorf* erzeugten die *S. typhi suis*-Stämme aus den abgebauten Kohlenhydraten in keinem Falle ein Gas. In Versuchen zur Feststellung der Empfänglichkeit der Stämme der *S. typhi suis* für Antibiotica und Sulfonamide im Biotest-

Scheibenverfahren stellte sich heraus, daß diese Stämme für Chlorozid, Polymixin-B, Tetracyn, Terramycin, Aureomycin und Neomycin empfänglich sind. Penicillin, Erythromycin, Superseptyl und Salvoseptyl erwiesen sich hingegen als wirkungslos. Der Großteil der Stämme war für Streptomycin kaum empfindlich, nur wenige von ihnen zeigten eine schwache Empfindlichkeit. Durch zwei heimische ($D_1$ und $D_2$) und einen tschechoslowakischen Bakteriophagen-Stamm konnten die Stämme der *S. typhi suis* von denen der *S. cholerae-suis var. Kunzendorf* nicht unterschieden werden. Vf. arbeitete durch Weiterentwicklung des Nährbodens von Kröger, der Streptomycin und Natriumtetrathionat enthält, ein Verfahren zum Nachweis der *S. typhi suis*-Bakterien im Kot von Schweinen aus. Das Verfahren zeichnet sich durch eine größere Wirksamkeit als die bisher verwendeten Anreicherungsverfahren aus und durch die Möglichkeit der Gewinnung einer Reinkultur 24 Std. nach dem Beginn der Anreicherung durch isolierte Kolonien der *S. typhi suis*.

3720.

Meynell, G. G.; London, Guinness-Lister Res. Unit, Lister Inst. of Preventive Med. Salmonella enteritidis as a genetic donor in intraspecific and interspecific crosses initiated by colicine factors. **(Salmonella enteritidis als ein genetischer Donor bei intra- und interspezifischen Kreuzungen, die durch Colicin-Faktoren hervorgerufen werden.)** J. gen. Microbiol. 28 (1962) Nr. 1. S. 169–176. — 5 Abb., 3 Tab., 22 Lit.

Für die Versuche werden folgende Salmonella-Stämme verwendet: *S. enteritidis var. chaco* 291, *S. typhi* Ty 2 und eine Reihe von auxotrophen Mutanten. Diese Salmonella-Stämme sind prototroph, nicht colicinogen und Streptomycin-sensitiv (str-s). Nach Erwerben der Colicin-Faktoren I und El wird bei *S. enteritidis* wie bei *S. typhimurium* die genetische Rekombination möglich. Bei *S. typhimurium* veranlaßt col I die Zellpaarung und col El erhöht die Wahrscheinlichkeit der Gen-Übertragung. *S. enteritidis* kann sich entweder mit ihren eigenen Abkömmlingen paaren oder mit denen anderer Species wie *S. typhi* und *S. typhi murium*. Bei intraspezifischen Kreuzungen treten nur eine geringe Zahl von genetischen Rekombinanten auf (etwa $10^{-7}$ der Rezipienten-Zellen), während bei interspezifischen Kreuzungen mit *S. enteritidis* als Donor die Rekombination mit *S. typhimurium* mit einer noch geringeren Häufigkeit (etwa $10^{-9}$ Rezipienten-Zellen) vor sich geht. Es werden keine Rekombinanten beobachtet, wenn entweder *S. enteritidis* oder *S. typhimurium* als Donor und *S. typhi* als Rezipient verwendet werden, obwohl Colicin-Faktoren in hoher Dosis übertragen werden. E. Tempel. 3720.

Fulton, Mc. und Fulton, Alice W.; Chicago, Ill., Logola Univ. **Vorkommen der Salmonella Durban bei Mensch und Tier.** Med. Klin. 57 (1962) Nr. 29. S. 1262–1264. — 28 Lit.

Im Juni 1960 wird *Salmonella Durban* aus einer Eidechse (*Ameiva Exsul*) in San Juan, Puerto Rico, isoliert; sie wird nachgewiesen im Dickdarm- und Mageninhalt der gesunden Eidechse. Im Juni 1959 ist der gleiche Typ bei einem Kind auf den in der Nähe liegenden Virgin Islands ermittelt worden. Bei der serologischen Untersuchung ergeben sich die O-Antigene 6 und 12; das flagellare Antigen der Phase 1 ähnelt dem H-Antigen von *S. paratyphi A* und das Antigen der Phase 2 einem anderen H-Antigen. Bei der biochemischen Überprüfung zeigt *S. Durban* die typischen kulturellen Eigenschaften von Salmonellen. Bisher sind 43 Stämme von *S. Durban* seit 1941 bekannt geworden. 16 Stämme stammen aus menschlichem Material aus Afrika, 18 aus menschlichem Material aus Westdeutschland und Holland, 1 Stamm vom Schwein aus Senegal, 6 von Reptilien aus Afrika, 1 aus einer Eidechse aus Holland und 1 von einer Schildkröte aus Norwegen. Vermutlich hat die *S. Durban* ihren Ursprung in Afrika. Alle menschlichen Infektionen, die näher beschrieben worden sind, sind entweder als Säuglingsdiarrhoe oder als Erwachsenen-Gastroenteritis aufgetreten. Todesfälle sind nicht beobachtet worden. Dieser Typ ist nur aus dem Darmtraktus festgestellt worden, nicht aus Lymphknoten, Abszessen oder anderem Material. E. Tempel. 3720.

Strauss, Bernard S.; Chicago, Ill., Univ., Dep. of Microbiol. Response of Escherichia coli auxotrophs to heat after treatment with mutagenic alkyl methanesulfonates. **(Die Reaktion von auxotrophen Escherichia coli-Stämmen auf Hitze nach Behandlung mit mutagenen Alkylmethansulfonaten.)** J. Bacteriol. **83** (1962) Nr. 2. S. 241–249. — 6 Abb., 7 Tab., 17 Lit.
Nach Behandlung von in der Ruhepause befindlichen Zellen des tryptophanbedürftigen *E. coli*-Stammes WP-2 mit Aethylmethansulfonat ergab dessen Erhitzung in Pufferlösung bei **48** °C einen auffallenden Anstieg in der Häufigkeit des Auftretens nicht tryptophanbedürftiger Kolonien. Nach Behandlung mit Methylmethansulfonat wurde dieser Effekt nicht beobachtet. Mit Aethylmethansulfonat behandelte Bakterien verloren Hitzeempfindlichkeit bald nach Beginn der Bebrütung in Nährböden; wenn Chloramphenicol zugesetzt wurde, blieb die Empfindlichkeit erhalten. Mit Aethylmethansulfonat behandelte Zellen in der logarithmischen Wachstumsphase wurden durch Hitzebehandlung schnell abgetötet. Methylmethansulfonat tötete wirksamer ab als das Aethylderivat. W, Wittig. 3730.

Curry, Janet und Greenberg, Joseph; Menlo Park, Calif., Stanford Res. Inst. Filament formation in radioresistant mutants of Escherichia coli S after treatment with ultraviolet light and radiomimetic agents. **(Fadenbildung bei röntgenresistenten Mutanten von Escherichia coli S nach Behandlung mit ultraviolettem Licht und radiomimetischen Agentien.)** J. Bacteriol. **83** (1962) Nr. 1. S. 38–42. — 3 Tab., 17 Lit.
Vff. prüften den Einfluß von ultraviolettem Licht und 5 radiomimetischen Verbindungen auf die Zellteilung, das Wachstum in flüssigen Medien und das Wachstum auf festen Medien an *Escherichia coli S* und 4 ihrer röntgenresistenten Mutanten. Alle Agenzien, einschließlich des ultravioletten Lichtes, induzierten Fadenbildung beim Stamm S und zumindest einer ihrer Mutanten. Resistenz gegen ultraviolette Bestrahlung und radiomimetische Agenzien ist nicht notwendigerweise mit Resistenz gegenüber Fadenbildung verbunden. Das Wachstum auf festen Nährböden wurde durch die Agenzien wesentlich mehr gehemmt als das auf flüssigen Nährböden. W. Wittig. 3730.

Simmonds, Sofia und Griffith, David D.; New Haven, Conn., Yale Univ., Dep. of Biochem. Metabolism of phenylalanine-containing peptide amides in Escherichia coli. **(Der Stoffwechsel Phenylalanin-enthaltender Peptidamide bei Escherichia coli.)** J. Bacteriol. **83** (1962) Nr. 2. S. 256–263. — 2 Abb., 2 Tab., 14 Lit.
Vff. untersuchten die Hydrolyse von L–Phenylalanylglycinamid und Glycyl-L-Phenylalaninamid durch frische und lyophilisierte Zellen eines Phenylalanin-auxotrophen *E. coli*-Stammes. Das erstere Dipeptidamid wird zu Phenylalanin und Glycinamid hydrolysiert, das letztere zu Glycin und Phenylalaninamid. Keines der beiden Dipetidamide erlaubte ein ebenso starkes Wachstum wie eine aequimolare Konzentration von freiem Phenylalanin. Die Ursache dafür liegt offenbar in der Unfähigkeit der Zellen einer wachsenden Kultur, das ganze dem Nährboden zugesetzte Amid aufzunehmen, was wiederum das Vorhandensein der Amide als Mischung geladener und ungeladener Formen vermuten läßt, von denen nur die letzteren schnell in die Zellen aufgenommen werden. W. Wittig. 3730.

Stadler, Lore. **Die Steigerung der Antikörperbildung gegen artfremde Proteine durch Lipoid A (Komponente des Endotoxins aus E. coli).** Diss. Univ. Gießen, Tierhyg. Inst. **1961** 52 S. — 7 Abb., 10 Tab., 102 Lit.
An 100 Kaninchen wurde die Adjuvanswirkung einer Endotoxinkomponente (Lipoid A aus *E. coli* 0111) bei der Immunisierung gegen artfremde Proteine

(Pferdeserum, Lösungen von kristallinem Ovalbumin und Rinderserumalbumin, lyophilisiertes Rindercolostralserum) geprüft. Die simultane Injektion von Lipoid mit Pferdeserum, Ovalbumin bzw. Rinderserumalbumin ließ gegenüber den Kontrollen einen Antikörperanstieg im Serum auf 172, 195 bzw. 156% erkennen, der jedoch bei Colostralserum ausblieb. Während der Injektionsweg von Proteinantigenen und Lipoiden keinen Einfluß auf die Steigerung der Antikörperkonzentration hatte, erwies sich die Adjuvanswirkung als vom Zeitpunkt der Applikation des Lipoids zur Antigeninjektion abhängig. E. Wiesner. 3730.

Scott, T. A. und Happold, F. C.; Leeds, Univ., Dep. of Biochem. Studies on the inhibition of induced tryptophanase synthesis in Escherichia coli by the simultaneous presence of fermentable carbohydrate and aromatic amino acids during growth. **(Untersuchungen über die Hemmung der induzierten Tryptophanasesynthese bei Escherichia coli durch die gleichzeitige Gegenwart von fermentierbaren Kohlenhydraten und aromatischen Aminosäuren während des Wachstums.)** Biochem. J. 82 (1962) Nr. 3. S. 407–412. — 4 Abb., 2 Tab., 13 Lit.

Zellfreie Extrakte und ganze Zellen von *E. coli* haben die gleiche Michaelis-Konstante (etwa 0,255 mM) für Tryptophanase. Phenylalanin, Tyrosin und Glukose beeinflussen die Michaelis-Konstante bei ganzen Zellen nicht. Die Aufnahme von L-Tryptophan durch ruhende Zellen von *E. coli* wurden ebenfalls nicht durch andere Aminosäuren gestört. Zusatz von Serin zu wachsenden Kulturen von *E. coli* bewirkte dagegen eine Veränderung der Indolbildung, vermutlich durch Störung des Gleichgewichtes: L-Tryptophan : L-Serin + Indol. Mit dem Ansteigen der Tryptophanaseaktivität von Zellen bei gesteigerter Tryptophankonzentration konnte gleichzeitig ein Absinken der Aktivität der Tryptophan-Synthese beobachtet werden.
G. Scheibner. 3730.

Mandelstam, J.; Mill Hill, London, Nat. Inst. for Med. Res. The repression of constitutive $\beta$-galactosidase in Escherichia coli by glucose and other carbon sources. **(Die Hemmung der konstitutiven $\beta$-Galaktosidase bei Escherichia coli durch Glukose und andere Kohlenstoffquellen.)** Biochem. J. 82 (1962) Nr. 3. S. 489–493. — 3 Abb., 1 Tab., 15 Lit.

Bei Züchtung von *E. coli* in flüssigen Nährmedien mit verschiedenen Kohlenstoffquellen ist die Aktivität der konstitutiven $\beta$-Galactosidase abhängig von der Verdoppelungszeit der Kultur. Je geringer die Kohlenstoffquelle ist, um so höher ist die Fermentaktivität. Bei Züchtung in fortlaufender Kultur und Vorhandensein der einzelnen Kohlenstoffquellen wird das Ferment stark gehemmt. Alle Kohlenstoffverbindungen erwiesen sich als Hemmer. Durch Methyl-$\beta$-d-thiogalactosid konnte die Hemmung nicht rückgängig gemacht werden. G. Scheibner. 3730.

Conti, S. F. und Gettner, M. E.; Upton, N. Y., Brookhaven, Nat. Lab. Biol. Dep., Electron microscopy of cellular division in Escherichia coli. **(Elektronenmikroskopie der Zellteilung bei Escherichia coli.)** J. Bacteriol. 83 (1962) Nr. 3. S. 544–550. — 5 Abb., 20 Lit.

Zellen von *E. coli* in der logarithmischen Wachstumsphase wurden elektronenmikroskopisch untersucht. Es ergab sich, daß die Zellteilung durch zentripetales Wachstum der Zellwand erfolgt. Da das Vorhandensein der cytoplasmatischen Membran schwierig nachzuweisen ist, wird es für möglich gehalten, daß die sich entwickelnde Querwand sowohl die Zellwand als auch die cytoplasmatische Membran enthält. Vermutlich gibt es bei der Zellteilung der Bakterien zwei verschiedene Möglichkeiten: entweder wird das Zellseptum durch das ringförmige zentripetale Wachstum der cytoplasmatischen Membran oder, wie bei *E. coli*, durch die Zellwand mit der eng anliegenden cytoplasmatischen Membran gebildet. Die Struktur des Cytoplasmas, des Kernapparates, der Zellwand und der cytoplasmatischen Membran wird beschrieben. W. Wittig. 3730.

Todorov, T. (Todorow, T.) Vŭrchu obrazuvaneto na kristali pri brucelni kulturi. **(Über die Kristallbildung in Brucellen-Kulturen.)** Izvestija na Centralnija veterinaren institut za zarazni i parazitni bolesti, Sofija **1961** Nr. 1. S. 77–80. — Zus. in Russ., Engl.

Bei Brucellen-Agar-Kulturen mit 5% Glycerin bei pH 6,8 wurden Kristalle beobachtet. Ihre Bildung hängt vom pH-Wert des Mediums ab. Diese Erscheinung ist nicht konstant, nach permanenten Passagen wird sie in glycerinhaltigen Medien und nach Einwirkung von Malachitgrün nicht mehr beobachtet. I. Kujumdshiew. 3740.

Wundt, Wilhelm; Tübingen, Univ., Hyg.-Inst. **Die Prüfung der Empfindlichkeit von Brucellastämmen gegen Bakteriophagen.** Zbl. Bakteriol., Parasitenkunde, Infektionskrankh. Hyg., I. Abt., Orig. **185** (1962) Nr. 2. S. 182 bis 187. — 1 Abb., 1 Tab., 9 Lit. Zus. in Russ., Engl., Franz., Span.

Die Phagenempfindlichkeit von 103 Brucellastämmen verschiedener Typen wurde mit 8 von Parnas in Polen isolierten Brucellaphagen untersucht. Sämtliche geprüften Stämme von *Br. abortus* der Typen I–III wurden von den Phagen angegriffen. Die untersuchten 18 Stämme von *Br. suis* reagierten sämtlich nicht. Unterschiedliches Verhalten zeigten die 46 geprüften Stämme von *Br. melitensis*. Von 29 aus Schafen, Rindern und Menschen in Südwestdeutschland gezüchteten Stämmen reagierte nur einer, während von 17 aus Rindern in Schleswig-Holstein gezüchteten Stämmen 13 von den Phagen lysiert wurden. Es erscheint noch verfrüht, den Phagentest für die Systematik oder eine Typeneinteilung bei den Brucellen anzuwenden.
G. Scheibner. 3740.

Genov, I. (Genow, I.) Vŭrchu ustojčivostta na brucelite kŭm njakoi fisičeski i chimičeski faktori i nastŭpilata vsledstvie na tjach izmenčivost. **(Über die Widerstandsfähigkeit der Brucellen gegen einige physikalische und chemische Faktoren und die dadurch bedingte Variabilität.)** Izvestija na Centralnija veterinaren institut za zarazni i parazitni bolesti, Sofija **1961** Nr. 1. S. 87–100. — 5 Abb., 2 Tab. Zus. in Russ., Engl.

Hinsichtlich ihrer Widerstandsfähigkeit gegen verschiedene Einwirkungen wurden 4 Stämme *Br. suis* untersucht. In Wasser oder in mit Blut, Harn und Kot verunreinigten Nährboden gestellt, bleiben die Brucellen 4–6 Mon. lang lebensfähig. Bei —40 °C bleiben sie 6–8½ Mon. lang lebensfähig. In mit Blut, Urin und Kot verunreinigten Test-Objekten (Holz, Ziegeln, Stoff, Gummi, Häuten) gehen die Brucellen unter Sonnenlicht und bei 24–34 ° innerhalb von 11–17 Tagen zugrunde, während sie im Schatten erst nach 79 bis 144 Tagen absterben. In einer Bodentiefe von 1 cm, bei Sonnenlicht, gehen die Brucellen in 9–14 Tagen ein, im Schatten dagegen erst nach 38–64 Tagen. In einer Bodentiefe von 5 cm halten sie entsprechend 3–5, ja sogar bis über 5 Mon. aus. Unter den Desinfektionsmitteln erwiesen sich als die wirkungsvollsten das Kreolin und das 3%ige Kreosot, die 2%ige Natronlauge, das Chloramin 2%, der 5%ige Chlorkalk, die Salzsäure 2%, das Formalin 1% und frischer Löschkalk 20%. Unter dem Einfluß der verschiedenen Einwirkungen unterliegen die Brucellen Struktur- (Übergang von S- zu R-Formen) wie auch biologischen Veränderungen (Verlust der Virulenz u.a.m.).
I. Kujumdshiew. 3740.

Christoforov, L. und Sorokin, P. (Christoforow, L. und Sorokin, P.) Vŭrchu diagnostičnoto značenie v RSK na nukleoproteinova i lipidna frakcia ot Br. abortus. **(Über die diagnostische Bedeutung der Nucleoprotein- und Lipoid-**

**fraktion von Br. abortus bei der KBP.)** Izvestija na Centralnija veterinaren institut za zarazni i parazitni bolesti, Sofija **1961** Nr. 1. S. 15–18. — Zus. in Russ., Engl.

Die Nucleoproteinfraktion wurde nach Boivin und Dessy und die der Lipoide nach Andersen, Jong u. Kempbell sowie nach einer von den Vff. ausgearbeiteten Methodik erhalten, wobei sie aufeinanderfogend Aceton, Aethyl-, Methyl- und Amylalkohol, Aether und Chloroform benutzt haben. Das Trockenprodukt wurde mit der zehnfachen Menge Lösungsmittel verdünnt und wieder getrocknet. Die mit verschiedenen Lösungmitteln erhaltenen Fraktionen wurden einzeln und im Gemisch bei Alkohol als Verdünnungsmittel in einer Konzentration von 1% geprüft. In der KB-Probe erwies sich die Nucleoproteinfraktion, die sonst stets einen gewissen Prozentsatz an Polysacchariden enthält, als aktives und spezifisches Antigen, während den Lipoiden jede antigene Wirkung fehlte. St. Nedjalkow. 3740.

Fleißner, Siegfried. **Prüfung der serologischen Schnellmethoden für die Diagnose der Rinderbrucellose unter den Verhältnissen der Praxis.** Diss. Karl-Marx-Univ. Leipzig, Veterinärmed. Fak., Inst. für Lebensmittelhyg. **1960** **40** S. — **14** Tab., **53** Lit.

Untersuchungen auf Abortus-Bang wurden an 768 Rindern mit der Abortus-Bang-Ringprobe (ABR), der Frischmilch-Schnellagglutination (FMSA) und der Frischblut-Schnellagglutination (FBSA) unter Praxisverhältnissen und mit der Blutserum-Langsamagglutination (LA) als Kontrolle durchgeführt. Für die Schnellmethoden wurde der TTC-Test nach Bendtsen, hergestellt vom Forschungsinstitut für Impfstoffe Dessau, als Antigen verwendet. Die in der Praxis durchgeführten Schnellagglutinationen und die ABR zeigten nicht die Zuverlässigkeit der im Institut durchgeführten LA. Die positiven Ergebnisse der LA wurden von der ABR nur mit 78,8% bestätigt. Die FBSA erlaubte nur zu 69% und die FMSA nur zu 64,6% den Nachweis der mittels LA gefundenen positiven Tiere. Die ABR reagierte jedoch mit 42,9% positiver Ergebnisse auf LA-verdächtige und mit 7,5% positiver Ergebnisse auf LA negative Reaktionen. Ein positiver Ausfall der FBSA und der FMSA bei LA-verdächtigen und LA-negativen Tieren wird als Fehlergebnis gewertet. Durch eine Änderung der Technik bei der Durchführung der FBSA und FMSA im Stall, wobei statt Objektträgern Teströhrchen benutzt wurden, konnte keine größere Sicherheit der Schnellmethoden erzielt werden.
H. Gürtler. 3740.

White, Thomas G. und Roepke, Martin H.; St. Paul, Univ. of Minnesota, Coll. of Veterin. Med. The kinetics of heat inactivation of bovine serum agglutinins for brucella. **(Hitzeinaktivierung boviner Serumagglutinine gegen Brucellen.)** Proc. Soc. exp. Biol. Med. **109** (1962) Nr. 3. S. 570–573.

Es wurde das Verhalten der Serumagglutinine gegen Brucellen bei verschiedenen Inaktivierungszeiten und Temperaturen geprüft. Hierbei wurden quantitative Werte für eine Unterscheidung von 2 Typen von unspezifischen Agglutininen erhalten. Die größten Unterschiede zwischen spezifischen und unspezifischen Agglutininen ergaben sich bei einer Inaktivierungstemperatur von 63 °C. Unspezifische Agglutinine wurden bei dieser Temperatur sofort, spezifische Agglutinine dagen nach 30 Min. nur teilweise inaktiviert.
H. Schwarz. 3740.

Christoforov, L. und Sorokin, P. (Christoforow, L. und Sorokin, P.) Ispolzuvane na polizachariden antigen v RSK pri bruceloza. **(Verwendung von Polysaccharid-Antigen bei der Komplementbindungsreaktion auf Brucellose.)** Izvestija na Centralnija veterinaren institut za zarazni i parazitni bolesti, Sofija **1961** Nr. 1. S. 5–13. — 1 Tab. Zus. in Russ., Engl.

Durch die Verwendung der Polysaccharidfraktion der Bakterien, (nach dem Verfahren von Biovin und Mesrobeanu gewonnen) wurde aus drei Stämmen *Br. abortus* ein Antigen für die KBR hergestellt. Das so gewonnene Polysaccharid-Hapten war sehr aktiv; mit seiner Hilfe konnten die speudo-spezifischen von den spezifischen Seroreaktionen bei Tieren differenziert werden. Vermittels des Antigens wurden 21% der eine verdächtige Agglutination zeigenden Schweine-Blutseren als positiv und 10–20% solcher Rinder-Blutseren erkannt. Dieses Antigen läßt auch Seren mit niedrigerem Antikörpergehalt erkennen. I. Kujumdshiew. 3740.

Gelev, I. und Genov, I. (Gelew, I. und Genow, I.) Slučai na visoki serologični titri pri ovce za bruceloza. **(Fälle von hohen serologischen Brucellosetitern bei Schafen.)** Izvestija na Centralnija veterinaren institut za zarazni i parazitni bolesti, Sofija **1961** Nr. 1. S. 379–383. — Zus. in Russ., Engl.

Bei serologischen Untersuchungen von 5% der Schafe im Landbezirk von Russe, darunter auch solcher aus Wirtschaftsbetrieben mit brucellosekranken Schweinen, wurde ein Agglutinationstiter 1:1000 bei einem Schaf, 1:500 bei einem Bock (er hatte Orchitis), 1:100–1:200 bei 12 Schafen und 1:25 bis 1:50 bei 49 Schafen festgestellt, mit negativem Ergebnis bei der Komplementbindungsreaktion. Die Schafe, die reagiert hatten, waren klinisch gesund, wurden tragend und lammten normal; nach der Schlachtung erwiesen sie sich pathologisch-anatomisch und bakteriologisch als brucellosefrei. Da die Schafe mit brucellosekranken Schweinen in Berührung kamen, wird angenommen, daß die aufgezeigten Titer auf eine schnell abgelaufene Infektion mit *Br. suis* zurückzuführen seien. Experimentell wurde bei Schafen durch intravenöse Infektion eine *Br. suis*-Infektion erzielt. Agglutintine treten in diesem Falle am 4. Tag auf und ihr Titer steigt bis zum 14. Tag an, woraus zu schließen ist, daß sich der Schaforganismus mit der *Br. suis* rasch auseinandersetzt. Dies wird auch durch das negative Ergebnis der bakteriologischen Untersuchung von künstlich infizierten Schafen nach Autopsie bestätigt.
I. Kujumdshiew. 3740.

Galabov, S., Nikolov, P. und Minčev, I. **Abhängigkeit zwischen Antikörpern und Leukocyten bei den mit Brucellenantigen immunisierten Hühnern.** Doklady Bolgarskoj akademii nauk, Sofija **14** (1961) Nr. 7. S. 735–738. — 3 Abb., 2 Lit. Orig.: dtsch., Ausz.: russ.

Bei der Immunisierung von 77 Hühnern mit abgetöteten Brucellen wurde beobachtet, daß während des Immunisierungsprozesses gleichzeitig mit der Erhöhung des Agglutinationstiters auch die Leukocytenzahl im Blut (vorwiegend sind es basophile Pseudoeosinophile) zunimmt. Diese Tatsache deutet darauf hin, daß die Leukocyten an dem Immunisierungsprozeß aktiv beteiligt sind. I. Kujumdshiew. 3740.

Larsen, Aubrey B. und Merkal, Richard S.; Auburn, Ala., Animal Disease and Parasite Res. Div., Regional Animal Disease Res. Lab. A technique for concentrating Mycobacterium paratuberculosis present in intestinal mucosa. **(Eine Anreicherungsmethode zum Nachweis von Mycobacterium paratuberculosis in der Darmschleimhaut.)** Amer. J. veterin. Res. **22** (1961) Nr. 91. S. 1074–1076.

Vier Anreicherungsmethoden (Vorbehandlung mit Trypsin, Pepsin, Papain und Natronlauge) wurden vergleichend geprüft. Als beste Anreicherungsmethode zum mikroskopischen Nachweis von *M. paratuberculosis* in der Darmschleimhaut erwies sich eine einstündige Verdauung mit 0,5% Trypsinlösung pH 9 bei 22 °C. Auch eine einstündige Einwirkung von 4%iger Natronlauge bei 22 °C und nachfolgender Neutralisation mit Salzsäure ergab eine gute Anreicherung und war der Pepsin- und Papainvorbehandlung deutlich überlegen.
H. Schwarz. 3760.

Ettig, B.; Jena, Friedrich-Schiller-Univ., Klin. für Haut- und Geschlechtskrankh. **Medizinisch-mykologische Laboratoriumstechnik.** Dtsch. Gesundheitswes. **16** (1961) Nr. 50. S. 2362–2366. — 4 Abb., 6 Lit.

Vf. gibt einleitend Gründe für das vermehrte Auftreten von Mykosen beim Menschen an und weist auf die Notwendigkeit des weiteren Ausbaus der mykologischen Diagnostik und die Verfeinerung der Methodik hin. Es werden Hinweise für die Einrichtung des mykologischen Arbeitsplatzes gegeben, die wichtigsten Arbeitsgeräte sind abgebildet. Die gebräuchlichsten Methoden für die Entnahme und den Versand von Proben sowie für die Züchtung und Differenzierung von Pilzkulturen werden besprochen. I. Aurich. 3770.

Doğuer, Mesadet; Ankara, Türkei, Inst. für Veterinärmed. **Ein pathogener Mikroorganismus (Nocardia), isoliert aus den Lungen eines Kalbes.** Zbl. Bakteriol., Parasitenkunde, Infektionskrankh. Hyg. I. Abt., Orig. **185** (1962) Nr. 3. S. 395–397. — 3 Abb.

In einer Kälberfarm in der Türkei wurden bei einer seuchenhaft auftretenden Lungenentzündung Schimmelpilze (*Nocardia spec.*) als Ursache ermittelt. Eingehende bakteriologische Differenzierung wird beschrieben. Tierpathogenität wurde lediglich für Kükenembryos und Ziegen beobachtet.
H. Linsert. 3770.

Kujumdshiew, I.; Sofia, Bulg. Akad. der Wiss., Mikrobiol. Inst. **Das Capsaicin als mutagener Faktor bei Leptospiren.** Zbl. Bakteriol., Parasitenkunde, Infektionskrankh. Hyg., I. Abt., Orig. **185** (1962) Nr. 2. S. 230–242. — 4 Abb., 4 Tab., 2 Lit. Zus. in Russ., Engl., Franz., Span.

Konzentrierte Extrakte von *Fructus capsicae* wirkten als 0,333 bis 0,125%iger Zusatz zu Leptospirennährböden nach Korthof oder Uhlenhuth auf Leptospiren von 8 Serotypen destruktiv. Als 0,025%iger Zusatz angewendet, wird die Wirkung auf Leptospiren als mutagen bezeichnet. Es soll sich die Vermehrungsgeschwindigkeit der Leptospiren, bei gleichzeitigem Erwerb einer hohen immunisierenden Eigenschaft, erhöhen. G. Scheibner. 3790.

Winks, R.; Yeerongpilly, Brisbane, Queensland, Animal Res. Inst., Dep. of Agric. and Stock. Incidence of Leptospira pomona and Leptospira hyos titres in beef cattle in Central Queensland. **(Das Vorkommen von Lepstospira pomona- und Leptospira hyos-Titern bei Mastrindern in Zentral-Queensland.)** Austral. veterin. J. **38** (1962) Nr. 4. S. 185–189. E. Wiesner. 3790.

Majoros, Irma und Szabó, János. Szűrővizsgálatok Debrecen körzetében a kutyák leptospirosiosos fertőzöttségének megállapítására. **(Reihenuntersuchungen zur Feststellung einer Leptospirenverseuchung der Hunde im Bereich von Debrecen.)** Magyar Állatorvosok Lapja [Ung. veterinärmed. Bl.] **16** (1961) Nr. 11. S. 406–408. — Zus. in Russ., Engl. Aus: Ung. Agrar-Rdsch. **1962** Nr. 3.

1956–57 wurden in einem Hundebestand mehrere Tiere seziert und dabei auf Grund von pathologischen, histologischen und serologischen Prüfungen Leptospirose festgestellt. Im gleichen Bestand wurden auch unter den Wärtern leichte Erkrankungserscheinungen beobachtet. Aus diesem Grunde untersuchten Vff. in der Stadt und Umgebung von Debrecen, wo sich dieser Bestand befand, die Blutproben von mehr als tausend Hunden mit Antigenen von *Leptospira canicola*, *L. icterohaemorrhagiae*, *L. pomona*, *L. sejroe*, *L. grippotyphosa* und *L. hyos*. Der größte Teil der Seren wurde parallel im sog. Makroagglutinationsverfahren und mit der Mikrokomplementbindungsprobe untersucht. Gegen *L. canicola* waren im Agglutinationsverfahren 8,5%, in der Komplementbindungsprobe 5,9%, gegen *L. pomona* 2,6 bzw. 2,5%, gegen den *L. sejroe*-Stamm (nur mit dem Agglutinationsverfahren) 4,2% der Proben positiv. Das zu Routineuntersuchungen besser geeignete Komplementbindungsverfahren konnte zur Untersuchung von Hundeseren gut verwendet werden. Die Zahl derjenigen Proben, die in beiden Verfahren positiv waren, war gering (1,7 bzw. 1,3%). Es wurde festgestellt, daß die Infektion mit *L. canicola* sowohl in den inneren Bezirken wie auch in den Gärten der Vorstadt vorkam. Die Infektion mit *L. pomona* aber konnte in waldigen Vierteln oder in deren Umgebung festgestellt werden. Die Eigentümer der in den Reihenuntersuchungen als positiv erwiesenen Hunde erkrankten offensichtlich nicht. Die meisten untersuchten Hunde waren 3 bis 8 Jahre alte Rassenkreuzungen. 3790.

Vierling, R.; München, Univ., Inst. für Tierhyg. **Der Einfluß verschiedener Antibiotica auf die Morphologie und die Toxinbildung von Clostridium botulinum Typ A.** Zbl. Bakteriol., Parasitenkunde, Infektionskrankh. Hyg., I. Abt., Orig. **185** (1962) Nr. 2. S. 195–203. — 8 Abb., 9 Lit. Zus. in Russ., Engl., Franz., Span.

Der Einfluß von Penicillin, Erythromycin, Tetracyclin, Chloramphenicol und Kanamycin auf das Wachstum und die Morphologie eines Stammes von *Cl. botulinum*, Typ A, wurde mittels „Blättchentest" auf der Blutplatte geprüft. Lediglich Penicillin hemmte das Keimwachstum. Erythromycin und Tetracyclin bewirkten deutliche morphologische Veränderungen im Längen- und Dickenwachstum der Keime, während die übrigen Antibiotica nur eine geringe Wirkung auf die Morphologie der Bakterien hatten. Es wird darauf hingewiesen, daß eine Penicillinbehandlung wegen der lytischen Wirkung des Penicillins auf Botulinuskeime möglicherweise das Botulinustoxin in vivo vermehrt und dadurch eine durch *Cl. botulinum* bedingte Infektion intensiviert werden kann. G. Scheibner. 3815.

Petkov, K. und Kožucharova, L. (Petkow, K. und Koshucharowa, L.) Opiti za otkrivane na vibriozata v kravefermite na RSRPRŽ črez mukoaglutinacionnata reakcija. **(Versuche zur Feststellung der Vibriose in Rinderfarmen der Tierzuchtwirtschaften durch den Muco-Agglutinationstest.)** Izvestija na Centralnija naučnoizsledovatelski institut po biologija i patologija na razmnožavaneto na selskostopanskite životni, Sofija **1** (1961) S. 159–166. — 2 Tab. Zus. in Russ., Engl.

Die Muco-Agglutinationsprobe nach Trilenko (Infekt. Geschlechtskrankheiten des Rindes", Moskau, 1958) hat sich bei der Feststellung von Vibriose-Herden gut bewährt. T. Radew. 3840.

Thamm, H.; Halle, Veterinäruntersuchungs- und Tiergesundheitsamt, Zentralstelle für Listeriose-Epizootol. **Zur Epizootologie der Listeriose.** Mh. Veterinärmed. **17** (1962) Nr. 5. S. 224–237. — 8 Abb., 2 Tab., 22 Lit.

Von der Zentralstelle für Listeriose-Epizootiologie am VU- und TGA Halle wurden 1 278 Listeriosefälle bis zum 31.3.61 bei Tieren gesammelt. An Hand statistischer Darstellung wird der jahreszeitlich bedingte Anstieg in den Monaten März–April bestätigt. Das ständige Ansteigen der Listerienfunde seit 1955 dürfte auf eine verbesserte Diagnostik zurückzuführen sein. Die bezirkliche Verteilung der Listeriosefälle wird kartographisch dargestellt. Die Schwerpunkte liegen in den Bezirken Halle, Magdeburg, Leipzig. 95,3% fallen auf Erkrankungsfälle bei Schafen, 24 mal wurden Listerien bei Rinderfeten, 21mal bei Kälbern, 13mal bei Schweinen, 6mal bei Ziegen und je einmal bei Katze und Reh gefunden. Der serologische Typ I herrscht vor. Der Typ IV wird vorwiegend in den Bezirken Magdeburg, Halle, Leipzig gefunden. Epidemiologische Rückschlüsse sind aus dem Vorkommen der serologischen Typen nicht zu ziehen. Eine Übereinstimmung mit den Listeriosefällen bei Menschen läßt sich nicht erkennen. Der jahreszeitliche Anstieg der Listeriose beim Tier findet keine Parallele in der Humanmedizin, wo die Häufung in den Monaten Juli–August liegt. Es ist daher mit größter Wahrscheinlichkeit anzunehmen, daß es sich bei der menschlichen Infektion weniger um eine Direktübertragung vom Tier auf den Menschen, als vielmehr um eine Schmutzinfektion eigenen Ursprungs handelt. H. Linsert. 3845.

Jentzsch, K.-D.; Berlin, Dtsch. Akad. der Wiss., Inst. für Vergleichende Pathol. **Zur Frage der Pathogenität von Listeria monocytogenes für Kaltblüter.** Arch. exp. Veterinärmed. **16** (1962) Nr. 2. S. 315-326. — 3 Abb., 1 Tab., 14 Lit.

Ausgehend von Berichten über Listerieninfektionen bei Forellen prüft Vf. die Pathogenität von *L. m.* gegenüber Kaltblütern. Die Versuche zeigten, daß die Infektionen außer bei Forellen bei verschiedenen Kaltblüterarten (Schildkröte, Frosch, Goldfisch, Karpfen, Axolotl) teilweise zwar haften, aber nicht zu Erkrankungen führen. Die Forellen verendeten nach verminderter Freßlust und teilweise deutlicher Dunkelverfärbung der Haut am 3. bis 14. Tage p.i. Listerien wurden in Leber, Bauchhöhle und Herzblut nachgewiesen. Pathologisch-histologisch zeigten die Lebern eine diffuse, degenerative Verfettung mit starker Aktivierung des RES. Vereinzelt wurden nekrobiotische Herde ermittelt. Die Verfütterung stark infizierter Organteile, verbunden mit anderen aus ungünstigen Umweltbedingungen resultierenden Stressfaktoren, werden für das seuchenhafte Auftreten von Listeriose in Forellenzuchten für wahrscheinlich gehalten. H. Linsert. 3845.

L'Ecuyer, Conrad, Switzer, W. P. und Roberts, E. D.; Ames, Iowa State Univ. of Sci. and Technol., Coll. of Veterin. Med., Veterin. Med. Res. Inst. Microbiologic survey of pneumonic and normal swine lungs. (**Mikrobiologischer Überblick über die pneumonische und normale Schweinelunge.**) Amer. J. veterin. Res. **22** (1961) Nr. 91. S. 1020-1025. — 2 Tab., **44** Lit.

Bei 86 an Pneumonie erkrankten Schweinen wurden die Lungen im Hinblick auf den Mikrobengehalt untersucht. 15 gesunde Schweinelungen unterlagen dem gleichen Untersuchungsgang. Von allen Lungen konnte nur bei einer erkrankten der Virusnachweis erbracht werden. *Mycoplasma hyorhinis* wurde bei 51,1% der erkrankten und bei 6,6% der normalen Lungen ermittelt. Weder Rickettsien noch das Virus der Schweineinfluenza konnten nachgewiesen werden. Bei den Bakterien waren vor allem in den pneumonischen Lungen *Pasteurella multocida* und Streptokokken von besonderer Bedeutung, während in der gesunden Lunge β-hämolysierende Streptokokken den signifikanten Auschlag gaben. W. Richter/Kleinmachnow. 3850.

Sharma, G. L. und Bhalla, N. P.; Mukteswar-Kumaon, Indian Veterin. Res. Inst. Studies on the viability of contagious caprine pleuro-pneumonia organism. I. Viability of the organism in infected tissues and on sterile earth and filter paper strips. **(Untersuchungen über die Lebensfähigkeit des Erregers der ansteckenden Pleuropneumonie der Ziegen. 1. Mitt. Lebensfähigkeit des Erregers in infizierten Geweben und auf steriler Erde und sterilen Filterpapierstreifen.)** Indian J. veterin. Sci. Animal Husbandry **31** (1961) Nr. 3. S. 195 bis 202. — 4 Tab., 7 Lit.

Vff. untersuchten die Lebensfähigkeit des Erregers der ansteckenden Pleuropneumonie der Ziegen in Muskulatur und Lymphknoten künstlich infizierter Ziegen, auf sterilen Filterpapierstreifen und auf steriler Erde bei verschiedenen Temperaturen. In Gewebe, das in gepufferter Glycerinkochsalzlösung (pH 7,0) konserviert wurde, blieb der Erreger bei 37 °C 15-32 Tage, bei Zimmertemperatur 32-65 Tage und bei ± 5 °C 74-135 Tage lebensfähig. Auf Filterpapier betrug die Lebensfähigkeit bei den gleichen Temperaturen 2-3 Tage bzw. 9-17 Tage bzw. bis 257 Tage und auf Erde 1-2 Tage bzw. 3-21 Tage bzw. 11-120 Tage. Die Resultate zeigen, daß auch unbelebte Objekte, die mit Nasenausfluß erkrankter Tiere verunreinigt sind, die Infektion übertragen können. W. Wittig. 3850.

Lerche, M. und Reuter, G.; Berlin-Dahlem, Univ., Inst. für Lebensmittelhyg. **Das Vorkommen aërob wachsender grampositiver Stäbchen des Genus Lactobacillus Beijerinck im Darminhalt erwachsener Menschen (Gleichzeitig ein Beitrag zur genaueren Kenntnis der aëroben Laktobazillen).** Zbl. Bakteriol., Parasitenkunde, Infektionskrankh. Hyg., I. Abt., Orig. **185** (1962) Nr. 4. S. 446–481. — 6 Abb., 8 Tab., 51 Lit. Zus. in Russ., Engl., Franz., Span.
Bei der Untersuchung von Stuhlproben bzw. Darminhalt lebender und gestorbener Menschen konnten wechselnd folgende aërob wachsende Laktobazillen nachgewiesen werden. *L. acidophilus*, *L. fermenti*, *L. salivarius*, *L. casei*, *L. plantarum*, *L. brevis*, *L. buchneri*, *L. lactis* und *L. leichmannii*. Durch Versuche an Versuchspersonen wurde gezeigt, daß oral zugeführte Laktobazillen die Magenpassage überstehen und sich möglicherweise im Darm vermehren können. Eine Beeinflussung der Laktobazillenflora des Darmes durch mit der Nahrung zugeführte oder in der Mundhöhle vorkommende Laktobazillen ist daher anzunehmen. Das morphologische, physiologische und biochemische Verhalten einiger Laktobazillenarten, insbesondere *L. acidophilus*, *L. fermenti* und *L. brevis*, konnte weiter geklärt werden. G. Scheibner. 3850.

Scheibner, G.; Berlin, Staatl. Veterinärmed. Prüfungsinst. **Zur Katalasebildung durch Bakterien der Gattung Lactobacillus (Beyjerinck).** Zbl. Bakteriol., Parasitenkunde, Infektionskrankh. Hyg., I. Abt., Orig. **185** (1962) Nr. 4. S. 482–489. — 1 Tab., 9 Lit. Zus. in Russ., Engl., Franz., Span.
Es wird über die Katalasebildung bei Stämmen verschiedener Arten der Gattung *Lactobacillus* berichtet. Ausgeprägte Katalasebildung konnte bei Züchtung der Bakterien in Leberbrühe oder auf Leberbrühe enthaltenden festen Nährböden beobachtet werden. Auch in sterilisiertem Wurstsaft wurde Katalase gebildet. Auf Tomatensaft-Dextrose-Hefeautolysat-Nährboden nach Briggs und in Traubenzuckerbouillon bildeten die Bakterien in der Regel keine Katalase. G. Scheibner. 3850.

Weber, Alvin F. und Schmittdiel, Ernst F.; Gießen, Justus-Liebig-Univ., Veterinärhyg. und Tierseuchen-Inst.; St. Paul, Univ. of Minnesota, Coll. of Veterin. Med., Div. of Veterin. Anatomy. Electron microscopic and bacteriologic studies of spirilla isolated from the fundic stomachs of cats and dogs. **(Elektronenmikroskopische und bakteriologische Studien an Spirillen, die aus der Fundusregion des Magens von Katzen und Hunden isoliert wurden.)** Amer. J. veterin. Res. **23** (1962) Nr. **94**. S. 422–427. — 5 Abb., 14 Lit. Zus. in Span.
Von 10 erwachsenen Hunden und 13 Katzen, die sämtlich getötet worden waren, wurden durch Auswaschen der Fundusregion Spirillen gewonnen und diese Mäusen, Meerschweinchen, Ratten und jungen Küken verabreicht sowie Kulturversuche mit verschiedenen Nährböden unter aëroben, mikro-aëroben und anaëroben Bedingungen angestellt. Außer bei Mäusen verliefen alle diese Züchtungsversuche negativ. Aus den Mäusen, die frei von klinischen Magenstörungen waren, wurden die Spirillen nach der Tötung derselben 3–4 Wochen p.i. isoliert. Elektronenmikroskopische Untersuchungen ergaben, daß bei Hunden fast ausschließlich eine dickere Form mit Durchschnittsdurchmesser von 0,83 $\mu$ und geringerer Windungszahl (durchschnittlich 6,6) vorlag, während bei den Katzen eine dünnere Form mit durchschnittlichem Diameter von 0,63 und etwas größerer Windungszahl (9,9 im Durchschnitt) überwog, jedoch auch die erstgenannte Form vorkam. Teilungsvorgänge wurden nur sehr selten gesehen, und zwar nur bei nicht gewundenen Spirillen und in Form von Querteilung. W. Seffner. 3850.

Šerkov, Š. (Scherkow, Sch.) Ustanovjavane na bartonela v Bŭlgarija. **(Bartonellennachweis in Bulgarien.)** Kompleksni izsledvanija na prirodnite ogništa na zaraza v rajona na Stranža planina, Sofija **1961** S. 57–61. — Zus. in Russ., Dtsch.

Von den untersuchten Insektivoren, Rodentiern und Artiodactylen wurde *Bartonella muris* nur bei *Microtus arvalis Pall* vorgefunden. Es wird angenommen, daß *Haplopleura acanthopus* die Rolle eines Bartonellenüberträgers spielt. I. Wassilew. 3850.

Pataky, Mária. Az állatok itatására használatos vizek minősítése a laboratóriumi vizsgálatok alapján. **(Die Qualifizierung tierischen Trinkwassers auf Grund von Laboratoriumsuntersuchungen.)** Magyar Állatorvosok Lapja [Ung. veterinärmed. Bl.] **16** (1961) Nr. 10. S. 361–365. — Zus. in Russ., Engl. Aus: Ung. Agrar-Rdsch. **1962** Nr. 3.

Für die Beurteilung des Tränkwassers bestehen keine allgemeingültigen Regeln. Die Wasserproben von 820 Brunnen, die zum Tränken von Tieren verwendet werden, wurden auf Grund von bakteriologischen und chemischen Untersuchungen nach Richtlinien, die weniger streng als die gegenwärtig gültigen Vorschriften für den menschlichen Verbrauch sind, in 3 Gruppen geteilt, und zwar taugliche, bedingt taugliche und untaugliche. Das Hauptkriterium der tauglichen ist neben einer Coli-Freiheit eine Gesamtkeimzahl von höchstens 4000 je ml und hinsichtlich der chemischen Zusammensetzung in der Human-Norm noch zugelassene Werte. Das Hauptkriterium der bedingt tauglichen ist neben einer Gesamtkeimzahl von höchstens 5000 je ml höchstens eine aus einer alten Verunreinigung stammende Coli-Infektion. Die in die Gruppe der nichttauglichen eingereihten Wasserproben gefährden die Gesundheit der Tiere entweder dadurch, daß sie pathogene Bakterien oder die infektionstüchtigen Entwicklungsformen von Endoparasiten enthalten, oder sie sind durch Fäkalien frisch verunreinigt worden bzw. enthalten Chemikalien in einer schädlichen Menge oder von einer schädlichen Qualität. 3950.

Anonym. Selekcionnyj ptičnik. **(Geflügelstall für Stammpaarung.)** Pticevodstvo, Moskva **1961** Nr. 10. S. 34–35. — 6 Abb.

Es wurd ein Zuchtstall für 60 Zuchtstämme beschrieben. Der Stall ist 68 m lang, 7 m breit und hat eine Nutzfläche von 389 m². An beiden Längsseiten befinden sich Sonnenausläufe. Die beidseitig an einem Mittelgang angeordneten Abteile haben eine Größe von 2,45 × 1,95 m. Eiabnahme, Fütterung und Kotentfernung erfolgen vom Stallgang aus. Zur Wasserversorgung dienen automatische Tränken. Die Tiefstreu wird einmal im Jahr gewechselt. H. Pingel. 3980.

Ulbrich, Manfred. **Untersuchungen über den Wärmehaushalt von Abferkelställen und seine Beziehungen zu Ferkelverlusten.** Diss. Karl-Marx-Univ. Leipzig, Veterinärmed. Fak., Inst. für Staatsveterinärkunde und Veterin.-Hyg. **1960** 149 S. — 19 Tab., 161 Lit.

Untersuchungen über den Wärmehaushalt in Abferkelställen haben ergeben, daß die von Stietenroth hervorgehobene Bedeutung der Wärmeflächendurchgangswerte je Großvieheinheit (F × k/GVE) voll zutrifft. Die Umständlichkeit und Ungenauigkeit der rechnerischen Ermittlung des Wertes für Altbauten veranlaßte Vf., denselben aus der Temperatur und der relativen Luftfeuchtigkeit der Ställe zu bestimmen. Dabei erwies sich, daß die F × k/GVE-Werte nur für eine bestimmte Außentemperatur gelten, bei Abnahme derselben wird die Wärmebilanz negativ und mit steigender Außentemperatur positiv. Die durch Temperatur und Feuchtigkeitsmessungen ermittelten F × k/GVE-Werte stimmten nur bei Außentemperaturen um 2 °C mit den errechneten Werten überein. Ein Vergleich der Ferkelverluste der untersuchten Betriebe ließ die Tendenz erkennen, daß mit steigenden F × k/GVE-Werten die Ferkelverluste zunehmen. Durch Verwendung von Heißlüftern, Dampfheizungen oder Ferkelnestern aus Stroh können die Verluste niedrig gehalten werden. H. Gürtler. 3980.

Rummler, H. J.; Berlin, Staatl. Veterinärmed. Prüfungsinst. **Über teerpech- und bitumenhaltige Fußbodenbeläge in Schweinestallungen.** Mh. Veterinärmed. **17** (1962) Nr. 12. S. 482–487. — 5 Abb., 31 Lit.
In der Arbeit wird das Auffinden geeigneter wärmedämmender Fußbodenbeläge diskutiert und durch Versuche belegt. Der durch Alter, Größe, Ernährungszustand usw. bedingte Wärmeanfall der einzelnen Tiere und -arten ist größer als der Wärmebedarf, so daß die Wärmedämmung für die einzelnen Tierarten unterschiedlich ist. Geeignete wärmedämmende Stoffe sind Kork-Asphalt-Fußböden oder Holzpflaster mit Asphaltverfugung. Die als Ersatz benutzten Teerpech-Preßplatten wirken toxisch bei der Schweineaufzucht und können daher nur bei biologischer Unschädlichkeit als gute Wärmeisolatoren benutzt werden. Über die Schädlichkeit bzw. Verträglichkeit von Extraktions- bzw. Destillationsbitumen liegen widersprechende Ergebnisse vor, was mit den wechselnden Mengen die lipoidlöslichen und daher leicht percutan resorbierbaren phenolischen Substanzen zusammenhängt. Schadensfälle durch Schwarzdecken treten vor allem bei jungen Schweinen (bis 40 kg Kgw.) noch bei 6 mg% phenolischer Substanz bei längerem Kontakt mit dem Fußbodenbelag auf. Braunkohlenteerpech enthält die höchsten Mengen phenolischer Bestandteile: 438 bzw. 282 mg% führen nach 8 bzw. 9 Wochen zu Todesfällen (toxische Leberdystrophie und beginnende Lebercirrhose sowie interstitielle Herdnephritis und Nephrose), geringere Dosen zu Gewichtsabnahmen. Versuche mit der phenolischen Vergleichssubstanz β-Naphthol (zu phenolfreiem Bitumen gegeben, als Salbe oder im Futter) verlaufen untoxisch, die toxische Komponente ist mit den phenolischen Bestandteilen nicht identisch, jedoch sehr eng mit diesen gekoppelt. Unschädlich als Fußbodenbelag für Schweine sind aus paraffinbasischem Erdöl (Ungarn und z. T. Albanien) hergestellte Bitumen. H. Liebenow. 3980.

---

*Lukašev, Ivan Ivanovič.* **Častnaja ėpizootologija.** (Spezielle Epizootiologie.) Moskva: Sel'chozgiz. 1961. (303 S.) 4°. (1961 B 182)

*Maksimov, Anatolij Aleksandrovič.* **Prirodnye očagi tuljaremii v SSSR.** (Natürliche Herde der Tularämie in der UdSSR.) Hrsg.: Akad. nauk SSSR; Biol. inst. Sibirskogo otdelenija. Moskva: Izd. Akad. nauk SSSR. 1960. (290 S.) 4°. (1961 B 217)

## VIII. PHARMAKOLOGIE, TOXIKOLOGIE

Walther, Wolfgang. **Untersuchungen über Verträglichkeit, Blutspiegelkonzentration und Ausscheidung von Salthion liquidum beim Rind nach intravenöser und subcutaner Verabreichung.** Diss. Karl-Marx-Univ. Leipzig, Veterinärmed. Fak., Ambulator. und Geburtshilfl. Tierklin. **1960** 83 S. — 9 Abb., 76 Lit.
Nach einer Verabreichung von Salthion liquidum in einer Dosis von 10 ml/50 kg Kgw. i.v., je 5 ml/50 kg i.v. und s.c., 5 ml/50 kg i.v. und 5ml/50 kg Kgw. s.c. 3 Std. später und 2 × 10 ml/50 kg Kgw. im Abstand von 6 Std. wurde ein therapeutischer Spiegel (mindestens 5 mg%) mit der Methodik von Braun und Büchner von durchschnittlich $8\frac{1}{2}$, $11^1/_4$, $17\frac{1}{2}$ bzw. 24 Std. ermittelt. Die letztgenannte Dosierung wird empfohlen. Die ermittelten Werte des freien Sulfonamids im Harn lassen eine gute Beeinflussung von Erkrankungen der Nieren und ableitenden Harnwege erwarten. Eine Aussage über die Anwendung des Präparates bei Mastitiden unterbleibt. H. Gürtler. 4210.

Wand, Wolfgang. **Versuche zur Durchdringung der sogenannten Euter-Blut-Schranke des Rindes durch Kopplung von Chloramphenicol an Polyvinylpyrrolidon (Blutserumspiegelbestimmungen).** Diss. Karl-Marx-Univ. Leipzig, Veterinärmed. Fak., Ambulator. und Geburtshilfl. Tierklin. **1960** 89 S. — 108 Lit.
Unter Verwendung von Polyvinylpyrrolidon (P) als Vehikel für das Antibioticum konnte durch Blutspiegelbestimmungen nachgewiesen werden, daß nach intramammärer Applikation von Chloramphenicol an Rinder im Vergleich

zu Wasser durch P höhere und länger anhaltende Spiegel erzielt werden. Es wird daraus geschlossen, daß P die Diffusion durch das Euterparenchym beschleunigt und demzufolge die intramammäre Infusion von Lösungen mit P gegenüber wässerigen Lösungen vorzuziehen ist. H. Gürtler. 4225.

Uhlemann, Johannes. **Untersuchungen über den Penicillinblutserumspiegel des Schafes nach intramuskulärer Applikation von Jenacillin A und und Jenacillin 0.** Diss. Karl-Marx-Univ. Leipzig, Veterinärmed. Fak., Med. Tierklin. **1961** 50 S. — 48 Lit.
Nach i. m. Applikation von 3000, 5000 und 10 000 IE Jenacillin A pro kg Kgw. konnte mittels Penicillinblutserumspiegel-Bestimmungen unter Verwendung des Diffusionsplatten-Testes ein wirksamer Spiegel von 8, 12 und 12 Std. erzielt werden. Die entsprechenden Werte nach der Verabreichung gleicher Dosen Jenacillin 0 an Schafe lagen bei 12, knapp 24 und 24 Std. Aus den Versuchen geht hervor, daß beim Schaf 5000 IE Jenacillin A und die gleiche Dosis Jenacillin 0 pro kg Kgw. für einen wirksamen Spiegel über eine Dauer von 12 bzw. 24 Std. ausreichend sind. H. Gürtler. 4235.

Georgi, Manfred. **Versuche über die Verwendung von Elrodorm als Sedativum bei Katzen.** Diss. Karl-Marx-Univ. Leipzig, Veterinärmed. Fak., Inst. für Veterin.-Pharmakol. und Toxikol. **1961** 65 S. — 4 Abb., 64 Lit.
Mit Hilfe der Motilitätsmessung mit einem modifizierten Bodenkontaktographen und der klinischen Begutachtung erfolgte die Prüfung der sedativen Wirkung des $\alpha$-Phenyl-$\alpha$-aethylglutarsäureimids (Elrodorm) bei Katzen. Mittels einer Schmalfilmkamera wurde die Zahl der Kontaktschlüsse in Zeitabständen von 15 Min. automatisch registriert. Es konnte festgestellt werden, daß das Präparat eine unterschiedliche Wirkung auf das Zentralnervensystem zeigt. In keiner der untersuchten Dosierungen konnte ein sicherer sedativer Effekt erzielt werden. Das Präparat ist als Beruhigungsmittel für Katzen demzufolge nicht brauchbar. H. Gürtler. 4250.

Gutman, J. und Chaimovitz, M.; Jerusalem, Israel, Hebrew Univ.; Hadassah, Med. School, Dep. of Pharmacol. The effect of anaesthetics on blood pressure response to pain. **(Die Wirkung von Anaesthetica auf Blutdruckänderung bei Schmerz.)** Arch. int. Pharmacodynam. Thérap. **137** (1962) Nr. 1/2. S. 39-48. — 5 Abb., 20 Lit.
Bei Kaninchen, die durch Infusion von Succinylcholin (3 mg/ml) immobilisiert sind, wird der arterielle und der venöse Blutdruck gemessen, während „Schmerz" durch Quetschung der Haut über den Hinterbeinen mittels einer chirurgischen Zange erzeugt wird. Dabei wird der Blutdruck erhöht. Durch leichte Narkose wird die Wirkung umgekehrt (Senkung des Blutdrucks); bei tiefer Narkose tritt keine Reaktion ein. Es wird angenommen, daß zwar bei Schmerzerzeugung sowohl die blutdrucksenkende als auch die blutdruckerhöhenden Zentren erregt werden, letztere aber von Anaesthetica zuerst ausgeschaltet werden. R. Maune. 4280.

Cairy, Clyde F. und Ramaswamy, V. M.; Madras, India, Veterin. Coll.; East Lansing, Michigan State Univ., Coll. of Veterin. Med., Physiol. and Pharmacol. Dep. Comparison of treatments of hemorrhagic shock under deep pentobarbital anesthesia. **(Vergleich der Behandlung hämorrhagischer Schocks unter tiefer Pentobarbital-Narkose.)** J. Amer. veterin. med. Assoc. **140** (1962) Nr. 6.S. 576-581. — 9 Abb., 1 Tab., 12 Lit.
Wird bei Hunden in Pentobarbital-Narkose (40 mg/kg) durch schnelles Entbluten aus einer A. femoralis der Blutdruck auf 70 mm Hg oder weniger gesenkt, so kann durch nachfolgende Applikation verschiedener Substanzen der Blutdruck wieder erhöht werden. Folgende Substanzen zeigen eine zunehmend blutdrucksteigernde Wirkung bei diesen Versuchen: Amphetaminsulfat, Pentylentetrazol (keine Wirkung), Metaraminolbitartrat

und Amphetaminsulfat, Pentylentetrazol und Amphetaminsulfat, Metheharimid und Amphetaminsulfat, Methethavimid und Pentylentetrazol, Metheharimid. Außerdem wird von den meisten Substanzen die Atmung günstig beeinflußt. R. Maune. 4280.

Clark, R.; Onderstepoort, Fac. of Veterin. Sci., Dep. of Physiol. The response of Merino sheep to various diuretic drugs. **(Die Reaktion von Merinoschafen auf verschiedene Diuretica.)** J. South African veterin. med. Assoc. **31** (1960) Nr. 2. S. 227–234. — 5 Tab., 14 Lit.

Die bei Mensch und Hund bekannten Diuretica Acetozolamid (2-acetylamino-1, 3, 4,-Thiadiazol-5-sulfonamid), Mercuramid-Theophyllin-Gemisch, Mersalyl-Theophyllin-Gemisch, Hydroflumethiazid, Aminophyllin, Glucose sowie Harnstoff wurden unter experimentellen Aspekten an Schafe verabreicht. Neben der ausgeschiedenen Harnmenge, unter Berücksichtigung des aufgenommenen Trinkwassers, prüfte Vf. das spezifische Gewicht des Harns, K-, Na-, und Zuckerausscheidung sowie K,- Ca,- Mg,- Cl,- $HCO_3$,- anorganischen P- und Harnstoffgehalt im Plasma. Keines der aufgeführten Mittel hinterließ eine befriedigende diuretische Wirkung; die Harnausscheidung betrug im Vergleich zu den Versuchsschafen niemals mehr als 25% der normalen Menge. Nebenwirkungen entstanden nach Verabreichung von Mercuramid sowie hohen Dosen Acetozolamid. Acetozolamid führte zum Auftreten von Anorexie, Mercuramid löste Glykosurie und Harnstoffretention aus.
Th. Hiepe. 4295.

Piermattei, Donald L.; College Station, A. & M. Coll. of Texas, Dep. of Veterin. Med. and Surgery. A comparison of nitrofurantoin and dihydrostreptomycin in the treatment of experimental feline Escherichia coli urocystitis. **(Ein Vergleich von Nitrofurantoin und Dihydrostreptomycin bei der Behandlung der experimentell durch Escherichia coli bedingten Urocystitis der Katzen.)** Amer. J. veterin. Res. **23** (1962) Nr. 94. S. 428–434. — 5 Abb., 2 Tab., 17 Lit.

18 männlichen und weiblichen Katzen verschiedenen Alters wurde durch Traumatisierung der Harnblasenschleimhaut und Aufbringen einer Kultur eines hämolysierenden Stammes von *E. coli* eine künstliche Urocystitis gesetzt. 6 Katzen wurden mit Nitrofurantoin per os (2,6–2,2 mg/kg Kgw. in 8stündigen Intervallen 8 Tage lang), 6 Katzen mit Dihydrostreptomycin i. m. (44 mg/kg Kgw. täglich, 9 Tage lang) behandelt, und 6 Katzen dienten als Kontrolle. Die Behandlung mit Nitrofurantoin führte zu mehr bakteriologisch negativen Urinen und zu geringerer Entzündung der Harnblasenschleimhaut als die Behandlung mit Dihydrostreptomycin oder keine Behandlung. Das Nitrofurantoin wurde im allgemeinen von den Katzen gut vertragen. G. Scheibner. 4295.

Brunner, F.; Wien. **Vorläufige Mitteilung über sogenannte „Revitalisierungseffekte" bei alten Hunden und Katzen durch kombinierte Verabreichung von „Fibrinorm" und „Vitalen $B_{12}$ Compositum".** Kleintier-Prax. **7** (1962) Nr. 1. S. 19–20.

7 Hunde zwischen 12–14 Jahren und 8 Katzen im Alter von 10 bis 12 Jahren wurden einer Kur mit insgesamt 10 s. c. Injektionen von je 2 ml Vitalen $B_{12}$ Compositum und einer Ampulle Fibrinorm in zweitägigen Intervallen unterzogen. Die Alters-, Abnutzungs- und Ermüdungserscheinungen dieser alten Tiere konnten nach der Behandlung mit Ausnahme der Linsentrübung nicht mehr festgestellt werden. Der Zustand der Revitalisierung hielt über die Beobachtungszeit von 4 Mon. an. Diese Befunde sollen zur wissenschaftlichen Nachprüfung auf breiter Basis anregen. H. Trolldenier. 4320.

Pettersson, Inga; Lund, Sweden, Univ., Zoophysiol. Inst. The effect of estrogenic hormones on cell division and growth in some tissues of mice. **(Die Wirkung von Oestrogen auf die Zellteilung und das Gewebewachstum der Maus.)** Acta physiol. scand. **55** (1962) Nr. 1. S. 1–10. — 4 Abb., 13 Lit.

Die Zellteilung von Mäusegewebe ist in vivo und in vitro in Abhängigkeit vom Zusatz oestrogener Hormone untersucht worden. — Bei in vivo-Experimenten wurde ein Anstieg des mitotischen Index beobachtet. Die damit verbundene steigende Zahl der Prophasefiguren weist auf eine echte mitotische Aktivierung der Zellen hin. Die in vitro gewonnenen Ergebnisse zeigen, daß die Oestradiolwirkung auf die Zellteilung konzentrationsabhängig ist. Niedrige Oestradiolkonzentrationen verursachen einen Anstieg der mitotischen Aktivität, hohe hingegen bewirken einen Metaphaseblock.
H. Seidel. 4320.

Ebert, E. F.; Columbia, Univ. of Missouri. Clinical use of phenylbutazone in large animals. **(Die klinische Anwendung von Phenylbutazon bei großen Haustieren.)** Veterin. Med. 57 (1962) Nr. 1. S. 33–35.
Phenylbutazon wirkt analgetisch, antipyretisch und antiinflammatorisch. Die analgetische Wirkung soll ähnlich der der Salicylate, des Pyrazols und des Phenacetins sein, jedoch schwächer als die analgetische Wirkung des Morphins. Die antiinflammatorische Wirkung des Phenylbutazons ist stärker als die des ACTH und des Cortisons. Toxische Reaktionen wurden bei der Anwendung des Präparates bisher bei den Haustieren nicht beobachtet. Im Verlaufe eines Jahres wurden insgesamt 75 Pferde und 12 Rinder mit den verschiedensten Gliedmaßenerkrankungen mit Phenylbutazon oral oder durch i. v.-Injektion behandelt. 7 typische Fälle bei Pferden werden genauer beschrieben: darunter waren Pferde mit Leist, Schale, Griffelbeinfrakturen, Rehe, Exostosen am Huf und Kronbein. In den meisten Fällen genügte eine einzige Behandlung, um Schmerzfreiheit zu erzielen. Rezidive traten von Zeit zu Zeit innerhalb von 2 Wochen bis 2–6 Mon. auf. Alle diese Fälle schlugen auf eine zweite Behandlung genausogut wie auf die erste an. Bei den behandelten 12 Rindern lagen nahezu in jedem Falle Arthritiden vor. Phenylbutazon wurde hier ebenfalls oral verabreicht. Arthritische und rheumatische Erscheinungen verschwanden prompt. 4 operativ behandelte Penisrupturen beim Bullen wurden oral mit Phenylbutazon nachbehandelt. Dadurch verschwanden die Entzündungserscheinungen im Operationsgebiet sehr schnell. O. Dietz. 4355.

Nöldner, H.; Gera, Bezirkstierklin. **Erfahrungsbericht über Resactin „Dessau“.** Mh. Veterinärmed. 17 (1962) Nr. 12. S. 490–492. — 5 Lit.
An 85 stationären Großtierpatienten — Pferd, Rind und einigen Schweinen — wurde das unspezifische Immuntherapeuticum Resactin versuchsweise angewendet. Beim Pferd kam das Präparat bei fieberhaften Erkrankungen der oberen Luftwege, Temperaturzunahmen nach Kastrationen und Nabelbruchoperationen, erhöhter Temperatur anderer Genese oder Entkräftung zum Einsatz. Beim Rind wurde Resactin neben den genannten Indikationen auch bei Endometritiden nach Retentio secundinarum injiziert. Nach Sectio caesarea und operativ angegangener Gesäugeaktinomykose kam das Präparat beim Schwein zur Anwendung. Als Dosis für das Großtier werden 20,0 und für das Schwein 10,0 pro Tag angegeben. Bei besonders schweren oder sehr stark geschwächten Großtieren wurde die Dosis auf 40,0 heraufgesetzt. Falls nötig, kann die Injektion 24 Std. später wiederholt werden. Appliziert wurde das Präparat i. m. Falls die Injektion beim Pferd mittels der 5 cm langen Kanülen erfolgte, wurden am Injektionsort örtliche Schwellungen beobachtet, die nach einiger Zeit komplikationslos abklangen. Ohne Reaktion verlief die Injektion bei Rind und Schwein und beim Pferd dann, wenn 7–10 cm lange Kanülen verwendet wurden. Bei über der Hälfte der untersuchten Tiere wurden nach Resactin-Gaben Zunahmen der Lymphocytenzahlen beobachtet. Die gute Wirkung von Resactin kombiniert mit Sulfonamiden und Antibiotica bei fieberhaften Erkrankungen wird hervorgehoben. H. Haase. 4375.

Mülling, M. und Benthien, H.-A.; Berlin-Dahlem, Univ., Klin. für Tiergeburtshilfe und Klauentierkrankh., Tierärztl. Ambulanz. **Klinische Erfahrungen mit dem Sulfamethazin Sulmet bei der Behandlung verschiedener fieberhafter Erkrankungen der Rinder, Kälber, Schafe und Schweine.** Berliner Münchener tierärztl. Wschr. **75** (1962) Nr. 4. S. 63–66. — 19 Lit., 4 Tab.
Sulmet wurde bei 84 Rindern, 46 Kälbern, 6 Schafen und 60 Schweinen mit fieberhaften Erkrankungen erprobt. Ausgehend von der Initialdosis von 0,1 g/kg Kgw. betrug die Dosis für 50 kg 5 g Sulmet-Pulver oder 20 $cm^3$ Sulmet-Lösung. Verabreicht wurde das Medikament beim Rind i. v., beim Kalb und Schwein s. c. oder oral und beim Schaf s. c. In den meisten Fällen machten sich 2–4malige Nachdosierungen von 005 bis 01 g/kg notwendig. Dabei bekamen Rind und Kalb das Medikament weitgehend oral, Schafe s. c. und Schweine s. c. oder oral verabfolgt. Therapeutische Erfolge konnten bei akuten Pneumonien und Bronchopneumonien von Rind, Kalb, Schwein, fieberhaften Pueperalerkrankungen von Rind, Schaf, Schwein, akuten Phlegmonen von Rind, Schwein, Diarrhoen von Kalb und Ferkel, fieberhaften Fremdkörpererkrankungen und akuten Panaritien des Rindes, Wundphlegmonen beim Schwein und Pneumonie-Symptomen der Ferkelgrippe beobachtet werden. Bei den Mastitiden von Rind und Schaf waren die Behandlungserfolge unterschiedlich. Keine oder nur verminderte Wirkung wurde beim Rotlauf der Schweine, hämorrhagischen Septikämien der Schafe und verschleppten Tendovaginitiden bzw. eitrigen Arthritiden des Rindes festgestellt. H. Haase. 4385.

Stengel, G. und Wandrey, D.; Tübingen; Grenzach. **Erfahrungen mit Chlorprothixen in der tierärztlichen Praxis.** Tierärztl. Umschau **17** (1962) Nr. 4. S. 125–127.
Die Anwendung einiger Präparate mit neuroleptischen Eigenschaften, Stoffe, die den zentral-nervösen Grundtonus herabsetzen, ist nahezu auf allen Gebieten der Medizin unentbehrlich geworden. Taractan, ein neuentwickeltes Thioxanthenderivat, wurde auf Grund der bemerkenswerten pharmakologischen Effekte, besonders der intensiven zentralen Dämpfung sowie der Wirkungsverstärkung von Analgetica und Narkotica, an über 300 Hunden geprüft. Bei dem Präparat handelt es sich chemisch um einen wesentlich abgewandelten Phenothiazinkörper. Im mittleren Thiazinring wurde das Stickstoffatom durch ein Kohlenstoffatom ersetzt. Taractan hat sich beim Hund zur Ruhigstellung oder in Kombination mit Polamivet zur Narkose bewährt. Es kann gleichzeitig mit Polamivet in der Mischspritze i. m. gegeben werden. Es wird eine für alle in der tierärztlichen Praxis beim Hund vorkommenden Operationen ausreichende und anhaltende Sedierung bzw. Narkosetiefe erreicht. Bei der großen therapeutischen Breite von Taractan genügt schon die Schätzung des Gewichtes des Hundes, um die zu injizierende Dosis zu ermitteln. Zur Sedierung gibt man Hunden von 5–10 kg Kgw. 30 mg, Hunden von 10–20 kg Kgw. 60 mg und Hunden über 20 kg Kgw. 100–200 mg Taractan i. m. Zur Erzielung einer Narkose werden die jeweils gleichen Taractanmengen mit 1–2 ml Polamivet, 2–4 ml bzw. 4–7 ml Polamivet kombiniert gegeben. O. Dietz. 4415.

Szumlakowski, R. und Schmidt, K.; Wien. **Ein Beitrag zur Anwendung der Corticosteroide in der Veterinärmedizin.** Wiener tierärztl. Mschr. **49** (1962) Nr. 6. S. 509–521.
Den Glucocorticoiden wird ein antiinflammatorischer, ein antiallergischer, antitoxischer und antiödematöser Effekt zugeschrieben. An unerwünschten Nebenerscheinungen wird die atrophierende Wirkung auf die Nebennierenrinde und eine Inaktivierung des hypophysär-adrenalen Systems angeführt. Die NNR-Hormone werden in der Veterinärmedizin bei der Acetonämie, der Myoglobinurie, der Hufrehe, Gebährparese und bei Tetanien mit gutem

Erfolg angewendet. Auch Gelenk- und Sehnenscheidenentzündungen bei Rindern sowie entzündliche Augenerkrankungen lassen sich ausgezeichnet therapeutisch damit beeinflussen. Die antitoxische Wirkung konnte bei Agalaktie der Mutterschweine nachgewiesen werden. Weitere Indikationsgebiete sind die Ödemkrankheit der Schweine und das puerperale Euterödem. Vff. haben mit gutem Erfolg ca. 80 Hunde und Katzen bei verschiedenen Hauterkrankungen mit Deltacortril behandelt. Wesentlich war, daß ziemlich früh der Juckreiz nach der Behandlung aussetzte. In über 120 Fällen von Staupe, Stuttgarter Hundeseuche, Pneumonien und Katzenenteritis wurde zusätzlich zur Antibiotica- oder Serumtherapie Prednisolon verabreicht mit dem Ergebnis, daß der Allgemeinzustand sich besserte und eine wesentliche Verkürzung der Krankheitsdauer erreicht wurde. Bei Nierenerkrankungen gelang es, mit einer Einzeldosis von Deltacortril die Eiweißausscheidung über den Harn zu beenden. Dieses Medikament wurde postoperativ bei Laparotomien und bei Unfällen ohne Störung der Wundheilung angewendet. A. Meyer. 4420.

Cogniet, M. L.; Saint-Éloy-les Mines. A propos de la vitamine E. **(Über das Vitamin E.)** Bull. mens. Soc. vétérin. prat. France **45** (1961) Nr. 10. S. 394–395.
Vff. haben gute Erfahrung mit der Anwendung von Vitamin E bei der Verhütung von Verkalbungen nach Maul- und Klauenseuche gemacht und verwenden Vitamin E mit gleichem Erfolg auch bei der Verhütung von Aborten nichtinfektiöser Art. Aus der Praxis ist an Vff. herangetragen worden, daß mit Vit. E behandelte Kühe nicht nur termingerecht kalben, sondern auch kräftige und lebensfähige Kälber bringen. Es hat sich eingebürgert, kurz vor dem Kalbungstermin systematisch 2 Ampullen Vitamin E von 0,1 g zu verabfolgen. B. Gaßmann. 4430.

Hebden, S. P.; Glenfield, New South Wales, Veterin. Res. Stat. Recent advances in anthelmintics for use in sheep. **(Gegenwärtige Fortschritte mit Anthelmintica beim Schaf.)** Austral. veterin. J. **38** (1962) Nr. 4. S. 164–169. E. Wiesner. 4460.

Trace, J. C., Hepperle, W. H., Eppley, R. J., Sender, L., Edds, G. T.; Fort Dogde, Iowa, Fort Dodge Lab. New broad spectrum anthelmintic for horses. **(Ein neues Breitbandanthelminticum für Pferde.)** Veterin. Med. **57** (1962) Nr. 2. S. 144–146. — 5 Tab.
Während bisher kein Anthelminticum bekannt geworden ist, das gleichzeitig gegen alle oder die meisten der etwa 57 Species von Darmparasiten bei Pferden wirkt, wird hier berichtet, daß das neue Anthelminticum 0,0-Dimethyl-2,2,2-trichlor-1-hydroxyaethyl-phosphonat (Neguvon, Dyrex) in einer Dosierung von etwa 80 mg/kg Kgw. die häufigsten Parasiten in einem Ausmaß von 85–100% beseitigt. Außer einem oft beobachteten weichen Kot sind keine Nebenwirkungen bei der hier verwendeten Dosierung festgestellt worden. Es sind insgesamt 80 Tiere untersucht worden. R. Maune. 4460.

Todd, A. C.; Madison, Univ. of Wisconsin. Comparison of three broad spectrum anthelmintics in lambs. **(Vergleichende Untersuchungen über drei Breitspektrum-Anthelmintica bei Lämmern.)** Veterin. Med. **57** (1962) Nr. 4. S. 322–325. — 2 Tab., 2 Lit.
Die anthelminthische Wirksamkeit von Thiabendazol (Hersteller Merck & Co.), der organischen Phosphorverbindung DDVP (Hersteller Agric.Chem. Div. Shell Chemical Co.) und gereinigtem Phenothiazin von hohem Reinheitsgrad sowie einer Teilchengröße von 2–3 $\mu$ wurde geprüft. Die Untersuchungen erfolgten an insgesamt 40 mit Magen-Darm-Helminthen auf natürlichem Wege infizierten Lämmern, welche Gewichte zwischen 16 und 27 kg aufwiesen; alle drei Mittel wurden oral appliziert. Die Auswertung ge-

schah durch koprologische Untersuchungen vor und nach der Behandlung, durch die parasitologische Sektion und außerdem im Vergleich zu nichtbehandelten Kontrolltieren. Thiabendazol wirkte in einer Dosiérung von 2 g/Lamm gegen *Haemonchus* und *Ostertagia* 100%ig, *Nematodirus* 87,9%ig, *Trichostrongylus* 77,2%ig; außerdem entfernte es sämtliche Exemplare der Gattung *Cooperia* bei 7 von 8 Lämmern; gegen *Trichuris* und *Capillaria* war die Wirkung unbefriedigend; gegen *Moniezia* war überhaupt keine Wirkung festzustellen. DDVP wirkte in einer Dosierung von 50 mg/kg Kgw. gegen *Haemonchus* 98,9%ig, *Ostertagia* 92,6%ig, *Nematodirus* 87,9%ig und *Trichostrongylus* 45,1%ig; hochwirksam erwies sich diese Verbindung gegen einen niedrigen *Cooperia*-Befall und deutlich wirksam gegen *Trichuris* und *Capillaria*; unwirksam blieb DDVP gegen *Moniezia expansa*. Phenothiazin wirkte in einer Dosierung von 28 bzw. 42,5 g/Lamm gegen *Haemonchus* 99,2%ig, *Ostertagia* 93,2%ig, *Nematodirus* 83,9%ig, *Trichostrongylus* 43,7%ig, und der geringgradige *Cooperia*-Befall wurde völlig beseitigt; keine sichere Wirkung konnte gegen *Trichuris*, *Capillaria* und *Moniezia* erzielt werden.
Th. Hiepe. 4460.

Guilhon, J. Propriétés anthelminthiques d'un dérivé de la pyridine. **(Die anthelmintischen Eigenschaften eines Pyridinderivates.)** Bull. Acad. vétérin. France [N. S.] **34** (1961) Nr. 10. S. 361–366. — 3 Tab., 8 Lit.

Das 2-β-Metoxyaethylpyridin wurde 14 Tieren (9 Hammeln, 5 Hunden) in Dosen von 200–500 mg je kg s. c. oder oral bei unterschiedlicher Parasitenbürde verabreicht. Die Applikation hatte folgende Ergebnisse: die Fadenwürmer, wie *Strongyloides papillosus*, *Trichuris ovis* und *Trichuris vulpis*, werden durch eine Applikation von 200 mg je kg s. c. innerhalb von 24 bis 48 Std. eliminiert; die Magen- und Darmwürmer, außerdem *Nematodirus filicollis* reagieren auf die Wirkung des Präparates nicht so zuverlässig, auch bei zweimaliger Wiederholung der Applikation. Beim großen und kleinen Leberegel (*Fasciola hepatica* und *Dicrocoelium lanceolatum*) ist seine Wirkung gleich Null. Da die toxische Wirkung im Dosisbereich von 200–500 mg je kg schwankt und der chemotherapeutische Koeffizient bei s. c. Applikation gering ist, wird die orale Anwendung als günstiger angesehen.
H. Busse. 4460.

Farrington, K. J., Thomson, B. M. und Whitlock, H. V.; Glebe, New South Wales Div. of Animal Health, McMaster Lab. The relationship between the surface area of phenothiazine and its excretion in sheep. **(Die Beziehungen zwischen der Oberfläche des Phenothiazins und seiner Ausscheidung bei Schafen.)** Austral. veterin. J. **38** (1962) Nr. 2. S. 53–58. — 2 Abb., 5 Tab., 28 Lit.

Zwischen der anthelmintischen Wirkung des Phenothiazins beim Schafe und der Teilchengröße des verwendeten Materiales besteht nachweislich eine Beziehung. Kingsbury (1958) und Baker (1959) stellten fest, daß das genannte Präparat bei einer Teilchengröße unter 10 μ i. D. wirksamer ist, als bei gröberer Struktur. Nach den Ergebnissen des vorliegenden Versuches erhöht sich die Gefahr einer Phenothiazinvergiftung durch die Verwendung feinkörnigen Materiales. Anscheinend wird nicht nur ein größerer Teil der Dosis absorbiert, sondern auch eine entsprechend große Menge im Tierkörper zurückgehalten. H. Busse. 4460.

Bankov, Dimitŭr. (Bankow, Dimiter.); Sofia, Zentr. Veterinärmed. Inst. für Ansteckende und Parasitäre Krankh. Sredstva za grupova dechelmintizacija na svinete srestu askaridoza. **(Mittel zur geschlossenen Entwurmung der Schweine gegen die Ascaridose.)** Veterinarna sbirka, Sofija **58** (1961) Nr. 11. S. 9–11. — 1 Tab.

An einigen Gruppen von Schweinen, die mit *Ascaris suum* invadiert waren, wurde die Wirkung von Cadmiumoxyd, Tripiperazindicitrat, Piperazinhexahydrat, Piperazinsulfat und Natriumfluorsilikat geprüft, die mit dem Futter verabreicht wurden. Bei dem Versuch mit Cadmiumoxyd, wovon 0,15 je 1 kg Futter im Laufe von 3 Tagen verabreicht wurden, wurden bis zu 95,5% der Tiere völlig parasitenfrei. Die Piperazinverbindungen wurden einmalig verabfolgt, u. zw. 0,25, 0,3 und 0,5 g je kg Kgw. Bei einer Dosis von 0,5 je kg Kgw. wurden 100% der Tiere völlig dehelminthisiert. Natriumfluorsilikat wurde dreimal täglich in Dosis 0,3 für Schweine von höchstens 20 kg Kgw., 0,5 für Schweine von 20–40 kg Kgw. und 0,7 für über 40 kg Kgw. verabfolgt, wobei 64,2 bis 82,5% der Tiere völlig parasitenfrei wurden. I. Wassilew. 4460.

Shumard, R. F. und Hendrix, J. C.; Greenfield, Ind., A. R. C., Eli Lilly and Co. Dithiazanine iodide as an anthelmintic for dogs. **(Dithiazaninjodid als Anthelminticum für Hunde.)** Veterin. Med. **57** (1962) Nr. 2. S. 153–157. — 5 Abb., 1 Tab., 7 Lit.

Die Wirksamkeit des gegen zahlreiche Nematoden verwendbaren Cyaninfarbstoffs Dithiazaninjodid wird in Abhängigkeit vom Vehikel bei oraler Applikation bei Hunden mit multipler Parasitose geprüft (insgesamt 133 erwachsene Tiere). Die Dosis beträgt 20 mg/kg, 2–7 Tage lang. Nur bei 4 Tieren werden Nebenwirkungen in Form leichten Erbrechens bemerkt. Es wird festgestellt, daß Dithiazaninjodid in jeder Form der oralen Verabreichung stark wirksam ist, und zwar gegen alle wichtigen Nematoden des Hundes. R. Maune. 4460.

Kendall, S. B. und Parfitt, J. W.; Weybridge, Centr. Veterin. Lab. The chemotherapy of fascioliasis. **(Die Chemotherapie der Fasciolose.)** Brit. veterin. J. **118** (1962) Nr. 1. S. 1–10. — 5 Abb., 7 Tab., 28 Lit.

Es wird ein Überblick über die Leberegelmittel gegeben. Die am häufigsten angewendeten Medikamente: Tetrachlorkohlenstoff, Hexachloraethan, Extractum filicis, 1.4-Bis-Trichlormethylbenzol (Hetol), Tetrachlordifluoraethan und Hexachlorophen werden einer kritischen Besprechung unterzogen. Nach der parenteralen Applikation von $CCl_4$ traten in vielen Fällen beträchtliche Infiltrate im Bereich der Injektionsstelle auf. Vff. beschäftigen sich vor allem mit der Prüfung von Mitteln, welche die jungen Leberegel vor Erreichung der Geschlechtsreife in den Hauptgallengängen abtöten. Unter experimentellen Bedingungen konnte an Kaninchen- und Rattenversuchen nachgewiesen werden, daß Hexachlorophen im Gegensatz zu Tetrachlorkohlenstoff und Tetrachlordifluoraethan bei einer relativ hohen Dosierung von 40 mg/kg Kgw. eine deutliche Wirkung gegen 3 und 4 Wochen alte Leberegel entfaltet. Von einem Chemotherapeuticum gegen die Fasciolose wird verlangt, daß es nicht nur gegen die Adulten, sondern auch gegen die jungen Leberegel wirksam ist. Die Problematik der Fasciolose bei Schafen in England wird erörtert. Th. Hiepe. 4460.

Hashizume, K., Noda, R., Noda, S. und Osugi, T.; Sakai, Univ. of Osaka Prefecture, Coll. of Agric., Dep. of Veterin. Med. Evaluation of fasciolicidal effect of tetrachlorodifluoroethane. **(Auswertung der fasciolíciden Wirkung von Tetrachlordifluoraethan.)** J. Japan veterin. med. Assoc. **14** (1961) Nr. 11. S. 472–478. — Orig.: jap., Ausz.: engl.

Tetrachlordifluoraethan (TDE) wurde gegen die Fasciolose bei Kaninchen, Schafen, Ziegen und Rindern geprüft. Auf Grund der durchgeführten Laboratoriums- und Praxisuntersuchungen konnte die sehr gute fasciolicide Wirksamkeit von TDE bestätigt werden. Vff. empfehlen zur Bekämpfung der Fasciolose beim Schaf 300 mg TDE/kg Kgw. und beim Rind eine Dosierung von 100–200 mg TDE/kg Kgw. per Magensonde. Gegen junge Leberegel ist TDE weitgehend unwirksam. In sehr hohen Dosen verabreicht, verursacht TDE vorübergehend Ataxie und Anorexie. Bei Einhaltung der therapeutischen Dosis treten keine oder nur unwesentliche Nebenwirkungen auf; die Milchleistung geht vorübergehend zurück. TDE kann auch bedenkenlos an trächtige Tiere verabreicht werden. Th. Hiepe. 4460.

Brown, C. G. D.; Kabete, Kenya, Wellcome Res. Lab. Observations on the use of bephenium hydroxynaphthoate against hookworm in the dog. **(Beobachtungen bei der Verwendung von Bepheniumhydroxynaphthoat gegen Hakenwürmer bei Hunden.)** Veterin. Rec. **74** (1962) Nr. 9. S. 259 bis 262. — 1 Abb., 1 Tab., 8 Lit.

35 mit Hakenwürmern (*Ankylostoma caninum*) infizierte Polizeihunde sind mit Bephenieumhydroxynaphthoat, das ist Benzyldimethyl-2-phenoxyaethylammonium-3-hydroxy-2-naphthoat, in Dosen von 20 mg/kg oder 30 mg/kg behandelt worden (oral als Pulver in Gelatinekapseln). Die Applikation erfolgt in zwei Portionen am gleichen Tag. Bei 20 mg/kg werden die Eizahlen um durchschnittlich 84%, bei 30 mg/kg um durchschnittlich 91% erniedrigt. Auch die Zahl der Würmer sinkt erheblich ab. Obwohl 11 der Tiere Erbrechen zeigten, wurde die Behandlung dadurch nicht nachteilig beinflußt. Andere Nebenwirkungen sind nicht beobachtet worden. Die Ergebnisse der Untersuchungen mit einer verwandten Substanz, Thenium, die kein Erbrechen verursacht, sollen demnächst veröffentlicht werden.
R. Maune. 4460.

Popov, A. und Bankov, D. (Popow, A. und Bankow, D.) Sravnitelno izpitvane na antichipodermozni sredstva. **(Vergleichende Untersuchungen von Dasselmitteln.)** Izvestija na Centralnija veterinaren institut za zarazni i parazitni bolesti, Sofija **1961** Nr. 1. S. 405–410. — Zus. in Russ., Engl.

Vff. haben die Wirkung einiger Dasselmittel überprüft. Bei äußerer Anwendung wurden die besten Ergebnisse mit 2–6%igen wäss. Lösungen von Neguvon, 250–300 ml je Tier, erzielt. Bei innerer Anwendung von 75 mg je kg Kgw. wurden bei einzelnen Tieren Vergiftungserscheinungen beobachtet.
I. Wassilew. 4460.

Hänselmann, Rolf. **Ein Beitrag zur lokalen Anwendung von Ferment-Präparaten in der Veterinärchirurgie.** Diss. Karl-Marx-Univ. Leipzig, Veterinärmed. Fak., Chirurg. Tierklin. **1960** 115 S. — 70 Lit.

Die proteolytischen Ferment-Präparate ‚Empykratin‘ und ‚Empykratin N‘ wurden an 39 Pferden, 8 Rindern und 1 Zebra mit den verschiedensten chirurgischen Erkrankungen (Gewebsnekrosen, Gangrän, Empyem, pyogenen und putriden Wundinfektionen, Fisteln, Haut-, Faszien-, Sehnen- und tiefgehenden Weichteilverletzungen, Abszessen, Pododermatitiden, infektiösen Euterentzündungen, Phlegmonen und Verbrennungen) angewendet. 40 dieser Tiere konnten geheilt bzw. deutlich gebessert entlassen werden, nachdem sie vorher mit anderen Methoden erfolglos behandelt worden waren. Die lokale Trypsintherapie wurde von allen Patienten störungsfrei vertragen. Lediglich bei Wunden mit schlechten Sekretabflußverhältnissen kam es gelegentlich zur Sekretstauung. Knochen-, Knorpel-, Faszien- und und Sehnennekrosen konnten nur unwesentlich beeinflußt werden. Im einzelnen werden Anwendungsart, Applikationsform und Probleme des Zusatzes von Sulfonamiden und Antibotica zu Fermentpräparaten besprochen.
H. Gürtler. 4490.

Jamwal, K. S. und Anand, K. K.; Jammu, Regional Res. Lab. A note on the curariform properties of an alkaloid isolated from the roots of Inula royleana DC. **(Eine Bemerkung zu curareähnlichen Eigenschaften eines Alkaloids, das aus den Wurzeln von Inula royleana DC gewonnen worden ist.)** Current Sci. [Bangalore] **31** (1962) Nr. 2. S. 60–61. — 2 Abb., 4 Lit.

Aus den Wurzeln von Alant (*Inula royleana*) können drei Alkaloide isoliert werden: Roylen, Inulin und ein amorphes Alkaloid. Das letztere bewirkt bei mit Phenobarbiton narkotisierten Hunden, deren M. gastrocnemius durch elektrische Reizung zur Kontraktion gebracht wird, bei i. v. Applikation in Dosen von 0,5 bis 1,2 mg/kg eine Verminderung der Kontraktion, d. h. eine neuromuskuläre Blockade, die durch Prostigmin aufgehoben werden kann. Dabei entspricht die Wirkung von 1,2 mg/kg des amorphen Alkaloids der Wirkung von 0,2 mg/kg D-Tubocurarin. Bei Mäusen erzeugt das untersuchte Alkaloid eine Paralyse der Skelettmuskeln (15–20 mg/kg). Es tritt außerdem eine Blutdrucksenkung ein, die durch Atropin oder bilaterale Vagotomie nicht behoben werden kann. Die $LD_{50}$ für Albinoratten (80–120 g) beträgt 20 mg/kg. Erhalten Albinoratten drei Wochen lang täglich 10 mg/kg, so tritt kein nachweisbarer Gewichtsverlust ein. R. Maune 4490.

Pierau, Friedrich-Karl. **Die Wirkung intravenöser Dauerinfusion von Chinidin und Novocainamid auf die nach einem Herzinfarkt auftretenden ventrikulären Rhytmusstörungen beim Hund.** Diss. Justus-Liebig-Univ. Gießen, Pharmakol. Inst. **1961** 49 S. — 3 Abb., 7 Tab., 49 Lit.

Herzarrhythmien stellen eine ernste Komplikation des Myocardinfarktes dar. Extrasystolen gehen meistens von den Ventrikeln aus und sind nach Form und Intensität abhängig von der Größe und Lokalisation des Infarktes. In der Behandlung dieser Rhythmusstörungen nehmen Chinidin und Novocain eine hervorragende Stelle ein. Beide werden zumeist oral angewendet. In vorliegender Arbeit sollte untersucht werden, ob Chinidin und Novocain-(amid bei i. v. Dauerinfusion im Tierexperiment (Unterbindung eines Coronararterienastes beim Hund) eine bessere Wirkung haben als bei Stoßinjektion. Während bei Dauerinfusion sowohl durch Chinidin als auch durch Novocainamid zwar die Arrhythmien weitgehend beseitigt werden konnten, jedoch sehr häufig toxische Erscheinungen auftraten, hatte die kombinierte Verabreichung beider Präparate Erfolg, ohne dabei stärker toxisch zu wirken. E. Wiesner. 4500.

Bisson, Gabriele M. und Muscholl, E.; Mainz, Univ., Pharmakol. Inst. **Die Wirkung von Guanethidin und Hexamethonium auf die Aufnahme zirkulierenden Noradrenalins in das Herz.** Naturwissenschaften **49** (1962) Nr. 5. S. 110. — 1 Tab., 10 Lit.

Während in Rattenherzen nach i. v. Applikation von Hexamethoniumjodid (20 mg/kg 10 Min. vor Noradrenalininfusion) eine Noradrenalinaufnahme nicht beeinflußt wird, kann indessen durch Guanethidinsulfat (15 mg/kg) eine Hemmung der Noradrenalinaufnahme festgestellt werden. Vff. nehmen an, daß diese Wirkung von Guanethidin — ähnlich wie Reserpin — durch die Aufhebung der Bindungsfähigkeit des Gewebes für Brenzkatechinamine bedingt sein dürfte. Chr. Meinecke. 4500.

Settekorn, Uwe. **Experimentelle Pericarditis bei Ratten und Hunden durch Injektion entzündungserregender Stoffe in den Herzbeutel.** Diss. Justus-Liebig-Univ. Gießen, Pharmakol. Inst. **1961** 18 S. — 9 Tab., 16 Lit.

Anatomisch nachweisbare Herzinfarkte sind nach Beck die Folge einer ungleichmäßigen Blutverteilung im Myocard. Die gleichmäßige Blutverteilung ist am besten durch die zahlreichen, am normal durchbluteten Herzen etwa 40 $\mu$ weiten, intraarteriellen Anastomosen gewährleistet. Therapeutisch wird daher in der Hummanmedizin versucht, eine verbesserte Durchblutung des Herzmuskels durch eine künstliche Pericarditis zu erreichen. Knochenmehl, Asbestpulver u. a. werden bei gleichzeitiger mechanischer Scarifikation der Herzoberfläche nach operativer Eröffnung des Thorax in den Herzbeutel eingebracht. Durch die hierdurch entstehenden Verwachsungen zwischen dem parietalen und dem visceralem Blatt des Herzbeutels werden die interarteriellen Anastomosen bis auf 200 $\mu$ erweitert. — Da diese Behandlungsmethode infolge Thoraxeröffnung ein relativ großer Eingriff ist, versuchte Vf. im Tierexperiment (80 Ratten, 38 Hunde) mittels Pericardpunktion ohne Thoraxeröffnung eine Pericarditis durch injizierbare Flüssigkeiten (Jodtinktur, Gemisch aus Kaolin und defibriniertem Schafblut, Gemisch aus Kaolin und physiol. Kochsalzlösung, 60% [g/v] Zuckerlösung, Varicocid) zu erzielen. Bei relativ hoher Mortalität, besonders nach Jodtinktur, waren die Ergebnisse im Sinne der Thematik negativ.

E. Wiesner. 4500.

Deavers, S., Hoff, H. E. und Huggins, R. A.; Houston, Tex., Baylor Univ., Coll. of Med., Dep. of Physiol. The effects of nalorphine on the respiratory patterns of dogs. **(Die Wirkungen von Nalorphin auf die Atemfunktion bei Hunden.)** Arch. int. Pharmacodynam. Thérap. **136** (1962) Nr. 1/2 S. 193–203. — 6 Abb., 7 Lit.

Bei insgesamt 31 Hunden wird der Einfluß von Nalorphin auf die Atmung nach unterschiedlicher Applikation untersucht. Bei nicht narkotisierten Hunden zeigt Nalorphin eine morphinähnliche Wirkung in Form einer regelmäßigen Vertiefung und Verlangsamung der Atmung. Bei enthirnten Hunden verstärkt Nalorphin, ähnlich wie Morphin, die respiratorischen Enthirnungssymptome. Bei direkter Reizung der Atemzentren zeigt Nalorphin typische Effekte am medullären Hund. In allen Fällen der verschiedenen Enthirnungsstadien wirkt Nalorphin morphinähnlich.

H.-A. Ketz. 4500.

Koestner, Adalbert; Columbus, Ohio State Univ., Dep. of Veterin. Pathol. A method utilizing morphine as an indicator of an alteration in the blood-brain barrier. **(Eine Methode, die Morphin als Indikator für eine Veränderung der Blut-Gehirn-Schranke verwendet.)** Cornell Veterinarian **52** (1962) Nr. 2. S. 191–199. — 3 Abb., 3 Tab., 25 Lit.

Durch die Blut-Gehirn-Schranke werden toxische Substanzen, Kolloide und überschüssige Elektrolytmengen gehindert, aus dem Blut in das Gehirn überzugehen. Durch Morphin (s. c. Applikation) wird innerhalb einer bestimmten Zeit der Aufstell-Reflex (postural thrust reflex) bei Hunden verhindert. Injiziert man nach der Applikation von Morphin bestimmte Substanzen wie Theophyllin oder Varizym (eine Mischung von Streptokinase, menschlichem Plasminogen und Streptodornase), so tritt eine Verkürzung der Zeit bis zum Verlust des Reflexes ein. Hyaluronidase bewirkt dagegen keine Zeitverkürzung, die auf eine Veränderung der Blut-Gehirn-Schranke schließen ließe. R. Maune. 4500.

Heinz, Norbert und Traut, Gerhart; Heidelberg, Univ., Pharmakol. Inst. **Der Einfluß von Pyridoxalhydrochlorid auf die experimentelle Cholesterinangiosklerose des Kaninchens.** Int. Z. Vitaminforsch. [Bern] **32** (1962) Nr. 2. S. 135–142. — 1 Abb., 5 Tab. Zus. in Engl., Franz.

3 kg schwere Kaninchen erhalten wöchentlich zweimal per Schlundsonde 1 g Cholesterin in 5 ml Olivenöl und in 6 von 12 Fällen 10 Wochen lang täglich i. m. 10 mg Pyridoxalhydrochlorid (I) verabfolgt. Aus den laufend durchgeführten Serumanalysen geht hervor, daß I den Serumcholesterinspiegel erhöht, wobei auch das Aortencholesterin entsprechend ansteigt. Für die Verstärkung der Cholesteatose spricht auch eine Zunahme der Esterfunktion im Aortencholesterin. Der Neutralfettgehalt der Aorten nimmt unter dem I-Einfluß ab. Der Phospholipoidanteil im Aortenfett scheint bei den mit I behandelten Tieren erhöht zu sein. Der Anstieg im Serumcholesterin ist mit einer Zunahme an bindegewebiger Grundsubstanz in den Aorten verbunden. B. Gaßmann. 4500.

Chalmers, R. K. und Yim, G. K. W.; Lafayette, Ind., Purdue Univ., School of Pharmacy, Dep. of Pharmacol. Tremorine tremor in chronic spinal rats. **(Tremorin-Tremor bei chronischen Spinalratten.)** Proc. Soc. exp. Biol. Med. **109** (1962) Nr. 1. S. 202–205. — 5 Abb., 8 Lit.

An chronischen Spinalratten wurden das Tremorin und zwei weitere zentralwirkende, cholinergische Verbindungen, das Arecolin und das Physostigmin, untersucht. Vff. konnten feststellen, daß diese Stoffe an den Hinterextremitäten der Versuchsratten einen Tremor hervorriefen. Dieser Tremor konnte sowohl durch anticholinergische und antiparkinsonische Mittel als auch durch eine Entfernung der Dorsalwurzeln unterbunden werden. Bei der Anwendung von Prostigminmethylsulfat konnten die oben beschriebenen Erscheinungen nicht beobachtet werden. Es kam nur zu einzelnen Muskelzuckungen an der Hintergliedmaße. Diese Zuckungen konnten mit den angeführten Mitteln nicht unterdrückt werden. Auch ein Denervieren der Extremität blieb ohne Erfolg. Auf die Bedeutung dieser Ergebnisse wird eingegangen. W. Richter/Kleinmachnow. 4500.

Bhattacharya, B. K. und Sen, A. B. (unter techn. Mitarb. von Chowdhury, T. K. Roy und Dutta, A.); Lucknow, Ind., Centr. Drug Res. Inst. A rapid method for screening compounds in experimental protozoal infections. **(Eine Schnellmethode zum Auslesen von Substanzen gegen experimentelle Protozoeninfektionen.)** Arch. int. Pharmacodynam. Thérap. **137** (1962) Nr. 1/2. S. 61-75. — 1 Tab., 25 Lit.
Mäuse (20 g) werden mit Protozoen, vorwiegend Trypanosomen, infiziert und erhalten dann 96 verschiedene Substanzen injiziert (i. p.). Sterben sie innerhalb von 24 Std., so gelten die Substanzen als toxisch, der Versuch wird mit einer niedrigeren Dosis wiederholt. Bei wirksamen Substanzen verschwinden die Trypanosomen allmählich aus dem Blut; wenn die Tiere 30 Tage oder länger erscheinungsfrei sind, gelten sie als geheilt. Als besonders wirksam haben sich das p-Aethylamino-p'-aminodiphenyl-sulfon und einige nahe verwandte Derivate erwiesen. R. Maune. 4500.

Joubert, L., Magat, A. und Oudar, J.; Lyon. Intoxication pseudocharbonneuse par ingestion de cheddite (chlorate de soude et trinitrotoluène) chez le mouton. **(Eine milzbrandähnliche Erkrankung bei Schafen durch die Aufnahme von Cheddite [Natriumchlorat und Trinitrotoluen] bei Hammeln.)** Bull. Soc. Sci. vétérin. Méd. comparée Lyon **63** (1961) Nr. 5. S. 327 bis 332. — 9 Lit.
Die als Herbicide verwandten alkalisierten Chlorate rufen Vergiftungen bei Mensch, Rind, Schaf und Ziege hervor. Die toxische Wirkung des Präparates führt sowohl zu visceralen Veränderungen als auch zu Veränderungen des Blutes, die eine klare differentialdiagnostische Trennung vom Milzbrand nicht zulassen. In 50 Fällen einer tödlichen Cheddite-Vergiftung bei Schafen war das Krankheitsbild dem Milzbrand und der durch *Clostridium* hervorgerufenen Enterotoxaemie auffallend ähnlich. Dieser Befund beruht jedoch auf den pyretogenen, kongestiven und methämoglobinbildenden Eigenschaften der betreffenden chemischen Komponenten. Der Nachweis der Chlorate und das Fehlen des *Bac. anthracis*, der *Welschia perfringens* und die negative Ascolireaktion schließen eine bakterielle Ursache der Erkrankung aus. H. Busse. 4640.

Uher, W.; Brno, Univ., Inst. für Allg. und Exp. Pathol., Fakultätskrankenhaus, Zentrallab. **Reticulohystiocytäre Veränderungen beim experimentellen Lathyrismus.** Zbl. allg. Pathol. pathol. Anatom. **103** (1962) Nr. 7/8. S. 384-387. — 2 Abb., 9 Lit.
25 Albinoratten wurden 3 Mon. lang mit einem Futter aus gleichen Teilen Larsendiät und feinzerkleinerten Samen von *Lathyrus odoratus* gefüttert und sodann dekapitiert. Der Einfluß der Droge auf das hämopoietische System wurde untersucht. An den Lymphknoten wurden hyperplastisch-proliferative Veränderungen beobachtet. Die gewucherten Reticulumzellen sind mit PAS-positiven Schollen vollgestopft, bei denen es sich wahrscheinlich um ausgeschwemmte Zerfallsprodukte von veränderter Bindegewebsgrundsubstanz handelt. Im Knochenmark sind Megakaryocyten, Myeloblasten und Myelocyten vermehrt, desgleichen eosinophile Myelocyten, während die neutrophilen Elemente vermindert sind. Gleichfalls ist eine Vermehrung

der Reticulumzellen, besonders der Makrophagen sichtbar. Die vergrößerte Milz zeigt eine Vermehrung des Pulpareticulums. Die Schädigung der blutbildenden Organe wird auf die Wirkung der toxischen Zerfallsprodukte der Bindegewebsgrundsubstanz zurückgeführt. W. Seffner. 4650.

Setchell, B. P. und Williams, A. J.; Glenfield, Veterin. Res. Stat. Plasma nitrate and nitrite concentration in chronic and acute nitrate poisoning in sheep. **(Der Plasmanitrat- und -nitritgehalt bei chronischer und akuter Nitratvergiftung bei Schafen.)** Austral. veterin. J. **38** (1962) Nr. 2. S. 58–62. — 2 Tab., 14 Lit.
Es sollte die Wirkung einer chronischen Nitratindigestion bei Schafen untersucht und brauchbare Methoden der Bestimmung des Plasmanitrat- und nitritgehaltes erarbeitet werden, die einen Vergleich zu dem quantitativen Verfahren des Diphenylaminblautestes (DPB) ermöglichen. 20 g Na- oder K-Nitrat lösten keine deutlichen klinischen Veränderungen bei einem Mutterschafe auf. 2 Std. nach der Applikation dieser Menge $NaNO_3$ waren im Plasma 5,9–9,2 $NO_3$-N mg je 100 ml enthalten. Nach 6 Stunden lag dieser Wert bei 3,3–7,4 $NO_3$-N mg je 100 ml. Der DPB-Test war hierbei stets positiv. Der Nitrit-N-Gehalt betrug nur das 0,005–0,030-fache des Nitrat-N und folgte einer ähnlichen Zeitkurve wie der letztgenannte Wert. 40–65% Hb wurden maximal zu Methämoglobin umgewandelt. 4 Std. nach der Applikation lag das Maximum, dann trat eine langsame Verminderung ein. Die wiederholte Applikation im Verlauf von 6 Tagen beeinflußte weder den Nitrat- und Nitritgehalt im Plasma, noch dessen Nitrit: Nitratquotienten, noch den Prozentsatz an Methämoglobin. Von fünf tragenden Muttertieren, die 2% K-Nitrat im Futter verabreicht erhielten, starben vier 41–74 Tage nach der Behandlung, hatten jedoch nur eine sehr leichte Methaemoglobinaemie. H. Busse. 4670.

Brown, J. M. M. und Wet, P. J. de; Onderstepoort Lab. A preliminary report on the occurrence of selenosis in South Africa and its possible role in the aetiology of tribulosis (geel-dikkop), enzootic icterus and some other disease conditions encountered in the Karoo areas. **(Ein vorläufiger Bericht über das Auftreten von Selenvergiftungen in Südafrika und ihre mögliche Rolle für die Ätiologie der Tribulosis [geel-dikkop], der endemischen Gelbsucht und verschiedener anderer Krankheitserscheinungen, die im Karoo-Gebiet aufgetreten sind.)** Onderstepoort J. veterin. Res. **29** (1962) Nr. 1. S. 111–135. — 1 Abb., 5 Tab., 37 Lit.
Vff. beschreiben sehr ausführlich die Symptomatologie und Pathologie chronischer und akuter Selenvergiftungen; dabei wird auch über eigene Versuche berichtet. Zahlreiche pflanzliche und tierische Gewebe sind auf den Gehalt an Selen untersucht worden. Wie die Ergebnisse zeigen, enthalten die Pflanzen in der Südafrikanischen Union teilweise Selenmengen, die zu einer Vergiftung führen müssen, wenn sie von Tieren aufgenommen werden. Die chronische Selenvergiftung führt anscheinend mitunter zu Krankheitserscheinungen, die bisher als selbständige Krankheiten betrachtet worden sind. R. Maune. 4710.

Fowler, Murray E.; Davis, Univ. of California, Veterin. Clin. The veterinarian's role in poison plant problems. **(Die Rolle des Tierarztes beim Giftpflanzenproblem.)** Mod. veterin. Pract. **43** (1962) Nr. 3. S. 40–43. — 2 Abb., 1 Lit.
Giftpflanzen als Ursache von Erkrankungern bei Tieren werden oft als Verlegenheitsdiagnose benutzt. Da sie an dem gesamten Krankheitsgeschehen aber einen geringen Anteil haben, besteht auf diesem Gebiete wenig diagnostische Erfahrung. 200–300 Pflanzenarten kommen für Tiere als giftig in Frage. Im Interesse einer exakten Diagnose müssen folgende Schritte des Untersuchungsganges genau eingehalten werden: 1. Krankheitsgeschichte, 2. Klinischer Befund, 3. Pathologischer Befund, 4. Gewebeanalyse, 5. Füt-

terungsversuch. Nitrat- und Blausäurevergiftungen stellen einen nicht unbeträchtlichen Teil der Ursachen toxisch bedingter Tierverluste dar. Deshalb sind der Pikrinsäuretest zum Nachweis der Blausäure und der Diphenylamintest zum Nachweis der Nitratvergiftung textlich und mit Abbildungen genau dargestellt. Nitratvergiftungen sind mit 2 g/500 kg einer 1-4%igen Methylenblaulösung zu behandeln, wobei höhere Konzentrationen das gebildete Methämoglobin zu Hb umzuwandeln vermögen. Bei HCN-Vergiftungen wird eine Lösung von 1% Natriumnitrit und 25%igem Natriumthiosulfat in einer Dosis von 75-150 ml empfohlen. Bestimmte Pflanzen, wie das Sudangras, können sowohl HCN- als auch Nitratvergiftungen hervorrufen. Hier ist die therapeutische Verwendung einer Natriumnitritlösung natürlich contraindiziert. H. Busse. 4730.

Hore, D.; Victoria, Dep. of Agric. Tall fescue (Festuca arundinacea) poisoning in dairy cattle. **(Rohrschwingel-[Festuca arundinacea]-Vergiftung bei Milchkühen.)** Austral. veterin. J. 37 (1961) Nr. 8. S. 312-313. — 2 Lit.
Es wird nachgewiesen, daß auch in Abwesenheit von Mutterkorn, das bisher für manche bei Rindern beobachtete Lähmungen verantwortlich gemacht worden ist, solche Lähmungen auftreten können, wenn die Tiere aus Mangel an anderen Weidegräsern vorwiegend Rohrschwingel (ohne Samenkapseln!) aufnehmen. Es werden schwere Lähmungen beobachtet, die vorwiegend die Hinterbeine betreffen und bis zur Gangrän infolge constrictiver Veränderungen der Arteriolen führen können. Von 200 Tieren sind innerhalb von 4 Wochen 50 erkrankt, 15 mußten getötet werden. R. Maune. 4730.

Scholl, E.; Bern, Univ., Veterin.-Ambulator. Klin. **Über Farnvergiftung beim Rind.** Schweiz. Arch. Tierheilkunde **104** (1962) Nr. 5. S. 323-328. — 2 Tab., 13 Lit.
Farnvergiftungen (*Pteridium aquuilinum*) sind bereits seit Jahrzehnten bekannt. Im allgemeinen erkranken Rinder und Pferde, selten Schafe. Schweine sind sehr unempfindlich. Rinder erkranken meist zwischen 12 und 24 Mon., Kühe nur ausnahmsweise. Die meisten Vergiftungsfälle werden im Spätsommer und Herbst beobachtet, ab und zu auch im Winter nach Farnstreu. Gewöhnlich treten die Vergiftungserscheinungen unvermittelt auf, gelegentlich bis zu 6 Wochen nach Sistieren der Farnaufnahme. Die Vergiftungserscheinungen sind beim Rind charakterisiert durch hohes Fieber, zahlreiche Hämorrhagien und septikämische Komplikationen, seltener Schwellungen in der Larynxgegend und Atemnot. Ein noch unbekannter toxischer Faktor schädigt das Knochenmark (Granulo- und Thrombocytopenie, Anämie). Pathologisch-anatomisch finden sich multiple Hämorrhagien, Ulcera im Verdauungstrakt und Infarkte in den parenchymatösen Organen. Fälle mit manifesten klinischen Erscheinungen sind prognostisch ungünstig zu bezeichnen. Therapeutisch werden dl-Butylalkohol, Antibiotica sowie Bluttransfusionen empfohlen. E. Wiesner. 4730.

Gould, C. M.; Southampton. Cypress poisoning. **(Zypressenvergiftung.)** Veterin. Rec. **74** (1962) Nr. 26. S. 743. E. Wiesner. 4730.

Smith, Frank H. und Osborne, J. Clark; Raleigh, North Carolina State Coll. Toxic effects of Crotalaria seed. **(Toxische Wirkungen von Crotalariasamen.)** Veterin. Med. **57** (1962) Nr. 3. S. 234-237. —3 Abb., 13 Lit.
Erhalten junge Wistarratten (42-51 g) 4 Wochen lang eine Kost, die 1, 3 oder 6% gemahlene Samen von *Crotalaria giant striata* oder 1 bzw. 3% von *Crotalaria spectabilis* (Klapperschoten) enthält, so wird in jedem Falle die Gewichtszunahme verringert, einige Tiere sterben an Hyperämie, Oedemen und Nephrose. Dabei ist *C. spectabilis* über sechsmal toxischer als *C. giant striata*. Da offensichtlich eine kumulative Wirkung vorhanden ist, sollten selbst kleinste Mengen von Crotalariasamen im Futter von Haustieren und Geflügel vermieden werden. R. Maune. 4730.

Nürnberger, F.; Mainz. **Sind Hybridenweine bei Hühnern leberschädigend?** Wein-Wiss. **17** (1962) Nr. 3. S. 49–76. Beil. zu: Dtsch. Weinbau. — 1 Tab., 93 Lit.
Die Arbeit stellt eine eingehende, sehr kritische Stellungnahme zu einer Veröffentlichung von Breider, Reuther und Wolf (1959) dar. Vorher hatten bereits andere Autoren starke Kritik geübt. Breider und Mitarbeiter glauben, an Versuchshühnern die Toxizität von roten und weißen Hybridenweinen nachgewiesen zu haben, indem sie bei den Tieren, die 7 bis 8 Mon. lang Hybridenweine in großen Mengen als alleiniges Getränk erhielten, starke Leberschäden feststellen. Vf. nimmt die geschilderten morphologischen Veränderungen in den Lebern zum Anlaß seiner Kritik. Außer mehreren sachlichen Unstimmigkeiten zwischen Text, Tabellen und Abbildungslegenden liegen eindeutige Fehlbeurteilungen der Leberveränderungen sowie Ungenauigkeiten in der Ausdrucksweise der geschilderten Krankheitsbilder vor. So wird z. B. von schwärzlichen Leberflecken und Gallenknoten in der Leber gesprochen. Man glaubt weiterhin Dystrophie, Cirrhose und Atrophie der Lebern beobachtet zu haben. Dabei wird als Dystrophie eine mehr oder weniger starke Rundzellinfiltration im periportalen Geweben und als Schrumpfleber schon eine lediglich verkleinerte Leber angesehen, ohne daß der histologische Beweis dafür erbracht oder Hungerveränderungen durch eine eventuelle Alkoholgastritis berücksichtigt werden. Leichte Leberverfettungen werden zwar registriert, es wird ihnen jedoch keine weitere Bedeutung beigemessen, obwohl sie typisch für Alkoholvergiftungen sind. Es werden auch elektrophoretische Untersuchungen vorgenommen, bei denen jedoch die Bestimmung der $\alpha_3$-Globulinfraktion fehlt. Vf. zitiert bei seiner kritischen Stellungnahme umfangreiche Teile aus der Originalarbeit und stellt den Auslegungen der Autoren allgemein gültige Definitionen gegenüber, die er an Hand zahlreicher Literaturstellen belegt. Da die Art der angeblich durch Hybridenweine verursachten Schäden an der Hühnerleber, wie sie von Breider und Mitarbeitern geschildert wird, von Vf. stark angezweifelt wird, stellt dieser eigene diesbezügliche Untersuchungen an, über die später berichtet werden soll.
E. Wojaczek-Steffke. **4730.**

Balozet, Lucien. Étude expérimentale in vitro de l'action des venins sur la morphologie des hématies. **(Experimentelle Versuche in vitro über die Wirkung von Giften auf die Morphologie von Erythrocyten.)** C. R. hebd. Séances Acad. Sci. **252** (1961) Nr. 25. S. 4055–4057. — 6 Lit.
Säugetiererythrocyten verlieren in Gegenwart von Schlangengiften ihre Scheibenform mit bikonkaver Oberfläche und werden kugelig. Diese Wirkung von Schlangengiften auf die Struktur der roten Blutzellen ist in vivo und in vitro zu beobachten. H.-A. Ketz. **4740.**

Bárdosi, Zoltán. Dinitro-orto-krezol okozta tömeges mérgezés sertések között. **(Durch Dinitro-Orthokresol verursachte massenhafte Vergiftung bei Schweinen.)** Magyar Állatorvosok Lapja [Ung. veterinärmed. Bl.] **16** (1961) Nr. 11. S. 432–433. — Aus: Ung. Agrar-Rdsch. **1962** Nr. 3.
Von einer Gruppe junger Zuchtsauen zeigten einige, nachdem sie mehrere Stunden weideten, allgemeine Körperschwäche, Mattigkeit, Speichelfluß und Erbrechen. Die meisten Tiere lagen am Boden und fielen wieder um, wenn man ihnen auf die Beine half. Auffallend war, daß der Rüssel, das Maul und die Umgebung des Maules kanariengelb verfärbt waren. Auch die schwerkranken Tiere waren fieberfrei, sie lagen aber auf einer Seite, strampelten mit den Füßen und gingen nach 15 bis 20 Min. ein. Die Untersuchung bewies, daß das betreffende Bauunternehmen das Holz der Schweinebuchten mit einem kanariengelben Konservierungsmittel angestrichen hatte. Am Bauort blieben von diesem Material mehrere kg, zum Teil gelöst, zum Teil

in fester Form zurück. Die Schweine konnten dieses Konservierungsmittel aufnehmen, das — wie die chemische Analyse bewies — Dinitro-Orthokresol enthielt. Alle Schleimhäute, die Eingeweide, das Brustfell und das subcutane Bindegewebe von 4 auf dem Schlachthof notgeschlachteten Schweinen waren gelblich verfärbt. Die Magenschleimhaut war gerötet und aufgelockert. Es hatten sich Geschwüre auf ihr gebildet. Die Lungen waren hyperämisch, auf den Herzläppchen sowie den Nieren konnten punktförmige Blutungen beobachtet werden. Das Fleisch der notgeschlachteten Tiere konnte nicht für den Handel zugelassen werden. Weitere 8 Schweine gingen ein. Das Präparat „Mikrosol B" erwies sich nicht nur gegenüber primitiven Organismen (Pilze), sondern auch gegenüber höheren Wirbeltieren als ein gefährliches Gift. 4750.

Völker, H.; Neubrandenburg, Veterinärunteruchungs- und Tiergesundheitsamt. **Kaliumchloratvergiftungen bei Rindern.** Mh. Veterinärmed. **17** (1962) Nr. 5. S. 237–240. — 9 Lit.
Von 100 Färsen, die auf mit kaliumchlorathaltigem „Anforstan" bestreutem Forstland geweidet hatten, sind 15 Tiere erkrankt; 7 davon sind notgeschlachtet worden, die anderen 8 sind genesen. Die pathologisch-anatomischen und die histologischen Befunde zeigen starke Veränderungen in fast allen Organen. Besonders auffallend sind die gestörte Blutzirkulation und der erhöhte Abbau von Erythrocyten. Im Darminhalt ist der Chloridspiegel erhöht. Durch orale Verabreichung von Kaliumchlorat bzw. Anforstan an Mäuse, Meerschweinchen und Rinder konnten die gleichen Erscheinungen wie bei den erkrankten Färsen hervorgerufen werden. Das Fleisch der notgeschlachteten Tiere ist untauglich für die menschliche Ernährung. Es wird auf die Notwendigkeit der Einhaltung der Verwendungsvorschriften für Schädlingsbekämpfungsmittel hingewiesen.
R. Maune. 4750.

Bekemeier, H.; Halle/S., Martin-Luther-Univ. Halle-Wittenberg, Pharmakol. Inst. **Salycylamid- und Salicylsäure-Vergiftung bei der Katze im Vergleich mit anderen Tieren.** Arch. int. Pharmacodynam. Thérap. **137** (1962) Nr. 1/2. S. 212–217. — 3 Tab., 10 Lit.
Salicylamid (SA) wirkt bei Katzen etwa 10mal toxischer als bei Maus, Ratte, Meerschweinchen, Kaninchen und Hund. Die Katzen sterben nach i. p. oder s. c. Applikation von 90 bzw. 200 mg/kg Salicylamid unter dem Vergiftungsbild einer sog. akuten oligurischen Nephrose. Die im Harn von Katzen nach SA oft ausgeschiedenen huminartigen Produkte sind bei Verfütterung an Ratten nicht toxisch. Bei den anderen Tieren wird keine Braunfärbung des Harns nach Salicylamid beobachtet, nur bei Hunden gelegentlich. Vf. nimmt als Ursache der erhöhten Empfindlichkeit der Katze gegen Salycilamid an, daß entweder ein bisher unbekanntes, nur bei der Katze vorkommendes toxisches Derivat des Salicylamids entsteht, oder daß Salicylamid für die lipoidreiche Niere der Katze besonders toxisch ist.
R. Maune. 4760.

---

*Semjakin, M. M. u. a.* Hrsg.: Akad. nauk SSSR; Inst. chimii prirod. soedinenij. **Chimija antibiotikov.** (Chemie der Antibiotica.) Bd. 1 u. 2. 3. überarb. u. erg. Aufl. Moskva: Izd. Akad. nauk SSSR. 1961. 4°. DM 45,65. (1961 B 224, 1. 2)

## IX. INNERE MEDIZIN, NICHT INFEKTIÖSE KRANKHEITEN, INFEKTIONSKRANKHEITEN

Hilbig, Albert. **Papierelektrophoretische Untersuchungen an der Allantoisflüssigkeit beim Rind und am Bauchhöhlentranssudat beim Schwein intra partum.** Diss. Karl-Marx-Univ. Leipzig, Veterinärmed. Fak., Ambulator. und Geburtshilfl. Tierklin. **1960** 71 S. — 18 Abb., 5 Tab., 64 Lit.
Die Allantoisflüssigkeit normalgebärender Rinder, von Tieren mit Hydrallantois und Torsio uteri wurde nach Einengung mittels Unterdruck papier-

elektrophoretisch untersucht und die Fraktionen mit Amidoschwarz 10 B gefärbt. Daneben wurde Stauungstranssudat der Sau in 18 Fällen analysiert. Niedrige Albuminwerte wurden bei den normalgebärenden Rindern gefunden. Bei den Torsionen lagen unterschiedlich hohe Albuminkonzentrationen vor. Bei geringen Schwankungen der $\alpha$-Globulinfraktion war der $\beta$-Globulingehalt bei der normalen Geburt und einem Teil der Fälle von Torsio uteri sehr hoch. $\gamma$-Globuline fehlten bei der Eihautwassersucht. Stauungstranssudat der Sau besitzt einen sehr hohen Albuminanteil.
H. Gürtler. 4924.

Bertalanffy, Felix D.; Winnipeg, Manitoba, Canada Fac. of Med. and Dentisty, Dep. of Anatomy. Cytodiagnosis of body effusions by fluorescence microscopy. **(Die Zelldiagnostik von Körperergüssen durch Fluoreszenzmikroskopie.)** Arch. Pathol. **73** (1962) Nr. 4. S. 333–342. — 8 Abb., 27 Lit.
Zur Verbesserung der Zelldiagnostik seröser Flüssigkeiten aus der Pleuralbzw. Peritonealhöhle wurde die Acridinorange-Fluoreszenzmethode zum Nachweis darin enthaltener Geschwulstzellen bei 441 Pleural- und 183 Abdominalpunktaten durchgeführt und die Ergebnisse mit den herkömmlichen, cytodiagnostischen Methoden verglichen. Mit Ausnahme von 6 Fällen stimmten die mit beiden Verfahren erzielten Befunde unter Berücksichtigung der klassischen Cytodiagnostik als Standard überein. Rasch wachsende Geschwulstzellen ergeben mit Acridinorange eine hellorange bis rote cytoplasmatische, normal sich teilende Zellen eine braun bis rötliche Fluoreszenz, wobei zur Unterscheidung gleichzeitig morphologische Zellmerkmale zu berücksichtigen sind, die besonders deutlich hervortreten. Im einzelnen wird das Vorkommen und Aussehen mesothelialer Zellen, von Makrophagen, Lymphocyten, Monocyten, neutrophilen Granulocyten und von Zellen bösartiger Geschwülste beschrieben. Die Vorteile der Methode werden besprochen, wobei die mögliche Vorsichtung der Ausstriche durch weniger geschultes Personal bei Routineuntersuchungen und der geringe Arbeitsaufwand besonders hervorgehoben werden. H. Gürtler. 4926.

Platonow, Igor und Blobel, Hans; Madison, Univ. of Wisconsin, Dep. of Veteriin. Sci. Biopsy of the bovine mammary gland. **(Biopsie beim Kuheuter.)** Amer. J. veterin. Res. **23** (1962) Nr. 92. S. 166–167. —4 Abb., 2 Lit. Zus. in Interlingua.
Es wird ein Verfahren angegeben, mit dessen Hilfe es möglich ist, aus dem Kuheuter Biopsieproben ohne Incision der Haut relativ schnell zu entnehmen. Man geht so vor, daß nach Ruhigstellung des Tieres eine Oesophagus-Biopsie-Schere von 28 cm Länge durch den Zitzenkanal in das Drüsenparenchym eingeführt wird. Das entnommene Material eignet sich für histologische Untersuchungen. Es kommt im laktierenden Euter zu leichten Nachblutungen für etwa 9 Tage und einem vorübergehenden leichten Rückgang der Milchproduktion. W. Kötsche. 4927.

McIlwain, Patric und Eveleth, D. F.; Fargo, North Dakota State Univ. Urinary mucopolysaccharides of dwarf cattle. **(Die Mucopolysaccharide des Harns beim Zwergrind.)** Veterin. Med. **57** (1962) Nr. 6. S. 508.
E. Wiesner. 4930.

Freudiger, Ulrich; Bern, Univ., Veterinärmed. Klin.; Kleintierklin. **Sondenlose Magensäureteste beim Hund.** Schweiz. Arch. Tierheilkunde **104** (1962) Nr. 2. S. 85–93. — 2 Abb., 2 Tab., 19 Lit. Zus. in Engl., Franz., Ital.
Sondenlose Magensäureteste (Desmoidprobe, Diagnex blue test, Gastrotest) umgehen die Schwierigkeiten der Magensaftgewinnung und Ausheberung. Vf. prüfte den Diagnex blue test und Gastrotest auf seine Verwendbarkeit in der Hundepraxis. Diagnex blue ist ein Carbacryl-Kationenaustauscher-

Harz, welches im Magen in den ersten 2 Std. Farbstoff nur gegen Wasserstoffionen der Salzsäure austauscht. Der freigesetzte Farbstoff wird im Urin ausgeschieden. An 38 Hunden (22 mit Magen-Darmstörungen) wurden 41 Diagnex blue tests ausgeführt, 24 hatten über 0,3 mg (normazid) und 17 unter 0,3 mg (anazid) im Zwei-Stunden-Urin. Sub- und Hyperazidität sind nicht faßbar. Zur Magensaftreizung hat sich im Gegensatz zum Coffein 1‰ Histaminlösung bewährt. Der Gastrotest wurde 39mal an 27 Hunden durchgeführt, die Testtabletten enthalten einen an Protein gebundenen Farbstoff, der auch mit dem Urin ausgeschieden wird. Anazidität oder Azidität sind bestimmbar, dagegen nicht Sub-oder Hyperazidität. Als Vorteile werden einfache Durchführung, leichte Eingabe der Dragées, kurze Testdauer, als Nachteile ungenügendes Leerkatheterisieren der Blase, zu kleine $1^1/_2$-Std.-Urin-Menge, abweichende Eigenfarbe des Hundeurins genannt. H. Trolldenier. 4938.

Schindler, Walter. **Thermoelektrische Hauttemperaturmessungen und die peripheren Durchblutungsverhältnisse an den Extremitäten des Pferdes vor und nach der Neurektomie.** Diss. Karl-Marx-Univ. Leipzig, Veterinärmed. Fak., Chirurg. Tierklin. **1960** 162 S. — 8 Abb., 128 Lit.
Unter Verwendung eines Thermoelementes wurden Temperaturmessungen an den Extremitäten gesunder und neurektomierter Pferde durchgeführt. Für gesunde Extremitäten konnten absolute Hauttemperaturwerte infolge verschiedener, das Meßergebnis beeinflussender Faktoren nicht angegeben werden. Die Hauttemperaturen unterschieden sich nicht zwischen linker und rechter Körperseite, Vorder- und Hinterextremitäten und medialer sowie lateraler Fläche der Gliedmaßen. Nach der Neurektomie traten während einer 10–15tägigen Meßperiode Durchblutungsveränderungen an den Extremitäten auf. Eine lokale Temperaturerhöhung war auf den operativen Eingriff zurückzuführen und ging nach 5–8 Tagen wieder zurück. Eindeutige Durchblutungsstörungen infolge der Neurektomie wurden nicht festgestellt. Die Frage nach den besonders im 4.–6. Mon. nach der Operation auftretenden Folgen einer Neurektomie konnte nicht beantwortet werden. Eine statistische Erhebung über 108 neurektomierte Pferde beweist den wirtschaftlichen Wert der Operation, da 60% der Tiere wieder arbeitsverwendungsfähig wurden. H. Gürtler. 4960.

Enčev, S. (Entschew, S.) Proučvanija vŭrchu belodrobnata adenomatoza po ovcete u nas. I. Epizootologija, klinika i patologoanatomija. **(Untersuchungen über die Lungenadenomatose der Schafe in Bulgarien. 1. Mitt. Epizootiologie, Klinik und pathologische Anatomie.)** Izvestija na Centralnija veterinaren institut za zarazni i parazitni bolesti, Sofija **1961** Nr. 1. S. 345 bis 356. — 10 Abb. Zus. in Russ., Engl.
Die Lungenadenomatose der Schafe ist in Bulgarien nicht selten. Am häufigsten tritt sie sporadisch auf, doch kommen auch enzootische Fälle vor. Beim Vorhandensein von Nasenausfluß wird die klinische Diagnose ermöglicht durch Nachweis von Epithelzellen aus dem adenomatös veränderten Lungengewebe im Nasenausfluß. Pathologisch-anatomisch werden drei Formen beobachtet: miliare (kleinherdige), großherdige und diffuse. Die letzteren zwei Formen gehen aus dem Zusammenschluß kleinerer, adenomatöser Herde hervor. In den zentralen Gebieten des adenomatösen Gewebes tritt eine eitrig-nekrotische Pneumonie auf, wobei im Blute eine Leukocytose mit Neutrophilie festgestellt wird. T. Radew. 5103.

Schiefer, B. und Brezowsky, H.; München, Univ., Inst. für Tierpathol.; Bad Tölz, Dtsch. Wetterdienst, Med.-Meteorol. Beratungsstelle. **Kreislauftod beim Hund und Wetter.** Kleintier-Prax. 7 (1962) Nr. 1. S. 1–5. — 3 Abb., 25 Lit.

Es wird nachgewiesen, daß der Kreislauftod der Hunde vom Wetter abhängig ist. In der ungünstigen Wetterphase 4 nach Ungeheuer (Herannahen eines Tiefdruckgebietes nach Schönwetter mit verstärkter horizontaler Zufuhr feucht-warmer Luft) tritt eine Häufung der Kreislauftodesfälle ein. Der prozentuale Erwartungswert für diese Wetterphase lag tiefer als der aufgetretene. Der oft beschuldigte Föhn zeigte keinen Einfluß auf das Eintreten eines Kreislaufversagens. An Hand eines Vergleiches zwischen Wetterphasen des Juni-Juli 1959 und Sektionen wird die Relation gezeigt. Zeitweise ungünstige Wetterphasen haben im Gegensatz zum Menschen keinen wesentlichen Einfluß, was mit der Erfahrung übereinstimmt, daß die Reaktionen der Tiere auf das Wettergeschehen weniger differenziert und nicht so leicht psychisch überlagert sind wie beim Menschen.
H. Trolldenier. 5110.

Alterauge, Werner; Dortmund. **Über die Genese der Ermüdungszustände.** Mh. Tierheilkunde 14 (1962) Nr. 4. S. 121–123. — 7 Lit.
Die als Folgeerscheinungen von Ermüdungszuständen auftretenden Kreislaufstörungen werden mit den in den Körperflüssigkeiten überkompensatorischen und resorptiven Reaktionsvorgängen erklärt. H.-A. Ketz. 5122.

Friedrich, Hans-Joachim. **Zur Frage der Auslösbarkeit der Nephritis des Hundes durch Witterungseinflüsse, insbesondere bei Wetterfrontenwechseln.** Diss. Karl-Marx-Univ. Leipzig, Veterinärmed. Fak., Klin. und Poliklin. für kleine Haustiere. **1960** 38 S. — 39 Lit.
Auf einen Wetterfrontenkalender, der sich über einen Zeitraum von 5 Jahren (1955–1959) erstreckt, wurde die Zahl der Nephritisfälle projiziert, die in der Klinik und Poliklinik für kleine Haustiere der Leipziger Fakultät vorgestellt wurden. 731 in diesem Zeitraum an Nephritis erkrankten Hunden stehen 595 meteorologische Ereignisse (Wetterfrontenwechsel) gegenüber. Nur in 29% der Fälle ließ sich ein Zusammentreffen der Erkrankung mit atmosphärischen Erscheinungen nachweisen. Auf Grund der Erhebungen wird der Schluß gezogen, daß die Nephritis des Hundes nicht durch Wetterfrontwechsel ausgelöst wird. Eine Ermittlung der jahreszeitlichen Verteilung der Erkrankungsfälle läßt eine charakteristische Häufung im Frühjahr und Herbst erkennen. H. Gürtler. 5142.

Fankhauser, R.; Bern, Veterin.-Ambulator. Klin., Abt. für Vergleichende Neurol. **Zur Frage des Hirnödems beim Rind.** Schweiz. Arch. Tierheilkunde **104** (1962) Nr. 5. S. 261–274. — 8 Abb., 48 Lit., Zus. in Engl., Franz., Ital.
Die in den letzten Jahren gesammelten 32 Hirnödem-Fälle, von denen 15 aus 2 Praxisgebieten stammten, wurden zusammengestellt. Nach Geschlecht aufgegliedert handelt es sich um 30 weibliche und 2 männliche Tiere, rassenmäßig um 31 Simmentaler Rinder und 1 Braunviehkuh. Das Alter der erkranktenTiere schwankt zwischen 3½ Wochen und 8 Jahren, 19 gehörten zur Altersgruppe 1–2½ Jahre. Jahreszeitlich aufgeteilt fällt eine gewisse Massierung der Fälle zwischen Spätwinter und Frühsommer auf. Klinisch werden vorwiegend nervöse Symptome wie psychische Veränderungen, Amaurose und Gangstörungen beobachtet. Im Vordergrund stehen meist die starke Beeinträchtigung des Sehvermögens ohne nachweisbare krankhafte Augenveränderungen und dummkollerartiges Verhalten oder, im Gegensatz dazu, auch verstärkte Reizbarkeit, Unruhe und dgl. Der Gang ist unsicher, oft liegt scheinbar das klinische Bild einer Nachhandparese vor. Der Gang kann unphysiologisch sein, und selbst Kopf und Hals werden nicht selten abweichend vom Normalen getragen. Hinsichtlich der Sensibilität sind nur eindeutige Abweichungen verwertbar. Fieber tritt selten auf, Puls und Atmungsfrequenz sind vom übrigen klinischen Befund abhängig. Bei etwa der Hälfte der erkrankten Jungtiere ging der Erkrankung ein Zurückbleiben in Wachstum und Nährzustand voran. Die durch-

geführte Behandlung war unterschiedlich. Während bei der Allgemeinsektion pathologisch-anatomisch keine wesentlichen Befunde ermittelt wurden, konnten bei etwa $^2/_3$ der Tiere Hirnödeme makroskopisch und histologisch diagnostiziert werden. Ätiologie und Pathogenese sind ungeklärt.
H. Haase. 5157.

Setchell, B. P., Harris, A. N. A., Farleigh, E. A. und Clark, F. L. Further studies in lambs in N. S. W. on the growth response to selenium and the prevention of muscular dystrophy with selenium and vitamin E. **(Weitere Untersuchungen bei Lämmern in Neusüdwales über die Wachstumsentwicklung nach Selen und die Prophylaxe der Muskeldystrophie mit Selen und Vitamin E.)** Austral. veterin. J. **38** (1962) Nr. 2. S. 62–65. — 2 Tab., 8 Lit.
Eine Wachstumssteigerung bei Lämmern konnte mit Hilfe von Selen in allen untersuchten Beständen nicht erzielt werden. 1960 wurde in einer Versuchsserie nachgeprüft, ob die Erkrankung wiederum mit Selen oder Vitamin E vermieden und der wachsstumssteigernde Effekt bei Lämmern erneut ausgelöst werden könnte. In einem Bestande trat die Muskeldystrophie nach Behandlung der Mutterschafe sowohl mit Selen als auch bei Anwendung des Vitamin E bei den Lämmern nicht mehr auf. Der Gehalt an Glutamat-Oxalat-Transaminase im Serum der Lämmer verringerte sich dabei signifikant. In den anderen Beständen wurde hinsichtlich der Wachstumsgeschwindigkeit nach der Selenbehandlung ein geringer, aber signifikanter Anstieg beobachtet. Die Lämmer waren zu dieser Zeit 4½ bzw. 4–6 Mon. alt. In anderen Beständen lagen keine signifikanten Unterschiede vor, bzw. in einem Falle hatten die unbehandelten Kontrolltiere mehr zugenommen als die mit Selen behandelten Lämmer. H. Busse. 5177.

Huhn, J. E. und Lupke, H.; Berlin-Dahlem, Univ., Klin. für Tiergeburtshilfe und Klauentierkrankh. **Labilitäten der Leberfunktion und des Mineral-, Kohlenhydrat- und Proteinhaushaltes als prädisponierende Faktoren für die Entstehung perinataler Stoffwechselerkrankungen des Rindes.** Berliner Münchener tierärztl. Wschr. **75** (1962) Nr. 5. S. 81–85. — 1 Abb., 1 Tab., 12 Lit. Zus. in Engl.
In einem Zeitraum von 15 Tagen vor bis zu 12 Tagen nach der Geburt wurden zahlreiche klinisch-chemische Untersuchungen verschiedener Blutbestandteile durchgeführt. Bei allen Tieren lag eine Senkung der Serum-Calcium-Konzentration vor, die unmittelbar nach der Geburt bis zu einem Tag danach am stärksten ausgeprägt war; diesem Vorgang steht eine Hyperphosphorämie gegenüber. Die Magnesiumkonzentrationen des Serums lassen eine lebhafte Fluktuation erkennen. Der Rest-N war im allgemeinen erheblich gesenkt. Der Blut-Glukose-Spiegel bewegte sich sowohl ante als auch post partum im hypoglykämischen Bereich. In allen Fällen lag eine geringgradige Aktivitätssteigerung der Serum-Glutamat-Oxalacetat-Transaminase sowie in geringerem Umfange der Serum-Glutamat-Pyruvat-Transaminase vor. Veränderungen der Leberfunktion wurden (mit einer Ausnahme) nur in geringem Umfange ermittelt. Die Analyse der Serumproteine zeigte, daß die Werte teilweise erheblich herabgesetzt waren. Im allgemeinen war besonders der Anteil der $\gamma$-Globuline reduziert. Der Übergang zur Euproteinämie nach der Geburt erfolgt ziemlich langsam. Die genannten Veränderungen werden hinsichtlich der Bedeutung für die Genese von Stoffwechselstörungen bei Hochleistungstieren interpretiert, und auf die Notwendigkeit präventiver Maßnahmen wird hingewiesen. E. Kolb. 5200.

Danailov, J. und Genov, I. (Danailow, J. und Genow, I.) Proučvane vŭrchu avitaminozata po ovcete. **(Untersuchungen über die Avitaminose bei Schafen.)** Izvestija na Centralnija veterinaren institut za zarazni i parazitni bolesti, Sofija **1961** Nr. 1. S. 425–432. — 1 Tab. Zus. in Russ., Engl. Beobachtet wurden enzootische Avitaminosen bei Schafen. Von guter Heilwirkung war eine 2%ige Wasserlösung von Tartarus stibiatus 80–100 ml je Schaf. Bei einzelnen Tieren wurden dabei Vergiftungserscheinungen beobachtet. I. Wassilew. 5205.

Engfeldt, B. und Hjertquist, S.-O.; Uppsala, Sweden, Univ., Dep. of Pathol. II. Vitamin-D deficiency and bone and tooth structure. **(Vitamin D-Mangel und Knochen- sowie Zahnstruktur.)** Wld. Rev. Nutrit. Dietetics **2** (1960) S. 186–208. — 25 Abb., 137 Lit.
Nach Darstellung der geschichtlichen Entwicklung der Ansichten zu dem Krankheitsbild Rachitis werden Angaben über die unterschiedliche Bedeutung des Vitamin D-Mangels bei verschiedenen Tierarten angeführt und eine zusammenfassende Beschreibung der makroskopischen Veränderungen bei Rachitis sowie des histologischen Bildes der normalen und der rachitischen enchondralen Verknöcherung beim Säuger und der Anzeichen des Heilungsprozesses gegeben. An Hand von eigenem Bildmaterial aus mikroradiographischen und autoradiographischen Untersuchungen sowie nach Anwendung von Röntgenstrahlendiffraktion werden die Vitamin D-Mangelerscheinungen in der Wachstumszone des Knochens, im Dentin und Prodentin der Zähne demonstriert. I. Müller. 5205.

Borgman, Robert F. und Underbjerg, G. K. L.; Manhattan, Kansas State Univ., Agric. Exp. Stat. The influence of adrenal cortical hormone, parathyroid hormone, and thyroparathyroidectomy on avitaminosis E in rabbits. **(Der Einfluß von Nebennierenrindenhormon, Parathyreoidhormon und der Entfernung der Schilddrüse und Nebenschilddrüse auf die E-Avitaminose bei Kaninchen.)** Amer. J. veterin. Res. **23** (1962) Nr. 92. S. 115 bis 120. — 4 Abb., 3 Tab., 19 Lit. Zus. in Interlingua.
Lebertran und Nebennierenrindenextrakt bedingen bei Kaninchen auf einer Vitamin E-freien Kost eine Beschleunigung der Ausbildung einer Skelettmuskeldegeneration und führen gleichzeitig zu einem schweren Grad der Erkrankung. Lebertranzugabe hat darüber hinaus Myocarddegenerationen zur Folge. Eine Schilddrüsenextrakt-Zugabe bedingt ebenfalls eine Beschleunigung der Ausbildung der Degenerationen, wogegen die Entfernung von Schilddrüse und Nebenschilddrüse einen hemmenden Einfluß ausübte. Bei Vitamin E-Mangeltieren war die Zona glomerulosa der Nebennieren geringgradig hypertrophiert, mit Ausnahme der Tiere, die Nebennierenrindenextrakt erhielten. Bei letzteren war eine Atrophie der genannten Zone festzustellen. Die elektrokardiographischen Befunde standen in Übereinstimmung mit der geringgradigen Degeneration am Kammermycoard.
H. Gürtler. 5205.

Procos, J.; Onderstepoort Lab. Ovine ketosis. I. The normal ketone body values. **(Die Acetonämie des Schafes. 1. Mitt. Die normalen Acetonkörper-Werte.)** Onderstepoort J. veterin. Res. **28** (1961) Nr. 4. S. 557–567. — 3 Abb., 3 Tab., 25 Lit.
Der Gesamtgehalt des Blutes an Acetonkörpern wurde nach der Methode von Thin & Robertson (1952) bei nichtträchtigen Mutterschafen und Hammeln bestimmt. Die Durchschnittswerte betrugen bei Hammeln 2,15 mg% und lagen somit gegenüber den Werten bei Mutterschafen (1,77 mg%) signifikant höher. Es konnte festgestellt werden, daß bei Mutterschafen der Acetonkörpergehalt während des Oestrus mit 1,32 mg% gegenüber dem des Anoestrus (2,08 mg%) signifikant niedriger lag. Plötzlicher Temperaturabfall führte zu einem Ansteigen des Acetonkörpergehaltes und gleichzeitig zum Absinken des Blutzuckerspiegels. Th. Hiepe. 5230.

Procos, J.; Onderstepoort Lab. Ovine ketosis. II. The effect of pregnancy on the blood ketone body levels of well-fed ewes. **(Die Acetonämie des**

**Schafes. 2. Mitt. Einfluß der Trächtigkeit auf den Acetonkörperspiegel bei gutgenährten Mutterschafen.)** Onderstepoort J. veterin. Res. **29** (1962) Nr. 1. S. 107–110. — 10 Lit. 1. Mitt. vgl. vorst. Ref.

Der Acetonkörperspiegel gutgenährter Mutterschafe blieb während der gesamten Trächtigkeit unverändert. Ein starkes Absinken der Außentemperatur, wie dies im Tagesablauf einsetzen kann, führte sowohl bei den trächtigen als auch bei den der Kontrolle dienenden nichtträchtigen Mutterschafen zu einem erhöhten Acetonkörpergehalt des Blutes. Th. Hiepe. 5230.

Waldraff, Hans-Peter Alexander. **Der Diabetes mellitus in der tierärztlichen Literatur.** Diss. Justus-Liebig-Univ. Gießen, Veterin. Fak., Med. und Gerichtl. Klin. **1961** 24 S. — **144** Lit.

Diabetes mellitus wird bei allen Haustieren beschrieben. In erster Linie wird er jedoch beim Hund getroffen, und zwar vorzugsweise bei älteren Hündinnen kleiner Rassen. Ätiologisch spielen die verschiedensten Pankreaserkrankungen, Stresswirkungen, Infektionen und möglicherweise auch Erblichkeit die Hauptrolle, wobei Haltungsfehler auslösend wirken. Die bisherigen Angaben über die Pathologie des Diabetes mellitus sind spärlich und stammen unter dem Gesichtspunkt der vergleichenden Pathologie vorwiegend aus der Humanmedizin. Klinisch werden Polyurie, Polydipsie, Abmagerung und Polyphagie beobachtet und Komplikationen in Form von Augen- und Hauterscheinungen. Zur Sicherung der Diagnose werden die Blutzuckerwerte ermittelt. Die Therapie wird ähnlich wie beim Menschen vorgenommen (Diät, Insulin). E. Wiesner. 5255.

Perk, K. und Lobl, K.; Rehovot, Israel, Hebrew Univ., Fac. of Agric. Agammaglobulinemia in a 3-month-old calf. **(Eine Agammaglobulinämie bei einem 3 Monate alten Kalb.)** Amer. J. veterin. Res. **23** (1962) Nr. 92. S. 171—173. — 1 Abb., 4 Tab., 19 Lit.

Beim Menschen wurde in seltenen Fällen eine genetisch bedingte Agammaglobulinämie beschrieben, bei der eine erhöhte Disposition zu Infektionen besteht. Erstmals wurde eine Agammaglobulinämie bei einem 3 Mon. alten Kalb nachgewiesen, bei dem wiederholt Durchfälle und Lungenentzündungen bestanden. Der Gesamteiweißgehalt im Serum betrug 5,2 g pro 100 ml, der an Gammaglobulinen weniger als 0,1 g pro 100 ml (demgegenüber 2,5 g beim Muttertier und 1,2 bzw. 1,1 g bei Kontrollkälbern); der Gehalt an $\alpha$- und $\beta$-Globulin war erhöht. Bei der Sektion wurden Lungen- und Darmveränderungen ermittelt. E. Kolb. 5272.

Enčev, S., Genev, Ch., Minčeva, N. und Mateev, D. (Entschew, S., Genew, Ch., Mintschewa, N. und Mateew, D.) Proučvanija vŭrchu etiologijata na disenterijata po svinete u nas. **(Untersuchungen über die Ätiologie der Schweine-Dysenterie in Bulgarien.)** Izvestija na Centralnija veterinaren institut za zarazni i parazitni bolesti, Sofija **1961** Nr. 1. S. 357–365. — **4** Abb., 1 Tab. Zus. in Russ., Engl.

Es wurden bakteriologische, serologische, parasitologische und histologische Untersuchungen bei Schweinen mit Anzeichen von Dysenterie aus 5 verseuchten sowie bei Schweinen aus krankheitsfreien LPG (zur Kontrolle) durchgeführt. Es wurde kein ätiologischer Zusammenhang der Dysenterie mit Darmbakterien (aëroben und anaëroben), entsprechenden Toxinen, Leptospiren, Darmparasiten u. a. festgestellt. Festgestellt wurde, daß die Schweinedysenterie in den verseuchten LPG auf Balantidien (*Ballantidium coli*) zurückzuführen war. I. Kujumdshiew. 5355.

Pavuna, H.; Osijek, Centar za Selekciju i Kontrolu Proizvodnje Stoke Kotara. O reprodukciji u svinjogojstvu s obzirom na brucelozu i nedostatak kvalitetnih nerastova. **(Brucellose und Ebermangel und ihre Bedeutung für die Schweinezucht.)** Veterin. Arh. [Zagreb] **32** (1962) Nr. 3/4. S. 67 bis 70. — 3 Lit. Zus. in Engl., Franz.

Durch Blutuntersuchungen wurden 1959 im Bezirk Osijek 19,86% der Zuchteber und 14,13% der Sauen als Brucellose-Reagenten ermittelt. In den ersten beiden Jahren der systematischen Tilgung (1959 und 1960) verringerte sich die Zahl der Reagenten um rund 50%. Das Verhältnis Eber/Sauen lag 1959 bei 1:24,78, wobei die relativ höhere Reagentenzahl bei den Ebern zu berücksichtigen ist. Am schwierigsten gestalteten sich die Tilgungs- und Kontrollmaßnahmen in privaten Betrieben, in denen durchschnittlich etwa 10% der Eber infiziert waren. — Die Zahl der Zuchteber ist zu niedrig, was zur Verbreitung der Brucellose beiträgt. — Die künstliche Besamung der Mutterschweine sollte als wesentlicher Faktor bei der Brucellosebekämpfung in Erwägung gezogen werden. P. Schmidt. 5490.

Kauker, E. und Zettl, K.; Kassel, Staatl. Veterinäruntersuchungsamt. **Beobachtungen und Erörterungen über Schweinebrucellose anläßlich eines Seuchenausbruches in Nordhessen.** Berliner Münchener tierärztl. Wschr. **75** (1962) Nr. 14. S. 267–271.
Zumeist wird bei der Schweinebrucellose der Typ *Brucella suis* Traum festgestellt. In letzter Zeit häufen sich die Fälle, daß ohne irgendeine Ansteckungsmöglichkeit im Haustierbestand Brucellosen beim Schwein auftreten und zu größeren Verlusten führen. Die Typenbestimmung bei solchen Verseuchungen ergibt oftmals, daß es sich hier um den Typ *Br. suis* Thomsen handelt, der anscheinend weit unter den Wildhasen verbreitet ist. So wurde bisher in Dänemark, der Slowakei, Österreich, Polen, Bulgarien, Rumänien, der Schweiz, Frankreich, im Rheinland und gegenwärtig auch in Nordhessen einwandfrei festgestellt, daß das Erregerreservoir für diese Art der Schweinebrucellose außerhalb des Haustierbestandes bei den Wildhasen zu finden ist. Damit ergeben sich völlig neue epidemiologische Gesichtspunkte, die auch für die Seuchenbekämpfung außerordentlich wichtig sind. F. Schaetz. 5490.

Kairies, Klaus-Dieter. **Ein Beitrag zur Lungenseuche der Rinder — ihrer Geschichte und den sie betreffenden veterinärpolizeilichen Vorschriften.** Diss. Karl-Marx-Univ. Leipzig, Veterinärmed. Fak., Inst. für Staatsveterinärkunde und Veterin.-Hyg. **1960** 165 S. — 705 Lit.
Nach einem Überblick über Ätiologie, Pathogenese, Epizootiologie, pathologisch-anatomische Veränderungen, Diagnose, Differentialdiagnose und Therapie wird chronologisch auf die verschiedenen wissenschaftlichen und viehseuchengesetzlichen Auffassungen über die Lungenseuche der Rinder eingegangen. Trotz guter diagnostischer Hilfsmittel (Komplementbindungsreaktion, Agglutination sowie der Kenntnis von Epizootiologie und der pathologischen Anatomie ist es bisher nicht immer gelungen, die Erkrankung zu erkennen und zu tilgen. Bei einem etwaigen Auftreten der Lungenseuche in Deutschland ist man in der Lage, mit Hilfe des Viehseuchengesetzes vom 26. 6. 1909 eine Tilgung zu erreichen. Für die Einfuhr von empfänglichen Zoo-, Nutz-, Zucht- und Schlachtieren sowie von Fleisch aus Ländern, in denen die Lungenseuche noch vorkommt, werden Forderungen gestellt, die eine Einschleppung verhindern sollen. H. Gürtler. 5500.

Rafyi und Entessar; Teheran, Razi Inst. Paratuberculosis (Johne's disease). **(Paratuberkulose [Johnesche Krankheit].)** Bull. Office int. Épizooties **55** (1961) Nr. 7/8. S. 1177–1203.
Zusammenfassende Darstellung der Kenntnisse über die Paratuberkulose. In einzelnen Kapiteln werden Definition, geographische Verbreitung, wirtschaftlicher Schaden, Erreger, diagnostische Methoden und experimentelle Übertragung abgehandelt. Dann wird in besonderen Abschnitten die Paratuberkulose des Rindes, des Schafes und der Ziege beschrieben, wobei auf Klinik, pathologische Anatomie, Diagnose und Vorbeuge eingegangen wird. J. Beer. 5590.

Alibasoglu, M., Dunne, H. W. und Guss, S. B.; University Park, Pennsylvania State Univ., Dep. of Veterin. Sci. Naturally occurring arteriosclerosis in cattle infected with Johne's disease. **(Natürlich auftretende Arteriosklerose bei mit Johne'scher Krankheit infizierten Rindern.)** Amer. J. veterin. Res. **23** (1962) Nr. 92. S. 49–57. — 11 Abb., 1 Tab., 27 Lit. Zus. in Interlingua.
Alle Erkrankungen mit chronischem Verlauf und starkem Gewichtsverlust gehen relativ häufig mit dem Auftreten einer Arteriosklerose einher. Da die Johne'sche Krankheit eine typische chronische Verlaufsform zeigt, untersuchten Vff. 31 natürlich erkrankte Rinder auf das Vorliegen arteriosklerotischer Veränderungen, die sich in 67,7% in Form meist schon makroskopisch erkennbarer Läsionen fanden. Sehr häufig und besonders charakteristisch waren fibrös-hyaline intimale und endocardiale Verdickungen, Herdbildungen sowie Calcifikation an den großen Gefäßen. Interessant erscheint, daß relativ junge Rinder (2 bis 3 Jahre) häufig typische Veränderungen zeigten. Zwischen der Stärke der Darmläsionen und der Arteriosklerose besteht eine direkte Beziehung. W. Kötsche. 5590.

Belčev, D., Ognjanov, D., Enčev, S., Semov, P. und Georgiev, S. (Beltschew, D., Ognjanow, D., Entschew, S., Semow, P. und Georgiew, S.) Proučvanija vŭrchu paratuberkulozata po govedata u nas. **(Untersuchungen über die Paratuberkulose beim Rind in Bulgarien.)** Izvestija na Centralnija veterinaren institut za zarazni i parazitni bolesti, Sofija **1961** Nr. 1. S. 263–275. — 7 Abb., 1 Tab. Zus. in Russ., Engl.
Epizootiologische, allergische, klinische und pathomorphologische Untersuchungen von sporadischen Krankheitsfällen. Auf Geflügeltuberkulin reagieren kaum 35% der latent kranken, doch reagieren manchmal auch gesunde Tiere. In manchen Gebirgsgegenden kommt die Krankheit gleichzeitig mit der vesikalen Hämaturie vor. Durchfall wird nicht immer beobachtet, sondern nur Abmagerung und Milchleistungsrückgang bei den Kühen. I. Kujumdshiew. 5590.

Gasse, H.; Paris. Paratuberculous enteritis in France. **(Paratuberkulöse Darmentzündung in Frankreich.)** Bull. Office int. Épizooties **55** (1961) Nr. 7/8. S. 1136–1139.
Wegen der Schwierigkeit der Diagnose ist die Erfassung aller infizierten Tiere nicht möglich; ihre Abschlachtung beseitigt nicht endgültig sämtliche Infektionsquellen. Deshalb kann mit hygienischen Maßnahmen allein die Krankheit nicht erfolgreich bekämpft werden. Der Einsatz der Vallée-Rinjard-Vaccine ist deshalb noch immer notwendig in einer kleinen Zahl von Farmen, obgleich dadurch die Kontrolle der Tuberkulose erschwert wird. Um das Rindertuberkulosebekämpfungsprogramm möglichst wenig zu stören, wird für die Herden, in denen eine Immunisierung zur Verhinderung der Verluste durch die Johnesche Krankheit unbedingt notwendig ist, empfohlen: Impferlaubnis für alle Tiere, die noch nicht geimpft wurden und die tuberkulinnegativ reagieren; Schlachtung aller tuberkulinpositiven Tiere; Testung aller Tiere, die durch Geburt oder Zukauf zum Bestand kommen, vor der Impfung; Verkauf von Tieren zur Aufzucht und Zucht nur, wenn sie tuberkulinnegativ reagieren. J. Beer. 5590.

Memoto, Hisashi; Tokyo, Japan, Nat. Inst. of Animal Health. Johne's disease in Japan. **(Johne'sche Krankheit in Japan.)** Bull. Office int. Épizooties **55** (1961) Nr. 7/8. S. 1204–1208.
Die Johne'sche Krankheit wurde 1930 zum ersten Mal in Japan beschrieben. Erst 1959 wurde wieder ein Fall festgestellt. Es handelt sich hierbei um eine Kuh, die im Alter von 4 Jahren aus den USA importiert worden war. Seit 1955 werden die Rinder beim Import allergisch untersucht. Einige reagierten positiv, doch bei keinem dieser Tiere wurde nach der Tötung

Paratuberkulose festgestellt. 1960 kam es zu einem Ausbruch der Krankheit in einer Ziegenherde in Hokkaido. Die Morbidität war hoch. Die Mortalität schwankte zwischen 75 und 90%. 26 der 133 restlichen Tiere reagierten allergisch positiv, während bei 93 Schafen und 10 Rindern desselben Betriebes positive Reaktionen nicht beobachtet wurden. Alle Reagenten wurden gemerzt und hygienische Maßnahmen durchgeführt. Herden, die seit 1955 Tiere von dieser Herde erhalten hatten, wurden untersucht. Hierbei wurde nur eine infizierte Ziege gefunden. Danach wurde Paratuberkulose noch in einer Schafherde festgestellt. Schafe bis zu 2 Jahren erwiesen sich als hoch empfänglich. Es wird angenommen, daß die Paratuberkulose schon lange Zeit in Japan vorhanden ist, ohne daß ihr Beachtung geschenkt wurde. J. Beer. 5590.

Osebold, John W., Douglas, J. R. und Christensen, John F. Transmission of anaplasmosis to cattle by ticks obtained from deer. **(Übertragung von Anaplasmose auf Rinder durch Zecken vom Rotwild.)** Amer. J. veterin. Res. 23 (1962) Nr. 92. S. 21–23. — 1 Abb., 1 Tab., 9 Lit. Zus. in Interlingua.
In früheren Untersuchungen der Vff. wurde durch Überimpfung von Rotwildblut auf splenektomierte Kälber ein hoher Einfall einer latenten Infektion bewiesen. Die Übertragung des Agens vom Rotwild auf Rinder scheint in der Natur prinzipiell durch Zeckenbiß zu erfolgen. Die vorliegende Untersuchung wurde von Vff. zu dem Zweck unternommen, festzustellen, ob die biologische Übertragung auch bewiesen werden kann. Die Übertragung der Anaplasmose durch Zecken vom Rotwild gelang bei 2 von 5 splenektomierten Kälbern. Die in diesem Experiment verwendeten Zecken waren *Dermacentor occidentalis* und *Ixodes pacificus*. Vff. sahen die Wichtigkeit des Infektionszyklus bei Rotwild und Zecken in Beziehung zur Bekämpfung der Anaplasmose beim Rind. G. Diez. 5680.

Mateev, D., Kujumdžiew, D. und Stojanov, D. (Mateew, D., Kujumdshiew, D. und Stojanow, D.) Leptospirosite v Burgaski okrŭg i njakoi techni prirodni reservoari. **(Die Leptospirosen im Bezirk Burgas und einige ihrer natürlichen Infektionsquellen.)** Kompleksni izsledvanija na prirodnite ogništa na zaraza v rajona na Strandža planina, Sofija **1961** S. 20–39. — 4 Abb., 8 Tab. Zus. in Russ., Dtsch. 5700.

Spotswood, C. L.; Smithton, Tasmania. Leptospirosis as a problem in general practice. **(Leptospirose als Problem der allgemeinen Praxis.)** Austral. veterin. J. **38** (1962) Nr. 4. S. 177–179. E. Wiesner. 5702.

Laurie-Rhodes, L. J.; Parkville, Victoria, Commonwealth Serum Lab. Vaccination as a means of controlling bovine leptospirosis. **(Vaccination als Mittel zur Bekämpfung der Leptospirose des Rindes.)** Austral. veterin. J. **38** (1962) Nr. 4. S. 180–184. E. Wiesner. 5710.

Nees, Karl Friedrich. **Über die Leptospirose der Schafe und das Vorkommen von Antikörpern gegen Leptospiren in Blutseren von Schlachtschafen aus dem Raume Hessen.** Diss. Justus-Liebig-Univ. Gießen, Veterinärhyg. und Tierseuchen-Inst. **1961** 51 S. — 2 Abb., 3 Tab., 54 Lit.
96 Seren (6,4%) von 1499 Schlachtschafen aus Hessen wiesen eine positive Leptospiren-Agglutination > 1:400 auf. Von diesen 96 positiven Seren reagierten 81 = 84,38% mit *L. sejroe*, 5 = 5,21% mit *L. canicola*, 4 = 4,17% mit *L. autumnalis*, 2 = 2,08% mit L. *icterohaemorrhagiae*, 2 = 2,08% mit *L. grippotyphosa* und 2 = 2,08% mit *L. pomona*. 49 Tiere hatten einen Endtiter von 1:400, 26 Schafe 1:800, 15 1:1600, 5 1:3200 und 1 Tier 1:12800. Die meisten Reagenten waren 2–3 Jahre alt und bereits einen oder zwei Sommer auf der Weide gewesen. 129 weitere Schafe zeigten noch einen Titer von 1:200. Da die Schafe mit positiven Titern überwiegend von schweren, feuchten Böden stamm-

ten und L. *sejroe* vorzugsweise bei verschiedenen Mäusearten vorkommt, schlußfolgert Vf., daß die Infektionen über durch Mäuse beschmutztes Futter erfolgten. E. Wiesner. 5735.

Smith, I. D.; Queensland, Univ., Fac. of Veterin. Sci. Ovine toxoplasmosis as a cause of reproductive wastage. Preliminary observations. **(Toxoplasmose als Ursache von Fortpflanzungsstörungen beim Schaf. Vorl. Betrachtungen.)** Austral. veterin. J. **37** (1961) Nr. 1. S. 18–21. — 1 Abb., 1 Tab., 15 Lit.
In einem Schafbestand im südöstlichen Teil von Queensland wurde als Ursache mehrjähriger auffallend niedriger Ablammergebnisse sowie einer bis zu 40% erhöhten perinatalen Mortalität Toxoplasmose festgestellt. Daraufhin führte Vf. mit dem *Toxoplasma gondii*-Stamm B 316 experimentelle Infektionen bei trächtigen Mutterschafen und Lämmern durch. Von den 10 künstlich infizierten Mutterschafen brachten lediglich 4 Tiere lebende Lämmer zur Welt. Neben 2 Aborten und 1 Totgeburt war in 3 Fällen Fruchtresorption zu beobachten. Bei allen Schafen trat post infectionem mehrere Tage anhaltendes Fieber auf; eine zweite nicht so deutlich ausgeprägte Fieberzacke entwickelte sich zwischen dem 10. und 14. Tag p. inf. Bei den infizierten Lämmern entstanden außerdem 10–14 Tage anhaltende respiratorische Störungen, die sich in erhöhter Atemfrequenz bei auffallend oberflächlicher Atmung äußerten.
Th. Hiepe. 5740.

Gelev, I. (Gelew, L.) Slučai na Q-treska po ovce i goveda v rajona na Rusenskata stancia. **(Fälle von Q-Fieber bei Schafen und Rindern im Wirkungsbereich der Veterinärstation von Russe.)** Izvestija na Centralnija veterinaren institut za zarazni i parazitni bolesti, Sofija **1961** Nr. 1. S. 341–343. — Zus. in Russ., Engl.
Untersucht wurden mit der Komplementbindungsreaktion 214 Tiere (Schafe, Ziegen und Rinder) in 17 LPG-Wirtschaftsbetrieben aus 6 Kreisen des Landbezirks Russe sowie 11 Menschen unter dem Schafpflegepersonal einer verseuchten LPG. Bei Schafen, die abortiert hatten, bewegten sich die serologischen Titer zwischen 1 : 10 und 1 : 60. Als verseucht erwiesen sich 41% der untersuchten Wirtschaften, während unter den untersuchten Tieren (einschließlich 4 Kühe) nur 14,5% positiv reagierten. In einer LPG wurde die Krankheit bei Schafen klinisch beobachtet. Bei 6 der untersuchten 11 Schafpfleger war das Ergebnis bei Titern von 1 : 40 bis 1 : 120 positiv. I. Kujumdshiew. 5765.

Stojanov, V. (Stojanow, W.) Opiti za polučavane na polivalenten chiperimunen serum protiv edemnata bolest po prasetata u nas. **(Versuche zur Herstellung von polyvalentem, hyperimmunem Serum gegen die Ödem-Krankheit der Ferkel.)** Izvestija na Centralnija veterinaren institut za zarazni i parazitni bolesti, Sofija **1961** Nr. 1. S. 367–372. — Zus. in Russ., Engl.
Aus Schweinen wurde polyvalentes, hyperimmunes Serum gegen die Ödemkrankheit der Ferkel hergestellt, indem in einigen Fällen nur Bouillon-Kulturen aus beta-hämolytischen Colibakterien, in anderen dagegen Bouillon-Kulturen und Endotoxin benutzt wurden. Das wirksamste Serum wurde bei steigenden Dosierungen von 5 bis 50 mg Kultur erhalten. In der Praxis wurde das Serum an 195 gesunden und 129 kranken Ferkeln mit Erfolg erprobt.
I. Kujumdshiew. 5766.

Cvjetanović, V. und Martinčić, M. Zagreb, Veterin. Fak. Sveučilišta, Inst. za Patol. i Terapiju. Epizootična plućna adenomatoza ovaca — PAO („Jaagziekte") u Jugoslaviji. **(Epizootische Lungenadenomatose des Schafes [„Jaagziekte"] in Jugoslawien.)** Veterin. Arh. [Zagreb] **32** (1962) Nr. 3 /4. S. 77–82. — 4 Abb., 16 Lit.
Nach der Einfuhr ausländischer Merino-Schafböcke erkrankten und starben in einer Herde der Volksrepublik Montenegro 6 Schafe; der klinische Befund spricht in drei Fällen, der pathologisch-anatomische in zwei und der

histopathologische in einem Falle für das Vorliegen der epizootischen Lungenadenomatose. — In der vergrößerten Lunge fanden sich zahlreiche bis bohnengroße Knötchen, die sich stellenweise verdichteten und völlige Induration verursachten. Histopathologisch ließen sich an Bronchien und Alveolen die typischen Veränderungen (Hyperplasie der Bronchialschleimhaut, Hyperplasie und Desquamation des Alveolarepithels mit vakuolärer Degeneration, zylindrocelluläre Metaplasie des Alveolarepithels, exsudativ-desquamative Prozesse in Bronchien und Alveolen) nachweisen. — Die Ergebnisse der eingeleiteten Tierversuche liegen noch nicht vor. P. Schmidt. 5770.

Stoimenov, K. (Stoimenow, K.) Proučvane na telaziozata po govedata i bivolite v Kolarovgradski okrŭg. **(Untersuchungen über die Thelaziose der Rinder und Büffel im Bezirk von Kolarowgrad.)** Izvestija na Centralnija veterinaren institut za zarazni i parazitni bolesti, Sofija **1961** Nr. 1. S. 419–424. — 1 Abb. Zus. in Russ., Engl. 5770.

Angelov, G., Avlavidov, T. und Drjanovski, A. (Angelow, G., Awlawidow, T. und Drjanowski, A.) Proučvanija vŭrchu lejšmaniosata vŭv Varnenski okrŭg. I sŭobštenie. **(Untersuchungen über die Leishmaniosis im Bezirk von Warna. 1. Mitt.)** Izvestija na Centralnija veterinaren institut za zarazni i parazitni bolesti, Sofija **1961** Nr. 1. S. 415–418. — 2 Abb., 1 Tab. Zus. in Russ., Engl.

Bei einer nach den Methoden von Napier-Muir und Brachmachari vorgenommenen serologischen Untersuchung von 408 Hunden und 31 Fuchswelpen im Bezirk von Warna wurden nach der ersten Methode 16,66% und nach der zweiten 11,18% positive Fälle festgestellt. Nur in acht Fällen hat man nach beiden Methoden gleichzeitig positive Ergebnisse erzielt. Leishmanien wurden nur bei einem der positiv reagierenden Hunde gefunden. Bei allen Fuchswelpen war das Ergebnis negativ. Aus dem Sternalpunktat eines kranken Menschen wurden auf NNN-Nährboden leptomonade Formen von Leishmanien isoliert. I. Kujumdshiew. 5770.

---

*Ionov, Petr Semenovič, Radkevič, Pavel Emel'janovič* und *Kumsiev, Šalva Alekseevič.* **Vnutrennie nezaraznye bolezni krupnogo rogatogo skota. Prakt. rukovodstvo dlja veterinarnych vračej i veterinarnych technikov.** (Innere nicht ansteckende Krankheiten des Rindes. Prakt. Anleitung für Tierärzte und Veterinärtechniker.) Moskva: Sel'chozgiz. 1961. (476 S.) 8°. (1961 A 1191)

*Čerkasova, A. V., Čepurov, K. P.* und *Vachilov, S. N.* **Atrofičeskij rinit svinej.** (Atrophische Rhinitis der Schweine.) Hrsg.: Minist. sel'skogo choz. UzSSR. Samarkand. 1961. (249 S.) 8°. (1962 A 72)

## X. HÄMATOLOGIE

Weide, Kenneth D., Trapp, Allan L., Weaver, C. B. und Lagace, Andre; Wooster, Ohio Agric. Exp. Stat., Dep. of Veterin. Sci.; Quebec, Canada. Blood cell counting in animals by electronic means. I. Erythrocyte enumeration of porcine, ovine, and bovine blood. **(Zählung der Blutzellen bei Tieren auf elektronischem Wege. 1. Mitt. Die Erythrocytenzählung im Schweine- Schaf- und Rinderblut.)** Amer. J. veterin. Res. **23** (1962) Nr. 94. S. 632–640.

Die Arbeit beschreibt die Technik der Erythrocytenzählung mittels eines elektronischen Apparates. 0,001 ml Blut werden mit 0,5 ml isotonischer Salzlösung verdünnt und zwischen zwei Elektroden hindurchgeschickt. Jedesmal, wenn eine Zelle zwischen den Elektroden hindurchgeht, entsteht ein momentaner Resistenzwechsel, der einen Voltstoß erzeugt, der verstärkt und so gezählt wird. Beim Schweine- und Rinderblut wird eine Verdünnung von 1:200, beim Schafblut von 1:300 verwendet. Da bei der elektronischen Zählung gelegentlich auch 2, 3 oder sogar 4 Zellen als eine Einheit gezählt werden, muß zur Gewinnung einer korrekten Zahl, die nach der Formel 2,5 (n/1 000) bestimmte Zahl der Rohzählung hinzugezählt werden (n = die Rohzählungszahl). Bei dieser Methode werden die weißen Blutkörperchen nicht gesondert gezählt; ihre in

anderer Weise bestimmte Zahl muß von der Rohzahl abgezogen werden. Die Standardabweichungen betrugen beim elektronischen Apparat beim Schwein 3,2%, beim Schaf 0,8%, beim Rind 1%. Bei den mittels eines Hämocytometers (Zählkammer) bestimmten Zahlen der roten Blutkörperchen betrugen die Standardabweichungen beim Schwein 6,3%, beim Schaf 4,7% und beim Rind 4,8%. In drei Tabellen werden die Ergebnisse von je 3 mal 30 Zählungen vergleichsweise nach der Zählkammermethode und nach der elektronischen Methode für Schwein, Schaf und Rind angegeben. Bei einiger Übung kann ein Fachmann in einer Stunde 25–30 elektronische Zählungen ausführen. Eine schematische Zeichnung erläutert die Funktion des Apparates und dessen Bau.
D. Wirth. 5924.

Ruckpaul, K., Krumbiegel, J. und Jung, F.; Berlin-Buch, Bereich Pharmakol. und Physik des Inst. für Med. und Biol. der Dtsch. Akad. der Wiss. zu Berlin. **Strukturuntersuchungen an Hämoproteiden. 1. Mitt. Veränderungen der optischen Drehkraft des Hämoglobins durch Lagerung und thermischen Einfluß.** Acta biol med. german. [Berlin] 8 (1962) Nr. 2. S. 157-166. — 5 Abb., 1 Tab., 14 Lit. Zus. in Russ., Engl. Mit Hilfe der polarimetrischen Methode und Denaturierungsversuchen wurden einige Hämoglobinderivate vom Mensch, Pferd und Rind untersucht. Der Einfluß der Lagerzeit des Hämoglobins auf das optische Verhalten wurde am Anfang der Versuchsreihen geprüft. Es konnte festgestellt werden, daß zwischen der Denaturierungsgeschwindigkeit und dem rotationsoptischen Verhalten bestimmte Korrelationen bestehen. Auf mögliche Molekülveränderungen als Erklärung für diese Ergebnisse wird hingewiesen. W. Richter/Kleinmachnow. 5926.

Raderecht, H. J., Binnewies, S. und Schölzel, E.; Berlin, Humboldt-Univ., Physiol.-Chem. Inst. **Zum Mechanismus des Einbaus des $^{32}P$ in Phosphatidfraktionen von Reticulocyten und reifen Erythrocyten.** — Acta biol med. german. [Berlin] 8 (1962) Nr. 2. S. 199-208. — 2 Abb., 2 Tab., 23 Lit. Zus. in Russ., Engl.
Die Untersuchungen über den Mechanismus beim Einbau von $^{32}P$ in die Phosphatidfraktionen von Reticulocyten und Erythrocyten waren Gegenstand vorliegender Arbeit. Während der Reifung der roten Blutkörperchen nahm die Einbaurate von radioaktivem Phosphor ab. Damit ging parallel ein Atmungsverlust und das Verschwinden des glykolytischen Abbaues der Glukose. Lecithin und Kephalin zeigten in den Jugendstadien der Zellen den höchsten Umsatz. In den reifen Erythrocyten sind die Phosphatidsäuren der alleinige Einbauort des Phosphorisotops. W. Richter/Kleinmachnow. 5955.

Kaludin, I. S. und Rapoport, S.; Berlin, Humboldt-Univ., Physiol. Chem. Inst. **Veränderungen des $K^+$- und $Na^+$-Gehaltes während des Reifungsprozesses der roten Blutkörperchen von Kaninchen und Hühnern.** Acta biol. med. german. [Berlin] 8 (1962) Nr. 2. S. 151-156. — 1 Abb., 3 Tab., 18 Lit. Zus. in Russ., Engl.
An Kaninchen- und Hühnererythrocyten und Reticulocyten wurde der $K^+$- und $Na^+$-Gehalt untersucht. Diese Versuche bauten sich auf den Feststellungen anderer Autoren auf, die die Meinung vertraten, daß sich die Konzentration von Kalium und Natrium in den roten Blutkörperchen bei zunehmender Alterung verändert. Vff. konnten in vorliegenden Versuchen aus den Ergebnissen die Schlußfolgerung ziehen, daß die Veränderung des Kalium- und Natriumgehaltes eine gesetzmäßige Eigenschaft beim Reifungsvorgang der Erythrocyten darstellt Die Reticulocyten der Versuchstiere enthielten mehr $K^+$ und $Na^+$ als die von den gleichen Tieren gewonnenen Erythrocyten.
W. Richter/Kleinmachnow. 5955.

Balazs, T. und Hatch, A. M.; Ottawa, Dep. of Nat. Health and Welfare, Food and Drug Lab. A note on a new diluent for electronic counting of rat leukocytes. **(Eine Bemerkung über eine neue Verdünnungsflüssigkeit zur elektronischen Zählung von Rattenleukocyten.)** Canad. J. comparat. Med. veterin. Sci. **25** (1961) Nr. 8. S. 198–199. — 1 Abb., 1 Tab., 3 Lit.

Für die elektronische Zählung von Rattenleukocyten wird folgende Verdünnungsflüssigkeit empfohlen: Cetavlon = 5g + Formaldehyd = 10 ml + Eisessig = 5 ml, 0,9%ige Kochsalzlösung ad 1 000 ml. Bei einer Verdünnung mit Blut von 1:500 erweist sich die empfohlene Verdünnungsflüssigkeit im elektronischen Zähler den üblichen Mitteln wie Saponin und Triton überlegen.
H.-A. Ketz. 5968.

Schönherr, Wolfgang. **Die Bestimmung der Thrombocytenzahlen pro cmm Blut beim Schaf mit Hilfe der Danilinschen Zählmethode und des Phasenkontrastverfahrens.** Diss. Karl-Marx-Univ. Leipzig, Veterinärmed. Fak., Med. Tierklin. **1961** 58 S. — 106 Lit.

Unter Verwendung der Danilinschen Methode wurden bei 60 klinisch gesunden Tieren verschiedenen Alters und Geschlechts Thrombocytenzahlen zwischen 290000 und 800000 bzw. zwischen 512000 und 810000 mit dem Phasenkontrastverfahren ermittelt. Die entsprechenden Mittelwerte für beide Verfahren lagen bei 561000 und 634000 Thrombocyten. Schafe im Alter bis zu 6 Mon. hatten höhere Thrombocytenwerte als erwachsene Tiere. Beide Untersuchungsmethoden werden für das Schaf als brauchbar erachtet.
H. Gürtler. 6000.

Cruz, W. O., Oliveira, Mecia M. und Dietrich, C. P.; Rio de Janeiro, Inst. Oswaldo Cruz, Lab. of Haematol. Difference in haemostatic behaviour between arterial and venous blood. **(Unterschiede zwischen arteriellem und venösem Blut hinsichtlich des hämostatischen Verhaltens.)** Nature [London] **194** (1962) Nr. 4825. S. 303–304. — 6 Lit.

Während arterielles Citratblut am durchströmten Hundehinterbeinpräparat hämostatisch wirkt, zeigt venöses Citratblut diese Eigenschaft nicht. — 800 Hunden wurden 300 IE Heparin/kg Kgw. verabreicht, dabei wurde folgendes Verhalten der Blutungszeit festgestellt: bei 63% der Tiere war die Blutungszeit unverändert (die Tiere wurden als heparinresistent [hr] bezeichnet), bei 18% verlängert, bei 19% der Tiere dauerte die Blutung länger als 30 Min. (die Tiere wurden als heparinlabil [hl] bezeichnet). — Das Blut der hr- und hl-Tiere wurde zu folgenden Versuchen verwendet. Arterielles Blut (AB) von hr-Tieren wurde, nachdem es mit einer fremden plastischen Oberfläche in Berührung gebracht worden war, dem Tier wieder appliziert. Die Blutungszeit blieb normal. Gleichbehandeltes venöses Blut (VB) von hr-Tieren unterdrückt die Hämostase. AB von hl-Tieren verändert nach der dargestellten Vorbehandlung die Blutungszeit nicht, während VB von hl-Tieren eine Blutungszeit von über 30 Min. auslöst. Die Phänomene traten nur auf, wenn die Menge des verwendeten Blutes größer als 2% der Gesamtblutmenge war. — Vff. weisen darauf hin, daß Heparin Plasmaproteine sensibilisiert, wenn diese vorher mit fremden Oberflächen in Berührung gekommen sind. Die Fähigkeit des Heparins, mit einer Anzahl von Plasmaproteinen Komplexe zu bilden, soll näher untersucht werden, da viele Beobachtungen darauf hinweisen, daß die Rolle der Plasmaproteine bei Blutungen in kleinen Gefäßen und Kapillaren beachtlich ist.
H. Seidel. 6000.

Fjellström, K.-E.; Uppsala, Sweden, Univ. Hospital, Dep. of Clin. Chem. Preparation of complement reagents by means of gel filtration. **(Präparation von Komplement-Reagenzien unter Verwendung der Gelfiltration.)** Acta pathol. microbiol. scand. **54** (1962) Nr. 4. S. 439–448. — 1 Abb., 3 Tab., 16 Lit.

Es wird eine neue Methode zur Darstellung der Reagenzien $R_1$ und $R_2$ (spezifische Serumprotein-Komponenten, denen die Faktoren C'1 und C'2 fehlen) für die Komplement-Titration beschrieben, die nur wenig Zeit (ca. 1 Std.)

in Anspruch nimmt. Durch Gelfiltration des Blutserums auf Sephadex G 25 (Dextran-Gel) und Elution mit einem Acetatpuffer geringer Ionenstärke ($\mu$ = 0,02) und niedrigem pH (5,1-5,6) wird C'1 mit der Euglobulin-Fraktion gefällt, während C'2 in der Pseudoglobulin-Fraktion verbleibt, wodurch eine gute Trennung der Komponenten erreicht ist. E. Grün. 6040.

Michael, D. T.; Bolero Camp, Ruthin, N. Wales. Manurial treatment in relation to calcium and magnesium serum levels in sheep. **(Der Einfluß der Düngung auf den Ca- und Mg-Gehalt des Serums von Schafen.)** Veterin. Rec. **74** (1962) Nr. 6. S. 163-166. — 6 Tab., 1 Lit.
Der Serumcalcium- und Magnesiumgehalt bei Schafen war bei der Beweidung einer jungen kräftig wachsenden Grünlandfläche im Frühjahr geringer als bei Tieren, die auf Weideflächen gleicher botanischer Zusammensetzung grasten, jedoch zu langsamer wachsenden Flächen Zutritt hatten. Bei Weidegang auf im Herbst ausgesätem Welschen Weidelgras, das erst im Frühjahr zur Weidenutzung herangezogen wurde, waren die Serumcalcium- und Magnesiumwerte ebenfalls höher als unter den o. g. Bedingungen. Die Düngung der Weiden hatte einen signifikant stärkeren Einfluß auf die Blutserumwerte als die Unterschiede in der botanischen Zusammensetzung. Zwischen dem Serumcalcium- und Magnesiumgehalt und dem Gehalt der Pflanzen an diesen Mineralien bestand keine Korrelation. Die Zusammenhänge zwischen den Abweichungen in den Gehaltsstoffen des Futters und gelegentlichen Verdauungsstörungen werden besprochen. Klinische Fälle von Stoffwechselstörungen konnten trotz einzelner niedriger Serumwerte nicht beobachtet werden. Das beherrschende Phänomen war bei allen Untersuchungen der erhebliche Abfall des Serumsmagnesiumgehaltes während der ersten 72 Std. des Austriebes auf junge, wachsende Grünflächen. H. Busse. 6050.

Ponsold, W., Luft, G. und Seipelt, H.; Halle/S., Martin-Luther-Univ. Pharmakol. Inst. **Bleibt der Serumcalciumspiegel von Nagetieren während des Tages konstant?** Naturwissenschaften **49** (1962) Nr. **4**. S. 88-89. — 2 Tab., 4 Lit.
Bei insgesamt 24 Ratten, 48 Mäusen und 48 Meerschweinchen wird der Serumcalciumspiegel flammenphotometrisch im zweistündigen Abstand bestimmt. Die Mittelwerte liegen für die Ratte bei 10,31 $\pm$ 0,58 mg%; für die Maus bei 9,56 $\pm$ 0,86 mg% und für die Merschweinchen bei 10,26 $\pm$ 0,92 mg%. Bei allen Versuchstieren bestehen keine signifikanten tageszeitlichen Schwankungen des Serumcalciumspiegels. H.-A. Ketz. 6050.

Gabrovski, Penčo. (Gabrowski, Pentscho.); Russe, Bulgarien, Kreistierklin. Oprosten metod za opredeljane na neorganičnija fosfor v krŭvnija serum. **(Vereinfachtes Verfahren zur Bestimmung des anorganischen Phosphors im Blutserum.)** Veterinarna sbirka, Sofija **58** (1961) Nr. 9. S. 20-22.
Es wird die Brigssche Methode modifiziert, indem zur Reduktion eine 1%ige Ascorbinsäurelösung in n/10 HCl verwendet wird. T. Radew. 6050.

Carlström, G.; Skara, Sweden, Veterin. Inst., Res. Stat. Studies on parturient paresis in dairy cows. IV. Calcium and proteins in bovine serum normally after parturition, and in parturient paresis. **(Untersuchungen über Paresis puerperalis bei Milchkühen. 4. Mitt. Calcium- und Proteingehalt im Rinderserum unter normalen Verhältnissen, nach der Geburt und bei Gebärparese.)** Acta veterin. scand. **2** (1961) Nr. 4. S. 330-349. — 12 Lit. 3. Mitt. vgl. LZ. Abt. IV **4** (1959) Nr. 12. S. 2200.
Bei Geburt und beginnender Laktation ändern sich die quantitativen Verhältnisse der Proteinfraktionen des Blutserums, wodurch auch die Bindung von Ca-Ionen beeinflußt wird. Vf. studierte dieses Problem unter Vergleich der diesbezüglichen Verhältnisse bei Gebärpareseküchen mit denjenigen gesunder

Kühe vor und im Zusammenhang mit der Geburt durch Bestimmung des Ca-Gehaltes und der Menge freier Ca-Ionen im Blutserum sowie der Serumproteinfraktionen mittels Papierelektrophorese. Der Gehalt an gebundenem Ca und an freien Ca-Ionen lag unmittelbar nach der Geburt niedriger als sonst und bei Gebärparese wesentlich niedriger als normal gleich nach der Geburt. Der Globulingehalt war unmittelbar nach der Geburt geringer als sonst, der Albumingehalt hielt sich ziemlich konstant. Zwischen Paresis puerperalis und normalem Verhalten bestand im Proteingehalt und in bezug auf die verschiedenen Proteinfraktionen kein nachweisbarer Unterschied. Das Ca-Bindungsvermögen des Proteins ändert sich vermutlich bei der Geburt, und bei Gebärparese erleidet diese Fähigkeit noch weitere Veränderungen, vielleicht anderer Art. Der $\gamma$-Globulingehalt steigt mit zunehmendem Alter und damit auch der Serumproteingehalt. E. Lehnert. 6060.

Milenković, M. und Ukropina-Panić, V.; Sarajevo, Univ., Veterin. Fac. Inst. for Physiol., Pathophysiol. and Biochem. Sadržaj histidina i triptofana u serumskim bjelančevinama tokom aklimatizacije importiranih goveda. **(Zum Histidin- und Tryptophangehalt des Serumeiweißes während der Akklimatisation importierter Rinder.)** Veterinaria [Sarajevo] **11** (1962) Nr. 1. S. 43 bis 46. — 3 Tab., 11 Lit. Zus. in Engl.

Bei importierten Rindern wurde in der Akklimatisationszeit ein hoher Histidingehalt des Serums bei niedriger Erythrocytenzahl und niedrigem Hb-Wert festgestellt. Die Tryptophanwerte waren zu Beginn der Untersuchungen niedrig und stiegen nach 4 Mon. (Dauer der Untersuchung) mit der Erythrocytenzahl und dem Hb-Gehalt bis zur normalen Höhe. Die Beurteilung der Rolle des reziproken Verhältnisses zwischen Histidin und Erythrocytenzahl bzw. der Proportionalität zwischen der Höhe der Tryptophanwerte und des roten Blutbildes im Verlauf der Akklimatisation wird durch die unterschiedlichen Importzeitpunkte erschwert. P. Schmidt. 6060.

Springer, Georg F. und Ansell-Han, Norma J.; Philadelphia, Univ. of Pennsylvania, Dep. of Med. Microbiol., Immunochem. Sect., Wm. Pepper Lab. **Vergleichende Untersuchungen der Bluteiweißkörper bei verschiedenen Tiertumoren.** Naturwissenschaften **49** (1962) Nr. 4. S. 89. — 5 Lit.

Vergleichende Untersuchungen über die Bluteiweißveränderungen bei verschiedenen Tumoren zeigen, daß ähnliche Geschwülste bei Ratte und Maus unterschiedliche Serumeiweißveränderungen zur Folge haben. Bei Ratten führt die Zunahme der Nekrosen in solid wachsenden Turmoren sowie der in der Ascitesform wachsenden Yoshida- und Walkertumor zur Vermehrung der $\alpha_1$-Globuline. Bei der Maus kommt es beim Ehrlich-Ascitestumor, beim Crocker-Sarkom sowie beim nach langdauernder Benzpyrenbehandlung entstandenen Plattenepithelkarzinom der Rückenhaut zur Vermehrung der $\alpha_2$- und $\beta$-Globuline, ohne Zunahme der $\gamma$-Globuline. H.-A. Ketz. 6060.

Reichardt, Erich. **Papierelektrophoretische Untersuchungen an Seren von Schlachtgänsen und -enten.** Diss. Karl-Marx-Univ. Leipzig, Veterinärmed. Fak., Veterin.-Physiol.-Chem. Inst. **1961** 118 S. — 6 Abb., 16 Tab., 101 Lit.

Unter Verwendung eines Veronalnatrium-Natriumacetat-Puffers (pH 8,6, $\mu$ 0,1), einer Trennzeit von 12–14 Std. bei 140 Volt, der Anfärbung der Pherogramme mit Amidoschwarz 10 B und anschließender Transparenzphotometrie konnten in 43 Seren von klinisch gesunden Gänsen und 53 Seren von Enten eine Präalbumin-, eine Albumin- und fünf Globulinfraktionen dargestellt werden, wobei von den letzteren 3 auf die $\alpha$-Globuline und je eine auf die $\beta$- und $\gamma$-Globuline entfielen. Die quantitative Auswertung ergab für die Entenseren 5,5$\pm$ 1,5% Präalbumin, 52,0 $\pm$ 4,1% Albumin, 9,3 $\pm$ 1,5% $\alpha_1$-Globulin, 5,3 $\pm$ 0,8% $\alpha_2$-Globulin, 3,6 + 0,6% $\alpha_3$-Globulin, 14,1 $\pm$ 2,1% $\beta$-Globulin und 10,3 $\pm$ 1,6% $\gamma$-Globulin. Der Gesamteiweißgehalt lag im Durchschnitt bei

3,78 g%. Die entsprechenden Werte im Gänseserum betrugen 2,9 ± 0,1% Präalbumin, 58,3 + 3,4% Albumin, 7,7 ± 0,9% $\alpha_1$-Globulin, 6,2 ± 1,2% $\alpha_2$-Globulin, 4,4 ± 1,1% $\alpha_3$-Globulin, 13,2 ± 1,9% $\beta$-Globulin, 7,3 ± 1,2% $\gamma$-Globulin und 4,61 ± 0,69 g% Gesamteiweiß. H. Gürtler. 6060.

Schmitt, J. und Klöppel, G.; Frankfurt/M., Zool. Garten. **Das Serumeiweißbild der Feliden.** Kleintier-Prax. 7 (1962) Nr. 2. S. 40–43. — 1 Abb., 2 Tab., 14 Lit.
Durch papierelektrophoretische Untersuchungen wurden die Serumeiweißwerte von 12 Hauskatzen mit denen von 2 Leoparden (*Panthera pardus*), 2 Löwen (*Panthera leo*), 1 Tiger (*Panthera tigris*) sowie 1 Serval (*Leptailurus serval*) verglichen. Bei gesunden Tieren stimmen die Werte grundsätzlich überein. Im Serumeiweißbild eines akut tuberkulös erkrankten Panthers wurde neben einer geringgradigen Hyperproteinämie eine Verschiebung des Albumin-Globulin-Quotienten zugunsten der $\alpha_2$- und $\gamma$-Globuline festgestellt. Der Wert derartiger Serumuntersuchungen für die Tuberkulosediagnostik bei Raubkatzen wird hervorgehoben. A. Kuntze. 6060.

Patras, Becca und Stone, W. H.; Madison, Univ. of Wisconsin, Dep. of Genetics. Partial purification of cattle serum transferrin using rivanol. **(Die teilweise Reinigung von Transferrin aus Rinderserum unter Verwendung von Rivanol.)** Proc. Soc. exp. Biol. Med. **107** (1961) Nr. **4**. S. 861–864. — 1 Abb., 19 Lit.
Das Transferrin aus Rinderserum kann mittels Elektrophorese in Stärkegel in 4 Komponenten zerlegt werden, deren Ausbildung genetisch verankert ist und von 5 Allelen abhängt; bei den verschiedenen Rinderrassen sind Unterschiede in der Häufigkeit der Allele nachweisbar. Die teilweise Reinigung von Transferrin kann dadurch erfolgen, daß man 3 Teile einer 0,4%igen Rivanollösung zu einem Teil Serum gibt, wodurch der größte Teil der Serumproteine ausgefällt wird. Im Überstand ist hauptsächlich Transferrin (neben $\gamma$-Globulin) nachweisbar, das mit Hilfe der Elektrophorese in Stärkegel in seine Komponenten zerlegt werden kann. Die Fraktionierung des Serums von Rindern mit unterschiedlichen Transferrintypen ergab vor und nach der Behandlung gleiche Befunde. E. Kolb. 6082.

Olsen, Ellen M., Hill, D. C. und Branion, H. D.; Guelph, Ontario, Agric. Coll., Dep. of Nutrit. Determination of glutamine and glutamic acid in the blood plasma of chicks by a combined chromatographic and microbiological method. **(Die Bestimmung von Glutamin und Glutaminsäure im Blutplasma von Hühnern durch eine kombinierte chromatographische und mikrobiologische Methode.)** Canad. J. Biochem. Physiol. **40** (1962) Nr. 3. S. 381–390. — 2 Abb., 7 Tab., 18 Lit.
Es wird eine Methode beschrieben, mit deren Hilfe eine direkte quantitative Bestimmung von Glutamin und Glutaminsäure im Blutplasma von Hühnern vorgenommen werden kann, ohne daß sich beide Substanzen gegenseitig beeinflussen. Durch Ionenaustauschchromatographie unter Verwendung eines Acetatpuffers (pH = 4,2) werden beide Stoffe getrennt. Glutamin wird mit Hilfe von *Lactobacillus plantarum* als Testorganismus mikrobiologisch und Glutaminsäure mit Hilfe der Ninhydrin-Methode kolorimetrisch bestimmt. Der durchschnittliche Gehalt des Blutserums an Glutamin bzw. Glutaminsäure beträgt 12,8 bzw. 3,4 mg/100 ml bei normalen nichthungernden Tieren. Statistisch signifikante Differenzen bestehen hinsichtlich des Glutamingehaltes zwischen weiblichen und männlichen Tieren und hinsichtlich der Konzentration an Glutaminsäure zwischen Tieren verschiedener Rasse und verschiedenen Alters. E. Grün. 6082.

Greuer, Wilhelm, Hess, Elisabeth und Wesemann, Ingeborg; Göttingen, Penicillin-Ges. Dauelsberg & Co., Wiss. Abt. **Die Proteinasen des Blutes. 2.**

**Mitt. Zur Herkunft der proteolytischen Proenzyme.** Arzneimittel-Forsch. **12** (1962) Nr. 5. S. 497–498. — 1 Abb., 9 Lit. 1. Mitt. vgl. LZ. Abt. IV **7** (1962) Nr. 12. S. 2578.
Die Herkunft des Plasminogens des Blutserums ist noch wenig geklärt, wobei man allgemein an ein Freiwerden bei der Mauserung von Zellen bzw. bei Zerfallsprozessen denkt. In Untersuchungen an Kaninchen wurde gezeigt, daß die Verabreichung von jeweils 6 mg des die Funktion des Pankreas stimulierenden Acetylmethylcholinchlorids eine Steigerung der Plasminogenwerte im Serum zur Folge hat, was die Annahme gestattet, daß das Pankreas als Bildungsstätte des Plasminogens zumindest in gewissem Umfange Bedeutung besitzt. E. Kolb. 6105.

Grün, Eberhard. **Untersuchungen zum Vorkommen der Glutaminsäure-Oxalessigsäure-Transaminase (GOT) im Serum und Vollblut von Gänsen, Enten und Hühnern mittels einer spektrophotometrischen und kolorimetrischen Methode.** Diss. Karl-Marx-Univ. Leipzig, Veterinärmed. Fak., Veterin.-Physiol.-Chem. Inst. **1961** 98 S. — 4 Abb., 10 Tab. 212 Lit.
Bestimmungen der GOT-Aktivität unter Verwendung der spektrophotometrischen Methode nach Karmen und der kolorimetrischen Methode nach Dubach wurden im Serum von 32 Gänsen, 22 Enten, 19 Hähnchen, 26 Hennen und 5 Puten durchgeführt. Die Mittelwerte beider Methoden unterschieden sich nicht signifikant. Für Gänse wurde eine Aktivität von 135 ± 66,8, für Enten von 100 ± 65,0, für Hennen von 230 ± 69,6, für Hähne von 249 ± 73,4 und für Puten von 377 ± 15,9 Karmen-Einheiten/ml ermittelt. In Vollbluthämolysaten von 4 Gänsen, 4 Enten und 8 Hennen wurden folgende Transaminase-Werte festgestellt: Gänse 644, Enten 528, Hennen 1395 Karmen-Einheiten/ml. Die Aufbewahrung der Seren sowohl im Kühlschrank als auch bei Zimmertemperatur führte innerhalb von 3 Tagen zu keiner Änderung der Fermentaktivität. Eine experimentell hervorgerufene Hämolyse hatte einen erheblichen Aktivitätsanstieg zur Folge. H. Gürtler. 6105.

Cseh, Sándor und Horváth-Baksai, Éva. A karotinhiány szerepe a szarvasmarhák meddöségében, és a vérsavó karotintartalmának gyors, tájékoztató jellegü meghatározása. **(Die Rolle des Carotinmangels in der Sterilität der Rinder und die rasche orientierende Bestimmung des Carotingehaltes des Blutserums.)** Magyar Állatorvosok Lapja [Ung. veterinärmed. Bl.] **16** (1961) Nr. 11. S. 412–415. — Zus. in Russ., Engl. Aus: Ung. Agrar-Rdsch. **1962** Nr. 3.
Die Kenntnis des Carotinspiegels des Blutserums liefert in Verbindung mit den klinischen Erscheinungen eine wertvolle Hilfe bei der Klärung der Ätiologie der Bestandsterilistät und möglicherweise der Häufung von Mastitiden und orientiert gleichzeitig bei der Wahl der richtigen Therapie. Vff. beschreiben ein Verfahren zur orientierenden Carotinbestimmung, mit dessen Hilfe eine durch Carotinmangel bedingte Bestandsterilität auch in der Praxis festgestellt werden kann. Bei jeder Gelegenheit soll mindestens 6 Kühen Probeblut entnommen werden. Die Blutspender sollen nach folgenden Kriterien ausgewählt werden: 2 vorgeschritten trächtige, bereits trocken stehende Kühe, 2 Kühe mit hohem Milchertrag in vorgeschrittener Trächtigkeit und 2 Kühe mit hohem Milchertrag und Sterilität. Jedem Tier sollen 30 bis 40 ml Blut entnommen werden. Das danach geronnene Blutserum wird zentrifugiert, 5 ml des reinen Serums werden in einen Schüttelkolben gebracht. Unter ständigem Schütteln werden 5 ml Aethylalkohol und 10 ml Petrolaether hinzugefügt. Das Gemisch wird nun für weitere 10 Min. stark geschüttelt. Dann werden 2 ½ ml Petrolaether beigefügt. Nach abermaligem Schütteln sondert sich das durch das Carotin gelb gefärbte, in Petrolaether gelöste Material ab. Diese Lösung wird vorsichtig in eine Eprouvette mit Glasstopfen bis zum Zeichen abgefüllt und durch Vergleich mit einer gelben Farbenskala festgestellt, welchem Farbton sie entspricht. Die 3 Farbtöne der Skala entsprechen der Carotinkonzentration von 100, 200 bzw.

500 $\mu g\%$ von Carotin. Auf diese Weise kann festgestellt werden, ob der Carotingehalt des Blutserums der untersuchten Tiere den mittleren Carotinwert erreicht. Wenn nicht, kann die eventuelle Bestandsterilität mit dem Carotinspiegel in Beziehung gebracht werden. 6115.

Dalgarno, A. C., Hill, R. und McDonald, I.; Bucksburn, Aberdeen, Rowett Res. Inst. Vitamin D in the blood of sheep. **(Vitamin D im Schafblut.)** Brit. J. Nutrit. **16** (1962) Nr. 1. S. 91-97. — 2 Tab., 22 Lit.

Bei insgesamt 30 Schaflämmern (6 Mon. alt) wird der VitaminD-Blutspiegel unter verschiedenen Ernährungsbedingungen untersucht. Unter verschiedenen Ernährungs- und Haltungsbedingungen schwankt der Vitamin D-Blutspiegel bei Schafen zwischen 3 und 30 IE pro 100 g Blut. Aus den berechneten Korrelationen ist ersichtlich, daß der Vitamin-D-Blutspiegel beim Schaf als ein sicheres Kriterium für den Vitamin D-Haushalt betrachtet werden kann.

H.-A. Ketz. 6115.

Fleischer, J.; Dresden, Med. Akad. Carl Gustav Carus, Med. Klin. **Das normale Knochenmarkbild des Kaninchens.** Folia haematol. [Leipzig] **79** (1962) Nr. 1. S. 89-106. — 9 Abb., 3 Tab., 34 Lit.

Vf. untersucht bei insgesamt 20 Kaninchen in 54 Bestimmungen das normale intravitale Knochenmarkzellbild, das er dem postmortalen Markbild gegenüberstellt. Das Mark wird durch Eröffnung der Tibia und des Femur mit Hilfe eines elektronischen Zahnbohrgerätes gewonnen. Bei mehrfachen intravitalen Markpunktionen konnten hierbei keine signifikanten reaktiven Veränderungen der Markzellwerte festgestellt werden. Die angewandte Methode wird daher zur Prüfung von Markreaktionen auf Medikamente u. a. für geeignet gehalten.

W. Verter. 6123.

Romváry, József, Szent Iványi, Tamás, Stukovszky, Jenö und Szigeti, János. Vércsoportvizsgálatok szarvasmarhákon. **(Blutgruppenuntersuchungen bei Rindern.)** Magyar Állatorvosok Lapja [Ung. veterinärmed. Bl.] **16** (1961) Nr. 12. S. 441-448. — Zus. in Russ., Engl. Aus: Ung. Agrar-Rdsch. **1962** Nr. 3.

Vff. beschreiben auf Grund von Literaturangaben die Bedeutung der Blutgruppenuntersuchungen sowie die Technik und Ergebnisse der Untersuchungen, die sie besonders zur Herstellung der Typenseren durchgeführt hatten. Bei 250 Rindern verschiedener Rassen und Rassenkreuzungen gelang es ihnen, im Endergebnis von Immunisierungen bisher gegen 40 international anerkannte und einen als neu bezeichneten Faktor ($HG_4$) monospezifische Typenseren herzustellen. Diese Typenseren sind gegen folgende Antigene wirksam: $A_1$, $A_2$, B, G, K, I, $O_1$, P, Q, $T_1$, $T_2$, A', B', $E'_1$, $E'_2$, $E'_3$, D', I', K', $O_1$, $C_1$, $C_2$, R, $X_1$, $F_1$, $F_2$, $V_1$, $V_2$, W, J, L, $S_1$, $U_1$, $U_2$, $U'_1$, Z/-, Z/Z, Z' und $HG_4$. Um zu beweisen, wie erfolgreich das durch sie angewandte Verfahren ist, demonstrierten Vff. 5 Immunseren; aus zwei dieser Seren konnten durch verschiedene Absorptionen je 3, aus drei Seren aber je 3 Typenseren hergestellt werden. Gegen einige Faktoren stellten sie Seren aus mehreren Tieren her, und zwar jedes in einer Menge, die den Bedarf der einzuleitenden Routineuntersuchungen decken kann und auch einen Austausch mit ausländischen Laboratorien ermöglicht. Die Technik der serologischen Untersuchungen entsprach den auf den internationalen Symposien festgelegten Regeln. Die Immunisierung der Tiere geschah nicht durch i. v., sondern durch i. m. Verabfolgung des Donorblutes. Auf diese Weise konnte der bei der i. v. Verabfolgung oft beobachtete Schock gänzlich vermieden werden. Die i. m. Blutinjektionen wirkten weder auf die Kondition noch auf den Milchertrag der Tiere nachteilig. An der Injektionsstelle wurden weder Entzündungs- noch Eiterungsprozesse festgestellt. Zur Standardisierung der serologischen Technik der Blutgruppenuntersuchungen empfehlen Vff. zum Pipettieren aller Bestandteile der serologischen Probe den Gebrauch der Pipettenaufsätze nach Takátsy. Die Seren wurden auch mit internationalen Standards verglichen. Auf diese Weise gelang es, von 21 Antigenen der 50 Rinderblutproben des norwegischen Laboratoriums — mit einer Ausnahme — sogar die B-Allele zu bestimmen. 6125.

Stormont, Clyde. I gruppi sanguigni degli animali. 1. Applicazione nei bovini. **(Die Blutgruppen der Tiere. 1. Mitt. Anwendung bei den Rindern.)** Riv. Zootecn. **35** (1962) Nr. 1. S. 7-13. — 2 Abb., 1 Tab.
Es ist logischerweise unmöglich, Fingerabdrücke eines Rindes zu machen, jedoch die Untersuchung eines oder zweier Tropfen Blut erlaubt es, die Identifizierung eines Rindes mit derselben Genauigkeit vorzunehmen, wie etwa eine Polizeibehörde durch Fingerabdruckuntersuchung einen Verbrecher identifiziert. Die Möglichkeit der Identifizierung eines Tieres mittels der Bluttypisierung wurde in den letzten 20 Jahren durch eine kleine Gruppe von Wissenschaftlern, die sog. ‚Serologen' oder ‚Immungenetiker', erhellt. Sie konnten nachweisen, daß der Oberflächenaufbau der roten Blutkörperchen eine gut unterscheidbare Zeichnung hat, und daß die Unterschiede zwischen verschiedenen Erythrocyten die gleiche Bedeutung haben, wie man sie zwischen verschiedenen Fingerabdrücken antrifft. Es konnte gezeigt werden, daß die verschiedenen Zeichen in sehr genauer Weise durch Gene bestimmt sind, die jedes Individuum von den Eltern erbt, und daß sehr oft schon eine Blutprobe gestattet festzustellen, zu welcher Rasse ein Tier gehört. Soweit man nunmehr schon über die Blutgruppen des Menschen, der Rinder, der Schafe usw. unterrichtet ist, verkennt man praktisch umgekehrt noch immer den Wirkungsmechanismus der für das Auflaufen der Aminosäuren und Zucker verantwortlichen Gene. Die Untersuchung des erblichen Verhaltens der Blutgruppen hat übrigens die Feststellung erlaubt, daß das Mosaik der komplexen Molekule durch die Wirkung vieler verschiedener Gene bestimmt wird. Aus Untersuchungen über die Art der Rinder (in welcher man die größere Verschiedenheit der Erythrocytentypen antrifft) ergab sich, daß wenigstens 12 Orte in den Chromosomen von Genen besetzt sind, die die Blutgruppe bestimmen. Da beim Rinderhandel wie bei jedem Handel ganz allgemein häufig Betrugsversuche unternommen werden, ist es nicht unwesentlich, durch die Blutgruppenbestimmung eine Identifikationsmöglichkeit zu haben, die eine subtile Unterscheidung der einzelnen Individuen ermöglicht, sowie eine Verwandtschafts- und Blutgruppenkontrolle. Einige Untersucher haben sogar die Hypothese formuliert, daß es möglich sein müßte, gewisse Wechselbeziehungen zwischen Blutgruppentypen und wirtschaftlichen Kennzeichnen wie Milcherzeugung, Fettgehalt usw. festzulegen. Aus diesem Grunde sollte man die Blutgruppe eines Jungrindes sogleich nach seiner Geburt bestimmen, um in etwa die Produktivität eines erwachsenen Rindes vorhersagen zu können. Die jüngsten Forschungsergebnisse haben indes auf diesem Sektor zu keinerlei verwertbaren Ergebnissen geführt. Dessen ungeachtet haben jedoch inzwischen die Untersuchungen über das Blut der Rinder auf verschiedenen Gebieten der Biologie und Medizin bereits beachtliche Ergebnisse gezeitigt und bemerkenswerten Einfluß auf andere Forschungsgebiete gehabt. W. F. Ebel. 6125.

Schmid, D. O. und Burgkart, M.; München, Inst. für Blutgruppenforsch. der Tierzuchtforsch.; Grub, Bayer. Landesanst. für Tierzucht. **Blutgruppen und phänotypische Merkmale in der Zwillingsforschung beim Rind.** Berliner Münchener tierärztl. Wschr. **75** (1962) Nr. 5. S. 85-87. — 6 Abb., 2 Tab., 12 Lit.
Mit Hilfe der Blutgruppenforschung (BF) sind eineiige Zwillinge mit bedeutend größerer Sicherheit zu ermitteln als bisher. Früher wurden nur phänotypische Merkmale (pM) herangezogen. Vff. vergleichen die Ergebnisse der pM mit den serologischen Ergebnissen der BF an zwei Zwillingspaaren. Nach der serologischen Untersuchung handelt es sich bei Paar I „mit an Sicherheit grenzender Wahrscheinlichkeit" um eineiige Zwillinge, bei Paar II um zweieiige. Das

gleiche Ergebnis wird auch durch den Vergleich der Körpermerkmale erreicht. Bei Paar I stimmt allerdings nicht die Zeichnung des Flotzmaules überein. Hierbei dürfte es sich folglich um ein für das einzelne Tier spezifisches Merkmal handeln. G. Becker. 6125.

Ilančić, D., Pandza, F. und Franković, S.; Sarajevo, Univ., Veterin. Fac., Res. and Diagnostic Inst. Uticaj myofera na razvitak i krvne kvalitete prasadi sisančadi. **(Zum Einfluß von „Myofer" auf Entwicklung und Blutzusammensetzung bei Saugferkeln.)** Veterinaria [Sarajevo] **11** (1962) Nr. 1. S. **33–42.** — 1 Abb., 3 Tab., 24 Lit. Zus. in Engl.
Die Untersuchungen zum Einfluß des Eisenpräparates „Myofer" (M) wurden an 61 Saugferkeln aus 8 Würfen durchgeführt; die 8 Muttertiere stammten aus einem Wurf. 30 Ferkel erhielten in den ersten drei Lebenstagen je 1,5 $cm^3$ M, 31 dienten zur Kontrolle, wobei jeder Wurf gleichmäßig auf beide Gruppen verteilt wurde. Die Fütterung der Muttertiere war unzureichend. — Am 56. Lebenstag lag der Mittelwert für das Körpergewicht bei den behandelten Ferkeln um 4,2% höher als bei der Kontrolle. — In der Kontrollgruppe kam es zwischen 7. und 28. Lebenstag zu einem vorübergehenden Absinken der Hb-Werte, während die Hb-Werte der behandelten Ferkel auf unveränderter Höhe blieben. P. Schmidt. 6135.

Wenz, Wilhelm. **N-Oxydation von 2-Naphthylamin in vivo.** Diss. Justus-Liebig-Univ. Gießen, Pharmakol. Inst. **1961** 36 S. — 4 Abb., 4 Tab., 57 Lit.
Aromatische Amine reagieren nicht mit Hämoglobin. Werden sie in vitro mit Oxyhämoglobinlösung vermischt, so bleibt der Blutfarbstoff lange unverändert. Werden sie jedoch einem Tier einverleibt, so tritt Hämiglobinämie ein. Vf. hat diese Hämiglobinkonzentration im Blute von Hunden und Katzen nach intraperitonealer Injektion verschiedener Dosen 2-Naphthylamin gemessen. Es zeigte sich, daß die Hämiglobinbildung dieses Präparates schwächer war als die des Anilins. Einzelheiten im Original. E. Wiesner. 6135.

Glick, Bruce; State College, Mississippi State Univ. The effect of bovine growth hormone, desoxycorticosterone acetate, and cortisone acetate on the white blood cell counts of 2-week-old chickens. **(Die Wirkung von bovinen Wachstumshormonen, Desoxycorticosteronacetat und Cortisonacetat auf die Zahl der weißen Blutkörperchen bei 2 Wochen alten Küken.)** Poultry Sci. **40** (1961) Nr. 6. S. 1537–1539. — 1 Tab., 9 Lit.
In früheren Versuchen hatte Vf. mit bovinem Wachstumshormon bei Küken eine stimulierende Wirkung auf das Adrenalsystem und die Bursa Fabricii beobachtet. Vorliegende Untersuchungen über die Reaktion des weißen Blutbildes auf bovines Wachstumshormon (GH), Desoxycorticosteronacetat (DO CA) und Cortisonacetat sollen die inneren Zusammenhänge klären helfen. Jeweils 5 Küken werden mit allen Kombinationen der genannten Hormone i.m. injiziert. Nach 3½ Std. wird die Reaktion des vorher untersuchten weißen Blutbildes abgelesen. Alle Gruppen, die Cortisonacetat erhalten hatten, zeigen ein Ansteigen der Gesamtzahl der Leukocyten und der Heterophilen sowie ein Absinken der relativen Lymphocytenzahl. GH-Gaben allein bewirken keine Erhöhung der gesamten Leukocytenzahl und der Heterophilen, dagegen aber eine Zunahme der relativen Lymphocytenzahl. Aus diesen Ergebnissen schließt Vf., daß GH-Injektionen nicht in der Lage sind, das Freiwerden von Glukocorticoiden aus der Nebennierenrinde zu stimulieren.
E. Wojaczek-Steffke. 6135.

## XI. VIRUSKRANKHEITEN

McCollum, William H., Doll, E. R., Wilson, James C. und Johnson, Catherine B.; Lexington, Kentucky Agric. Exp. Stat., Dep. of Animal Pathol. Isolation and propagation of equine rhinopneumonitis virus in primary monolayer kidney cell cultures of domestic animals. **(Die Isolierung und Züchtung von Pferde-Rhinopneumonitisvirus in primären Monolayerkulturen aus Nierengeweben von Haustieren.)** Cornell Veterinarian **52** (1962) Nr. 2. S. 164 bis 173.

Primäre Monolayer-Nierenzellkulturen von Pferd, Schaf und Schwein zeigen gegenüber dem Virus der Rhinopneumonitis der Pferde, das aus abortierten Feten isoliert worden war, eine gleich große Empfänglichkeit, so daß sich alle drei Kultursysteme gut für Erstisolierungen eignen. Rindernierenkulturen sind primär unempfänglich, eine Anpassung des Virus ist nach einigen Passagen auf Pferdenierenkulturen aber möglich. Bei 22 von 29 abortierten Feten konnte Rhinopneumonitisvirus isoliert werden. Am besten eignete sich dazu auf Grund des hohen Virusgehaltes Lungen- und Lebergewebe der Feten; es zeigte sich hier eine Übereinstimmung zur Menge des in diesen Organen nachweisbaren komplementbindenden Antigens zur Zahl der intranucleären Einschlußkörper. Die Zellveränderungen in den Gewebekulturen konnten durch Anti-Rhinopneumonitis-Pferdeserum spezifisch neutralisiert werden.

E. Benndorf. 6210.

Wilson, James C., Doll, E. R., McCollum, W. H. und Cheatham, J.; Lexington, Kentucky Agric. Exp. Stat., Dep. of Animal Pathol. Propagation of equine arteritis virus previously adapted to cell cultures of equine kidney in monolayer cultures of hamster kidney. **(Die Vermehrung des an Pferdenierenzellkulturen adaptierten Pferde-Arteritis-Virus in Hamsternieren-Monolayerkulturen.)** Cornell Veterinarian **52** (1962) Nr. 2. S. 200–205. —Vgl. vorst. Ref.

Nach 82 Passagen auf Pferdenierenzellkulturen gelang die Vermehrung des Virus der Pferdearteritis in Monolayerkulturen aus Hamsternierenzellen. Es trat ein cytopathogener Effekt auf, der innerhalb von 48 Std. zur totalen Zellnekrose führte und sich durch Immunseren spezifisch neutralisieren ließ. Zehnmal auf Hamsternierenkulturen passagiertes Virus zeigte eine bedeutende Abnahme der Pathogenität für das Pferd, erzeugte aber bei Versuchspferden eine Immunität und führte zur Ausbildung neutralisierender Antikörper.

E. Benndorf. 6210.

Singh, K. V.; Columbus, Ohio State Univ., Dep. of Bacteriol. A plaque assay of pseudorabies virus in monolayers of porcine kidney cells. **(Eine Plaquemethode zur Titration von Pseudorabiesvirus in Monolayerkulturen von Schweinenierenzellen.)** Cornell Veterinarian **52** (1962) Nr. 2. S. 237-246.

Monolayerkulturen aus Schweinenierengewebe eignen sich bei der Verwendung der Plaquetechnik gut zu Studien am Pseudorabiesvirus. Vergleichende Untersuchungen an Nierenzellkulturen vom Schwein, Rind und Kaninchen ergaben keine unterschiedliche Empfänglichkeit hinsichtlich der Plaquezahl, während in Kaninchennierenkulturen die Plaques größer waren und eher auftraten als in Schweine- und Rindernierenkulturen. Die unterschiedliche Plaquegröße ist eine Folge der pro Zelle produzierten Viruspartikel. Vergleichende Titrationen führten zum gleichen Endpunkt. Das Virus erwies sich als hochgradig aetherempfindlich; es war bei 37° nach 30 Min. und bei 4° nach 18–24 Std. völlig inaktiv. In Monolayerkulturen aus Menschennierenepithelien vermehrte sich das Virus mit typischem cytopathogenem Effekt, bildete aber keine Plaques.

E. Benndorf. 6210.

Restle, Heinz, Hennessen, Walter und Schäfer, Werner; Marburg/Lahn, Behringwerke AG; Tübingen, Max-Planck-Inst. für Virusforsch. **Verhalten der antigenen und sonstigen biologischen Eigenschaften menschen- und tierpathogener Virusarten beim Behandeln mit salpetriger Säure.** Z. Naturforsch. **17b** (1962) Nr. 4. S. 228-233.

Die Inaktivierung des Poliomyelitis-Virus mit salpetriger Säure verläuft über einen Bereich von etwa $10^7$ Plaque-bildenden Einheiten/ml als Reaktion 1. Ord-

nung. Die Inaktivierungs-Geschwindigkeit hängt von der Nitrit-Konzentration, dem pH-Wert und der Temperatur ab. Wie bei der Inaktivierung mit Formaldehyd läßt sich die Inaktivierungsgerade nicht bis in den Bereich sehr niedriger Viruskonzentrationen extrapolieren. Es bleibt eine Restinfektiosität, die erst durch verlängerte Einwirkung von salpetriger Säure zerstört wird. Durch Neutralisationstest, Komplementbindung und Geldiffusionstest wird nachgewiesen, daß die antigenen Eigenschaften des Poliomyelitis-Virus im Verlaufe der Inaktivierung verloren gehen. Für die Herstellung einer Poliomyelitis-Vaccine ist die salpetrige Säure deshalb ungeeignet.
A.-F. Olechnowitz. 6225.

Newton, L. G. und Cartmill, B. J.; Yeerongpilly, Queensland, Animal Res. Inst. Equine infectious anaemia. **(Ansteckende Blutarmut der Einhufer.)** Austral. veterin. J. **38** (1962) Nr. **4**. S. 102–206. E. Wiesner. 6255.

Oxer, D. T.; Parkville, Victoria, Commonwealth Serum Lab. Equine infectious anaemia in two groups of horses. **(Ansteckende Blutarmut der Einhufer bei zwei Gruppen von Pferden.)** Austral. veterin. J. **38** (1962) Nr. **4**. S. 190–200.
E. Wiesner. 6255.

Mouriquand, Jacqueline und Mouriquand, Claude; Lyon, Inst. Pasteur, Lab. d'Anatomie Pathol. Induction de leucémies chez des souris Swiss par injection d'extraits acellulaires de tumeurs de la lignée. **(Erzeugung von Leukämie bei Swiss-Mäusen mit zellfreien Extrakten aus PS-Tumoren.)** C. R. hebd. Séances Acad. Sci. **254** (1962) Nr. 21. S. 3763–3764.
Die subcutane Injektion zellfreier Extrakte von Mammatumoren, Leukämie und einer Leukämie, die zusammen mit einem Adenocarcinom im PS-Mäusestamm auftrat, rief, unabhängig vom histologischen Typ des Ausgangstumors, bei neugeborenen Swiss-Mäusen ein Leukämie hervor. Von 70 beimpften Mäusen waren 10 zur histologischen Untersuchung nicht zu verwenden, 11 starben interkurrent und 38 starben nach durchschnittlich 6,8 Mon. an einer Leukämie vom lymphoiden Typ oder an einer Retikulolymphosarkomatose. Dabei wurden noch 3 Plasmocytome und ein Hämangiosarkom beobachtet.
W. Vetterlein. 6297.

Johnson, R. H.; Vom, Nigeria, Federal Dep. of Veterin. Res. Rinderpest in tissue culture. I. Methods for virus production. **(Rinderpest in Gewebekultur. 1. Mitt. Methode für die Virusproduktion.)** Brit. veterin. J. **118** (1962) Nr. **3**. S. 107 bis 116.
Es wird über Methoden und Technik der Produktion und Gefriertrocknung eines an Kälbernierenzellen adaptierten Rinderpestvirusstammes berichtet. Die Form der Zellkulturen und ihre Stabilität gegenüber Belastungen hängt weitgehend vom verwendeten Medium ab. Bei Benutzung von sog. HSL-Medium (**h**igh **s**ugar, **l**ow LAH) als Anzuchts- und Erhaltungsmedium entwikkeln sich innerhalb drei Tagen zigarrenförmige Fibroblastenkulturen, deren Zellen sich leicht von der Glaswand ablösen, während im Erhaltungsmedium HSH (**h**igh **s**ugar, **h**igh LAH) der Zellrasen aus dichter wachsenden Zellen eines epithelialen Typs besteht. Letztere Nierenzellkulturen lassen sich leichter passagieren und werden zur Virusproduktion verwendet. Dabei ist besonders zu beachten, daß die Infektion der Kulturen, deren Medium ein Serum von rinderpestüberempfindlichen Tieren enthält, eine wesentlich höhere Virusausbeute bringen, als vergleichend infizierte Nierenzellkulturen mit Serum von rinderpestempfindlichen Tieren (Zebu). Für die Gefriertrocknung des Virus werden verschiedene Pufferlösungen auf ihre Brauchbarkeit untersucht.
H. Bergmann. 6330.

Mackowiak, Czeslaw M.; Lyon, Inst. Français de la Fièvre Aphteuse. Modification d'un virus aphteux de type C var passage sur souris adulte: perte du puvoir pathogène pour les bovins. **(Modifikation des Maul-und-Klauenseuche-Virus vom Typ C durch Passagen über erwachsene Mäuse. Verlust der Pathogenität für das Rind.)** C. R. hebd. Séances Acad. Sci. **254** (1962) Nr. 23. S. 4097 bis 4099.

Vff. adaptierten Maul-und-Klauenseuche-Virus bovinen Ursprungs vom Typ C, das 60 Frenkel-Passagen durchlaufen hatte, an Babymäuse und dann an erwachsene Mäuse. Nach 130 Passagen über erwachsene Mäuse rief der Stamm paralytische Erscheinungen bei den Tieren hervor, die dann regelmäßig zwischen der 36. und 60. Std. p.i. starben. Die Infektiositätstiter liegen in der gegenwärtig erreichten 174. Passage für die Maus bei etwa $10^{7,5}$ $ID_{50}$, für die Gewebekultur um $10^{6,3}$, und für das Rind sind sie gleich 0. Der Titer am Rind, festgestellt nach der Technik von Henderson, verminderte sich rapide, um in der 159. Passage = 0 zu sein, ungeachtet der Dosierung und der Art der Inoculation. Eine Ausscheidung des Virus und somit eine Infektion von Kontaktkontrollrindern fand nicht statt. Die komplementbindenden Eigenschaften des Stammes änderten sich im Laufe der Adaptation nicht. Die Gegenwart des komplementbildenden Antigens vom Typ C wurde laufend bei den Mäusen, den Gewebekulturen und im Zungenepithel der Rinder festgestellt. Die Prüfung der immunogenen Eigenschaften des an Mäuse adaptierten Virus für das Rind wollen Vff. zum Gegenstand einer weiteren Arbeit machen. Sie sind der Meinung, daß sie befriedigende Ergebnisse erzielen werden.

Ch. Ludwig. 6342.

Trautman, R. und Breese jun., S. S.; Greenport, Long Island, N. Y., U.S. Dep. of Agric., A.R.S., Animal Disease and Parasite Res. Div., Plum Island Animal Disease Lab. Isodensity ultracentrifugation of foot-and mouth disease virus in caesium chloride. **(Dichtezentrifugation des Maul-und-Klauenseuche-Virus in einem Cäsiumchloridgradienten.)** J. gen. Microbiol. **27** (1962) Nr. 2. S. 231–239.

Vff. beschreiben eine einfache Methode zur raschen Anreicherung und Reinigung des MKS-Virus. Sie kombinieren eine gewöhnliche Geschwindigkeitszentrifugation und eine Dichtezentrifugation in Cäsiumchlorid in einem Röhrchen, indem sie einen gewöhnlichen Virusextrakt über einen vorgebildeten Cäsiumchlorid-Gradienten schichten und **4** Std. bei 37000 U/min (120000 g) und **4** °C in einem swing-out-Rotor zentrifugieren. Es bildet sich in der Nähe des Bodens eine 1 mm breite lichtstreuende Zone, die 40% der ursprünglichen Virusaktivität enthält, deutlich abgetrennt von Zellresten und anderen Verunreinigungen, die in den oberen Schichten verbleiben. Die Dichte des MKS-Virus ergibt sich daraus zu 1,43 g/ml. So gereinigtes Virus zeigt nach Dialyse elektronenmikroskopisch charakteristische Partikel mit einem Durchmesser von etwa 23 m$\mu$.

H. Gralheer. 6342.

Božilov, B. (Boshilow, B.) Priloženie na rekonvalescentna citratna krŭv pri teleta i praseta za predpazvane ot bolestta šap. **(Anwendung von Rekonvaleszenten-Citratblut bei Kälbern und Ferkeln als Prophylaxe gegen die Maul- und Klauenseuche.)** Izvestija na Centralnija veterinaren institut za zarazni i parazitni bolesti, Sofija **1961** Nr. 1. S. 293–298. — 3 Tab. Zus. in Russ., Engl.

6360.

Golding, N. K.; Sydney, New South Wales, Dep. of Agric. Field and administrative aspects of the 1961 swine fever outbreak in New South Wales. **(Praktische und verwaltungsmäßige Fragen aus dem 1961 erfolgten Schweinepestausbruch in Neusüdwales.)** Austral. veterin. J. **38** (1962) Nr. **4**. S. 123 bis 128.

E. Wiesner. 6382.

Keast, J. C., Littlejohns, I. R. und Helwig, D. M.; Glenfield, Veterin. Res. Stat. Experiences in the laboratory diagnosis in swine fever of low virulence.

**(Erfahrungen mit der Laboratoriumsdiagnose der Schweinepest bei geringer Virulenz.)** Austral. veterin. J. **38** (1962) Nr. **4.** S. 129–137.

E. Wiesner. 6385.

Christov, J. und Pašov, I. (Christow, J. und Paschow, I.) Ispolzuvane kristalovioletovata vaksina protiv čumata po svinete v kačestvoto na antigen pri dobivane na protivočumen serum. **(Anwendung der Schweinepest-Kristallviolett-Vaccine als Antigen bei der Gewinnung von Schweinepestserum.)** Izvestija na Centralnija veterinaren institut za zarazni i parazitni·bolesti, Sofija **1961** Nr. 1. S. 373–378. — 2 Tab. Zus. in Russ., Engl.
Um der Ausbreitung der Schweinepest außerhalb des Produktionsortes vorzubeugen, wurde die Kristallviolett-Vaccine gegen Schweinepest als Antigen für die Immunisierung und Hyperimmunisierung der Serumtiere angewendet. Die Vaccine wurde nach dem Dorset-Tilley-Verfahren bei bis auf 10 Tage herabgesetzter Frist zur Schwächung des Virus und Zusatz von Saponin als nichtspezifischem Stimulator gewonnen. Sie wurde subcutan und intracutan bei kleineren Dosierungen in abgekürzten Zeitabständen (6–8 Tage) appliziert. Das gewonnene Serum war mit hohem Titer — 0,15 ml.

I. Kujumdshiew. 6395.

Szent Iványi, Tamás. A fertözö sertésbénulás és a hozzá hasonló vírus okozta betegségek egyes járványtani sajátosságairól. **(Über einige epizootiologische Eigenschaften der Teschener Schweinelähmung und ähnlicher virusbedingter Krankheiten.)** Magyar Állatorvosok Lapja [Ung. veterinärmed. Bl.] **16** (1961) Nr. 11. S. 402–405. — Zus. in Russ., Engl. Aus: Ung. Agrar-Rdsch. **1962** Nr. 3.
Soweit das Virus der Teschener Schweinelähmung in Gewebekulturen vermehrt werden konnte und festgestellt wurde, daß es in Einschichtkulturen von Schweinenierengewebe eine charakteristische cytopathologische Wirksamkeit ausübt und mit Hilfe der Virusneutralisationsprobe im Blutserum der infizierten Tiere Antikörper nachgewiesen wurden, gelang es, Virusstämme, die mit dem der Teschener Schweinelähmung identisch oder ihm sehr ähnlich waren, und nur über eine schwächere Pathogenität verfügten, auch in Ländern nachzuweisen, in denen vorher die Teschener Schweinelähmung unbekannt war. In Ungarn erkrankten in infizierten Herden auch von gleichalten Schweinen nur ein bis zwei Tiere mit ataktischen und Lähmungserscheinungen und manchmal mit einer Hyperästhesie. Der Großteil dieser Tiere erholte sich in ein bis zwei Wochen meistens gänzlich, oder es konnte an den genesenen Tieren höchstens eine schwankende Bewegung festgestellt werden. Derartige Tiere waren durchaus fieberfrei, und auch ihr Appetit blieb normal. Bei der pathologisch-histologischen Untersuchung konnten bei einigen Tieren im Rückenmark und Hirnstamm, hauptsächlich in der grauen Substanz, eine Hyperämie, Gefäßhüllen von Lymphocyten in ein bis zwei Zellagen, eine Degeneration oder Zerfall der Nervenzellen und die Wucherung von Gliazellen festgestellt werden. In anderen Fällen wurden regressive Veränderungen ohne Entzündungserscheinungen festgestellt oder die histologische Untersuchung endete mit einem gänzlich negativen Ergebnis. In Virusneutralisationsproben, bei denen Seren von rekonvalescenten Tieren verwendet wurden, die mit zwei typischen virulenten Virusstämmen der Teschener Schweinelähmung und der Talfan disease hergestellt wurden, erwiesen sich die Stämme identisch. Die Untersuchungen beweisen, daß in Ungarn ebenfalls Erkrankungen vorkommen, die der Gruppe der Teschener Schweinelähmung angehören. In anderen Fällen wurden bei Erkrankungen des Zentralnervensystems von Schweinen, die mit der Teschener Krankheit verwechselt werden könnten, aus dem Kot der Kranken verschiedene Virusstämme isoliert. Zwar unterschieden sich diese vom Virus der Teschener Schweinelähmung in ihrer Antigenstruktur grundsätzlich, sie besitzen aber mehrere physikalische und biologische Eigenschaf-

ten, die denen des Teschen-Virus ähnlich sind. Deswegen erscheint es als begründet, daß diese Virusarten gemeinsam mit dem Virus der Teschener Schweinelähmung in die systematische Gruppe der „Schweine-Enteroviren" eingeordnet werden. Hierher gehören die Erreger der Talfan-disease, der enzootischen Ataxie, der Poliomyelitis suum, der gutartigen enzootischen Parese, der Ontario-Encephalomyelitis, der Polio-Encephalomyelitis suum, in Schweden und Ungarn bei Erkrankungen des Zentralnervensystems isolierte Virusstämme und endlich auch Virusstämme, die unter der Bezeichnung ECSO-(enteric cytophathogenic swine orphan) oder ECPO-(enteric cytopathogenic pig orphan)Viren beschrieben werden. 6400.

Martin, Robert L. Bat transmitted rabies. **(Durch Fledermäuse übertragene Tollwut.)** Iowa State Univ. Veterinarian **24** (1961/62) Nr. 2. S. 79–82.

Vf. befaßt sich mit dem Tollwutproblem in den USA, dem man besonders schwer Herr werden kann, weil die verschiedenen Fledermausarten als Virusreservoir anzusehen sind. Die Fledermäuse sind Überträger der Tollwut, ohne meist selbst zu erkranken. Das Virus ist oft nicht im Zentralnervensystem oder den Speicheldrüsen zu finden, sondern z.B. im braunen Überwinterungsfett der Fledermäuse. Es wird betont, daß noch zu wenig Forschungsarbeit über dies Problem geleistet worden ist und daß hier mit einer breit angelegten Forschung begonnen werden müßte. F. Friedrichs. 6412.

Goldwasser, R. A., Kemron, A. und Nobel, T. A.; Bet Dagan, Veterin. Inst.; Ness-Ziona, Israel Inst. for Biol. Res. Fluorescent antibody in the diagnosis of rabies. **(Fluoreszierende Antikörper bei der Tollwutdiagnose.)** Refuah Veterinarith [Jerusalem] **18** (1961) Nr. 4. S. 212–208.

Die übliche Methode der Tollwutdiagnose durch Quetsch- oder Schnittpräparate zur Ermittlung der Negrischen Körperchen ist unvollkommen, die Diagnose durch den Tierversuch mit weißen Mäusen dauert zu lange. Es wird die Diagnostik durch fluoreszierende Antikörper beschrieben. Von 424 untersuchten Gehirnen waren 27 durch die direkte histologische Diagnose positiv, während bei 14 Fällen erst durch den Tierversuch die Tollwutdiagnose gestellt werden konnte. Durch die fluoreszierende Antikörpertechnik konnten diese Fälle alle sofort diagnostiziert werden. Nur in einem Fall wurde dadurch Tollwut diagnostiziert, obwohl die direkte Untersuchung und der Tierversuch negativ verliefen, dies wird als Fehlresultat angesehen. Die Technik macht auch für Routineuntersuchungen keine Schwierigkeiten.

F. Friedrichs. 6415.

Ott, George L. und Heyke, Brigitte; Grafton, Wis., Fromm Lab. Preliminary trials of a new tissue culture rabies vaccine. **(Vorläufige Versuche mit einer neuen Gewebekultur für Tollwut-Vaccine.)** Veterin. Med. **57** (1962) Nr. 2. S. 158–159.

Es wird über die Möglichkeit der Tollwutimpfstoffherstellung mit nicht nervösem Gewebe als Grundlage berichtet. Es wird gezeigt, daß Phenol-inaktivierte Tollwutvaccine aus solcher Gewebekultur eine angemessene immunisierende Wirkung hat. Weitere vergleichende Untersuchungen mit Mäusen, Meerschweinchen, Füchsen und Hunden sind begonnen worden und werden zu einem späteren Zeitpunkt veröffentlicht werden. F. Friedrichs. 6425.

Miller, Leroy N.; Denver, Colo., Leetsdale Veterin. Hospital. Anaphylactic shock and allergic reaction following rabies vaccination. **(Anaphylaktischer Schock und allergische Reaktion nach Tollwutvaccination.)** Veterin. Med. **57** (1962) Nr. 6. S. 514. E. Wiesner. 6425.

Toneva, V. (Tonewa, W.) Prečistvane virusa na bolestta Aujeszky. **(Über die Reinigung des Virus der Aujeszkyschen Krankheit.)** Izvestija na Central-

nija veterinaren institut za zarazni i parazitni bolesti, Sofija **1961** Nr. 1. S. 101–107. — 6 Tab. Zus. in Russ., Engl.
Nach dem Verfahren von Pyl zur Virusreinigung geht das Aujeszkysche Virus zugrunde, doch behält das gewonnene Produkt gewisse antigene Eigenschaften bei. Nach dem Verfahren von Jansen und den Verbesserungen von Towarnitzki bleibt das Virus am Leben und wird an Gips adsorbiert. Seine Elution erfolgt am besten mit destilliertem Wasser bei pH 7,4. Das gereinigte Virus erhält sich bis zu 3 Mon. am Leben. Der Reinigungsgrad liegt bei 80%. I. Kujumdshiew. 6458.

Pŭšev, Ch. (Pâschew, Ch.) Nevŭzpriemčivost kŭm bolestta na Aujeszky u prasetata, rodeni ot preboleduvali majki. **(Unempfindlichkeit für die Aujeszkysche Krankheit bei Ferkeln, geboren von Müttern, die die Krankheit überstanden haben.)** Izvestija na Centralnija veterinaren institut za zarazni i parazitni bolesti, Sofija **1961** Nr. 1. S. 391–395. — 5 Tab. Zus. in Russ., Engl.
Ferkel von Muttersauen, die die Aujeszkysche Krankheit überstanden haben, erkranken zu einem Prozentsatz von nur 3,03%, während zugekaufte Ferkel bis zu 93,5% daran erkranken. Bei der Komplementbindungsreaktion reagieren letztere bis zu 32% positiv, während die ersteren überhaupt keine Reaktion zeigen. Die in Berührung mit kranken Schweinen gebrachten Ferkel, die von Muttersauen geboren sind, die die Krankheit überstanden haben, werden bis zu 73,33% nicht angesteckt, während die von gesunden Müttern stammenden zu 100% infiziert werden. I. Kujumdshiew. 6458.

Ivanov, I. (Iwanow, I.) Slučaj na bolestta Aujeszky pri ovca u nas. **(Ein Fall der Aujeszkyschen Krankheit beim Schaf in Bulgarien.)** Izvestija na Centralnija veterinaren institut za zarazni i parazitni bolesti, Sofija **1961** Nr. 1. S. 315–317. — 1 Abb. Zus. in Russ., Engl. 6458.

Jansen, Jac. und Kunst, H.; Utrecht, Rijksuniv., Inst. voor Veterin. Virul. Kruisimmuniteitsproeven bij caviae met konijnenpest-(pokken-)virus, "vaccinia" en "cowpox". **(Kreuzimmunitätsprüfung bei Meerschweinchen mit Kaninchenpocken-, Vaccinia- und Kuhpockenvirus.)** Tijdschr. Diergeneeskunde **87** (1962) Nr. 10. S. 708–710. — 1 Tab., 2 Lit.
Meerschweinchen, die mit Kaninchenpockenvirus immunisiert wurden, waren gegenüber Kaninchenpocken- und Vacciniavirus immun, besaßen aber nur eine Teilimmunität gegenüber Kuhpocken. Wurden die Meerschweinchen mit Vacciniavirus immunisiert, zeigten sie sich gegenüber Vaccinia und Kaninchenpocken immun, waren aber gegen Kuhpocken nur teilweise geschützt. Bei einer Immunisierung der Meerschweinchen mit Kuhpockenvirus waren die Tiere gegen alle drei Virusarten immun. H. Bergmann. 6472.

Straub, O. C.; Tübingen/Neckar, Bundesforsch.-Anst. für Viruskrankh. der Tiere. **Zur Seuchensituation bei der infektiösen Rhinotracheitis und dem Bläschenausschlag der Rinder in Mitteleuropa.** Berliner Münchener tierärztl. Wschr. **75** (1962) Nr. 14. S. 272–273. — 4 Abb., 34 Lit. Zus. in Engl.
Klinisch zeichnet sich eine Erkrankung mit dem JBR-JPV-Virus in der Hauptsache durch Conjunctivitis, Rhinotracheitis, Vulvovaginitis und/oder Balanoposthitis aus. Von den 151 auf virusneutralisierende Antikörper überprüften Blutsera aus 18 Beständen der verschiedensten Gegenden Westdeutschlands wurden 101 = 66,8% als unspezifisch beurteilt. Ein größerer Teil der als spezifisch bewerteten Seren stammt aus dem größten untersuchten Betrieb, in dem ein hoher Prozentsatz der Färsen und Kühe reagierte. Das JBR-JPV-Virus wird für den südwestdeutschen Raum als heimisch bezeichnet. Die Diagnostik ist nur mittels Gewebekultur möglich. Als Untersuchungsmaterial sind Tupferproben aus Scheide, Conjunctiva und Nase sowie Nasen- und

Praeputialspülproben erkrankter Tiere geeignet. Im Erkrankungsfalle ist die Unterstützungstherapie indiziert, außerdem ist der Verhütung und Bekämpfung von Sekundärinfektionen besondere Beachtung zu schenken.
H. Haase. 6485.

Kemron, A.; Bet Dagan, Veterin. Inst. The isolation of a virus associated with bovine encephalitis. **(Die Isolierung eines Virus bei Rinderencephalitis.)** Refuah Veterinarith [Jerusalem] 18 (1961) Nr. 4. S. 223–219.
Aus den Gehirnen zweier etwa einjähriger Bullen mit dem klinischen und pathologisch-anatomischen Befund einer Encephalitis wurde ein Virus isoliert, das für Mäuse intracerebral nach 4–5 Tagen tödlich war und 30mal passagiert wurde. Im Brutei tötete das Virus den Embryo nach 3–10 Tagen. Der Virusgehalt des infizierten Bruteis war ziemlich gleichmäßig verteilt. Die Rückübertragung des Passagematerials aufs Rind war bei intracerebraler und intraoculärer Injektion positiv, bei i.v. und epiduraler Injektion schwach positiv und nach i.m. Injektion negativ. Das Virus war im ZNS des Rindes nachweisbar außer im N. olfactorius, dem Hippocampus und dem Lumbal- und Scicralmark. Es konnte noch nicht identifiziert werden. Tollwut wird wegen Fehlen der Negrischen Körperchen beim Rind und bei der Maus nicht angenommen. W. Vetterlein. 6485.

Omori, Tsunevoshi. Blue tongue-like disease in Japan. Fièvre catarrhale du mouton (Blue tongue). **(Eine der Blauzunge ähnliche Krankheit.)** Bull. Office int. Épizooties **55** (1961) Nr. 7/8. S. 1109–1117. — 3 Tab., 6 Lit.
1959 und 1960 trat zwischen September und Dezember im zentralen und westlichen Teil Japans eine Krankheit der Rinder auf, deren hauptsächliche klinische Symptome in Stomatitis, Schwellung der Conjunctiven, Ulceration des Nasenspiegels und Schluckbeschwerden bestanden. Mehr als 10% der erkrankten Tiere starben infolge von Durst und Hunger. Es wurde von den erkrankten Rindern ein Virus isoliert, das sich als Ursache der Krankheit herausgestellt hat. Es ist in seinen biologischen Eigenschaften dem Virus der Blauzunge ähnlich, differiert jedoch im Neutralisationstest von einem bekannten Blauzungenstamm. In dem befallenen Gebiet können Antikörper gegen das Virus auch bei Rindern angetroffen werden, die niemals Symptome der Krankheit zeigten, so daß eine latente Verbreitung des Virus angenommen werden muß. Die Krankheit wurde in Japan niemals in Distrikten angetroffen, die nördlich des 38. Breitengrades lagen. In der gleichen Gegend wurde von 1949 bis 1951 eine Krankheit bei Rindern beobachtet und als Rinderinfluenza oder epizootisches Fieber beschrieben, die mit der jetzt festgestellten identisch sein dürfte. Es wird ein Überblick über die Epizootiologie, die klinischen Erscheinungen, den pathologischen Befund, die Methodik der Virusisolierung, die Eigenschaften des Virus und über Prophylaxe und Behandlung gegeben. J. Beer. 6485.

Greig, A. S., Mitchell, D., Corner, A. H., Bannister, G. L., Meads, E. B. und Julian, R. J.; Hull, Quebec, Animal Diseases Res. Inst., Canada Dep. of Agric., Health of Animals Div., Animal Pathol. Lab.; Kemptville, Ontario, Regional Veterin. Lab.; Brighton, Ontario, Regional Veterin. Lab. A hemagglutinating virus producing encephalomyelitis in baby pigs. **(Ein hämagglutinierendes Encephalomyelitisvirus bei Saugferkeln.)** Canad. J. comparat. Med. veterin. Sci. **26** (1962) Nr. 3. S. 49–56. — 4 Tab., 9 Lit.
Von drei verschiedenen Krankheitsherden in Ost-Ontario wurden durch Verimpfung von Hirnsuspension auf trypsinisierte Ferkelnierenkulturen drei identische Virusstämme isoliert. Nach 12–18 Std. traten in den Gewebekulturen Zellschädigungen und Riesenzellen auf. Die Kulturflüssigkeit agglutinierte Hühnererythrocyten. Das Serum genesener Ferkel hemmte die Hämagglutination. Das Virus war für wenige Tage alte Ferkel, die keine häm-

agglutinationshemmende Antikörper im Serum hatten, stark, für über 3 Mon. alte Ferkel nur schwach pathogen. Die klinischen und histo-pathologischen Befunde im Gehirn und Rückenmark unterschieden sich nicht von anderen Virusencephalomyelitiden. Das Virus konnte jedoch weder serologisch noch durch das Wirtsspektrum in eine bekannte Gruppe eingeordnet werden.
W. Vetterlein. 6485.

Manusu, H. P.; Gladesville, Veterin. Clin. Feline infectious anaemia. **(Ansteckende Blutarmut bei Katzenartigen.)** Austral. veterin. J. **38** (1962) Nr. 4. S. 232–234. E. Wiesner. 6485.

---

**Naučni trudove. Centralen naučnoizsledovatelski veterinaren institut po virusologija.** (Scientific works. Central veterinary virus research institute.) Hrsg.: Bŭlgarska akad. na naukite. Otd. za selskostopanski nauki. Bd. 2. Sofija: Zemizdat. 1960. 8°. (ZA 4004)

## XII. TUBERKULOSE UND IHRE BEKÄMPFUNG

Chrisčev, Georgi. (Christschew, Georgi.) Tuberkuloza po bivolite v Bŭlgarija. **(Büffeltuberkulose in Bulgarien.)** Selskostopanska misŭl, Sofija **6** (1961) Nr. 11. S. 681–686. — 5 Tab., 4 Lit.
Die Büffeltuberkulose ist nicht so selten, wie man früher annahm. Bis vor kurzem erkrankten die Büffel an Tuberkulose sogar häufiger als die Rinder. In manchen Ortschaften wird durch die Tuberkulinprobe bei den Büffeln ein höherer Prozentsatz an positiven Ergebnissen als bei den Rindern festgestellt. Auf Grund der Schwierigkeiten, die bei der Applikation der üblichen Tuberkulinprobe (intracutan) infolge der besonderen Wesensart des Büffels erwachsen, empfiehlt Vf. die Augenprobe, nämlich zweimaliges Eintröpfeln von Tuberkulin auf die Augenschleimhaut. Diese Probe soll sich nach Vf. besser bewährt haben als die intracutane. Mit Hilfe derselben werden auch fortgeschrittene und schwere Formen der Tuberkulose aufgedeckt, die infolge der in solchen Fällen eintretenden Allergie, mit der intracutanen Tuberkulinprobe nicht festgestellt werden können. I. Kujumdshiew. 6514.

Drawer, K.; Sobernheim, Veterinäramt Kreuznach. **Untersuchungen über die Verbreitung der Geflügeltuberkulose in bäuerlichen Betrieben des Kreises Kreuznach.** Mh. Tierheilkunde **14** (1962) Nr. 4. Rindertuberkulose und Brucellose **11** S. 64–70. — 5 Tab., 21 Lit.
Nach eingehender Besprechung der Literatur werden die eigenen Ergebnisse bekanntgegeben. In einem Kreis mit vorherrschenden klein- und mittleren bäuerlichen Gemischtbetrieben werden in 292 Beständen 5533 Hühner mit Hilfe der Kehllappenprobe untersucht. Es wird eine durchschnittliche Verseuchung in 46,9% der Bestände und von 4,5% der Hühner ermittelt. Die verseuchten Hühner sind in 52,2% der Fälle älter als 2 Jahre. In 62,8% der Bestände mit Reaktionen im Rinderbestand erweisen sich auch die Hühnerbestände als infiziert, 37,2% reagieren negativ. Bestände, bei denen Rinder keine positiven Reaktionen zeigen, weisen 49,4% positiv reagierende und 50,6% negative Hühnerbestände auf. In Betrieben mit ausschließlicher Hühnerhaltung werden 34,6% tuberkulinpositive und 65,4% negative Bestände festgestellt. Der im Kreis Kreuznach ermittelte Verseuchungsgrad der Hühnerbestände von 46,9% liegt nur wenig unter dem von Baden-Württemberg. Auf Grund der hohen Verseuchung der Hühner mit Tuberkulose wird gefordert, daß eine planmäßige Bekämpfung der Hühnertuberkulose zum Schutze der tbc-freien Rinderbestände durchgeführt werden muß.
E. Tempel. 6514.

Balčev, M. (Baltschew, M.) Proučvanija vŭrchu vzaimootnošenijata i čuvstvitelnostta na njakoi kožni receptorni poleta za alergičnite reakcii pri govedata. **(Untersuchungen über die Wechselbeziehungen und die Empfindlichkeit einiger Receptorenfelder der Haut für die allergischen Reaktionen beim**

**Rind.)** Izvestija na Centralnija veterinaren institut za zarazni i parazitni bolesti, Sofija **1961** Nr. 1. S. 31–38. — 3 Abb., 3 Tab. Zus. in Russ., Engl.
Die allergische Reaktionsfähigkeit für die gleichen Tuberkulin- oder Brucello-Hydrolisat-Dosen der verschiedenen Receptorenfelder der Haut von Tbc- oder Brucellose-kranken Rindern erwies sich unterschiedlich. Am empfindlichsten ist die Haut der Hals- und Schamgegend, wobei die Reaktion der letzteren stürmischer und rascher verläuft. Am schnellsten verläuft die Reaktion der Conjunctiva. Da sich die Reaktionen der Hals- und Schamgegend ergänzen, kann die Reaktion gleichzeitig an ein und demselben Tier angewandt werden, unter der Bedingung, daß in die Schamhaut 0,2 ml 1:10 verdünntes Tuberkulin, und nicht ein solches von 1:2, injiziert wird.

I. Kujumdshiew. 6522.

Savov, N. (Sawow, N.) Alergični tuberkulinovi reakcii i patologoanatomična nachodka pri goveda, ot koito sa izolirani različni tipove mikobakterii. II čast. **(Allergische Tuberkulinreaktionen und pathologisch-anatomischer Befund bei Rindern, aus denen verschiedene Typen Tuberkelbakterien isoliert wurden. 2. Mitt.)** Izvestija na Centralnija veterinaren institut za zarazni i parazitni bolesti, Sofija **1961** Nr. 1. S. 241–250. — 3 Tab. Zus. in Russ., Engl.
Rinder, aus denen der Typus bovinus des *M. tuberculosis* isoliert wurde, reagieren bei cutaner, subcutaner und der Augenprobe auf das Rindertuberkulin mit hohen Kennwerten. Auf Geflügeltuberkulin reagieren sie schwach oder überhaupt nicht. So verlaufen die Reaktionen auch bei Rindern, aus denen der Typus humanus oder der intermediäre Typus isoliert wurde. Rinder, aus denen der Hühnertypus isoliert wurde, reagieren stark auf das Geflügel- und schwach auf das Rindertuberkulin. Wenn aus den Rindern apathogene Mycobakterien isoliert worden sind, zeigen sie schwach ausgeprägte Reaktionen. Der Typus bovinus wird aus Rindern mit gut ausgebildeten tuberkulösen Veränderungen isoliert, welche die Lymphknoten mehrerer Organe umfassen, wie auch bei generalisierter Tuberkulose und Perlsucht sowie bei strahliger Verkäsung der Lymphknoten. Der intermediäre Typus wird bei kleinen eingekapselten Tuberkeln in Lymphknoten und Lunge isoliert, während der Typus humanus aus kleinen käsigen Tuberkeln in den Lymphknoten isoliert wird. Der Hühntertyp wird aus gewucherten Lymphknoten mit Speckstruktur isoliert. Die apathogenen Typen werden bei vergrößerten Mesenteriallymphknoten, invadiert von Parasiten, isoliert.

I. Kujumdshiew. 6522.

Savov, N. und Belčev, D. (Sawow, N. und Beltschew, D.) Prosledjavane na alergičnite tuberkulinovi reakcii pri teleta, eksperimentalno zarazeni s različni vidove mikobakterii. **(Die allergischen Tuberkulinreaktionen bei mit verschiedenen Mycobakterienarten experimentell infizierten Kälbern.)** Izvestija na Centralnija veterinaren institut za zarazni i parazitni bolesti, Sofija **1961** Nr. 1. S. 251–258. — 2 Tab. Zus. in Russ., Engl.
Nach experimenteller intrapleuraler und i.v. Infektion von Kälbern mit Typus humanus (4 Kälber), Typus gallinaceus (3 Kälber) und mit apathogenen Mycobakterien (3 Kälber) wurde festgestellt, daß die tuberkulöse Allergie bei intravenöser am 12. und bei intrapleuraler Infektion am 20. Tag auftritt. Die mit dem Typus humanus infizierten Kälber reagierten genau so wie diejenigen die auf den Typus bovinus reagieren. Die mit dem Hühnertyp infizierten reagieren auf das aviäre gut und ganz schwach auf das bovine Tuberkulin, während die mit apathogenen Mycobakterien angesteckten eine schwächere Reaktion zeigen, doch ähnlich den Reaktionen der beiden anderen Tuberkuline. Die mit dem Typus humanus und dem Typus gallinaceus intrapleural infizierten Kälber reagieren mit gut ausgeprägter Reaktion bis zum 11. Mon. nach der Infektion, während die mit apathogenen Mycobakterien infizierten bis zum 4. Monat p.i. reagieren. Bei den i.v. infizierten Kälbern

verschwindet die Allergie schneller. Nach Tötung der intrapleural infizierten Kälber kann der Nachweis von Mycobakterien und morphol. Veränderungen nur bei Reagenten geführt werden, während bei den i.v. infizierten Tieren keine Veränderungen festgestellt werden. Bei den intrapleural infizierten Kälbern kommen kleine Tuberkeln in den Lungen-Lymphknoten vor, währen dbei den mit dem Hühnertyp infizierten eine verrucöse Pleuritis beobachtet wird. Bei den mit apathogenen Mycobakterien infizierten Kälbern werden keine Veränderungen beobachtet. I. Kujumdshiew. 6522.

Hejliček, Karel; Brno, Katedra Epizootol. Veterin. Fak. VŠZ. Studium alergie a tvorby protilátek po experimentální infekci prasat saprofytickými mykobakteriemi. **(Studium der Allergie und der Antikörperbildung nach experimenteller Infektion der Schweine mit saprophytischen Mycobakterien.)** Sborník československ. Akad. zemědělských Věd, veterin. Med. **7(35)** (1962) Nr. 1. S. 59–64. — 8 Abb., 13 Lit. Zus. in Russ., Engl.

An 15 Schweinen von 22–49 kg Kgw., die mit 3 Stämmen von saprophytischen Mycobakterien (*Mycobacterium phlei*, *smegmatis* und *rabinowitz*) s.c. und per os infiziert waren, verfolgte man die pathogenen Wirkungen dieser Keime und vor allem die mögliche Beeinflussung der Tuberkulinallergie durch diese Mykobakterien. Es wurde festgestellt, daß nicht einmal riesige Mengen von saprophytischen Mykobakterien, die den Schweinen in einer einmaligen Gabe s.c. injiziert wurden (diese Infizierungsmethode kommt natürlich in der Praxis nicht vor), keine Allergie auf das spezifisch saprophytische Tuberkulin oder auf aviäre und für Säugetiere bestimmte Tuberkuline hervorrufen. Erst nach einer Reinfektion war die Tuberkulinisierung positiv. Dagegen bei wiederholter Infektion per os (die in der Praxis vorkommen kann) entstand eine Tuberkulinallergie, die in den meisten Fällen größere Reaktionen auf gleiche saprophytische Tuberkuline und in etwa 50% schwächere oder zweifelhafte Reaktionen auch auf Säugetier- und Geflügeltuberkuline hervorrief. Im Blutserum fand man auf serologischem Wege bereits nach der einmaligen s.c. Infektion Antikörper, die nicht einmal nach einer wiederholten peroralen Infektion gefunden wurden. Die obenerwähnten Stämme der saprophytischen Mycobakterien riefen bei den Schweinen keine makroskopischen Tbc-Veränderungen hervor. Somit kann angenommen werden, daß ein großes Quantum saprophytischer Mycobakterien bei den Schweinen eine tuberkulöse Allergie hervorrufen kann, die sowohl mit Hilfe von humanem als auch bovinem und aviärem Tuberkulin feststellbar ist, wodurch die Diagnostik stark kompliziert werden kann. Als Unterscheidungsmerkmal kann die Erkenntnis dienen, daß Schweine selbst nach wiederholter Infektion mit saprophytären Mycobakterien per os keinen ausgeprägten Antikörpertiter im Blutserum bilden, während verschiedene Autoren in früheren Versuchen nach der experimentellen peroralen Infektion mit Mycobakterien von Tbc humanen, bovinen oder aviären Typs in der Regel einen hohen Antikörpertiter festgestellt haben. V. Jaroš. 6522.

Obreškov, K. (Obreschkow, K.) Proučvane na njakoi faktori, koito vlijajat vürchu intradermalnata alergična proba pri tuberkulosata po pticite. **(Untersuchungen einiger Faktoren, die die allergische Intradermalprobe bei Geflügeltuberkulose beeinflussen.)** Izvestija na Centralnija veterinaren institut za zarazni i parazitni bolesti, Sofija **1961** Nr. 1. S. 121–126. — 2 Tab. Zus. in Russ., Engl. 6522.

Wasserman, Jerzy; Stockholm, Centr. Bacteriol. Lab. Specific and non-specific inhibition of the in vitro migration of leukocytes from mumps-virus-sensitized and tuberculin-sensitized guinea pigs. **(Spezifische und unspezifische Hemmung der in-vitro-Auswanderung von Leukocyten Mumpsvirus-sensibilisierter und Tuberkulin-sensibilisierter Meerschweinchen.)** Acta pathol. micro-

biol. scand. **54** (1962) Nr. 3. S. 305–318. — 4 Abb., 5 Tab., 11 Lit. Zus. in Engl.
In einer größeren Versuchsreihe wurden Meerschweinchen durch Injektion von Mumpsvirus enthaltender Allantoisflüssigkeit in die vordere Augenkammer sowie gleichzeitig über die Nasengänge sensibilisiert. Eine zweite Versuchsgruppe erhielt BCG sowie abgetötete bovine Tuberkulosebakterien in Paraffinöl injiziert. Die eingetretene Sensibilisierung wurde in beiden Gruppen durch Hauttest nachgewiesen. Die Wirkungen von Mumpsvirus-Antigen, normaler Allantoisflüssigkeit, Alttuberkulin sowie gereinigtem Tuberkulin und Lipopolysacchariden von *Serratia marcescens* auf das Auswandervermögen von Leukocyten der sensibilisierten Tiere wurden in vitro bestimmt und als cytotoxische Indices statistisch gesichert. Es zeigte sich, daß die Auswanderung der Leukocyten Tuberkulin-sensibilisierter Tiere sowohl durch Alttuberkulin und gereinigtes Tuberkulin als auch durch Mumpsvirus-Antigen und Lipopolysaccharide gehemmt wurde. Leukocyten von Mumpsvirus-sensibilisierten Tieren wurden durch Mumpsvirus-Antigen, Alttuberkulin und Lipopolysaccharide beeinflußt. In beiden Versuchsgruppen waren allerdings die Wirkungen homologen Materials deutlicher. Während die Reaktion mit homologen Antigenen als spezifisch im immunologischen Sinne aufgefaßt wird, wurden die mit heterologem Material auftretenden Reaktionen als Ergebnis einer unspezifisch veränderten Reaktionslage der Zellen gedeutet.
K. D. Jentzsch. 6522.

Wasserman, J. und Packalén, Th.; Stockholm, Centr. Bacteriol. Lab. The inhibitory effect of native dextran on the in vitro migration of leukocytes from tuberculin-sensitized guinea pigs. **(Die hemmende Wirkung von natürlichem Dextran auf die in vitro-Auswanderung von Leukocyten bei Tuberkulin-sensibilisierten Meerschweinchen.)** Acta pathol. microbiol. scand. **54** (1962) Nr. 3. S. 319–327. — Vgl. vorst. Ref.
Es wurde nachgewiesen, daß ein natürliches Dextranpräparat von sehr hohem durchschnittlichen Molekulargewicht eine hemmende Wirkung auf die Auswanderung von Leukocyten bei Tuberkulin-sensibilisierten Meerschweinchen hat. Es zeigte sich deutlich, daß die makromolekularen Polysaccharide für die cytotoxische Wirkung verantwortlich sind. R. Ippen. 6522.

Neubert, Rolf und Hussel, Lothar; Leipzig, Karl-Marx-Univ., Inst. für Staatsveterinärkunde und Veterinärhyg., Abt. für Tropen-Veterin.-Hyg. **Förderung des Wachstums von Mycobacterium tuberculosis durch Zusatz von Stoffwechselprodukten apathogener Mycobakterien zum Sauton-Eigelb-Nährboden nach Gottsacker.** Zbl. Bakteriol., Parasitenkunde, Infektionskrankh. Hyg., I. Abt., Orig. **185** (1962) Nr. 3. S. 380–385.
Vff. züchteten aus Leipziger Abwasser 4 nicht genau differenzierte apathogene Mycobakterien, adaptierten diese an Sauton-Medium, filtrierten nach genügendem Wachstum die Bakterien ab und versetzten mit der so gewonnenen, Stoffwechselprodukte enthaltenden Lösung Sauton-Eigelb-Nährböden nach Gottsacker in 2, 10 und 20%iger Konzentration. Diese Nährböden wurden mit *M. tuberculosis var. hominis* und *var. bovis* (virulente Sammlungsstämme) beimpft. Es zeigte sich, daß der 10 und 20%ige Zusatz von filtrierter Sauton-Lösung aller 4 apathogenen Mycobakterienstämme eine Wachstumsbeschleunigung der beiden Tuberkulosebakterienstämme auf Gottsacker-Nährböden auslöste. Vff. regen entsprechende Untersuchungen in größerem Maßstab an. W. Richter/Jena. 6530.

Savov, N. (Sawow, N.) Tipovo opredeljane na kulturi ot mikobakterii, izolirani ot reagirali na tuberkulin životni. **(Typenbestimmung von Mycobakterien, die aus Tieren isoliert wurden, welche auf Tuberkulin reagieren.)** Izvestija na Centralnija veterinaren institut za zarazni i parazitni bolesti, Sofija **1961** Nr. 1. S. 229–240. — 7 Abb. Zus. in Russ., Engl.

Von 614 Rindern, die auf Tuberkulin reagiert hatten, wurden 175 Kulturen von *Mycobacterium tuberculosis* isoliert, die wie folgt differenziert wurden: 81,1% Typus bovinus, 5,1% Typus humanus, 5,7% intermediäre Formen von Typus humanus, 1,7% Hühnertyp und 6,4% verschiedene Varietäten apathogener Mycobakterien. I. Kujumdshiew. 6530.

Hiller, Kurt. **Die Diagnose der Geflügeltuberkulose mit Hilfe einer Frischblut-Schnellagglutination.** Diss. Univ. München, Tierärztl. Fak., Inst. für Tierhyg. **1961** 47 S. — 2 Abb., 14 Tab., 20 Lit.

Das Schrifttum über die intracutane Tuberkulinprobe und die Frischblut-Schnellagglutination wird eingehend besprochen. In eigenen, umfangreichen, kulturellen und serologischen Untersuchungen ermittelt Vf. aus 25 Stämmen von *Mycobacterium avium* 3 Stämme, die sich als brauchbar zur Antigenherstellung für den Agglutinationstest erweisen. 118 Hühner aus tuberkuloseverseuchten Beständen werden vergleichend serologisch und mittels Tuberkulinprobe untersucht. Dabei ergeben sich 55 positive Agglutinationen und nur 13 positive Tuberkulinreaktionen. Die weitaus höhere Spezifität der Frischblut-Schnellagglutination wird dabei durch die Sektion der Tiere bestätigt. Die Tuberkulinisierung verursacht ein Ansteigen der Antikörper im Blut, welches sich beim Agglutinationstest nach 48 Std. in einer stärkeren Reaktion ausdrückt. Die Überlegenheit der Frischblut-Schnellagglutination erweist sich außerdem dadurch, daß auch tuberkulinanergische Tiere mit hochgradigen tuberkulösen und kachektischen Veränderungen beim Agglutinationstest eindeutig positiv reagieren. Noch nicht befriedigend ist die Haltbarkeit der Antigene. E. Wojaczek-Steffke. 6535.

Balčev, M. und Janačkova, D. (Baltschew, M. und Janatschkowa, D.) Nov antigen za krŭvnokapčestata aglutinacia pri tuberkulosata u kokoškite. **(Ein neues Antigen für die Bluttropfen-Agglutination bei der Hühner-Tuberkulose.)** Izvestija na Centralnija veterinaren institut za zarazni i parazitni bolesti, Sofija **1961** Nr. 1. S. 135–138. — 1 Tab. Zus. in Russ., Engl.

Zwecks Antigengewinnung für die Bluttropfen-Agglutination bei der Hühnertuberkulose wurde zur Reinigung der Tbc-Kulturen von nichtspezifischen, selbstagglutinierenden Mycobakterien die Niederschlagsmethode von R-Varianten in Salzlösungen bei Brucellen angewandt. Als Ausgangsmaterial dient die bei der Herstellung von Geflügeltuberkulin gewonnene Bakterienmasse. Die abgetötete Tbc-Kultur wird filtriert, die Bakterienmasse in physiologischer Kochsalzlösung im Verhältnis 1:3 verdünnt, 10 Min. lang geschüttelt und mit der gleichen Menge physiologischer Kochsalzlösung verdünnt. Nach einem Verbleib von 24 Std. im Kühlschrank setzen sich die selbstagglutinierenden und die unzertrennten Bakteriengruppen ab, und es bleiben in der Suspension nur die spezifischen. Die Suspension wird bei 3000 Umdrehungen 1 Std. lang zentrifugiert und der Niederschlag mit dem klaren Teil der Flüssigkeit im Verhältnis 1:5 vermengt. Nach der Färbung mit Fuchsin und Brillantgrün und Zusatz von 0,4% Formalin wird die Suspension 24 Std. lang bei 37° belassen, wonach ihr 0,5%ige Natriumcitratlösung im Verhältnis 1:4 und 0,4% Formalin zugesetzt werden. Das Antigen wird wie bei der Pullorumseuche angewandt — 1 Tropfen Test und 1 Tropfen Blut. Mit diesem Antigen werden in der Praxis in verseuchten Geflügelfarmen 83,4% aller Tbc-Fälle ermittelt, während in den nichtverseuchten 99,3% der Hühner nicht reagieren. I. Kujumdshiew. 6535.

Rothe, Irmgard. **Epizootologische Beziehungen der Tuberkulose zwischen den einzelnen Tierarten in Viehwirtschaftsbetrieben.** Diss. Karl-Marx-Univ. Leipzig, Veterinärmed. Fak., Inst. für Staatsveterinärkunde und Veterin.-Hyg. **1960** 73 S. — 84 Lit.

Es wird über die Tuberkulose als Viehseuchenproblem, die epizootiologischen Verhältnisse bei der Bekämpfung, dabei erzielte Erfolge und Rückschläge und die Bedeutung des Tuberkulins als Diagnostikum an Hand der Literatur referiert. Die Schlußfolgerungen aus dem Literaturstudium und aus eigenen Untersuchungen über die Verseuchung mit Tuberkulose in einem Dorf im Südharz werden in einem 10-Punkte-Programm zusammengefaßt. Für die Anerkennung als tuberkulosefreier Bestand wird darin z. B. bei Kleinbetrieben mit gemeinsamer Haltung mehrerer Tierarten in einem Stall die Tuberkulosefreiheit aller Tierarten gefordert. Für den Fortgang der Tuberkulosebekämpfung in der DDR werden für Klein- und Großbetriebe besondere Maßnahmen vorgeschlagen. H. Gürtler. 6560.

Tabakov, B. (Tabakow, B.) Proučvanija vŭrchu tuberkulinizacijata na kokoškite i opit za ozdravjavane na njakoi stopanstva v Tolbuchinski i Varnenski okrŭg. **(Untersuchungen über die Tuberkulinisierung der Hühner und Versuche zur Sanierung einiger LPG in den Bezirken Tolbuchin und Warna.)** Izvestija na Centralnija veterinaren institut za zarazni i parazitni bolesti, Sofija **1961** Nr. 1. S. 127–133. — 3 Tab. Zus. in Russ., Engl. 6560.

## XIII. CHIRURGIE

Sanders, N.; East Ivanhoe, Melbourne. Lameness and allied conditions in the Greyhound. **(Lahmheit und ähnliche Zustände beim Greyhound.)** Austral. veterin. J. **38** (1962) Nr. 4. S. 239–243. E. Wiesner. 6624.

Wheat, J. D.; Davis, Univ. of California, School of Veterin. Med., Veterin. Clin. Bilateral fractures of the third metacarpal bone of a thoroughbred. **(Beiderseitige Fraktur des Os metacarpale III bei einem Vollblüter.)** J. Amer. veterin. med. Assoc. **140** (1962) Nr. 8. S. 815–816. — 2 Abb.
Eine Periostitis am Metacarpus ist bei jungen Vollblütern nicht selten. Dieser Zustand ist im allgemeinen als „Schienbein" bekannt. Die Behandlung beim „Schienbein" geschieht auf die verschiedenste Art und Weise, wie z. B. Ruhe, Kataplasmen, Blistern und Punktfeuer. Nach 6–12 Wochen kann das Tier wieder ins Training genommen werden. — Diese einfache Überanstrengungsperiostitis kann jedoch mit einer Fraktur verbunden sein. Ein derartiger Fall wurde bei einem 2 Jahre alten Vollblutfohlen beobachtet, bei dem der Trainer 3 Wochen zuvor das Training wegen Lahmheit und beiderseitiger „Schienbeine" einstellte. Da danach erneut Lahmheit auftrat, wurde das Tier zur Röntgenuntersuchung vorgestellt und beiderseits auf der Vorderfläche des Metakarpus wurden subperiostale Frakturen festgestellt. Da bereits eine gute Callusbildung sichtbar war, wurde von einer Behandlung Abstand genommen und 5–6 Mon. Ruhe verordnet. O. Dietz. 6632.

Chadžiralev, Radi. (Chadshiralew, Radi.) Osteosintezata po Kjunčer vŭv veterinarnata ortopedija. **(Die Osteosynthese nach Küntscher in der Veterinärorthopädie.)** Veterinarna sbirka, Sofija **58** (1961) Nr. 11. S. 16–20. — 2 Abb.
Die Osteosynthese nach Küntscher wurde bei 8 Hunden, 1 Kalb, 1 Färse und 1 Pferd mit einfachen und komplizierten Frakturen des Femurs, Radius, der Tibia und des Metatarsus angewandt. Beim Pferd konnte keine Osteosynthese erreicht werden, und bei der Färse entwickelte sich eine Phlegmone. In allen anderen Fällen war die Heilung sehr gut. Vf. empfiehlt die Methode.
T. Radew. 6634.

Marolt, J., Pajtl, M., Geres, V. und Andrasić, N.; Zagreb, Univ., Veterinärmed. Fak., Inst. für Pathol. und Therapie. **Über aseptische Frakturen des normalen und veränderten Strahlbeines beim Pferd.** Dtsch. tierärztl. Wschr. **69** (1962) Nr. 5. S. 133–135.
Es wird ein Teil der neueren Literatur über gedeckte Strahlbeinfrakturen beim Pferd angeführt. Vff. selbst berichten über 2 Fälle von aseptischen Strahl-

beinfrakturen bei schweren Zugpferden. Bei dem einen Tier lag ein normales, bei dem anderen Tier ein pathologisch verändertes Strahlbein vor. Es wird auf das seltene Vorkommen und auf die Bedeutung derartiger pathologischer Frakturen sowie auf die unrichtige Auslegung aseptischer traumatischer Frakturen des Strahlbeines hingewiesen. O. Dietz. 6634.

Sumner-Smith, G.; Bristol. Fixing intercondylar fractures of the humerus of the dog. **(Fixierung intercondylarer Frakturen des Humerus beim Hund.)** Veterin. Rec. **74** (1962) Nr. 10. S. 293. — 2 Abb., 2 Lit.
Bei der Reduktion und Fixierung von Frakturen der Trochlea humeri werden als Hilfsinstrumente die Zungenhalterzange nach Collin und Tuchklemme nach Mayo angewandt. Die Zungenhalterzange fixiert vor und während der Schraubung beide Epicondyli mit ihren Backen, wobei die laterale innerhalb des 1,8–2,5 cm langen Hautschnittes liegt und diesen aufsperrt. Mit der Tuchklemme wird die Länge der Knochenschraube bestimmt, indem sie wie ein Zirkel benutzt wird und den Außenabstand beider Epicondyli abmißt.
H. Trolldenier. 6634.

Ehrlein, H.; Hannover, Tierärztl. Hochschule, Klin. für Kleine Haustiere. **Erfahrungen bei der Behandlung von Femurfrakturen des Hundes.** Dtsch. tierärztl. Wschr. **69** (1962) Nr. 5. S. 124–128.
Von 315 wegen Frakturen der Extremitäten stationär behandelten Hunden litten 151 Hunde an Femurfrakturen, 62 Hunde an Humerusfrakturen, 64 Hunde an Tibiafrakturen sowie 38 Hunde an Radius-Ulna-Frakturen. Damit traten die Femurfrakturen von allen Brüchen der Extremitäten mit etwa 50% am häufigsten auf. 79 Femurfrakturen wurden durch Marknagelung, 51 durch Schienung, 10 durch percutane Osteosynthese mit extracutaner Kunststoffbrücke nach Becker, 4 Fälle durch Gipsverbände, 4 Fälle durch Ruhigstellung sowie 3 Fälle durch anderweitige operative Therapie behandelt. Bei der Beurteilung einer Fraktur muß der Grad der Dislokation, die Möglichkeit der Reposition und der Retension berücksichtigt werden. Die verschiedenen Frakturformen werden im Hinblick auf die verschiedenen Behandlungsmöglichkeiten besprochen. Am besten eignen sich zur Behandlung der Femurfrakturen die Schienung oder die Marknagelung nach Küntscher. Die Behandlung muß so früh wie möglich eingeleitet werden. Die Resorption eines entstandenen Hämatoms darf nicht abgewartet werden. Ist der Eingriff nicht innerhalb der ersten zwei Tage durchführbar, so sollte zur Entspannung der Muskulatur ein Extensionsbügel angelegt werden. O. Dietz. 6634.

Henschel, E.; Berlin-Dahlem, Univ., Inst. für Röntgenol., Tierzahnheilkunde und Veterin.-Orthopädie. **Erfahrungen mit der Markraumschraube nach E. Becker.** Dtsch. tierärztl. Wschr. **69** (1962) Nr. 5. S. 129–131. — 1 Abb.
Vf. berichtet über die Erfahrungen mit der Markraumschraube nach Becker bei Frakturen der langen Röhrenknochen, die an insgesamt 31 Hunden und 4 Katzen gewonnen wurden. Die Operationstechnik wird beschrieben. Es wurden 12 Humerus-, 2 Ulna-, 19 Femur- und 3 Tibiafrakturen versorgt. Einige Fälle werden in Einzelheiten beschrieben. Die Markraumschraube ist eine dem Küntscher-Nagel und dem Rush-Pin ähnliche Methode. Ein Vorteil ist, daß der Markraum von innen nach außen ohne jede Erschütterung aufgebohrt wird. Zur Schienung wird eine zur Stärke des Bohrers passende Markraumschraube eingedreht; diese bildet für beide Fragmente eine festsitzende innere Schiene. Sie läßt sich nach Abheilung leicht herausdrehen.
O. Dietz. 6634.

Eisenmenger, E.; Wien, Tierärztl. Hochschule, Chirurg. Klin. und Augenklin. **Isolierte Luxation des Radius beim Hund.** Kleintier-Prax. **7** (1962) Nr. 1. S. 6–11. — 2 Abb., 1 Tab., 18 Lit.

Unter mehr als 20000 stationär behandelten Hunden und Katzen befanden sich 91 Luxationen und Subluxationen des Ellbogengelenkes, davon waren: 81 nach lateral bzw. medial, 3 nach vorn mit Fraktur des Olekranon, 3 nach hinten, 1 isolierte Luxation der Ulna (Torsion), 2 isolierte Luxationen des Radius nach vorn mit Fraktur der Ulna und 1 isolierte Luxation des Radius nach vorn ohne Fraktur der Ulna (Berichtsfall). Letztere entstand nach Rauferei und Biß in den Unterarm. Die Gelenkaktion ist eingeschränkt, die Beugung gelingt nur bis zu einem Winkel von 90°, die Streckung bis 120°. Nach Abklingen der entzündlichen Schwellung läßt sich eine dorsovolare Verbreiterung des Unterarmes und das luxierte Radiusköpfchen palpieren; die Reponierung gelingt erst am 8. Tage in Allgemeinnarkose. Zur Retention wird das Gelenk in starker Beugehaltung für 11 Tage fixiert, die dadurch eingetretene Kontraktur der Beuger kann durch Behandlung nach mehreren Wochen geheilt werden. Die Anatomie des Ellbogengelenkes, der Entstehungsmechanismus und Repositionstechnik werden abschließend besprochen.
H. Trolldenier. 6638.

Szeligowski, Eustachy; Wien, Tierärztl. Hochschule, Chirurg. Klin. und Augenklin. **Ein Beitrag zur Ätiologie der Bursitis intertubercularis des Pferdes mit besonderer Berücksichtigung der funktionellen Aufgaben des Musculus biceps brachii.** Wiener tierärztl. Mschr. **49** (1962) Nr. 6. S. 499–509.
Krankheiten des M. biceps brachii und seiner Hilfselemente werden beim Pferd wiederholt beobachtet. Die meisten Krankheitsprozesse betreffen die Bursa intertubercularis. Es wurde an Hand eines Falles bei einem 24 Jahre alten Lipizzaner Hengst versucht, die Entstehung einer bestimmten Form der Bursitis intertubercularis auf eine Summation unterschwelliger Traumen zurückzuführen, die wiederum ihre Ursache in einer altersbedingten Störung der Muskelkoordination und des Bewegungsablaufes hatten. Im Ellbogen- und Karpalgelenk wurden senile Knorpelusuren gefunden, deren Schmerzhaftigkeit am Beginn der Stützbeinphase eine vorübergehende Erschlaffung des M. biceps brachii ausgelöst haben dürfte, auf die unmittelbar eine kräftige Kontraktion dieses Muskels folgen mußte. Dadurch wurden bei jedem Schritt die federnden und stoßdämpfenden Elemente der Bursa ständig neuen unphysiologischen Belastungen ausgesetzt, die sich histologisch als Blutungen und Histiocytenproliferationen in der Bicepsesehne nachweisen ließen und allmählich die bekannten Symptome der Bursitis intertubercularis hervorriefen.
O. Dietz. 6692.

Dämmrich, K.; Berlin-Dahlem, Univ., Inst. für Veterin.-Pathol. **Juvenile hypoplastische Osteoporose mit Knorpelzapfenbildung an den Epiphysenfugenknorpeln bei einer Katze.** Kleintier-Prax. **7** (1962) Nr. 1. S. 12–19. — 7 Abb., 26 Lit.
Eine hypoplastische Osteoporose (syn. Ostitis fibrosa, Osteodystrophia fibrosa, Osteofibrose, Osteogenesis imperfecta) eines 13 Mon. alten Katers wird mit ihren pathologisch-anatomischen und -histologischen Skelettveränderungen dargestellt. Infolge mangelhafter Festigkeit der Knochen kann die Erkrankung zu Verbiegungen und Frakturen führen. Seit dem 2. Lebensmonat bestanden bis zum Tode Lähmungserscheinungen, die pathologisch-anatomisch durch eine Splitterfraktur des 12. und 13. Brustwirbels geklärt wurden. Schon als Jungtier besaß der Kater „rachitisähnliche" Symptome. Als wichtigste Befunde wurden erhoben: weite, zellarme Tubuli der Hoden mit basalen Sertoli-Zellen; Schilddrüsenfollikel kollabiert, ohne Kolloid; Schädeldach leicht eindrückbar; Schädelknochen mit dünnen Knochenlamellen und osteoiden Säumen; hochgradige dorso-ventrale Verkrümmung der Wirbelsäule; Knorpelfugen etwas gewellt; Spongiosabälkchen der Wirbelkörper relativ dick mit deutlichen Osteoblastenbesätzen; dünne Lamelle der Kompakta mit zellreichem Periost; Zerstörung von Teilen des 12. und 13. Brustwirbels,

dort herdförmige Nekrose des Rückenmarks und Kerntrümmerzone mit angrenzender Gliazellvermehrung; Knorpel-Knochengrenzen der Rippen wallartig durch Säulenknorpel verdickt mit mangelhafter Verkalkung; Schulterblatt in oberem Drittel etwas nach medial durch fehlende Festigkeit abgeknickt; Röhrenknochen ohne metaphysäre Spongiosa, Corticalis als schmaler Knochenmantel, Knorpelfugen mit bis zu 2 cm langen Knorpelzapfen, die die Metaphysen und die Epiphysen meist ausfüllen; nur Epiphysen enthalten zahlreiche Spongiosabälkchen. Die festgestellte Osteoporose wird nicht durch Osteoklasie, sondern durch Hypoplasie des Knochengewebes erzeugt, die das Ergebnis der unzureichenden Osteoidbildung durch die Osteoblasten bei der desmalen und enchondralen Ossifikation ist. Ätiologisch wird die überaktive Schilddrüse und Tubulusverödung der Hoden genannt.
H. Trolldenier. 6710.

Gstirner, F. und Müller, O.; Bonn, Univ., Pharmaz. Inst. **Die Sterilisation von Hohlgefäßen in Heißluft- und Dampfsterilisatoren. 1. Mitt.** Arch. Pharmaz. Ber. dtsch. pharmaz. Ges. **294/66** (1961) Nr. 3. Mitt. dtsch. pharmaz. Ges. **31** S. 41–53. — 5 Abb., 2 Tab., 1 Lit.
Bei Heißluftsterilisatoren, auch bei solchen mit Luftumwälzungen, tritt meist kein absoluter Temperaturausgleich im Inneren auf. Die durch das Außenthermometer angezeigte Temperatur wird daher nicht in allen zu sterilisierenden Gefäßen erreicht. Eine sichere Abtötung von Mikroorganismen auch im Inneren von Glasgefäßen läßt sich jedoch erreichen, wenn man die einzustellende Temperatur um 20 °C höher wählt als für die Abtötung der Mikroorganismen nötig ist. G. Scheibner. 6730.

Gstirner, F. und Müller, O.; Bonn, Univ., Pharmaz. Inst. **Die Sterilisation von Hohlgefäßen in Heißluft- und Dampfsterilisatoren. 2. Mitt.** Arch. Pharmaz. Ber. dtsch. pharmaz. Ges. **294/66** (1961) Nr. 5. Mitt. dtsch. pharmaz. Ges. **31** S. 77–87. — 5 Abb., 5 Tab., 2 Lit. 1. Mitt. vgl. vorst. Ref.
Hohlgefäße liegend zu sterilisieren ist zwar in der Mehrzahl der Fälle, aber nicht immer zweckmäßig. Größe und Anzahl der Flaschen sowie die Art des Sterilisators sind für die Anwärmzeiten mit bestimmend. Die Anordnung der Gefäße im Sterilisator hat so zu erfolgen, daß die Luftzirkulation möglichst wenig behindert wird. — Beim Vergleich verschiedener Heißluftsterilisatoren erwiesen sich runde Heißluftsterilisatoren in bezug auf die Betriebszeit gegenüber rechteckigen Formen als etwas günstiger. Geräte mit Wärmestrahlung konnten Geräten mit Luftumwälzung gleichgesetzt werden. Bei der Sterilisation von Hohlgefäßen ist für die Dauer des Sterilisationsvorganges vor allem die Masse der Gefäße, weniger deren Oberfläche maßgebend.
G. Scheibner. 6730.

Gstirner, F. und Müller, O.; Bonn, Univ., Pharmaz. Inst. **Die Sterilisation von Hohlgefäßen in Heißluft- und Dampfsterilisatoren. 3. Mitt.** Arch. Pharmaz. Ber. dtsch. pharmaz. Ges. **295/67** (1962) Nr. 1. Mitt. dtsch. pharmaz. Ges. **32** S. 10–19. — 5 Abb., 6 Tab., 3 Lit. 2. Mitt. vgl. vorst. Ref.
Auch bei der Sterilisation im Autoklaven kommt es zu Temperaturdifferenzen zwischen Außenthermometeranzeige und herrschender Temperatur am Kaltpunkt. Die Ausgleichszeiten sind jedoch bei Autoklaven sehr klein. Dennoch müssen sie bei der Sterilisation, vor allem von größeren Gefäßen, berücksichtigt werden. Es empfiehlt sich daher, die Temperatur des Autoklaven um etwa 5 °C höher einzustellen als zur Abtötung von Mikroorganismen nötig ist.
G. Scheibner. 6730.

Milne, Francis James; Guelph, Ontario, Canada, Ontario Veterin. Coll., Large Animal Clin. Thoughts and observations on counter-irritation in the horse. **(Gedanken und Beobachtungen zur Gegenirritation-Gegenreizung [Kaustik, Hyperämiebehandlung] beim Pferd.)** Zbl. Veterinärmed. 8 (1961) Nr. 11. S. 1095–1140.

Die „Gegenirritation" ist eine Behandlung, wobei Drogen oder andere Pharmaca auf die intakte Haut appliziert werden, um tieferliegende pathologische Prozesse zu beeinflussen oder auszuheilen. Es gehören dazu das Ätzen mit Säuren, das Kauterisieren, das Blistern oder die Injektionen von jodhaltigen Lösungen unter die Haut. Modernere Methoden sind die Diathermie, die Ultraschallbehandlung und die Gamma-Bestrahlung. Die Gegenirritation hat als besondere Therapieform in der Human- und Veterinärmedizin in vielen Jahrhunderten verschiedene Abwandlungen erfahren. An gesunden Pferden wurden Untersuchungen über die Wirkungen nach oberflächlicher Applikation von 1) "PD"-Blister (Terpentinöl, rotes Quecksilberjodid, Canthariden), 2) "HG" Blister (Terpentinöl, Cajeput, Thymian, Kampfer, Ammonium-Wasser, Aceton, Oleoresin Capsicum und Isopropylalkohol), 3) rotes Quecksilberjodid (1:8 mit Lanolin), 4) Capsolin (Oleoresin-Capsicum, Kampfer, Crotonöl, Cajeputöl, Terpentinöl) angestellt. — In einer zweiten Versuchsreihe wurden einige Kubikzentimeter von Hypodermin (ölige Jodlösung) und Lugolscher Lösung unter die Haut injiziert. Schließlich wurde bei einer Anzahl von Tieren perforierend gebrannt, gebrannt und geblistert und mit konzentrierter Schwefelsäure geätzt. Alle Untersuchungen wurden im Beugesehnenbereich des Pferdes vorgenommen. Die bei den Experimenten erzielten Ergebnisse wurden durch Sektionsbefunde ergänzt. Sofern man beabsichtigt, bei der "Gegenreizung" nicht nur eine tiefgreifende Hyperämie, sondern auch einen gewissen Grad einer Gewebszerstörung zu erzeugen, sollte Lugolsche Lösung in Verdünnungen von 1:10 oder 1:5 s.c. injiziert werden. Dies ist in solchen Fällen besser als das Brennen oder Blistern. Diese Methode hat dann außerdem den Vorzug, daß dem Patienten Schmerzen und Verstümmelungen der Haut erspart werden. O. Dietz. 6740.

Butler, Hugh C.; Pullman, Washington State Univ. Subcutaneous relocation of the carotid artery for experimental purposes. **(Subcutane Verlagerung der Arteria carotis für experimentelle Zwecke.)** Amer. J. veterin. Res. **23** (1962) Nr. 92. S. 165–166.

Für experimentelle Zwecke ist die Gewinnung arteriellen Blutes häufig erforderlich. Man benutzt dazu gern die ventrale Halspartie unserer Haustiere, da dort die Arteria carotis verhältnismäßig gut zu erreichen ist. Zur Vor- und Verlagerung dieser Arterie sind verschiedene Operationstechniken beschrieben worden. Nach der von Graham 1937 angegebenen Methode kommt es jedoch öfter zu Hautnekrosen. Diese Methode wurde etwas abgeändert auf das Rind übertragen. Dabei ist die Arterie von der Oberfläche des Halses aus palpabel, sie hat eine feste Unterlage und wird in ihrer Position gehalten, so daß ein Rollen des Gefäßes bei der Punktion verhindert wird. — Die Operationsstelle liegt in der Mitte des Halses, parallel zur Trachea und etwas seitlich von der Medianlinie. Unter Lokalanästhesie wird die Arterie stumpf freigelegt, Bindegewebe und Nerven bleiben in der Tiefe, und um die Arterie wird eine Plastikhülse befestigt, aus deren einer Wand ein Stück herausgeschnitten worden ist (Abb.). Die Arterie kommt mit dieser Hülse unter der Haut zu liegen. Die Hautwunde wird vernäht. An 4 Tieren wurde diese Methode erfolgreich angewandt. Ein Kalb stand über ein Jahr lang im Versuch.

O. Dietz. 6740.

Voigt, A. und Dietz, O.; Leipzig, Karl-Marx-Univ., Inst. für Veterin.-Mikrobiol. und Tierseuchenlehre; Berlin, Humboldt-Univ., Chirurg. Tierklin. **Weitere Untersuchungen zur Ätiologie und Therapie der infektiösen Cerato-Konjunctivitis des Rindes.** Tierärztl. Umschau **17** (1962) Nr. 7. S. 224–230.

Als Erreger der infektiösen Ceratoconjunctivitis des Rindes wurden bisher sowohl die virusähnlichen Rickettsien als auch Bakterien, nämlich hämophile Keime, angesehen. Da die klinischen Symptome, der Verlauf der Erkrankung und die Therapie weitgehend bekannt sind, wurden erneut Untersuchungen im Hinblick auf die widersprechenden Resultate der aetiologischen Untersuchungen mit folgender Zielsetzung durchgeführt: 1) nochmalige Überprüfung der aetiologischen Bedeutung der Rickettsien einschließlich des Kulturversuches nach gelungener Übertragung; 2) weitere Abkürzung der Krankheitsdauer und Milderung der klinischen Symptome durch verbesserte therapeutische Maßnahmen. Im ersten Untersuchungsabschnitt konnten von 3 spontan und typisch erkrankten Rindern aus den äußeren und innneren Abschnitten der Augen regelmäßig und wiederholt Mikroorganismen nachgewiesen werden, die sowohl intrazellulär wie extrazellulär angetroffen worden, coccoide Gestalt besaßen und vorwiegend in Doppellagerung vorkamen. Ihre Darstellung gelang nach der Giemsa-Langsam- sowie Stamp-Färbmethode Zur Anzüchtung erwies sich die Verimpfung von bakterienfreiem Ausgangsmaterial in den Dottersatz sechstägiger Bruteier als geeignet. Die Reproduktion der Infektion mit typischen Symptomen gelang mit bakterienfreien, aber elementarkörperchenhaltigen Dottersacksupensionen aus den Anreicherungsversuchen von originalinfiziertem Untersuchungsmaterial. Als Erreger ist damit ein infektiöses Agens, das systematisch zwischen Bakterien und Viren steht und nach der internationalen Systematik als *Ricolesia bovis* bezeichnet wird, anzusehen. Neuere Therapiemöglichkeiten mit Antibiotica und Cortisonen werden unter Beachtung der bei der Cortisontherapie möglichen Gefahrenmomente aufgezeichnet. O. Dietz. 6753.

Gruenberg, K.; Berlin-Dahlem, Univ., Klin. und Poliklin. für Kleine Haustiere. **Erfahrungen mit der operativen Behandlung der Linsenluxation des Hundes.** Kleintier-Prax. 7 (1962) Nr. 2. S. 29–33.
Zur operativen Entfernung der Linse bei der Luxatio lentis des Hundes werden verschiedene Methoden angegeben. In der zugänglichen Literatur sind keine Hinweise auf die Erfolgsquoten. An 61 Augen von 52 Hunden wurde die totale oder partielle Linsenluxation operativ angegangen. Die überwiegende Anzahl der Linsenluxationen trat bei Terriern auf. Bei der Verteilung auf die Geschlechter überwiegen die Hündinnen mit 38 gegenüber 23 Rüden. Von 45 nachkontrollierten Augen konnten nur 4 als zufriedenstellend geheilt bezeichnet werden. Vier weitere Tiere haben Lichtempfindungen trotz Irisverwachsungen und partiellen Hornhauttrübungen. 11 Augen sind ohne Sehvermögen oder Lichtempfindung, jedoch kosmetisch erhalten. Der Rest von 26 Augen ist durch Glaukom oder Phthisis bulbi erblindet und mußte zum Teil exenteriert werden. Die Operation wurde unter Prämedikation eines Neurolepticums im Polamidonrausch durchgeführt. Bei ungenügender Ruhigstellung wird zusätzlich noch Nembutal i.v. gegeben. Zur völligen Analgesie und Akinese des Bulbus wird Xylocain retrobulbär injiziert. Nach Kanthotomie und Fixation des Bulbus mit der Faßpinzette nach Elschnig wird vor Bulbuseröffnung die Naht nach Liégard gelegt. Die Eröffnung des Bulbus geschieht mit einem Schmalmesser nach Gräfe. Geschnitten wird corneal knapp am Limbus. Der Schnitt wird von $3^h$–$10^h$ oder von $2^h$–$9^h$ gelegt, je nachdem ob links oder rechts operiert wird. Die Linse wird durch Depression mit dem Starschieber oder einem Schielhaken entwickelt. Zur Verhinderung einer vorderen Synechie wird noch eine kleine Luftblase in die vordere Augenkammer mittels der Vorderkammer- oder Tränenkanal-Kanüle gesetzt. Eine Nachbehandlung erfolgt lokal mit Antibiotica, später mit Antibiotica-Cortisonkombinationen. O. Dietz. 6753.

Grono, L. R.; Queensland, Univ., Veterin. School. The surgical treatment of canine otitis externa. **(Chirurgische Behandlung der Otitis externa des Hundes.)** Austral. veterin. J. 38 (1962) Nr. 4. S. 235–238.
E. Wiesner. 6774.

Szép, I. und Gertner, M. Borjak szarvtalanitása kornkauterrel. **(Enthornen der Kälber durch Hornkauter.)** Agrártudományi Egyetem Mezögazdaságtudományi Karának Közleményei, Gödöllö [Ber. landwirtsch.-wiss. Fak. Univ. Agrarwiss., Gödöllö] **1961** S. 21–26. — Aus: Ung. Agrar-Rdsch. **1962** Nr. 3.
Unter den Enthornungsverfahren hält man die Thermocoagulationsmethode für die geeignetste, da sie sterile und unblutige Wundverhältnisse schafft. Vff. konstruierten einen Hornkauter mit Trafo und Netzanschluß, der die Mängel der früheren Geräte überwunden hat und sich auch für den Gebrauch im Großbetrieb eignet. Das Instrument besteht aus einem Griff, einer Röhrenhülle und der Brennvorrichtung. Der Griff gleicht einem Revolverkolben, er enthält eine Schaltvorrichtung, die den durch eine Kabelleitung von unten eingeführten Schwachstrom zur Brennvorrichtung leitet. Die Röhrenhülle ermöglicht eine genaue Lokalisierung des Kauters am Schädel der Tiere, verhindert sein Verrutschen und umhüllt die Brennvorrichtung mit einem Schutzmantel. Die Funktion der Brennvorrichtung beruht auf dem Prinzip des Bogenlichtes. Zur Bestätigung des Gerätes braucht man einen 11 cm langen und 6 mm dicken Kohlenstift, der bei einer beliebigen Stromspannung von 6 oder 12 V die entsprechende Temperatur erreicht. Die Spitze des Kohlenstiftes erglüht in 10 bis 15 Sek. Das Ausbrennen des Hornansatzes dauert 4 bis 6 Sek. Außer einem Anstrich mit Vaseline beansprucht die Brennwunde keine weitere Behandlung . Die Wunde heilt in 2 bis 3 Wochen vollkommen. Das Gerät ist ungefährlich, ermöglicht eine unfallfreie Arbeit, kühlt nach Beendigung der Arbeit innerhalb von Minuten aus, ist klein und leicht, läßt sich daher leicht transportieren. 6780.

Kostov, Pavel. (Kostow, Pawel.) Otstranjavane na čuždo tjalo ot chranoprovoda na govedo črez sondirane prez kardijata. **(Entfernen eines Fremdkörpers aus dem Schlund des Rindes durch Sondieren durch die Cardia.)** Veterinarna sbirka, Sofija **58** (1961) Nr. 10. S. 22–23.
Der Schlund einer Färse war durch einen Apfel verstopft. Es wurde versucht, den Fremdkörper durch Injektion von 100 ml 4%iger Procainlösung in den Schlund bis zum Vormagen weiterzutreiben, jedoch erfolglos. Daher wurde nach Ruminotomie durch die Cardia eine Sonde in den Schlund eingeführt, der Apfel stieg wieder in die Maulhöhle auf, von wo er leicht mit der Hand herausgenommen wurde. T. Radew. 6792.

Balch, C. C. und Cowie, A. T.; Shinfield, Reading, Berks., England, Nat. Inst. for Res. in Dairying. Permanent rumen fistulae in cattle. **(Pansendauerfistel beim Rind.)** Cornell Veterinarian **52** (1962) Nr. 2. S. 206–214. — 5 Abb.
Ernährungsphysiologische Forschungen beim Rind erfordern immer wieder das Anlegen einer permanenten Pansenfistel. Es wird erneut eine entsprechende Operationsmethode von der linken Flanke des Rindes aus beschrieben. Die Schnittführung erfolgt vertikal nach der bekannten Paravertebralanästhesie mit kurzwirkenden Lokalanaesthetica. Zunächst wird der Pansen an der Bauchwand fixiert, wenige Tage später wird der Pansen eröffnet und zunächst die entstandene Fistel durch eine Fußballblase vorübergehend geschlossen. 8 Tage später wird die kanalisierte Pansenmanschette eingesetzt und fixiert. Die Pansenmanschette besteht aus zwei verschieden großen Gummiringen. Darin wird ein Gummirohr befestigt. Die Öffnung kann jederzeit verschlossen werden.
O. Dietz. 6807.

Wick, Rudolf. **Ein Beitrag zur Behandlung der Fremdkörpererkrankung des Rindes mit einer Magnet-Magensonde unter besonderer Berücksichtigung des magnetischen Geschehens.** Diss. Karl-Marx-Univ. Leipzig, Veterinärmed. Fak., Chirurg. Tierklin. **1960** 143 S. — 172 Lit.

Am VEB Vieh- und Schlachthof Leipzig wurden 1050 Schlachtrinder auf das Vorkommen von Fremdkörpern in der Haube untersucht, wobei bei 546 Tieren (52%) Fremdkörper gefunden wurden. Bei 237 (22,6%) der Rinder war die Haube bereits perforiert. In 27 Fällen hatte der Fremdkörper die Haube wieder verlassen. 80,6% der Einstiche lagen in der cranialen Haubenhälfte. Es besteht ein direkter Zusammenhang zwischen der Häufigkeit von Fremdkörpern und dem Alter der Tiere. Bei 16 Tieren waren Steine trotz positiver Suchgerätanzeige einziger Fremdkörperbefund. In 10 Fällen hatten die Fremdkörper den Körper über den Verdauungskanal verlassen, und bei 3 Tieren wanderten sie perkutan aus. Mit einer Magnet-Magensonde konnte nach 10maliger Sondierung nur bei 2 von 10 Rindern ein loses Metallstück extrahiert werden. Zur Klärung des Versagens der Magnetsonde wurden Versuche durchgeführt, in denen die Kraft für das Ausziehen von Fremdkörpern aus dem Haubengewebe mit der Kraft für das Abziehen dieser Fremdkörper von einem starken Magneten verglichen wurde. Danach besteht eine durchschnittliche Kraftdifferenz von 1503 Pond zwischen dem Ausziehen der Fremdkörper aus der Haube gegenüber dem Abziehen von einem Elektromagneten von 16000 Oerstedt. Demzufolge liegt die magnetische Sättigung der Fremdkörper unter der zur Extraktion nötigen magnetischen Kraft, so daß auch der Einsatz stärkerer Magneten keine besseren Ergebnisse erwarten läßt. H. Gürtler. 6807.

Hughes, W. A. und Cartwright, J. R.; Coventry. A case of distension of the omasum. **(Ein Fall einer Psaltervergrößerung.)** Veterin. Rec. **74** (1962) Nr. 24. S. 676–677.

Ein 8 Jahre altes Niederungsrind, 8 Mon. tragend, wurde wegen Futterverweigerung vorgestellt. Das Tier zeigte zunächst normale Pansenbewegungen und normale Körpertemperatur und wurde unter dem Verdacht einer Lungenaffektion mit peroralen Gaben von Sulphapyridin behandelt. In den folgenden 5 Tagen besserte sich der Zustand wenig. Die Atmung normalisierte sich, jedoch wurden nur geringe Mengen eines schwarzgefärbten festen Kotes abgesetzt. Der Appetit war schlecht. Es wurde Magnesiumsulfat gegeben. Daraufhin wurde der Kot wäßrig. Das Tier zeigte leichte Dehydrationserscheinungen. Es wurde Fremdkörperverdacht geäußert und zunächst erst Vit. $B_{12}$ injiziert. Schließlich wurde ein spontanes Stöhnen hörbar. Metallische Laute waren auf der linken Körperseite wahrnehmbar, und es wurde an eine Labmagenverlagerung gedacht. Durch die folgende Laparotomie wurde dieser Befund nicht bestätigt. Die Rumentomie ergab keine Anhaltspunkte für das Vorliegen einer Fremdkörpererkrankung. Drei Tage nach dieser Operation starb der Patient. Bei der Sektion war der Psalter stark vergrößert, er war halb so groß wie der gesamte Pansen. Auf der Oberfläche des Psalters bestand eine fibrinöse Peritonitis. Im Psalter befanden sich trockene Futtermassen. Die Haubenpsalteröffnung war erweitert, die Psalter-Labmagenöffnung verengt. Die Psalterwand hatte normale Stärke. Da derartige Fälle von Psalterdilatationen bzw. -atonien verhältnismäßig selten sind, sollte der vorliegende Fall geschildert werden. O. Dietz. 6807.

Boyer, M. J.; Lyon. Deuxième cas de taxis chirurgical sur un poulain atteint d'occlusion intestinale. **(Der zweite Fall eines chirurgischen Eingriffes beim Fohlen wegen Darmverschlusses.)** Bull. Soc. Sci. vétérin. Méd. comparée Lyon **63** (1961) Nr. 5. S. 355–357.

In dem betreffenden Gestüt wurden die Fohlen mit einer kräftigen Haferration bzw. Gerstenschrot und melassierter Spreu gefüttert. Das Fohlen erkrankte im Alter von 7 Mon. an einer schweren Kolik. Diagnose: Indigestion. Das Tier blickte häufig nach hinten rechts. 4 $cm^3$ Pilocarpinnitrat und einige $cm^3$ Lispamol verschafften zwar zeitweise Linderung, die Koliksymptome kehrten jedoch wieder. Deshalb Entschluß zur Laparatomie von der linken Flanke. Die Inspektion der einzelnen Colonsegmente läßt einen Darmverschluß infolge

Torsio coli im Bereiche des dritten Colonsegmentes (Längsverdrehung um eine halbe Umdrehung) erkennen, die zum Volvulus geführt hat. Nach Reposition des verdrehten Darmsegmentes sofortiges Wiedereinsetzen der Peristaltik und Aufhören der Kolikerscheinungen. Z.Zt. der Berichterstattung war das Fohlen bereits 17–18 Mon. alt, d. h., 10 Mon. waren p.o. vergangen und die Narbe reaktionslos verheilt. H. Busse. 6812.

Müller, W.-D. und Buff, B.; Treuchtlingen; Ellingen. **Zur Therapie des Rectumprolaps beim Ferkel.** Tierärztl. Umschau 17 (1962) Nr. 5. S. 147–148.
Es wird über das Vorkommen und die meist angewandte chirurgische Therapie beim Rectumprolaps des Ferkels berichtet. Die Ätiologie dieser Erkrankung wird erwähnt. Es wird auf Grund der Arbeit von Hindson darauf hingewiesen, daß in manchen Würfen der Rectumprolaps beim Ferkel gehäuft auftritt. Schließlich wird die von Hindson angegebene Operationstechnik ausführlich beschrieben. Vff. erprobten selbst eine konservative Behandlungsmethode beim Rectumprolaps, indem sie die prolabierten Mastdarmteile täglich einmal mit Lotagen-Konzentrat einpinseln ließen. In allen Fällen kam es innerhalb von 2–3 Wochen nach Behandlungsbeginn zum Verschwinden des Vorfalls. Eine durch weitere Verletzungen des Vorfalls hervorgerufene ascendierende Peritonitis läßt sich durch Antibioticagaben beherrschen. Der Erfolg der Prolapsbehandlung mit Lotagen (WZ. Byk-Gulden, Konstanz) ist einer Demarkation und einer spontanen Reposition zuzuschreiben.
O. Dietz. 6812.

Greuel, E.; Bonn, Univ., Tierphysiol. Inst., Forschungsstat. für Geflügelkrankh. **Zur Technik der anus praeternaturalis-Operation beim Huhn.** Arch. Geflügelkunde 25 (1961) Nr. 6. S. 503–507. — 6 Abb., 2 Lit.
Um bei Stoffwechseluntersuchungen Kot und Harn trennen zu können, werden die von Hartfiel aus der Literatur zusammengestellten Operationstechniken kritisch untersucht. Die Setzung des anus praeternaturalis dicht hinter der Brustbeinspitze (nicht wie üblich in der Nabelgegend) erweist sich als sehr günstig. Nach Entfernen der Federn und nach Lokalanästhesie werden die einzelnen Gewebeschichten direkt an der Linea alba durchtrennt, die künstliche Afteröffnung kreisförmig herausgeschnitten und Bauchfell und Bauchwand so miteinder vernäht, daß die Fettschicht vom Peritoneum bedeckt ist. 1 bis 1,5 mm von der Kloake entfernt wird das Rectum unterbunden. Der für den künstlichen After vorgesehene Darmabschnitt wird mit der Bauchdecke vernäht und dann der Länge nach geöffnet. Stoffwechsel und Legeleistung der operierten Tiere sind völlig normal.
E. Wojaczek-Steffke. 6812.

Kupferschmied, H.; Bern, Univ., Veterin.-Ambulator. Klin. **Deckstörungen beim Schwein mit Verletzung der weiblichen Harnröhre und Harnblase durch den Penis.** Schweiz. Arch. Tierheilkunde 104 (1962) Nr. 5. S. 298–304. —6 Abb., 18 Lit. Zus. in Engl., Franz., Ital.
Vf. berichtet über 2 Deckzwischenfälle beim Schwein. Das erste Tier zeigte — ohne daß bei der Bedeckung etwas besonderes aufgefallen wäre — am Tage nach dem Deckakt verminderte Freßlust und verweigerte am 2. Tag die Futteraufnahme. Nach Antibioticatheraphie und Verabreichung eines Laxans trat bis zum 5. Tag p.coit. eine vorübergehende Besserung ein. 2 Tage später kann das Tier bei stark gekrümmten Rücken, angefüllter Bauchhöhle und einer Körpertemperatur von 39,8 °C nur noch mit Mühe aufstehen. Bei der Schlachtung am Tage darauf wird neben einer hochgradigen Peritonitis eine Urethraruptur festgestellt. Durch die histologische Untersuchung wurden im Bereich der Rupturstelle z.T. bereits phagocytierte Spermien nachgewiesen. Die 2. Jungsau zeigte am Abend des Bedeckungstages bedrohliche klinische Symptome, die zur Notschlachtung führten. Auch bei diesem Tier wurde beim

Deckakt kein von der Norm abweichender Befund beobachtet. Pathologisch-anatomisch lagen im Harnröhrenbereich Blutungen und am Blasenhals Zerreißungen vor. Die mögliche forensiche Bedeutung des Nachweises von Spermien in der Umgebung der Rupturstelle wird herausgestellt.
H. Haase. 6815.

Lanz, E.; Bern, Univ., Veterin.-Ambulator. Klin. **Beitrag zur Penisknickung beim Stier.** Schweiz. Arch. Tierheilkunde **104** (1962) Nr. 5. S. 275–282. — 8 Abb., 11 Lit. Zus. in Engl., Franz., Ital.
Nach eingehenden Betrachtungen über Ätiologie, klinisches Bild, Prognose, Therapie und Prophylaxe der Penisknickung beim Bullen wird über 3 geheilte Fälle berichtet. Beim ersten Bullen mit geringgradigen Veränderungen gelang der therapeutische Erfolg mittels konservativer Maßnahmen — Deckruhe, Burow'sche Lösung, Lehmpackungen —, in den übrigen 2 Fällen machte sich chirurgisches Vorgehen notwendig. Prognostisch wichtig ist, wann die Erkrankung diagnostiziert wird. Wenn bereits stärkere bindegewebige Verklebungen und Verwachsungen vorliegen, ist keine erfolgreiche Behandlung mehr möglich. Empfohlen wird in zweifelhaften Fällen bis zum 10. Tag nach Krankheitsbeginn die Verwendung adstringierender Medikamente. Falls die Schwellung bis zu diesem Zeitpunkt nicht resorbiert ist, macht sich bei wertvollen Bullen ein operatives Vorgehen notwendig. Nur unruhige und aufgeregte weibliche Tiere sollten im Sprungstand gedeckt werden. Ablehnung finden Sprungstände mit Vertiefungen und Sprunggruben. H. Haase. 6818.

Stöber, M., Krause II, D. und Kasa, F.; Hannover, Klin. für Rinderkrankh.; Tierärztl. Hochschule, Inst. für Haustierbesam. und -androl. (Richard-Götze Inst.). **Beitrag zur Beurteilung des Operationserfolges bei der Bullensterilisierung.** Dtsch. tierärztl. Wschr. **68** (1961) Nr. 24. S. 703–705.
Im Gegensatz zu der umständlichen Resektion des Samenleiters und der im Erfolg unsicheren Injektion von sklerotisierenden Mitteln in den Nebenhodenschwanz hat die von Rosenberger vorgeschlagene Resektion der Nebenhodenschwänze in kurzer Zeit breite Anwendung zur Sterilisierung von Mast- und Probierbullen gefunden. Trotz der ziemlich einfachen Technik kommen gelegentlich Fälle vor, in denen der Erfolg des Eingriffes angezweifelt wird, wo also ein auf diese Weise behandelter Bulle späterhin weibliche Tiere nicht nur gedeckt, sondern auch befruchtet haben soll. Zur Klärung muß zunächst festgestellt werden, ob die Befruchtungsfähigkeit des betreffenden Bullen wirklich erhalten geblieben ist. Dies kann durch die Untersuchung eines mit Hilfe der künstlichen Vagina entnommenen Ejakulates geschehen. Bei erhaltener Fruchtbarkeit muß dann aber weiterhin nachgewiesen werden, ob diese Tatsache darauf zurückzuführen ist, daß die Operation nicht sachgemäß durchgeführt wurde, oder ob das in Frage stehende Tier etwa ausnahmsweise trotz lege artis vorgenommener Resektion fruchtbar geblieben ist. Das Untersuchungs- bzw. Ermittlungsverfahren in solchen Fällen wird beschrieben. — In allen Fällen, bei denen der Nebenhodenschwanz unverletzt vorgefunden wird, ist der Operateur haftpflichtig, weil er den Eingriff nicht zu Ende geführt hat. Das beschriebene Verfahren, den Erfolg der Bullensterilisierung an Hand der am Nebenhodenschwanz und im Inhalt des Samenleiters erhobenen Befunde zu beurteilen, reicht in der Mehrzahl der Fälle zur Klärung aus. Unter bestimmten Umständen ist eine zusätzliche histologische Untersuchung erforderlich. Wenn andere Vatertiere als „Übeltäter" in Frage kommen, ist außerdem noch ein Vaterschaftsnachweis durch Blutgruppenbestimmung notwendig. O. Dietz 6818.

Ovčarov, N. (Owtscharow, N.) Kastriruem barančikov novym metodom. **(Die Kastration von Schafböcken nach einer neuen Methode.)** Ovcevodstvo, Moskva 7 (1961) Nr. 12. S. 27.

Es wurden nach der Methode von Beiburtsjan bisher 400 Böcke kastriert. Wurde die Operation im Mai durchgeführt, so erreichten die Tiere im gleichen Jahr bei Frühkastration (2–3,5 Mon.) ein Kgw. von 39,6 kg und gaben einen Wollertrag von 4,45 kg (die dazugehörigen Kontrollen nur 34,0 kg Kgw. und 3,33 kg Wolle). Bei Spätkastration (15–16 Mon.) zum gleichen Zeitpunkt wurden von den operierten Tieren 5,6 kg Fleisch und 1,12 kg Wolle mehr erhalten als von den nichtoperierten Böcken. S. Willer. 6818.

Southcott, W. H.; Armidale, New South Wales, Div. of Animal Physiol., Pastoral Res. Lab. The prevention and treatment of ovine posthitis with testosterone propionate. **(Die Vorbeugung und Behandlung der Posthitis beim Schaf mit Testosteronpropionat.)** Austral. veterin. J. **38** (1962) Nr. 2. S. 33–42. — 3 Abb., 9 Tab., 16 Lit.

Die Behandlung der Erkrankung durch chirurgische Eingriffe am Praeputium hat zwar keine voll befriedigende Erfolge gebracht, obwohl eine präventive Wirkung nicht zu bestreiten ist. Die Ulcerationen bleiben aber oft bestehen und die betreffenden Tiere werden stark von den Fliegen belästigt. Die prophylaktische Implantation von Testosteronpropionat führte insbesondere bei den schwereren Fällen innerer Ulcerationen zu einer erfolgreichen Behandlung der Posthitis. Der Heileffekt der Hormonbehandlung wurde durch eine lokale Behandlung (Cetrimide in alkohol. Lösung) noch gesteigert. Durch die Hormonimplantationen wurden die Gewichtszunahmen und die Wolleistung ohne qualitative Beeinträchtigung erhöht. Starke und häufige Dosen führen zu einem gesteigerten Hornwachstum. Dieser unerwünschten Nebenwirkung kann jedoch durch entsprechende jahreszeitliche Verteilung und Verringerung der Dosis begegnet werden. Da das Präparat mehr den Stoffwechsel beeinflußt als durch seine androgenen Eigenschaften wirkt, erscheint es zweckmäßig, nach anderen Steroidkomponenten mit stark anabolischen, aber gering ausgeprägten androgenen Eigenschaften zu suchen. H. Busse. 6818.

Skyrme, H. P.; Gisborne, Dep. of Agric. A technique for speying yearling heifers. **(Eine Kastrationstechnik bei Jährlingsfärsen.)** New Zealand veterin. J. **10** (1962) Nr. 1. S. 9–10. — 2 Abb.

Die Kastration ist bei Tieren, die gemästet werden sollen, angezeigt. In der linken Flanke wird nach Lokalanästhesie im Bereich des Operationsfeldes ein winkelartiger Hautschnitt gelegt, so daß die Basis dieses Winkels nach cranial zu liegen kommt. Die Muskulatur und das Bauchfell werden stumpf durchstoßen, so daß die Hand in die Bauchhöhle eingeführt werden kann. Die Ovarien werden von den Eileitern durch Zug und Druck mit dem Daumennagel gelöst. Eine Blutstillung ist nicht erforderlich. Es erfolgt nur eine Hautnaht im Bereiche des winkelartigen Hautlappens. O. Dietz. 6820.

Lamont, G. B. und Young, R. G. E. A case of traumatic uterine rupture in a heifer. **(Ein Fall einer traumatischen Uterusruptur bei einer Färse.)** Veterin. Rec. **74** (1962) Nr. 24. S. 677.

Eine 2½ Jahre alte, hochtragende Guernsey-Färse hatte 2–3 Tage vor der Untersuchung einen Zusammenstoß mit einem Auto erlitten. Das Tier war danach etwas unruhig gewesen, und 3 Tage später hingen aus der Scheide Nachgeburtsteile. Bei der vaginalen Untersuchung war die Cervix $^2/_3$ eröffnet, im Uterus konnte kein Fetus palpiert werden. Es bestand ein Zustand, wie er sonst 24–48 Std. nach der Geburt angetroffen wird. Die weitere Untersuchung ergab einen Riß in der Uteruswand, und zwar vom Uteruskörper auf das rechte Horn übergehend. Durch diesen Riß waren Placentaanteile in die Bauchhöhle eingetreten. Innerhalb der Bauchhöhle konnte der Fetus ermittelt werden. Unter Paravertebralanästhesie wurde am stehenden Tier in der linken Flanke die Laparotomie durchgeführt und ein lebendes Kalb entwickelt. Von der Laparotomiewunde aus erfolgte die Naht der Uterusrupturstelle.

Uterus- und Bauchhöhle wurden lokal, der Patient allgemein antibiotisch versorgt. Das Rind genas vollständig und wurde in der Zwischenzeit wieder besamt. Das Kalb starb am Tage nach der Operation. Bei der Sektion war der Labmagen des Tieres mit serös-blutiger Flüssigkeit, aus der Bauchhöhle des Muttertieres stammend, gefüllt. O. Dietz. 6820.

Vaughan, L. C.; Northmimms, Hatfield, Hertfords., Roy. Veterin. Coll. Field Stat., Dep. of Surgery. Congenital detachment of the Processus anconeus in the dog. **(Congenitale Trennung des Processus anconeus beim Hund.)** Veterin. Rec. 74 (1962) Nr. 11. S. 309–311.
Beim Hund ist eine Lahmheitsursache bekannt, wobei das Ellenbogengelenk betroffen ist und die durch eine fehlerhafte Entwicklung des Processus anconeus der Ulna entsteht. Über diesen Processus ist bereits im amerikanischen Schrifttum von Stiern (1956), Cawley und Archibald (1959) berichtet worden, wobei man z.T. auch von einer Patella cubitis sprach. Vf. beobachtete in den Jahren 1957–61 6 Fälle bei Hunden (Alsatians) im Alter von 4½ bis 16 Mon. Der freie Processus anconeus wirkt im Ellenbogengelenk wie eine Gelenkmaus. In 5 Röntgenbildern wird bei verschiedener Projektion und Gelenkbeugung die Lage dieses freien Processus anconeus dargestellt. Als Therapie wird die Exstirpation des freien Knochenstückes nach der von Stiern, Cawley und Archibald angegebenen Methode empfohlen. Die Operationstechnik wird noch einmal beschrieben und durch eine Skizze erläutert. O. Dietz. 6827.

Cermak, K., Bego, U. und Pajtl, M.; Zagreb, Univ., Veterinärmed. Fak., Inst. für Pathol. und Therapie; Inst. für Morphol. und Physiol. **Beitrag zu den peripheren Nervenlähmungen am Vorderfuß beim Hund, mit besonderer Berücksichtigung des Nervus radialis.** Tierärztl. Umschau 17 (1962) Nr. 4. S. 105–109. — 6 Abb.
6 Fälle einer Verletzung und Lähmung des N. radialis mit klinisch nicht einheitlichem Bild führten zu Untersuchungen, um Klarheit in die Symptomatologie der Radialis- und Armgeflechtlähmungen zu bringen. Es wurde: 1) eine anatomische Untersuchung des Armgeflechts, 2) die Neurektomie des N. radialis an verschiedenen funktionell wichtigen Stellen und 3) die Neurektomie der Nerven des Armgeflechts einzeln und in Gruppen ausgeführt. Insgesamt wurden 68 Neurektomien an 48 Hunden sowie 8 Myotomien bzw. Tenektomien durchgeführt, wobei jeder Versuch 3–8 mal wiederholt und nach einer Beobachtungszeit von 14 Tagen bis 4 Mon. die Tiere einer Kontrollsektion unterzogen wurden. Der caudal von der A. axillaris liegende Teil des Armgeflechts erwies sich leicht verletzlich beim Trauma; dieser Teil liegt gefältelt dem Symphysenrand der 1. Rippe auf und ist durch das Tuberculum minus des Humerus durch Quetschung gefährdet. Aus dem Geflecht entspringen der N. radialis, medianus, ulnaris, musculocutaneus und die Nn. thoracales. Die von Vff. benannte distale Radialislähmung entsteht bei Neurektomie oder Trauma der Nerven unmittelbar hinter der Abzweigung des Ramus superficialis beim Verlauf über die scharfe Crista epicondyli lateralis. Charakteristisch ist jedoch nur ein zeitweises und seltenes Einknicken in den Gelenken des Carpus und der Pfote. Die proximale (typische Radialislähmung entsteht durch den Ausfall des Nervs vor der Abzweigung zum Triceps, der eine starke Beugung aller Gelenke, inkomplettes Strecken, gesenktes Ellenbogengelenk und Aufstützen der Gliedmaße nur mit dem distalen Teil der Dorsalfläche der Pfote hervorruft. Die Neurektomie des Armgeflechts oder nur die Neurektomien von N. radialis, medianus, ulnaris, musculocutaneus und axillaris erzeugen eine komplette Lähmung der betreffenden Gliedmaße, differentialdiagnostisch ähnlich mit dem Bild der Radialislähmung, weil im klinischen Lahmheitsbild des Armgeflechts die Symptome der Radialislähmung mit zum Ausdruck kommen.
H. Trolldenier. 6827.

Borrmann, Hans; Berlin-Johannisthal. **Sputniks der Chirurgie.** Medizintechnik **1962** Nr. 4. S. 118–121. — 12 Abb.
Der sowjetische Gefäßnahtapparat ist als „Komplexgerät" ein feinmechanisches Instrument hoher Präzision. Das Gerät verrichtet mehrere Aufgaben zugleich: 1. Bereithalten der getrennten und umgestülpten Gefäßenden zur Gefäßnaht (Umstülpphasen), 2. Füllen des Magazins mit Klammern, vorbereitet zum Ausstoßen, 3. Genaues und unverrückbares Zueinanderfügen und Fixieren der Gefäßenden, 4. Festhalten und Abklemmen der Gefäßenden, 5. Gefäßnaht (auf Fingerdruck). Mit dem Tantal-Niobium-Nahtmaterial wurden dank seiner Verträglichkeit und Resorptionsfähigkeit der Gefäßchirurgie neue Möglichkeiten erschlossen. Der sowjetische Gefäßnahtapparat arbeitet mit feinen Tantal-Niobium-Klammern, Drahtdurchmesser von nur 0,15 mm und nach dem Prinzip der bekannten Heftklammergeräte. Der Apparat wird in zwei Größen hergestellt. Die kleinere Type ist für die Naht von Gefäßen mit Durchmesser von 1,3–1,6–2,0–2,5–2,9 und 3,6 mm bestimmt, das größere Gerät erfaßt die Gefäßdurchmesser von 2,5–3,3–4,1–4,9–5,7 und 6,6 mm. Die Einzelteile des Gerätes und die einzelnen Arbeitsphasen werden in 12 Abbildungen dargestellt und erläutert. O. Dietz. 6871.

Wolf, Werner; Berlin, Charité, Chirurg. Klin. **Maschinelle Gefäßnaht.** Medizintechnik **1962** Nr. 4. S. 115–117. — 12 Abb.
Lambert entwickelte den Gedanken, verletzte Gefäße durch Naht zu versorgen. Die erste Naht einer völlig durchtrennten Arterie gelang Heidenhain 1894. Für das Gelingen einer Gefäßnaht müssen folgende Bedingungen erfüllt werden, die am besten Komplikationen wie Nachblutungen oder Thrombosierungen vermeiden. Strenges aseptisches Vorgehen ist erforderlich. Die Gefäßwände sollen während der Anastomosierung durch Betupfen mit physiologischer Kochsalzlösung vor Austrocknung bewahrt und gleichzeitig Blutreste ausgespült werden. Zu Thrombosierung kann es bei Intimaläsionen kommen. Eine exakte, spannungslos evertierende Adaption von Intima auf Intima vermeidet eine übermäßige Stenosierung der Nahtstelle. Die Gefäßwand soll evertiert werden, weil man der Adventitia wie den aus den Wundrändern austretenden Gewebesäften eine gerinnungsfördernde Wirkung zuschreibt. Bei Jugendlichen sollte die Voraussetzung für das Mitwachsen der Anastomose erfüllt werden. Eine neue Methode der Gefäßnaht entwickelte in der Sowjetunion 1941 Gudow. Das Wesen der Gudow'schen Methode besteht darin, daß auf die freien Gefäßenden weichfassende Arterienklemmen gesetzt werden, die mit den Apparathälften zu verbinden sind. Danach fügt man je eine Gerätehälfte über einen Gefäßstumpf so zusammen, daß die Intima evertiert fixiert wird. Ähnlich einem Büroklammerhefter enthält der Nähapparat eine Büchse mit feinsten u-förmigen Tantalklammern und eine zweite als Widerlager, auf welchem die Klammern nach Durchstechen der Gefäßenden umgebogen werden und so die Vereinigung in einer Ebene bewirken. Den Nahtmechanismus löst man durch einen einfachen Hebeldruck aus. An Beispielen (Bauchaorta Hund) werden die Möglichkeiten der End-zu-End-Naht gezeigt. Weiter wird der Einbau eines alloplastischen Gefäßersatzes mit Hilfe des Nähgerätes beschrieben und auf die Möglichkeiten beim Einfügen von Taschenklappenringen aus Homoiotransplantat hingewiesen. O. Dietz. 6871.

Schulze, W.; Hannover, Tierärztl. Hochschule, Klin. für Kleine Klauentiere und Forens. Med.; Ambulator. Klin. **Ein Notstand für Schweine.** Dtsch. tierärztl. Wschr. **68** (1961) Nr. 24. S. 714–715. — 3 Abb.
Es wird ein Notstand für Schweine beschrieben. Der Stand kann für Schweine verschiedener Größe eingeengt bzw. vergrößert werden. Er dient außer der Einstellung eines Schweines nach dem Transport zwecks Beruhigung insbesondere auch zur Anwendung der Dusche. Die Maße des Notstandes betragen

180 cm im der Länge, 70 cm in der Breite und auch in der Höhe. Am vorderen Rande ist sowohl im Fußboden als auch in ca. 60 cm Höhe ein beweglicher Metallring angebracht. O. Dietz. 6872.

Gabel, Albert A.; Columbus, Ohio State Univ., Dep. of Veterin. Surgery and Radiol. Promazine, chloral hydrate, and ultra-short-acting barbiturate anesthesia in horses. **(Narkose mit Promazin, Chloralhydrat und besonders kurzwirkenden Barbituraten bei Pferden.)** J. Amer. veterin. med. Assoc. **140** (1962) Nr. 6. S. 564–571. — 4 Abb., 1 Tab., 35 Lit.
Erhalten Pferde 10 min nach Applikation von 540 bzw. 1110 mg/1000 kg Promazin 540 ml 7%iges Chloralhydrat/1000 kg, so kann durch darauffolgende i.v. Injektion von Thiopentalnatrium (es werden etwa 2 g pro Pferd benötigt), eine durchschnittlich 57 min dauernde Narkose erreicht werden, die für chirurgische Eingriffe genügend tief ist. Durchschnittlich 42 min nach Beendigung der Narkose können die Pferde wieder stehen. Es sind 16 Versuchstiere und 95 zu behandelnde Tiere untersucht worden. Nebenwirkungen oder unerwartete Todesfälle sind nicht aufgetreten. Die Verwendung von Thioamylal an Stelle von Thiopental ruft keine Veränderung der Zeiten hervor, dagegen ist die Erholungszeit bei der kleineren Promazindosis signifikant kürzer.
R. Maune. 6876.

Goranov, Zachari und Nejčev, Onufri. (Goranow, Sachari und Nejtschew, Onufri.) Vŭrchu priloženieto na sintetičnija muskulen relaksant sukcinilcholinjodid pri konja. **(Über die Applikation des synthetischen Muskelrelaxans Succinylcholinjodid beim Pferd.)** Veterinarna sbirka, Sofija **58** (1961) Nr. 11. S. 13–15.
Das Succinylcholinjodid wurde allein (in physiol. Kochsalzlösung gelöst) und in Kombination mit Lokalanästhesie und Inhalationsaethernarkose an 250 Pferden bei verschiedenen chirurgischen Operationen appliziert. Bei optimaler i.v. Dosis von 0,05 bis 0,1 g je Pferd mittleren Körpergewichts ruft das Präparat ganz kurzdauernde fibrilläre Kontraktionen der Halsmuskeln hervor und 10–15 Sek. darauf tritt Paralyse der Muskel, zuerst der Augenmuskel, nämlich Vorfallen des 3. Augenlides, ein. Dann werden die Kopfmuskeln, darauf die Hals-, Magen- und Gliedmaßenmuskeln gelähmt. Das Pferd fällt am häufigsten ruhig auf die Brust bei zusammengenommenen Vorder- und Hinterbeinen. Doch kann manchmal, bei schnell eintretender Paralyse, das Pferd aufeinmal zusammenbrechen und sich dabei verletzen. Bei einer größeren Dosis werden auch die Zwischenmuskeln gelähmt, und die Atmung kann auf ½ bis 1 Min. unterbrochen werden. Die Herztätigkeit ist beschleunigt. Bei einer optimalen Dosis hält das Erschlaffen der Muskeln 10–12, höchstens 15 Min. an. Bei langwierigen Operationen kann es mittels Tropfinfusion von verdünnter Succinylcholinjodid-Lösung oder durch abermalige Injektion derselben Dosis aufrechterhalten werden. T. Radew. 6876.

Polster, Jürgen. **Über das medikamentelle Niederlegen der Pferde mit dem Muskelrelaxans „Succicuran" vom VEB Rodleben.** Diss. Karl-Marx-Univ. Leipzig, Veterinärmed. Fak., Chirurg. Tierklin. **1961** 90 S. — 52 Lit.
Succicuran, ein synthetisches Muskelrelaxans von curareartiger Wirkung, wurde in einer Dosierung von 0,18 mg/kg Kgw. an Kaltblutpferde und 0,2 mg /kg Kgw. an Warmblutpferde verabreicht, wonach die Tiere für ca. 2–3 Min. niedergelegt und bewegungsunfähig gehalten werden konnten. Die Dosis konnte ohne Gefahr auf 0,2 bzw. 0,25 mg/kg Kgw. erhöht werden. Ein auftretender Atemstillstand von kurzer Dauer war nicht lebensbedrohlich und betraf nur die Brust- und Bauchmuskulatur. Nach der Verabreichung sind jedoch nicht unbedeutende Herzrhythmusstörungen und Frequenzerhöhungen zu beobachten, die sich aber während der Relaxation oder kurze Zeit danach verlieren. Die Wirkungsintensität ist individuell verschieden, Jungpferde sind im allgemeinen empfindlicher als erwachsene Tiere. Eine Kumula-

tion der Wirkung tritt nicht auf. Die Frage der Auslösung von Herzgefäßschäden durch Muskelrelaxantien ist ungeklärt, da auch bei gesunden, nicht mit Succicuran behandelten Pferden nach der Schlachtung subendocardiale und endocardiale Blutungen festgestellt wurden. H. Gürtler. 6876.

Hua-Wen, Tsen. **Beitrag zur Suboccipitalanästhesie beim Rind.** Diss. Karl-Marx-Univ. Leipzig, Veterinärmed. Fak., Chirurg. Tierklin. **1960** 73 S. — 1 Abb., 72 Lit.
Zur Prüfung der Möglichkeit einer suboccipitalen Anästhesie in Verbindung mit der i.v. Applikation von Chloralhydrat wurde Rindern, bei denen verschiedene operative Eingriffe im Anschluß daran durchgeführt wurden, 3–11 ml einer 2%igen Jenacainlösung ohne Adrenalinzusatz suboccipital appliziert. Es konnte jedoch keine wesentliche Vertiefung oder Verlängerung der Chloralhydratnarkose hierdurch erzielt werden; verschiedentlich traten Todesfälle, hauptsächlich durch Atemlähmung, auf. H. Gürtler. 6876.

Wilde, J. K. H.; Kabete, Kenya, Wellcome Res. Lab. Chloral hydrate anaesthesia in calves. **(Chloralhydratnarkose beim Kalb.)** Brit. veterin. J. **118** (1962) Nr. 5. S. 206–211.
Zu Versuchszwecken wurde an 144 Kälbern eine Splenektomie durchgeführt. Dafür benötigte man eine zufriedenstellende Allgemeinnarkose. Die Tiere ließ man 18 Std. hungern. Dann wurde Chloralhydrat in einer 40%igen sterilen Lösung i.v. injiziert. Die Durchschnittsdosis lag bei 128 mg/kg Kgw. Chloralhydrat. Zur Einschränkung der Salivation erhielten alle Tiere 20 bis 30 Min. vor der Narkoseeinleitung Atropinsulfat s.c. injiziert. Die Narkosedauer lag zwischen 16 und 52 Min. Es ist wichtig, daß die 40%ige Chloralhydratlösung langsam injiziert wird und dabei Atmung und Reflexe kontrolliert werden. O. Dietz. 6876.

Lukanc, Alojz. **Klinische Untersuchungen über die Anwendung von Guajakolglycerinaether aus geburtshilflich-gynäkologischer Indikation bei Klauentieren.** Diss. Justus-Liebig-Univ. Gießen, Ambulator. und Geburtshilfl. Veterin. Klin. **1961** 90 S. — 8 Abb., 14 Tab., 138 Lit.
Vf. untersuchte die Möglichkeit, mit Hilfe des Guajakolglycerinaethers (GGAe) die muskelerschlaffende Wirkung bei Rind und Schwein über längere Zeit zu erhalten, um auf diese Weise in Kombination mit Lokalanaesthetica oder Narkotica bestimmte geburtshilfliche, gynäkolische und andrologische Operationen ohne Fesselung durchführen zu können („medikamentelle Fixation"). Nach Niederlegen der Rinder mit Dosierung einer 20%igen Lösung nach Wirkung (individuell außerordentlich unterschiedlich) zeigte sich eine 10%ige Lösung als für die Dauertropfinfusion am geeignetsten. Eine Prämedikation von Tranquillizern hatte einen günstigen Einfluß auf die Wirkungsweise der GGAe und ermöglichte bei dieser Kombination eine Senkung des Verbrauches an GGAe. Puls, Atmung und Temperatur waren durch GGAe nur unbedeutend verändert. Infolge Sistierens der Pansentätigkeit (Tympanie, Auswirkung auf den Kreislauf) sind der „medikamentellen Fixation" beim Rind zeitliche Grenzen (max. 1½ Std.) gesetzt. Da außerdem Harnuntersuchungen das Auftreten einer vorübergehenden intravasalen Hämolyse und einer Hämoglobinurie zeigen, muß die Anwendung des GGAe auf gesunde Tiere beschränkt bleiben. Eine Schädigung der Frucht durch GGAe wurde nicht beobachtet. Die Versuche am Schwein hatten anologe Ergebnisse. GGAe ist geeignet für Eingriffe am Euter und Penis, nicht jedoch für abdominale Eingriffe, z.B. die Schnittentbindung. E. Wiesner. 6876.

Schulze, W. und Bollwahn, W.; Hannover, Tierärztl. Hochschule, Klin. für Kleine Klauentiere und Forens. Med., Ambulator. Klin. **Die Schmerzausschaltung beim Schwein.** Tierärztl. Umschau **17** (1962) Nr. 7. S. 217–224.
Jede Allgemeinnarkose bewirkt eine reversible Lähmung des Zentralnervensystems (ZNS), wobei die Funktion der Nervenzellen vorübergehend auf phy-

sikalisch-chemischen Wege gedämpft wird. Die nervöse Substanz scheint gegenüber Narkotica eine unterschiedliche Empfindlichkeit zu haben und wird von einem brauchbaren Narkoticum in bestimmter Reihenfolge: Großhirnrinde — Mittelhirn — Rückenmark — Medulla oblongata gelähmt. Parallel zur Lähmung der einzelnen Abschnitte des ZNS verlaufen die Narkosestadien: Analgesie-Excitation — Toleranz — Asphyxie. Die Beurteilung der Narkosetiefe, d.h. in welchem Narkosestadium sich das narkotisierte Tier befindet, erfolgt durch Prüfung der Reflexe und Kontrolle der Atemtätigkeit. — Eine operationstüchtige Narkose ist dann erreicht, wenn die Pupille maximal verengt, der Lidschlagreflex vollständig erloschen und der Rüsselscheibenreflex noch schwach auslösbar ist. Es ist zu empfehlen, für Schweine aller Gewichtsklassen stets die gleiche Konzentration des Narkosemittels zu benutzen. Von der voraussichtlich benötigten Dosis wird $^1/_3$ bis $^1/_2$, je nach dem benutzten Präparat, im Sturz injiziert und nach einer kurzen Pause ($^1/_2$ bis 1 Min.) langsam unter Kontrolle der Reflexe nachdosiert. — Von den pulmonalen Anaesthetica werden Chloroform, Aether und Halothan als die beim Schwein am häufigsten benutzten Inhalationsnarkotica erwähnt. Von den parapulmonal anwendbaren Narkotica wird zunächst das Chloralhydrat beschrieben. Mit Rücksicht auf seine Unverträglichkeit in den erforderlichen Dosierungen und möglichen Applikationsformen ist seine Anwendung beim Schwein nicht zu empfehlen. Bei den Barbitursäurederivaten werden entsprechend ihrer chemischen Konstitution die „klassischen" Barbiturate (Narcoren, Luminal), die N-methylierten Barbiturate (Eunarcon, Evipan-Na) und die Thiobarbiturate (Thiogenal, Baytinal, Brevinarcon, Surital und Pentothal) unterschieden. Eine Zusammenstellung der unterschiedlichen Wirkung der Barbiturate wird in schematischer Form gegeben. Bei der operativen Geburtshilfe ist es wichtig, daß die Barbiturate via Placenta in wirksamer Konzentration auf den Fetus übertreten. Als weitaus häufigster Zwischenfall in der Barbituratnarkose tritt der Atemstillstand auf, dem etwa 2-4 Minuten später der Herzstillstand folgt. Für die Therapie werden benötigt: reiner Sauerstoff, zentrale Analgetica und Sympathicomimetica. Da durch die Prämedikation mit Neuroplegica neue Gefahrenmomente in die Narkose hineingetragen werden, die unter Praxisverhältnissen schwer kontrollierbar und im Notfall schwierig zu behandeln sind, wird von ihrer Verwendung in Verbindung mit Narkotica abgeraten. — Wegen des erforderlichen großen Injektionsvolumens hat My 301 bislang als Muskelrelaxans in der Narkose beim Schwein noch keine Bedeutung erlangt. — Vff. halten es für nicht vertretbar, Lokalanaesthetica mit Adrenalinzusatz intratestikulär zu verabfolgen. Schließlich wird auf die Folgen der Überdosierung von Lokalanaesthetica eingegangen. O. Dietz. 6876.

Lajtner, S.; Zagreb, Veterin, Fak. Sveučilišta, Inst. za Patol. i Terapiju. Sijalografija u goveda. **(Sialographie beim Rind.)** Veterin. Arh. [Zagreb] **32** (1962) Nr. 3/4. S. 92–96. — **4** Abb., 7 Lit. Zus. in Engl., Dtsch.
Unter Verwendung von Thorotrast bzw. Jodipin (10%) als Kontrastmittel lassen sich Parotis und Glandula submaxillaris des Rindes mit Ausführungsgang und allen Aufzweigungen bis zu den Acini im Röntgenbild darstellen. Die Applikation des Kontrastmittels erfolgt am Ausführungsgang der Gl. submaxillaris mit einer einfachen stumpfen Kanüle (benötigte Menge = 10 bis 12 $cm^3$), am Ausführungsgang der Parotis mit einer 40 cm langen Spezialkanüle (= 8-10 $cm^3$). — Die Sialographie läßt sich für anatomische und diagnostische Zwecke verwerten, z.B. zur Lokalisation von Prozessen in Drüsennähe. P. Schmidt. 7000.

Bordet, R., Coulon, J. und Sevestre, J. Le repas d'épreuve en radiologie. Méthodologie de l'analyse radiographique du transit digestif des carnivores domestiques. **(Die Probemahlzeit in der Röntgenkunde. Methodik der Röntgen-**

**untersuchung des Digestionsapparates bei Hund und Katze.)** Recueil Méd. vétérin. **138** (1962) Nr. **4.** S. 249–256. — 1 Abb., 2 Tab.
Für die Untersuchung des Digestionsapparates ist das Bariumsulfat hervorragend geeignet. Es ist schwer löslich und völlig unschädlich. Der von der pharmazeutischen Industrie gelieferte Bariumbrei (Gelobarine) ist sehr pappig und fest. In dieser Form eignet er sich nur für die Röntgenuntersuchung der Mundhöhle und des Rachenraumes. Mit 5 Teilen Trinkwasser verdünnt, wird die Konsistenz der Gelobarine flüssiger. Hiermit können Verengerungen und Verschlüsse des Schlundes röntgenologisch festgestellt werden. Eine Zugabe von 5–10 Tropfen Salzsäure (! ?) zu dieser Mischung verkürzt den Aufenthalt des Bariumbreis im Magen. Diese Zusammenstellung eignet sich für die Untersuchung von krankhaften Veränderungen und Verletzungen des Pylorus. Wenn man Verdauungsvorgänge studieren will, wird empfohlen, den Bariumbrei mit Nahrungsstoffen zu vermischen. Hierzu wird gezuckerte Milch oder Milch und Hackfleisch genommen. Die einzelnen Präparate werden den Tieren am besten mit einem Löffel verabreicht. Zwerghunde und Katzen erhalten 2–5 Teelöffel, größere Hunde je nach Gewicht 50–500 g. Vor jeder Röntgenuntersuchung muß eine eingehende klinische Durchuntersuchung erfolgt sein. Die Anwendung des Bariumbreis ist kontraindiziert bei einer Pharynxlähmung wegen der Gefahr des Verschluckens mit anschließender Fremdkörperpneumonie. Der gleiche Zwischenfall kann auftreten, wenn die Breizuführung unter Allgemeinnarkose mit Sonde erfolgt. A. Meyer. 7000.

Spellman, John E M.; Melbourne. The therapeutic use of x-rays. **(Die therapeutische Anwendung von Rötgenstrahlen.)** Austral. veterin. J. **38** (1962) Nr. 4. S. 244–247. E. Wiesner. 7000.

## XIV. HUF-, KLAUEN- UND ZEHENKRANKHEITEN, HUF- UND KLAUENBESCHLAG

Prolić, I., Stipančević, Lj., Bielen, J. und Kralj, J.; Sarajevo, Univ., Veterin. Fac., Clin. for Surgery with Roentgenol. Prilog liječeniju fistule kopitnog krskavca kod konja operativnom metodom bez skidanja rožine. **(Beitrag zur operativen Behandlung der Hufknorpelfistel des Pferdes ohne Entfernung von Hornteilen.)** Veterinaria [Sarajevo] **11** (1961) Nr. 2. S. 27–32. — 4 Abb., 4 Lit. Zus. in Engl.
An 25 Pferden mit Hufknorpelfistel wurde eine partielle Exstirpation des Hufknorpels ohne Entfernung von Hornteilen (nach Johann) durchgeführt. Nach der Operation folgte eine örtliche Behandlung mit Penicillin (300–400 000 IE) und Sulfonamiden (5–10 g). Bei 15 Pferden vergingen bis zur vollständigen Heilung 4–6 Wochen, bei den übrigen durchschnittlich 2 Mon. Die Methode ist in erster Linie indiziert bei noch nicht lange bestehenden Fisteln und bei jenen chronischen Fällen, die nicht zu tief reichen und nicht den gesamten Hufknorpel und das Krongelenk ergriffen haben. P. Schmidt. 7126.

Knezevic, P.; Wien, Tierärztl. Hochschule, Lehrkanzel für Huf- und Klauenkunde, Poliklin. für Pferde. **Zur Therapie der hohlen Wand beim Pferde.** Berliner Münchener tierärztl. Wschr. **75** (1962) Nr. 13. S. 245–249.
Zunächst wird eine Literaturübersicht gegeben, worin getrennt auf Ätiologie, Häufigkeit des Vorkommens, Behandlung und forensische Beurteilung eingegangen wird. Sodann werden 23 Fälle aus der Poliklinik für Pferde bzw. Lehrschmiede der Tierärztlichen Hochschule Wien ausgewertet. Vf. kommt zu dem Schluß, daß der konservativen Methode (ohne Abtragen des hohlen Wandteils) bei der Therapie der Vorzug gegeben werden sollte. Wichtig ist die Anwendung eines orthopädischen Beschlages, der aus einem breiten, geschlossenen Hufeisen mit Ledersohle und Wergpolsterung besteht und bei dem der hohle Wandteil unbedingt schweben muß. In den meisten Fällen

brauchten die Pferde nicht oder nur wenige Tage außer Dienst gestellt zu werden, wobei die Wiederherstellung einer völlig intakten Hornwand von der Höhe des Defekts abhängig ist und dementsprechende Zeit in Anspruch nimmt.
H. Ruthe. 7137.

Thomas, J. H. Glebe, New South Wales, C. S. I. R. O., McMaster Animal Health Lab., Div. of Animal Health. The differential diagnosis of footrot in sheep. **(Die Differentialdiagnose der Moderhinke des Schafes.)** Austral. veterin. J. **38** (1962) Nr. **4.** S. 159–163. E. Wiesner. 7150.

Ruthe, H.; Berlin, Humboldt-Univ. **Wer darf den Hufbeschlag in sozialistischen Betrieben ausüben?** Mh. Veterinärmed. **17** (1962) Nr. 8. S. 325–327.
Entgegen andersartiger Ansichten wird festgestellt, daß für die Ausübung des Hufbeschlages auch heute noch das Hufbeschlaggesetz vom 20.12.1940 Gültigkeit hat. Danach dürfen auch in sozialistischen Betrieben jeglicher Art und Struktur nur Schmiede mit Facharbeiterbrief und zusätzlichem Hufbeschlagzeugnis den Hufbeschlag ausüben. Die gleiche Bestimmung ist in der Arbeitsschutzanordnung 102 — Huf- und Klauenbeschlag — enthalten. Zuwiderhandlungen werden bestraft und können in LPG und GPG Ablehnungen eventueller Schadenersatzansprüche seitens der DVA zur Folge haben.
H. Ruthe. 7185.

## XV. GEBURTSHILFE, KRANKHEITEN DER MUTTERTIERE UND DER NEUGEBORENEN

Flückiger, G.; Berne. Les causes d'avortement dans les troupeaux bovins. **(Die Ursachen des Verwerfens in Rinderherden.)** Schweiz. Arch. Tierheilkunde **104** (1962) Nr. 5. S. 288–293.
Bezugnehmend auf die Arbeiten von Hofmann, Bern, bespricht Vf. die Ätiologie und Pathogenese des Verwerfens bei Rindern. Obligat pathogene Keime wie *Brucella abortus* und *Trichomonas fetus* sind in der Schweiz praktisch ausgerottet, und trotzdem scheint die Zahl der Aborte nicht abzunehmen. Andere Keime wie Kokken, Leptospiren und auch Pilze, welche aus abortierten Feten isoliert werden, sind als bedingt-pathogen zu betrachten. Entscheidend ist eine normale Widerstandsfähigkeit des Organismus und insbesondere der Gebärmutter; dazu sind eine gesunde Erbanlage, eine nicht übertriebene Leistung, eine vollwertige Fütterung und eine fehlerfreie Haltung von ausschlaggebender Bedeutung. M. Vandeplassche. 7275.

McKercher, D. G.; Davis, Calif., School of Veterin. Med. The infectious bovine rhinotracheitis virus as a cause of abortion in cattle. **(Das Virus der infektiösen Rhinotracheitis der Rinder als Ursache des Verkalbens.)** Calif. Veterinarian **16** (1962) Nr. 2. S. 24.
Seit 1½ Jahren tritt in Californien nach der Vaccination mit lebendem modifiziertem Rhinotracheitisvirus bei einigen Rindern Verkalben auf. Da jedoch gesicherte experimentelle Unterlagen fehlen, kann die Vaccine nicht mit Sicherheit dafür verantwortlich gemacht werden. In einigen Fällen hat man in solchen Fällen sogar das Diarrhoe-Virus als schuldiges Agens nachweisen können. Immerhin macht das Rhinotracheitis-Virus als „Bläschenausschlag" auch Veränderungen an den Genitalien. Jedenfalls scheint es bis zur endgültigen Klärung angebracht, die prophylaktische Impfung gegen die Rhinotracheitis nur bei nichttragenden Tieren anzuwenden.
W. Vetterlein. 7275.

Áldásy, Pál und Hajdu, Gusztáv. Penész- és sarjadzógombák okozta elvetélések szarvasmarha-állományokban. **(Durch Schimmel- und Sproßpilze verursachtes Verwerfen in Rinderbeständen.)** Magyar Állatorvosok Lapja [Ung. veterinärmed. Bl.] **16** (1961) Nr. 12. S. 448–451. — Zus. in Russ., Engl. Aus: Ung. Agrar-Rdsch. **1962** Nr. 3.

Im Untersuchungsmaterial von zwei tierärztlichen Untersuchungsämtern wurde von 1315 Rinderfeten in 20 Fällen (1,52%) durch Schimmel- oder Sproßpilze verursachtes Verkalben festgestellt. Vff. beschreiben die Ergebnisse der pathologischem, histologischen und mykologischen Untersuchungen von 10 Fällen. Die Abortus verursachende Rolle von Schimmel- und Sproßpilzen wird mehrfach bewiesen. In diagnostischer Hinsicht betrachten Vff. die charakteristischen Veränderungen, die auf der Haut der Feten und an den Fruchthüllen beobachtet wurden, das histologische Bild, das Vorkommen der Pilze in den Organen sowie den Nachweis der Pilze in großer Zahl und Reinkultur als Beweis. Von den isolierten 10 Stämmen konnten 7 identifiziert werden. Drei Stämme erwiesen sich als *Aspergillus fumigatus*, 3 als *Candida tropicalis* und einer vermutlich als *Candida krusei*. Die Veränderungen an der Haut der Feten waren verschieden, je nachdem, ob sie durch Schimmel- oder durch Sproßpilze verursacht wurden. Die Schimmelpilze verursachten auf der Haut der Feten, zuerst an den mit Haaren dicht bedeckten Körperteilen, isolierte oder miteinander verschmolzene, runde, haarlose Flecken, die einen scharfen Rand hatten. Die durch die Sproßpilze verursachten Veränderungen zeigten sich mehr in einer diffusen Form. Meistens konnte auf einer größeren Fläche der Haut eine stärkere Abhäutung oder nur eine feine Schuppenbildung mit gleichzeitiger fehlerhafter Behaarung festgestellt werden. Auf den Fruchthüllen zeigten sich handgroße Gebiete pergamentartig verdickt. Öfters wurden vereinzelt oder auf größeren, verschmolzenen Gebieten runde, kraterartige Vertiefungen beobachtet, die einen scharfen Rand besaßen. Manchmal zeigten sich linsengroße, fest haftende Auflagerungen. Das Fruchtwasser war im allgemeinen trüb und bräunlich-grün verfärbt. 7275.

Grandehamp, G.; Granges-Marnand. Un cas de septuplés chez une vache. **(Ein Fall von Siebenlingen bei einer Kuh.)** Schweiz. Arch. Tierheilkunde **104** (1962) Nr. 3. S. 166–169. — 1 Abb., 1 Lit.
Es handelte sich um eine dreijährige Braunviehkuh, die nach 4 ½ Mon. Trächtigkeit 7 Feten abortierte. Das Gesamtgewicht der Tracht belief sich auf 6060 g, der einzelne Fetus wog i. D. 865 g. Die Geburt verlief ohne Störungen, die Untersuchung der Kotyledonen brucellose-negativ. Das Tier war wegen Anoestrus nach Abdrücken des CL mit 1000 IE Serumgonadotropin (Stutenserum) behandelt worden. 3 Tage nach der Behandlung kam es zur Konzeption. Hieraus ist ersichtlich, daß die Applikation von Gonadotropin kurz vor der Brunst zur Superovulation führen und die Mehrlingsträchtigkeit begünstigen kann. H. Busse. 7275.

Mančev, I. (Mantschew, I.) Vibrionen abort po selskostopanskite životni vův Vidinski okrǔg. **(Vibrionenabort bei den landwirtschaftlichen Nutztieren im Bezirk Vidin.)** Izvestija na Centralnija veterinaren institut za zarazni i parazitni bolesti, Sofija **1961** Nr. 1. S. 277–280. — Zus. in Russ., Engl. 7275.

Ognjanov, D., Charalambiev, Ch., Popov, T. und Nikolaev, K. (Ognjanow, D., Charalambiew, Ch., Popow, T. und Nikolaew, K.) Proučvanija vůrchu abortite po ovcete v Plovdivsko. **(Untersuchungen der Schafaborte im Gebiet von Plowdiw.)** Izvestija na Centralnija veterinaren institut za zarazni i parazitni bolesti, Sofija **1961** Nr. 1. S. 331–339. — 2 Abb., 6 Tab. Zus. in Russ., Engl. 7275.

Kostakev, A. (Kostakew, A.) Listeriozen abort po ovcete vův Vračanski okrǔg. **(Listeriosen-Abort bei Schafen im Bezirk Vraca.)** Izvestija na Centralnija veterinaren institut za zarazni i parazitni bolesti, Sofija **1961** Nr. 1. S. 325 bis 330. — 3 Tab. Zus. in Russ., Engl. 7275.

Gorrie, C. J. R.; Melbourne, Univ., Veterin. Res. Inst. Ovine abortion in Victoria. **(Schafaborte in Viktoria.)** Austral. veterin. J. **38** (1962) Nr. 4. S. 138–142. E. Wiesner. 7275.

Smith, Ian D.; St. Lucia, Brisbane, Univ. of Queensland, Fac. of Veterin. Sci. Observations of ovine abortion, with particular reference to toxoplasmosis and virus abortion. **(Beobachtungen beim Schafabort, unter besonderer Berücksichtigung von Toxoplasmose und Virusabort.)** Austral. veterin. J. **38** (1962) Nr. 4. S. 143–146. E. Wiesner. 7275.

Csontos, László. Adatok a juhok vírus okozta járványos elvetélésének kórbonctanához és a kórokozó kimutatásához. **(Angaben zur Pathologie des seuchenhaften Virusabortus und zum Nachweis des Krankheitserregers.)** Magyar Állatorvosok Lapja [Ung. veterinärmed. Bl.] **17** (1962) Nr. 1. S. 3–5. — Zus. in Russ., Engl. Aus: Ung. Agrar-Rdsch. **1962** Nr. 3.
Das zentrale Veterinäruntersuchungs-Institut zu Budapest stellte den seuchenhaften Virusabort der Schafe 1958–59 in 12, 1959–60 in 16 und 1960–61 in 19 Beständen fest. In diesen Beständen wurden in größerem Umfange Aborte, Frühgeburten und die Geburt toter Früchte festgestellt. Insgesamt wurden 40 Fruchthüllen, 77 Früchte, 7 Scheidensekrete und in zwei Fällen die Gebärmutter von 2 nach dem Abort notgeschlachteten Mutterschafen untersucht. Beim Virusabort der Schafe konnte pathologisch eine Entzündung der Fruchthüllen sowie der Kotyledonen festgestellt werden. Hieraus kann man jedoch auf den Erreger der Krankheit keine Schlüsse ziehen. Eine einfache und rasche Methode zum Nachweis des Erregers ist die mikroskopische Untersuchung. Infolge ihres reichlichen Gehaltes an Virus eignen sich die Fruchthüllen am besten zur Untersuchung. Bei Untersuchungsmaterialien, die wenig Virus enthalten, kann der Erreger nur im Tierversuch nachgewiesen werden. Ein derartiges Untersuchungsmaterial soll in den Dottersack von bebrüteten Hühnereiern verimpft werden, da diese empfänglicher als Mäuse sind. Die Impfung von Bruteiern mit nicht stark verunreinigten Materialien kann nach einer vorhergehenden antibiotischen Behandlung erfolgen. Das Virus konnte in Milz, Leber, Lunge, Nieren, Mageninhalt, Lyphknoten und Knochenmark der Früchte nachgewiesen werden. Durch die Anwendung einer Modifikation des Färbungsverfahrens von Stamp konnte das Virus in histologischen Schnitten nachgewiesen werden, die aus den Organen, besonders dem Magen und den Lungen, hergestellt wurden. Bei einem Teil der Mutterschafe gelang der Nachweis des Virus innerhalb 8 bis 10 Wochen nach dem Verwerfen auch aus dem Scheidensekret. Das Virus kann auch von gesunden Mutterschafen ausgeschieden werden. Die Virusausscheidung ist also vom Ausfall der Geburt unabhängig. Deswegen kann die Verbreitung der Seuche lediglich durch die Absonderung der verwerfenden Tiere nicht verhütet werden. 7275.

Csontos, László und Stirling-Mócsy, Mária. A juhok vírusos eredetü járványos elvételésének megállapítása a komplementumkötési próbával. **(Die Feststellung des virusbedingten seuchenhaften Verwerfens der Schafe durch die Komplementbindungsprobe.)** Magyar Állatorvosok Lapja [Ung. veterinärmed. Bl.] **17** (1962) Nr. 1. S. 6–9. — Zus. in Russ., Engl. Aus: Ung. Agrar-Rdsch. **1962** Nr. 3.
Zum Nachweis des virusbedingten seuchenhaften Verwerfens der Schafe stellten Vff. für die Komplementbindungsprobe aus den Häuten der Feten von infizierten Mutterschafen ein entsprechendes Antigen her. Aus Häuten von verworfenen Lämmern konnte ein wirksameres Antigen hergestellt werden als von dem künstlich entnommenen. Die Untersuchungen der Vff. beweisen, daß der größte Teil des Antigens an die Elementarkörperchen gebunden ist und nur ein geringer Teil in die Lösung übergeht. Das bei 2 bis 4 °C im Kühlschrank aufbewahrte Antigen kann meistens 2 Jahre lang ohne einen Wertverlust gelagert werden. Das Blutserum von 82,5% der verwerfenen Schafe enthielt innerhalb von 4 Wochen nach dem Verwerfen genügend Antikörper, um in einer Verdünnung von mindestens 1:5 das Komplement binden zu können. Die Durchschnittswerte derartiger Seren lagen bei 1:80

bis 1:320. Die Seren von Mutterschafen derselben Bestände, die nicht verworfen haben, gaben in 64,3% in Verdünnungen von über 1:5 ein positives Ergebnis. Die Mehrzahl der positiven Werte lag jedoch bei 1:20 bis 1:40. Die Untersuchung von 1200 Blutproben aus 15 Beständen mit diesem Antigen zeigte, daß der virusbedingte seuchenhafte Abort der Schafe in Ungarn weit verbreitet ist, Blutseren aus Mutterschafen innerhalb 4 Wochen nach dem Verwerfen Titerwerte von 1:80 bis 1:320 aufweisen und im Blutserum die meisten Antikörper 1 bis 3 Wochen nach dem Verwerfen nachgewiesen werden können. Deswegen sollen die Blutentnahmen in dieser Zeit erfolgen. Die Feststellung der Infektion soll auf Grund der Untersuchungsergebnisse von mehreren verwerfenden Mutterschafen erfolgen. Als minimaler positiver Titerwert kann die durch Stamp und Mitarbeiter angegebene Serumverdünnung von 1:20 betrachtet werden. Obwohl die Ätiologie des Verwerfens durch den Nachweis des Erregers gesichert werden kann, liefern serologische Untersuchungen entsprechende informatorische Ergebnisse. Zur Feststellung der Verseuchung eines Bestandes durch serologische Proben müssen aber Blutproben von mehreren Tieren untersucht werden. 7275.

Goranov, Christo. (Goranow, Christo.) Cezarovo sečenie pri životnite. **(Über den Kaiserschnitt bei Tieren.)** Veterinarna sbirka, Sofija 58 (1961) Nr. 7. S. 16. — 1 Abb.
Die Wundöffnung wird mittels sero-muskulärer Naht geschlossen, wobei die Nahtstiche den Wundrändern nicht parallel verlaufen, sondern zu diesen unter einem Winkel von 45–50° liegen. T. Radew. 7375.

Gröper, F.; Leipzig, Karl-Marx-Univ., Klin. und Poliklin. für kleine Haustiere. **Über die Perforation eines Uterushornes bei einer Hündin.** Kleintier-Prax. 7 (1962) Nr. 1. S. 11–12. — 1 Lit.
Die 3. Geburt einer Weimaraner-Hündin erstreckte sich über mehrere Tage. Nach dem Puerperium stellte sich wieder bräunlich-eitriger Ausfluß ein. Bei beginnender Verschlechterung des Allgemeinzustandes erfolgte stationäre Aufnahme. Die Röntgenaufnahme ergab eine walnußgroße Verschattung in vermutlich einem Uterushorn. Die Probelaparatomie deckte eine alte Perforationsverletzung an der dorsalen Wand des linken Uterushornes auf, die mit dem Netz verklebt war. Im Uterus befand sich eine mazerierte hühnereigroße Frucht, deren Lendenwirbel durch die Perforationswunde in die freie Bauchhöhle getreten waren und dort gefunden wurden. Nach Hysterektomie wurde die Hündin geheilt entlassen. H. Trolldenier. 7380.

Schierig, Joachim. **Uterusbehandlung des Rindes sub partu et post partum mit Chloramphenicol unter Berücksichtigung der Resistenzprüfung gefundener Keime in vitro.** Diss. Karl-Marx-Univ. Leipzig, Veterinärmed. Fak., Ambulator. und Geburtshilfl. Tierklin. **1961** 64 S. — 72 Lit.
Nach einem Überblick über die Arbeiten zur physiologischen und pathologischen Flora des Puerperiums werden die bisherigen Behandlungsverfahren des gestörten Puerperiums besprochen. In eigenen Versuchen wurde Chloramphenicol an 23 geburtshilflichen Patienten sowohl prophylaktisch als auch nach Schwergeburten mit gutem Erfolg angewandt. Die Dosis der Erstbehandlung schwankte zwischen 2–4 g, während für die Nachbehandlung 1,5–2 g genügten. Bei emphysematösen Früchten konnte das Puerperium nicht immer zufriedenstellend beeinflußt werden. Von den durch Anzüchtung aus Lochialsekreten ermittelten Keimen werden insbesondere *Corynebacterium pyogenes*, *Micrococcus albus* und *aureus*, *Streptococcus pyogenes*, *Proteus*- und *Coli*-Keime als pathogen betrachtet. H. Gürtler. 7400.

Džurova, Jordanka. (Dshurowa, Jordanka.) Priloženie na papaverin-atropina pri lekuvane na agalaksite po kravite. **(Die Papaverin-Atropin-Applika-**

**tion bei der Behandlung der Agalaktie.)** Veterinarna sbirka, Sofija **58** (1961) Nr. 9. S. 18–19.
Die s.c. Injektion von 0,1 Papaverinchlorid und 0,01 Atropinum sulf. in 10 ml Wasser hat sich gut bewährt. Dieselbe Lösung, jedoch in einer Menge von 3–4 ml, wurde erfolgreich beim Reponieren des Gebärmuttervorfalls bei Schafen angewandt. T. Radew. 7400.

---

*Studencov, Andrej Petrović.* **Veterinarnoe akušerstvo i ginekologija.** (Veterinärmedizinische Geburtshilfe und Gynäkologie.) 3. Aufl. Moskva: Sel'chozgiz. 1961. (523 S.) 4°. (1961 B 222)

## XVI. TRÄCHTIGKEITSDIAGNOSTIK, STERILITÄT, BESAMUNG

Anonym. **Über das Problem des Nachweises der Trächtigkeit bei Chinchillaweibchen.** Dtsch. Pelztierzüchter **36** (1962) Nr. 7. S. 131–135.
Zur Feststellung der Trächtigkeit von Chinchillaweibchen sind drei Methoden zu nennen: Wiegen, Abtasten und Beurteilung nach äußeren Kennzeichen. So verlieren in den ersten 30 Tagen die Weibchen an Gewicht, nehmen dann wöchentlich etwa 7 bis 14 g zu und halten in den letzten 30 Tagen ihr Gewicht annähernd. Das Abtasten ist eine umstrittene Methode, doch sollen die Jungen im Alter von 30 Tagen in Erbsengröße zu fühlen sein. Das Befühlen muß, um Nachteile für Mutter und Junge auszuschließen, sehr vorsichtig vorgenommen werden. Als äußere Kennzeichen der Trächtigkeit werden die Vergrößerung des Leibesumfanges und das etwa 60 Tage nach der Verpaarung erfolgende Anschwellen der Zitzen genannt. Nach eingetretener Trächtigkeit werden die Weibchen zumeist einzeln gesetzt. Wichtig ist, daß tragende Weibchen warm liegen und keinem Futterwechsel unterworfen werden.
H. Zimmermann. 7502.

Pásztor, Lajos. Nem vemhes és vemhes kocák méhszájnyálkájának cytomorphologiai vizsgálata. **(Cytomorphologische Untersuchungen am Gebärmutterhalsschleim trächtiger und nichtträchtiger Sauen.)** Magyar Állatorvosok Lapja [Ung. veterinärmed. Bl.] **16** (1961) Nr. 11. S. 461–421. — Zus. in Russ., Engl. Aus: Ung. Agrar-Rdsch. **1962** Nr. 3.
Vf. entnahm bei 21 gesunden Sauen der Mangalitzas und Kreuzungsrassen Schleimproben von der Gebärmutterhalsöffnung bzw. dem Phornix, zur Zeit der Brunst täglich, sonst alle 2–3 Tage. In denselben Zeitabschnitten wurde der Zustand der Scheide, die Farbe des Scheidenschleims, das Bedecktsein der Schleimhaut mit Schleim sowie die Schlüpfrigkeit und Weite der Scheide mikroskopisch geprüft. Die mikroskopischen Abstriche, die von der Scheidenhalsöffnung hergestellt wurden, wurden nach Hämatoxylin-Eosinfärbung einer cytologischen Analyse unterworfen. Es wurde festgestellt, daß die drei Typen von Schleimhautepithelzellen, die oberflächlichen, intermediären und parabasalen Zellen in dieser Reihenfolge in steigender Zahl vorkommen. Während des Zyklus zeigte sich nicht im Verhältnis der einzelnen Zelltypen, sondern in ihrer absoluten Zahl eine charakteristische Verschiebung. Ihre Zahl war im Prooestrus am geringsten, sie vermehrte sich sofort während des Oestrus, erreichte ein Maximum während des Postoestrus, und ihre Zahl verminderte sich wieder während des Dioestrus. Die Trächtigkeit brachte weder im Verhältnis noch in der absoluten Zahl der Zellen eine signifikante Verschiebung. Eine ähnliche Änderungsfolge zeigte sich auch bei den verschiedenen Formen der Leukocyten, den normalen, degenerierten und fadenförmigen Zellformen. Die qualitativen oder quantitativen Änderungen in den Leukocyten erwiesen sich für die Feststellung der Trächtigkeit als unbrauchbar. Während des Prooestrus und Oestrus ist der Schleim des Scheidenhalses sowie der des Scheidenvorhofes dünnflüssig, zur Zeit des Postoestrus und des Dioestrus aber ist er klebrig eingetrocknet. Der Schleim trocknete bei trächtigen Tieren an den

ersten Tagen der Trächtigkeit viel stärker als bei nichtträchtigen ein. Da sich diese Feststellung für alle Tiere als gültig erwies, kann sie vielleicht zur Diagnose der Trächtigkeit verwertet werden. 7515.

Bakŭrdžiev, K.' (Bakârdshiew, K.) Razmeri, formi i etiologija na besplodieto po kravite v njakoi TKZS i DZS ot Chaskovski okrŭg. **(Verbreitung, Formen und Ätiologie der Sterilität der Kühe gewisser LPG und VEG des Bezirks Chaskowo.)** Izvestija na Centralnija naučnoizsledovatelski institut po biologija i patologija na razmnožavaneto na selskostopanskite životni, Sofija 1 (1961) S. 143–148. — 2 Tab. Zus. in Russ., Engl.
Die Sterilität erreicht bei den Kühen mancher landwirtschaftlichen Betriebe des Bezirks 16,9%, in Betrieben mit besserem Fütterungsregime 7,7%.
T. Radew. 7550.

Fitko, Remigiusz; Warszawa, Szkoła Główna Gospodarstwa Wiejskiego. Rola czynników niehormonalnych w powstawaniu torbieli w jajnikach u zwierząt. **(Die Rolle der nicht hormonalen Faktoren in der Entstehung von Eierstockzysten bei Tieren.)** Zeszyty problemowe postępów Nauk rolniczych **1961** Nr. 31. S. 107–110. — 1 Tab., 1 Lit. Zus. in Russ., Engl.
Die Arbeit will den Einfluß traumatischer parenchymatöser Eierstockentzündungen auf die Follikelcystenentstehung bei Ratten untersuchen. Es wurden 120 weiblichen Ratten von ca. 150 g Kgw. in 8 Gruppen geteilt. In den einzelnen Gruppen wurden folgende Eingriffe angewandt: durch Laparotomie erzeugtes Ovarparenchymtrauma, Thyroidektomie, PMS-Anwendung (Pregnant Mares-Serum) bei normalen und thyroidektomierten Ratten, Thyroidektomie und nachfolgend Eierstocksquetschung, Ovarverletzung zusammen mit PMS-Anwendung, endlich Eierstocktrauma + Thyroidektomie + PMS. Untersuchungsergebnisse: Eierstocktrauma verursacht die Cystenentstehung im verletzten Ovar bei 50% der untersuchten Ratten. Diese Cysten stammten von Graafschen Follikeln. Eine Thyroidektomie verursacht Geschlechtsorganatrophie, Cysten erscheinen dagegen nicht. Die PMS-Anwendung veranlaßt die Entstehung nicht zahlreicher, gewöhnlich einzelner, lose gelagerter, typischer Follikelcysten in 50% der Fälle. Durch die Thyroidektomie + PMS-Anwendung wurde die Cystenmenge (80%) und -größe beträchtlich vermehrt. Ein Ovartrauma bei den thyroidektomierten Tieren verursacht keine Follikelcysten. Eierstockverletzung mit gleichzeitiger PMS-Anwendung vermehrt ebenso die Cystenmenge (66%) und -größe. Der höchste Cystenprozentsatz (93%) wurde durch gleichzeitige Thyroidektomie, Eierstockverletzungen und PMS-Einverleibung erzielt. Die erzeugten Cysten haben manchmal ungewöhnliche Größe (ca. 2 cm) erreicht. Die Untersuchungsergebnisse zeigen, daß die Eierstockentzündung und die Gonadotropinsteigerung im Organismus als cystenbildende Faktoren betrachtet werden können. W. Radomiński. 7557.

Marinov, P. (Marinow, P.) Besplodieto po govedata na toksoplasmozna osnova. **(Toxoplasmose und Sterilität bei Rindern.)** Izvestija na Centralnija naučnoizsledovatelski institut po biologija i patologija na razmnožavaneto na selskostopanskite životni, Sofija 1 (1961) S. 167–169. — 1 Tab. Zus. in Russ., Engl.
Bei der serologischen Untersuchung von 44 sterilen, 11 trächtigen und 4 abortierenden Kühen wurde festgestellt, daß 34% der sterilen und abortierten Kühe positiv auf Toxoplasmose reagieren. Bei 12% fiel die Reaktion zweifelhaft aus. Bei 9% der trächtigen Kühe, die sich in der Nähe der reagierenden befanden, wurde eine positive Reaktion beobachtet. Bei den positiven Reagenten werden anhaltende Sterilität (7–13 Monate) und bei 50% der verdächtig reagierenden Tiere Aborte festgestellt. Eine kombinierte Behand-

lung mit Antibiotica, Sulfonamiden und Lugol'scher Lösung hat sich gut bewährt. Bei ungefähr 25% der Kühe, die auf diese Weise behandelt wurden, wurde die Befruchtungsfähigkeit wiederhergestellt.
I. Kujumdshiew. 7562.

Reißmann, Eckard. **Untersuchungen über Ätiologie und Therapie der Nymphomanie der Stute.** Diss. Karl-Marx-Univ. Leipzig, Veterinärmed. Fak., Ambulator. und Geburtshilfl. Tierklin. **1960** 67 S. — 89 Lit.
Die Nachforschung über das Schicksal von 75 Stuten, die wegen Nymphomanie an der Leipziger Ambulatorischen und Geburtshilflichen Tierklinik behandelt wurden, ergab, daß bei 49 kastrierten Patienten eine Besserung eingetreten war. Die bei 6 Stuten durchgeführte Oestrogenapplikation führte zu keiner Änderung des Zustandes. Zusammenhänge zwischen dem Behandlungserfolg und dem Alter bzw. der Rasse bestanden nicht. Desgleichen können vom Zeitpunkt des verstärkten Auftretens der Symptome (Oestrum oder Interoestrum) keine prognostischen Schlüsse gezogen werden. Als Therapie wird die Herbeiführung einer Gravidität oder eines Milieuwechsels, verbunden mit einer ruhigen Behandlung, vorgeschlagen. Hochgradige Fälle von Nymphomanie sollten jedoch auf Grund ihrer Gefährlichkeit für die Umgebung von jeder Therapie ausgeschlossen werden. H. Gürtler. 7580.

Cseh, Sándor und Mészáros, János. Kisérleti adatok a trichomonasokkal fertőzött bikák gyógykezeléséhez. **(Experimentelle Angaben über die Behandlung von mit Trichomonaden infizierten Bullen.)** Magyar Állatorvosok Lapja [Ung. veterinärmed. Bl.] **17** (1962) Nr. 1. S. 12–17. — Zus. in Russ., Engl. Aus: Ung. Agrar-Rdsch. **1962** Nr. 3.
Vff. führten Versuche in vitro zur Feststellung der Wirksamkeit von Jod und Xanthacridin auf frische Kulturen von *Trichomonas fetus* durch. Sie stellten fest, daß Jod in einer Konzentration von 0,05% diese Trichomonaden — sogar in Fällen, in denen das Medium etwa 80% Eiweiß enthält — im Moment der Berührung abtötet. Demgegenüber kann das Absterben der Protozoen, sogar in Fällen, in denen das Medium nur 10% Eiweiß enthält, nur durch eine mindestens 1%ige Xanthacridinlösung erwartet werden. Praktische Beobachtungen hingegen bewiesen, daß nicht jeder Bulle eine 10 Min. dauernde Einreibung des Gliedes mit einer 0,85%igen Xanthacridinlösung verträgt. Vff. stellten weiter fest, daß eine 40 bis 43 °C warme Lösung, die 3% Borsäure und 0,025% Kaliumpermanganat enthält, die Trichomonaden im Moment der Berührung abtötet. Nach derartigen Vorversuchen stellten sie zur lokalen Behandlung der Schleimhaut des Gliedes der Bullen eine Salbe her, die 0,4% Jod und 0,5% Jodoxysulfochinolin (Yatren) enthielt und von der festgestellt wurde, daß sie die Schleimhaut nicht schädigt. Mit *Trichomonas fetus* infizierte Bullen wurden einem komplexen Behandlungsverfahren unterworfen. Das Glied wurde zur Einleitung der lokalen Behandlung mit einer 40–43 °C warmen, Kaliumpermanganat und Borsäure enthaltenden Lösung abgewaschen. Nun folgte die Einreibung des Gliedes mit der erwähnten jodhaltigen Salbe und die Einspritzung von 100 bis 150 ml der zum Abwaschen des Gliedes verwendeten Lösung in die Harnröhre. Nach dem Abschluß dieser Behandlung wurde der Stand des Bullen gründlich gereinigt und desinfiziert. Die Einreibung des Gliedes geschah in allen Fällen extrapräputial nach einer Leitungsanaesthesie. Nach der lokalen Behandlung erhielten die Bullen je nach ihrem Kgw. 4 bis 7 ml Enterotonin (Carbamylcholinum chloratum) s.c. injiziert. Sobald Speichelfluß beobachtet wurde, infundierte man ihnen 7 g Natrium jodatum je 100 kg Kgw. in einer 10%igen Lösung i.v. Die Verabfolgung der beiden letzteren Mittel wurde in 2tägigen Abständen wiederholt, jedoch mit dem Unterschied, daß im zweiten Fall 8, im dritten 9 g Natrium jodatum je 100 kg Kgw. injiziert wurden. Von den

auf diese Weise behandelten 33 Bullen erwiesen sich nach einmaliger Einreibung des Gliedes 28 (84,8%) Tiere in einer Kontrolluntersuchung nach mehreren Monaten als infektionsfrei. 7620.

Schulz, J. A. und Lippmann, R.; Leipzig, Karl-Marx-Univ., Med. Tierklin. **Zur infektiösen Posthitis der Schafe.** Mh. Veterinärmed. **17** (1962) Nr. 12. S. 487–490. — 12 Abb., 1 Tab., 12 Lit.
Über Erfahrungen, die beim Verlauf der infektiösen Posthitis der Schafe in letzter Zeit gesammelt wurden, wird berichtet. Etwa die Hälfte aller betreuten Herden ist von der Krankheit befallen. Auffällig war, daß in Beständen mit starkem Moderhinkebefall vorwiegend komplizierte Posthitiden auftraten. Vff. unterscheiden 3 Krankheitsstadien, nämlich das erste oder leichteste, das zweite oder mittelschwere und das dritte oder schwere. Zum klinischen Bild des 1. Stadiums gehören geringgradige Rötungen der äußeren Vorhaut und eine mittel- bis hochgradige gerötete Pars parietale mit Vergrößerung der eingelagerten Lymphknötchen. Durch den serösen Präputialausfluß können die Haare an der Praeputialföffnung zudem büschelförmig verkleben. Erhebliche Rötung und Schwellung des Präputiums, geschwürige Veränderungen an der Praeputialöffnung und z. T. bereits erschwerter Harnabsatz charakterisieren das 2. Stadium. Eine Balano-Posthitis kann hinzukommen. Im 3. Stadium führt die sehr starke Vorhautschwellung zur Verengung der Präputialöffnung. Der Präputialausfluß kann zur vollständigen Verklebung führen und schwere Harnabflußstörungen verursachen. Als Komplikation sind einmal Diffundieren des Harnes in das umgebende Gewebe mit Durchbruch nach außen oder fortschreitende Urämie bzw. zum zweiten auf Grund der Harnrückstauung erhebliche entzündliche Veränderungen in Harnblase, Harnleiter oder Niere aufgetreten. Der Behandlung hat eine Untersuchung des Gesamtbestandes voranzugehen. Aufgabe der Therapie ist es, die Sekundärinfektionen möglichst zu verhindern und bestehende Infektionen zum Stillstand zu bringen. Im 1. Stadium ist Jodtinktur indiziert, bei Vorliegen des 2. wurden die Krusten abgenommen und anschließend Dipronsalbe aufgetragen. Beim Vorliegen entzündlicher Veränderungen am inneren Vorhautblatt wurde Mamycin in das Praeputium instilliert und gut einmassiert. Die Behandlung, die durchaus vom Schäfer vorgenommen werden kann, muß anfänglich in 2- und später 3tägigem Abstand erfolgen. Die tierärztliche Kontrolle des Behandlungserfolges ist alle 10 Tage notwendig. Liegt Harnverhaltung mit teilweiser Penisnekrose vor, ist das Anlegen einer Harnröhrenfistel und die Entfernung der bereits nekrotischen Penisteile unumgänglich. Als prophylaktische Maßnahmen werden Vermeidung harter Einstreu, saubere Stallhaltung, genaue Untersuchung der zugekauften Tiere und die klinische Untersuchung der Böcke bei der Körung angeführt. H. Haase. 7620.

Mylrea, P. J.; Berry, New South Wales, Infertility Lab., Dep. of Agric. Clinical observations on reproduction in dairy cows. **(Klinische Beobachtungen bei der Fortpflanzung an Milchkühen.)** Austral. veterin. J. **38** (1962) Nr. 4. S. 253–258. E. Wiesner. 7670.

Mitić, N., Živković, A. und Vidanović, M.; Sarajevo, Univ., Fac. of Agric. Uticaj različitih načina organizacije veštačkog osemenjavanja na broj oplođenih ovaca i na troškove osemenjavanja. **(Zum Einfluß verschiedener Organisationsformen bei der künstlichen Besamung von Schafen auf die Zahl der befruchteten Schafe und auf die entstehenden Unkosten.)** Veterinaria [Sarajevo] **11** (1962) Nr. 1. S. 61–68. — 1 Tab., 14 Lit. Zus. in Engl.
Zur Feststellung der Konzeptionshäufigkeit bei künstlicher Besamung sowie der entstehenden Unkosten wurden im Kreismaßstab 22 Zentren zur Besamung von Schafen gebildet, von denen jeweils 11 nach einer bestimmten Organisationsform arbeiteten: Methode I = gemeinsame Haltung der zu besamenden

Schafe auf einem Zentrum, Methode II = tägliche Vorführung und Aussuchen der brünstigen Tiere. Nach den beiden Methoden wurden (1957) 17661 Schafe (9083 nach Methode I, 8578 nach II) besamt. Die Konzeptionshäufigkeit war nach dem Verfahren II um 2,76% höher und die entstandenen Unkosten um etwa 50% niedriger. P. Schmidt. 7690.

Rosłanowski, Kazimierz und Wiatroszak, Ignacy; Poznań, Państwowy Zakład Unasieniania Zwierząt. Wpływ glicerolu na rozwój flory bakteryjnej w nasieniu buhaja oraz zmiany odczynu nasienia w czasie konserwowania w temperaturze + 5 °C. **(Glyceroleinfluß auf die Entwicklung der Bakterienflora im Bullensperma und die Sperma-pH-Veränderung während der Konservierung bei +5 °C.)** Zeszyty problemowe postępów Nauk rolniczych **1961** Nr. 31. S. 149–152. — 2 Tab., 7 Lit. Zus. in Russ., Engl.

Es wurden Beobachtungen an 22 von 16 Bullen stammenden Ejakulaten durchgeführt. Nach entsprechender Spermaverdünnung wurden die Versuchsproben auf Nähragarnährboden incubiert und die Bakterien gezählt. Die Untersuchungen des 2. Versuchsteils umfaßten insgesamt 26 Ejakulate. Die Spermareaktion wurde mit einem Mikroelektroden-pH-meter unmittelbar nach der Entnahme und Verdünnung sowie nach 4tägiger Konservierung bei +5 °C geprüft. Die Ergebnisse der durchgeführten Untersuchungen führen zu den folgenden Schlüssen: 1. Im Laufe der Aufbewahrung von verdünntem Sperma bei +5 °C entwickelt sich allmählich die Bakterienflora. 2. 10%iger Glycerolzusatz zur Verdünnungsflüssigkeit besitzt eine hemmende Wirkung auf die Bakterienentwicklung im bei +5 °C konservierten Sperma. 3. Im Spermakonservierungsprozeß kommt es zur pH-Abnahme. 4. 10%iger Glycerolzusatz hemmt die pH-Abnahme in dem bei +5 °C konservierten Sperma. W. Radomiński. 7700.

Pytasz, M. und Kłymiuk-Chełmoń, B.; Wrocław, Wyższa Szkoła Rolnicza. Substancje azotowe w nasieniu kogutów. **(Stickstoff im Hahnensperma.)** Zeszyty problemowe postępów Nauk rolniczych **1961** Nr 31. S. 179–182. — 9 Lit. Zus. in Russ., Engl.

Das Untersuchungsobjekt bildeten 14 Sussex- und Grünbeinhähne. Samen wurde mittels Lumbalmassage entnommen. Der gesamte und nicht albuminöse Stickstoff wurde nach der Kjeldhal-Methode, Ammoniak und Reststickstoff nach der Methode von Conway und Harnsäurestickstoff nach Folin-Denis ermittelt. Es wurde weiterhin eine elektrophoretische Sameneiweißanalyse durchgeführt. Folgende Schlußfolgerungen konnten auf Grund der Untersuchungsergebnisse gezogen werden: 1. Ammoniakstickstoff 6,2 mg%, Reststickstoff 4,2 mg%, Harnsäurestickstoff 14,3%. Die Unterschiede zwischen Vollsamen- und Samenplasmaharnsäuregehalt sind statistisch unwesentlich. 2. Die Mengen der genannten Stickstoffsubstanzen unterschieden sich wesentlich von denselben Mengen im Säugetiersamen. Daher sind derartige Angaben dieser beiden Tiergruppen als nicht vergleichbar zu betrachten. 3. Der Hahnensamen enthält durchschnittlich 2,8% Eiweiß; davon Spermatozoeneiweiß 2,1% und Samenplasmaeiweiß 0,7%. Unter den Eiweißfraktionen besitzen den höchsten Titer die Beta-Globuline (31,2%), den niedrigsten stellen dagegen die Alpha$_1$-(3,5%) und Alpha$_2$-Globuline (6,6%). 4. Das Hahnensamenplasma enthält mehr nicht albuminösen (141 mg%) als albuminösen (115 mg% Stickstoff. Die Menge des nicht albuminösen Stickstoffs im Samenplasma und im Vollsamen ist gleich; die evtl. vorkommenden Unterschiede sind statistisch unwesentlich. 5. Von einem Hahn wird bei jeder Ejakulation durchschnittlich 0,52 ml Samen gewonnen. W. Radomiński. 7700.

Svjatovec, G. und Kim, E. (Swjatowez, G. und Kim, Je.); Zentr. Versuchsstat. für Künstl. Besam. Landwirtsch. Nutztiere des Min. für Landwirtsch. der Ukrain.SSR. Ocenka semeni, razbavlennogo gljukozo-želtočno-citratnym

razbavitelem. **(Die Beurteilung von mit Glykose-Eigelb-Citrat verdünntem Samen.)** Moločnoe i mjasnoe skotovodstvo, Moskva **6** (1961) Nr. 12. S. 49–50. — 1 Tab.
Beschrieben wird eine Methode zur Feststellung der Zahl der lebenden und toten Spermien des Bullensamens, der mit Glykose-Eigelb-Citrat verdünnt wird. Nach einer speziellen Verdünnungsmethode werden die Spermien unter dem Mikroskop bei 300–400facher Vergrößerung ausgezählt. Mit Hilfe einer Tabelle kann dann die Konzentration des Spermas bestimmt werden.

R. Ihssen. 7710.

Morozov, V. A., Dupenko, O. A. und Lavrov, O. B. (Morosow, W. A., Dupenko, O. A. und Lawrow, O. B.); Machatschkala, Dagestan. Forsch.-Inst. für Landwirtsch. Sochranenie semeni sel'skochozjajstvennych životnych pri nulevoj temperature. **(Die Aufbewahrung des Spermas landwirtschaftlicher Nutztiere bei 0 °C.)** Životnovodstvo, Moskva **23** (1961) Nr. 9. S. 48–51. — 4 Tab.
Bei der Aufbewahrung bei 0 °C muß beachtet werden, daß durch die Verdünnung von Bullen- und Schafbocksperma mit Eigelbverdünner die Empfindlichkeit der Spermien gegenüber einem Kälteschock nicht völlig beseitigt wird. Außerdem muß die Abkühlung langsam erfolgen, und zwar mit feinzerkleinertem Eis, das eine Temperatur von 0 °C hat. Die optimale Art der Abkühlung der verschiedenen Spermaarten auf 0 °C und die Ausarbeitung der entsprechenden Technologie müssen weiter untersucht werden.

F. Schenk. 7710.

Gorochov, L., Stefkin, E. und Artjuchovskij, A. (Gorochow, L., Stefkin, Je. und Artjuchowski, A.); Dubrowizy, Gebiet Moskau, Unions-Inst. für Tierzuchtforsch.; Witebsk, Landwirtsch. Gebiets-Versuchsstat. Plastmassovye instrumenty dlja osemenenija korov. **(Plastikinstrumente zur Besamung der Kühe.)** Moločnoe i mjasnoe skotovodstvo, Moskva **6** (1961) Nr. 12. S. 51–53. — 1 Tab.
Für die künstliche Besamung werden Instrumente aus Plasten entwickelt. Dazu gehören Plastikpipetten, die sich in verschlossenen Polyaethylenbeuteln befinden. Das Sperma kann in speziellen kleinen Polyaethylenballons aufbewahrt werden. Diese werden auf die Pipetten aufgesetzt, und durch einmaliges drücken wird genau 1 ml Sperma in die Pipette ausgestoßen. — Nach Herausnehmen einer Pipette aus dem Polyaethylenbeutel ist dieser sofort wieder durch Erhitzen der Öffnungsstelle zu verschließen, damit kein Schmutz hineingelangt. Die Instrumente werden nur einmal verwandt und danach vernichtet. Die Anwendung der nur einmal benutzten Plastikpipetten ergibt bessere Befruchtungsergebnisse als bei bisher üblichen Glasinstrumenten.

R. Ihssen. 7720.

---

*Maule, J. P. Ed.* **The semen of animals and artificial insemination.** A completely new review of progress in the artificial insemination of farm livestock, poultry, dogs and laboratory animals. Bucks., England: Farnham Royal. 1962. (XX, 420 S. m. 33 Abb.) 60 s.
*Pitkjanen, I. G.* **Novoe v oplodotvorenii i povyšenii plodovitosti svinej.** (Neues auf dem Gebiet der Befruchtung und Steigerung der Fruchtbarkeit der Schweine.) Hrsg.: Vsesojuznaja akad. sel'skochoz. nauk imeni V. I. Lenina. Moskva: Sel'chozgiz. 1961. (185 S. 8°. (1961 A 1316)
**Instruktyvny vkazivky po stučnomu svynej.** (Instruktion für die technische Besamung von Schweinen.) Hrsg.: Minist. sil'ś kogo gospodarstva Ukr. RSR. Kyïv: 1960. (23 S.) 8°. (DA 1179)

## XVII. KRANKHEITEN DER MILCHDRÜSEN

Brabant, Werner. **Historisch-kritische Betrachtungen zur unterschiedlichen Auffassung des Entstehens und der Klassifikation der Mastitiden des Rindes im Lauf der letzten Jahrhunderte.** Diss. Karl-Marx-Univ. Leipzig, Veterinärmed. Fak., Ambulator. und Geburtshilfl. Tierklin. **1960** 114 S. — 207 Lit.
Die Klassifikationen der Euterentzündungen werden historisch zwei Zeitabschnitten zugeordnet. Der erste Abschnitt umfaßt die Einteilungen bis zum

Jahre 1876, der zweite die Versuche einer ätiologischen Mastitisklassifikation und die Einteilungen nach klinischen und pathologisch-anatomischen Gesichtspunkten von 1876 bis zur Gegenwart. Gegen eine ätiologische Einteilung sind von seiten der Kliniker die ständig zunehmende Zahl der Mastitiserreger, ihr unterschiedliches Verhalten im Euter in Abhängigkeit vom Zustand des Gesamtorganismus und die normalerweise vorkommende Besiedlung des Euters gesunder Tiere anzuführen. Es wird besonders auf die zwischen Organismus und Umwelt vor dem Auftreten morphologischer Veränderungen in der Milchdrüse bestehenden Wechselbeziehungen hingewiesen und damit auch auf Prophylaxe bzw. rechtzeitige Therapie. Die Notwendigkeit einer einheitlichen Klassifikation der Euterentzündungen wird begründet.
H. Gürtler. 7800.

Whittlestone, W. G.; Sydney, Univ. The relationship between milking machine practice and bovine mastitis. **(Beziehungen zwischen Melkmaschineneinsatz und Rindermastitis.)** Austral. veterin. J. **38** (1962) Nr. 4. S. 114–118.
E. Wiesner. 7800.

Frost, A. J.; Queensland, Univ., Veterin. School. Incidence of udder infection and mastitis in South-East Queensland. **(Das Vorkommen von Euterinfektionen und Mastitiden in Südost-Queensland.)** Austral. veterin. J. **38** (1962) Nr. 4. S. 110–113.
E. Wiesner. 7800.

Renk, W.; Berlin-Dahlem, Univ., Inst. für Veterin.-Pathol. **Euterödeme.** Berliner Münchener tierärztl. Wschr. **75** (1962) Nr. 14. S. 261–265. — 6 Abb., 36 Lit. Zus. in Engl.
Die verschiedenen Formen und Ursachen der Euterödeme (E) werden unter Berücksichtigung pathologisch-anatomischer Befunde und der Pathogenese besprochen. Es wird unterschieden in das physiologische E, das beim Rind meist 8–14 Tage vor der Geburt einsetzt und etwa ebensolange p.p. bestehen kann. Nach der Geburt ist es häufiger als vorher anzutreffen. Das physiologische E ist auch von anderen Tieren bekannt und kann bei Aborten sowie der Brunst beobachtet werden. E verlaufen akut oder chronisch. Aus dem physiologischen E kann sich in der Nachgeburtsperiode das pathologische E entwickeln, bei dem sich neben einem gestörten Allgemeinbefinden Risse in der Euterhaut und nachfolgende abszedierende Mastitiden beobachten lassen. Im Gegensatz zum physiologischen E ist beim pathologischen E die Zitzenhaut ebenfalls ödematös infiltriert. Unabhängig von der Geburt treten entzündliche E vor allem im Verlauf akuter Mastitiden oder auch unabhängig davon auf.
W. Kötsche. 7815.

Moss, J. P.; London, Univ. Coll. Hospital, Dental Dep. A report on the dosage of pentobarbitone sodium required to induce anaesthesia in ferrets. **(Ein Bericht über die Dosierung von Na-Pentobarbiton zur Einleitungsanästhesie bei Frettchen.)** Veterin. Rec. 74 (1962) Nr. 26. S. 742–743.
E. Wiesner. 7876.

Guilhon, J., Charton, A., Drouhet, E., Kahn, J. und Lecoanet, J. Mammite de la vache due à Candida pseudotropicalis. **(Mastitis der Kühe infolge Candida pseudotropicalis.)** Bull. Acad. vétérin. France **34** (1961) Nr. 10. S. 367–370. — 9 Lit.
Seit Rolle (1934) *Candida pseudotropicalis* bei Kühen mit Mastitis als Erreger nachweisen konnte, haben Autoren verschiedener Länder hierüber berichtet. 7 *Candida*-Arten werden als Erreger von Rindermastitiden angeführt. Die o.g. Autoren beschrieben die Mastitis-Erkrankung einer 9jährigen schwarzbunten Friesenkuh. Als Erreger wurde *Candida pseudotropicalis* gefunden, die in Milch und Milcherzeugnissen nachweisbar ist. Nach einer 3tägigen allgemeinen Behandlung mit Sulfonamiden, Streptomycin und der

Installation von Terramycinsalbe in das erkrankte Viertel führte erst eine intravenöse Injektion von 40 g Natriumjodür in 250 $cm^3$ Serumglukose und die 4tägige Applikation von täglich einer Tube Mycostatin in das erkrankte Viertel zum entscheidenden therapeutischen Erfolge. Gegenüber Hefepilzen kommt dem Mycostatin oder dem Mystatin eine außerordentliche fungostatische Wirkung zu. Die labordiagnostischen Nachweisverfahren für derartige Pilze sind in 6 Punkten angegeben. H. Busse. 7890.

Sumrov, I., Stojčev, S., Krŭstev, M. und Dimitrov, I. (Sumrow, I. Stojtschew, S., Krâstew, M. und Dimitrow, I.) Prinosi kŭm izučavane na antitoksičnija imunitet pri gangrenosnija mastit po ovcete. **(Beiträge zum Studium der antitoxischen Immunität bei der gangränösen Mastitis der Schafe.)** Izvestija na Centralnija veterinaren institut za zarazni i parazitni bolesti, Sofija **1961** Nr. 1. S. 299–303. — 1 Tab. Zus. in Russ., Engl.
Schafe mit überstandener gangränöser Mastitis enthalten in ihrem Blut Mikrokokken-Antitoxin bis gegen den 111. Tag. Das Antitoxin wird bei 50,1% der gegen gangränöse Mastitis vaccinierten Schafe festgestellt, während bei den restlichen 49,9%, sogar in den ersten 1–3 Monaten, in der Zeit wo die Immunität in der Regel anwächst, kein Antitoxin gebildet wird. In gesunden Herden wird das Antitoxin bei 16,3% der Schafe festgestellt; bei den gesunden Schafen in verseuchten Beständen bei 10,9%. I. Kujumdshiew. 7890.

Thörne, H. und Wallmark, G.; Västerås, Veterin. Bacteriol. Lab.; Stockholm, Sweden, State Bacteriol. Lab. Treatment of bovine staphylococcal mastitis with staphylococcal toxoid. **(Behandlung der Staphylokokken-Mastitis des Rindes mit Staphylokokken-Toxoid.)** Acta veterin. scand. **2** (1961) Nr. 4. S. 323–329. — 2 Tab., 14 Lit. Zus. in Schwed. Dtsch.
Es wurde die prophylaktische und therapeutische Wirkung eines Staphylokokken (St.)-Toxoids, welches bei St.-Infektionen des Menschen erfolgreich verwendet wurde, bei der Behandlung der St.-Mastitis des Rindes untersucht. Jedes 2. Tier einer Herde von 61 Rindern, die etwa zu 50% St.-Mastitiden aufwies, wurde 2mal jährlich über einen Zeitraum von 3 Jahren behandelt; die andere Hälfte diente als Kontrolle. Die Immunisationswirkung wurde mittels des Antistaphylolysintiters bestimmt. Therapeutisch waren bei den Tieren mit einer St.-Mastitis gewisse Erfolge zu verzeichnen, in prophylaktischer Hinsicht dagegen war der Schutz ungenügend. W. Kötsche. 7950.

Mempel, S. und Thomas, H. J ; Münster, Detmold. **Erfahrungen bei der Durchführung eines planmäßigen Euterüberwachungsdienstes.** Tierärztl. Umschau **17** (1962) Nr. 3. S. 72–74.
In den Jahren 1960/61 wurden im Landkreis Detmold Erhebungen und Untersuchungen in allen Milchviehbeständen im Rahmen eines tierärztlichen Euterüberwachungsdienstes vorgenommen. Alle beteiligten Tierärzte wurden bei einer Fortbildungsveranstaltung über alle sich in diesem Zusammenhang ergebenden Fragen unterrichtet. Bei dieser Aktion ergab sich: 1) Durch planmäßige Euterüberwachung können Eutererkrankungen weitgehend ermittelt und bekämpft werden; eine damit verbundene Beratung verbessert die hygienischen Verhältnisse bei der Milchgewinnung. 2) Bei 2,73% aller untersuchten Kühe wurden Euterleiden verursachende Erreger verschiedenster Art festgestellt. 3) Bei der Vorprüfung der Viertelgemelksproben erfüllt der Schalm-Test hinsichtlich Treffsicherheit nicht ganz die Erwartungen; in nur 25–30% der positiven + + + Reaktionen waren Erreger nachzuweisen. 4) Bei Zugrundelegung der gemachten Erfahrungen bedeutet der Schalm-Test für die Überprüfung der Kannenmilchproben keine wesentliche Verbesserung oder Vereinfachung des tierärztlichen Euterüberwachungsdienstes, da die sich dabei ergebende hohe Anzahl von Verfolgsuntersuchungen einen relativ hohen Arbeits- und Untersuchungsaufwand erfordern.
Chr. Dietz. 7970.

Blobel, Hans und Berman, David T.; Madison, Univ. of Wisconsin, Dep. of Veterin. Sci. Vaccination of dairy cattle against staphylococcic mastitis. **(Vaccination von Milchkühen gegen Staphylokokken-Mastitis.)** Amer. J. veterin. Res. **23** (1962) Nr. 92. S. 7-14. — 6 Abb., 2 Tab., 19 Lit. Zus. in Interlingua.
Zunächst wird eine ausführliche Beschreibung der bakteriologischen und serologischen Arbeitsmethodik gegeben. Mit einem Staphylokokken-Toxoid (*Staphylococcus aureus*), dem Coagulase (bei späteren Injektionen mit „Eidotterfaktor") zugesetzt wurde, konnte bei einer Kuhherde, die bislang frei von Staphylokokken-Mastitis gewesen war, bei allen Tieren eine signifikante, jedoch unterschiedlich starke Antikörperbildung hervorgerufen werden. Durch Booster-Injektionen in Abständen von etwa **4** Mon. stieg der langsam abgefallene Antikörper-Titer jeweils wieder an. Bei experimentellen Euterinfektionen mit dem homologen Staphylokokkenstamm zeigten die vaccinierten Kühe eine erhöhte Resistenz, nicht jedoch gegen die heterologen Stämme. Bei vaccinierten Kühen waren Verlauf und Schwere der klinischen Mastitisfälle leichter als bei nichtvaccinierten. W. Kötsche. 7970.

## XVIII. JUNGTIERKRANKHEITEN

Prohászka, László. A borjak coli-dyspepsiájának kezelése A-vitaminnal. **(Die Behandlung der Coli-Dyspepsie der Kälber durch Vitamin A.)** Magyar Állatorvosok Lapja [Ung. veterinärmed. Bl.] **16** (1961) Nr. 12. S. 457-461. — Zus. in Russ., Engl. Aus: Ung. Agrar-Rdsch. **1962** Nr. 3.
Natürliche Erkrankungen der Kälber an einer Coli-Dyspepsie wurden meistens in Zuchten festgestellt, in denen der Carotinspiegel des Blutserums der Kühe unter 0,2 mg je 100 ml lag. In den meisten Beständen war ein derartig niedriger Carotinspiegel mit der Verfütterung großer Mengen von Rübenschnitzeln verbunden. In Wirtschaften, in denen die Kühe täglich mehr als 20 kg Rübenschnitzel verzehrten, fiel der Carotinspiegel unter 0,1 mg je 100 ml Blut. In diesen Beständen zeigte sich die Coli-Dyspepsie der Kälber in einer ernsten Form. In der Leber der an Coli-Dyspepsie eingegangenen Kälber konnte kein Vitamin A nachgewiesen werden, in der bei gesunden Kälbern aber wurden bereits vor der Aufnahme des Colostrums 10 bis 15 IE Vitamin A je g aufgefunden. Nach einer 10tägigen Verfütterung von Karotten stieg der Carotinspiegel des Blutserums von 0,05 mg auf 0,25 mg je 100 ml. Nach 10 Tagen wurde die Karottenfütterung eingestellt. Der Carotinspiegel blieb auch weitere 10 bis 15 Tage lang auf 0,20 bis 0,25 mg je 100 ml und begann erst später zu sinken. Während der Winter- und Frühjahrsmonate ist es also nicht unbedingt notwendig, ununterbrochen Karotten zu füttern, da auch durch zeitweises Verabreichen eines carotinreichen Futters die Tiere mit Carotin gesättigt werden können. Dieser Vorrat vermag den Vitamin A-Bedarf der Tiere mehrere Monate hindurch zu decken. In Wirtschaften, in denen die neugeborenen Kälber massenhaft an Coli-Dyspepsie erkrankten, wurden Behandlungen unter Verwendung von in Öl und Wasser gelösten Vitamin A-Präparaten durchgeführt. Nur das in Wasser suspendierte Vitamin A ergab entsprechende Ergebnisse. Falls dem Kalb sofort nach der Geburt 1-1,6 Mill. IE Vitamin A peroral verabfolgt wurden, erkrankte es nicht an Darmentzündung, gleichzeitig aber erkrankten im gleichen Bestand alle nichtbehandelten Kontrollkälber. Eine nach der 12. Lebensstunde vorgenommene Vitamin A-Behandlung war bereits erfolglos. Die präventive Wirksamkeit des "Aquitals" (ungar. Vitamin A-Präparat) kann mit der raschen Resorptionsfähigkeit des Mittels erklärt werden. Aus den Ergebnissen der Untersuchungen über Vitamin A sowie den erfolgreichen Behandlungen mit diesem Vitamin folgert Vf., daß bei der Coli-Dyspepsie der Kälber die A-Avitaminose den wichtigsten disponierenden Einfluß zur Entwicklung des durch Stämme der *E. coli* verursachten Darmkatarrhs ausübt. Bei der Prophylaxe gegen die

Krankheit spielt die Verbesserung der Stallhygiene sowie die Verabfolgung von Vitamin A an die trächtigen und neugeborenen Tiere die wichtigste Rolle. 8012.

Ivoš, J., Asaj, A., Rako, A., Findrik, M., Ciszek, H., Kalivoda, M. und Marzan, B.; Zagreb, Veterin. Fak., Inst. für Tierzucht und Zoohyg.; Inst. für Pathol. Prilog etiologiji proljeva teladi. **(Ein Beitrag zur Ätiologie der Kälberruhr.)** Stočarstvo [Zagreb] **15** (1961) Nr. 3/4. S. 161–174. — 13 Tab., 22 Lit. Zus. in Dtsch.
In Verbindung mit einem Kälberruhrdurchbruch im 3 sozialist. Großbetrieben in der Panon. Ebene (50% erkrankte, 20% verendete Kälber) in Beständen der niederländ. Schwarzbuntrasse untersuchte man besonders die Fütterungsverhältnisse, da man keine typische infektiöse Ursache feststellen konnte. Erfahrungsgemäß erschienen die Ruhranfälle am meisten am 2.–5. bzw. 10.–15. Lebenstag bei den Kälbern aus den Kuhbeständen, die zu stark mit Silage gefüttert wurden und zu wenig oder überkaupt kein Heu erhielten. Solche Vermutungen ließen besonders die Silagen mit übermäßigem Buttersäuregehalt (Mais-, Luzerne-, Rübenblattsilagen) zu. Bei den Kälbern von Kühen, die neben Silage auch gutes Heu in der Tagesrationen erhielten, gab es keine Ruhrerscheinungen. Bei den erkrankten Kälbern wurden verschiedene pathophysiologische Tests untersucht (Ca/P, Ca + Mg/P, Na/K, °SH im Blutplasma der Kälber und bei Kühen (auch im Colostrum und in der Milch), die aber keinen Grund für die Erkrankung erkennen ließen. Bei der Sektion der verendeten Kälber konnte man eine sehr deutliche Atrophie der Leber, Milzveränderungen, Ödeme des endokrinen Systems beobachten. Biochemische Analysen mit der Deutung auf pathophysiologische, durch die nicht balancierte Ernährung der Mutter verursachte Erscheinungen und Rückschlüsse sind noch immer unvollständig und lassen nicht den richtigen Grund erkennen, wenn auch dieser höchstwahrscheinlich in der unzulänglichen Ernährung liegen dürfte. I. Šmalcelj. 8062.

Gerov, K. und Pavlov, N. (Gerow, K. und Pawlow, N.) Enzootičnata atakcija pri agnetata. **(Die enzootische Ataxie der Lämmer.)** Izvestija na Centralnija naučnoizsledovatelski institut po biologija i patologija na razmnožavaneto na selskostopanskite životni, Sofija **1** (1961) S. 189–197. — 7 Abb. Zus. in Russ., Engl.
Die Lämmer kommen gewöhnlich krank zu Welt. Bei Lämmern im Alter von einigen Wochen kommt die Erkrankung nicht vor. Die Krankheit äußert sich in Gliedmaßenschwäche und Bewegungsunfähigkeit. Leichter erkrankte Tiere machen unkoordinierte Bewegungen. Der Allgemeinzustand der kranken Tiere ist anfangs gut und der Appetit nicht gestört; eine Körpertemperaturerhöhung besteht nicht. Die Erkrankung dauert 3 bis 40 Tage und endet tödlich. Die Behandlungsversuche bleiben ohne Erfolg. Pathohistologischer Befunde im Kleinhirn: Ödem, Nekrose der Purkinje-Zellen, Demyelinisierung der grauen Gehirnsubstanz. Es wird auch ein Rückenmarködem beobachtet. T. Radew. 8170.

Gerov, K., Pavlov, N. und Čuškov, P. (Gerow, K., Pawlow, N. und Tschuschkow, P.) Enzootična muskulna distrofija pri agneta. **(Enzootische Muskeldystrophie bei Lämmern.)** Izvestija na Centralnija naučnoizsledovatelski institut po biologija i patologija na razmnožavaneto na selskostopanskite životni, Sofija **1** (1961) S. 171–188. — 14 Abb. Zus. in Russ., Engl.
In manchen Gegenden Bulgariens erkranken in gewissen Jahren bis zu 50% der im Januar geborenen Lämmer und sterben zu einem großen Teil (20%). Während die gesunden Lämmer, die von einer Höhe von 80–100 cm heruntergelassen werden, gleich auf ihre Beine fallen und sich zu bewegen anfangen, taumeln diejenigen Lämmer, die bereits erkrankt sind, jedoch noch keine

klinischen Sympome aufweisen. Sie fallen zu Boden und stehen nur schwer auf. Übermäßige Fütterung mit unvorbehandeltem grünen Gras (Weidegang), ohne ausreichende Bewegung der Tiere ist der Grund für das Auftreten der Massenerkrankungen. Ein guter Heilerfolg wurde nach Behandlung mit Viatmin E — 2–3mal täglich je 60–90 mg — erzielt. In leichteren Fällen kann auch subcutan 2–5 ml Lebertran verabfolgt werden. Bei schweren Fällen blieb die Behandlung erfolglos. T. Radew. 8170.

## XIX. FLEISCHBESCHAU, LEBENSMITTELÜBERWACHUNG

Langpap, Arnold; Gelsenkirchen. **Zur Diagnostik der Leukose in der ambulanten Fleischuntersuchung.** Prakt. Tierarzt **1962** Nr. 5. S. 184.
Der die ambulatorische Fleischuntersuchung ausführende prakt. Tierarzt muß bei der Beurteilung von Tieren mit Leukose die Beschaffenheit der Muskulatur berücksichtigen. Ein annäherndes Bild kann er sich verschaffen, indem er schmale Stücke aus verschiedenen, besonders aus makroskopisch verdächtigen, Muskelportionen entnimmt und im Kompressorium quetscht, nachdem vorher auf jedes Präparat ein Tropfen Löfflers Methylenblau gegeben ist, das kurze Zeit einwirken muß. Mit der starken Vergrößerung des Trichinenmikroskops oder der mittleren eines Mikroskops sind Veränderungen der Muskelfasern und pathologische Zellelemente erkennbar. Bei sehr ungleichmäßiger Färbung wird das Deckglas ein wenig angehoben, damit der Farbüberschuß besser einziehen kann. Selbstverständlich ist ein lege artis gefertigtes histologisches Präparat dieser Methode überlegen, aber als Hilfsmittel reicht sie aus. Bei frischen Muskelproben entfärbt sich das Methylenblau nach einigen Minuten, was dann Nachfärben erforderlich macht.
W. Mathieu. 8280.

Todorov, Ivan. (Todorow, Iwan.); Burgas, Bulgarien, Bezirks-Veterinärdienst. Vŭrchu chigiennata precenka na mesoto, polučeno ot zaklani po neobchodimost životni, otroveni s karbamid. **(Über die hygienische Beurteilung des Fleisches notgeschlachteter harnstoffvergifteter Tiere.)** Veterinarna sbirka, Sofija **58** (1961) Nr. 12. S. 18–19.
Die bakteriologische, chemische, biologische und organoleptische Untersuchung des Materials von notgeschlachteten, harnstoffvergifteten Tieren ergab, daß deren Fleisch und Innereien genußtauglich sind, sofern keine Fäulnisprozesse eingetreten sind und das Material nicht von pathogenen Bakterien infiziert ist. N. Platikanow. 8280.

Lippmann, R.; Halle. **Zum Problem der Verhütung von Schmierinfektionen mit Salmonellabakterien in Notschlachtungsbetrieben.** Mh. Veterinärmed. **17** (1962) Nr. 12. S. 498–500. — 2 Lit.
Bei 5 Kühen, 7 Schweinen, 2 Schafen und einem Kalb der Tagesschlachtung eines Notschlachtungsbetriebes wurde *S. enteritidis* infolge Schmierinfektion nachgewiesen. Als Ursache des Bakterienbefalls wird ein im gleichen Betrieb wegen Darmentzündung geschlachtetes Kalb angegeben, bei dem bei der bakteriologischen Fleischuntersuchung im Direktausstrich der Organproben und mittels Anreicherung *S. enteritidis* gefunden werden konnte. Vf. fordert zur Verhütung ähnlicher Vorkommnisse neben strikter Einhaltung der bestehenden Hygiene-Bestimmungen ein grundsätzliches Verbot der Schlachtung von an Darmentzündung erkrankten Kälbern und die Zuführung zur Schlachtung aller an Darmentzündung erkrankten Rinder erst dann, wenn die bakteriologische Kotuntersuchung hinsichtlich Salmonellen negativ verlaufen ist. G. Scheibner. 8308.

Slavkov, I., Tonev, M. und Ignatov, G. (Slawkow, I., Tonew, M. und Ignatow, G.) Mikroflora na mesokostnoto brašno. **(Mikroflora des Tierkörpermehls.)** Izvestija na Centralnija naučnoizsledovatelski veterinarnochigienen institut za životinski produkti, Sofija **1** (1961) S. 149–154. — Zus. in Russ., Dtsch.

Bei der bakteriologischen Untersuchung von 118 Tierkörpermehlproben, die unmittelbar nach der Herausnahme des Mehls aus der Trockenanlage entnommen wurden, konnten keine Mikroorganismen festgestellt werden. Bei der Untersuchung des Tierkörpermehls der Fertigproduktion wurden bei 3,4% der Proben Salmonellen festgestellt, was darauf hindeutet, daß das Mehl der Abdeckerei durch Rattenexkremente, Fliegen u. a. verschmutzt wird. Isoliert wurden 4 Serotypen Salmonellen — *Salm. cholerae suis*, *Salm. newport*, *Salm. brandenburg*, *Salm. senftenberg*. Fast die gleichen Salmonellenserotypen wurden aus 4 Ratten und 1 Fliege der Abdeckerei isoliert.

I. Kujumdshiew. 8308.

Preuß, B.; Bad Langensalza, Veterinäruntersuchungs- und Tiergesundheitsamt. **Die Bedeutung der Not- und Krankschlachtungsbetriebe.** Fleischwirtschaft **14** (1962) Nr. 6. S. 516–519.

Die Neufassung des § 27 AB.A vom 1. 8. 1960 bringt in der BR eine Steigerung der Fälle, in denen die Schlachttiere der bakt. Fleischuntersuchung unterworfen werden müssen; sie tritt genau so ein wie in der DDR bereits auf Grund der einschlägigen Anordnungen im Jahre 1954. Da nicht alle Kreise Schlachthöfe mit aufnahmefähigen Kühl- und Verarbeitungsanlagen besitzen, müssen sog. Notschlachtbetriebe errichtet werden. Es werden die Anforderungen aufgeführt, die an diese zu stellen sind, betr. Lage, Räume, Ställe, Aufbewahrung von Nebenprodukten und Konfiskaten usw. Besonders wichtig ist das Kühlhaus, das erfahrungsgemäß sehr oft viel zu klein geplant wird. Es muß für den Anfall von mindestens 4 Schlachttagen aufnahmefähig sein und zudem Kühlzellen enthalten, in denen getrennt von einander taugliches, bedingt taugliches und minderwertiges Fleisch sachgemäß zu lagern ist, für Einfrieren schwachfinniger Rinder sollte zudem eine Tiefkühlzelle vorgesehen werden. Es hat sich als zweckmäßig erwiesen, die Brauchbarmachung des bedingt tauglichen Fleisches am Schlachtorte durchzuführen, folglich muß der Notschlachtbetrieb entsprechend ausgestattet sein. Ein kleines Labor für die vom Fleischbeschautierarzt vorzunehmenden Hilfsproben sowie ein Schreibzimmer sind unbedingt erforderlich. Zum Antransport der Schlachttiere ist ein LKW anzuschaffen, der mit Spezialtransportaufbau, Winde, Rollen usw. versehen sein muß, Nutzlast 1 bis 1,5 to; zu seiner Entseuchung ist ein Wagenwaschplatz erforderlich. W. Mathieu. 8330.

Grzimek, B. und Mann, J.; Tanganyika, Nationalpark; Kabete, Kenya, Veterin. Res. Lab. **Vom Fleisch der Flußpferde.** Fleischwirtschaft **14** (1962) Nr. 6. S. 502–504. — 2 Abb., 3 Tab.

Der Eduardsee, der auf der einen Seite von der Kongorepublik, auf der anderen von Uganda begrenzt wird, hat einen Dauerbestand von etwa 35000 Flußpferden, die im letzten Jahrhundert das gesamte Gelände in Seenähe kahlgeweidet haben, so daß man durch Abschuß den Bestand verringern will. Da die Anliegerbevölkerung nur gering ist und das Fleisch infolge des Klimas, fehlender Kühlmöglichkeiten usw. leicht verdirbt, war die Frage der Ausbeute und des Transportes in andere Gegenden zu überprüfen. Ein mittlerer Bulle wiegt etwa 1450 kg mit 70% Schlachtgewicht ohne Kopf. Fettgewebe fehlt bis auf Netz und Gekröse fast völlig. Das Fleisch ähnelt dem von Jungrinderbullen, nicht aber Schweinefleisch. Das knochenlose Fleisch ergibt 56,3% an der Sonne getrocknetes Salztrockenfleisch. Auf einer großen Anzahl von Böden Afrikas gewinnt man durch teilweisen Abschuß der wilden Pflanzenfresser je Hektar wesentlich mehr Fleisch als bei Vernichtung der wilden Tiere und Nutzung des Landes durch Rinder, Schafe und Ziegen, da die Haustiere die Pflanzendecke zerstören und das Land in eine Wüste verwandeln,

während die Wildtiere dies nicht tun. Es müssen aber Methoden gefunden werden, um das Fleisch vor dem Verderben zu schützen und ohne Straßen oder auf schlechtesten Wegen in die Siedlungsgebiete zu befördern.
W. Mathieu. 8410.

Hamm, R.; Kulmbach, Bundesanst. für Fleischforsch., Inst. für Chem. und Physik. **Chemische und physikalische Veränderungen beim Erhitzen von Fleisch. 2. Mitt. Einfluß des Erhitzens auf den Bindungszustand von Magnesium, Calcium und Phosphat im Rindermuskel.** Z. Lebensmittel-Unters. u. -Forsch. **117** (1962) Nr. 2. S. 113–121. — 4 Abb., 4 Tab. 1. Mitt. vgl. LZ. Abt. IV **7** (1962) Nr. 11. S. 2417.
In Ergänzung der Resultate über Hydratation, pH-Wert und Eiweißladung wurde wiederum an von Fett und grobem Bindegewebe befreitem M. longissimus dorsi 5–7 jähriger B-Kühe der Einfluß des Erhitzens auf den Bindungszustand von Mg und Ca geprüft. Es ergab sich, daß mit zunehmender Temperatur zunehmende Mengen an freien Mg- und Ca-Ionen aus ihrer Bindung an das Muskeleiweiß freigesetzt werden, wobei stufenförmiger Verlauf festgestellt wurde. Die Zahl der sauren Gruppen der Muskelproteine nimmt durch Hitzedenaturierung ab. Bei Temperaturen über 90 °C beginnt das Freiwerden von anorganischem Phosphat. Es schreitet bei steigender Temperatur fort.
W. Mathieu. 8440.

Paarmann, E.; Detmold. **Zur Technik der histologischen Wurstuntersuchung. 2. Mitt.** Tierärztl. Umschau **17** (1962) Nr. 7. S. 240–242. — 3 Lit. 1. Mitt. vgl. LZ. Abt. IV **7** (1962) Nr. 8. S. 1746.
Als Einbettungsmittel für histologische Wurstschnitte wird vom Vf. nur noch Gelatine verwendet. Zum Trocknen dient gefaltetes, saugfähiges Papier. Bei der Färbung kann zwischen Grund- und Nachfärbung unterschieden werden. Grundfärbung: Gemisch aus Gallocyanin- und Azophloxinlösung $\overline{aa}$. Hierbei erscheinen Muskulatur rot, elastische Fasern schwach rosa und Bindegewebssubstanz weißgrau bis graurötlich. Nach dem Entwässern in Brennspiritus und Isopropylalkohol erfolgt über Xylol die Einbettung in einem Einschlußmittel. Zur besseren Unterscheidung der einzelnen Gewebekomponenten werden folgende Nachfärbungen, bei denen sich Bindegewebe kräftig gelb oder grün färbt, empfohlen: 1. Naphtholgelb, 2. Titangelb, 3. Pikroindigokarmin nach Calleja (etwa 5–10 Min.), 4. Naphtholgrün (etwa 20–30 Min.). Außerdem wird auf verschiedene andere Farbstoffe hingewiesen, mit denen sich Bindegewebteile gut darstellen lassen. H. Heimbürge. 8485.

Schäfer, Wilhelm. **Ein Beitrag zum Kollagengehalt der hessischen Brühwurst.** Diss. Justus-Liebig-Univ. Gießen, Inst. für Tierärztl. Nahrungsmittelkunde **1961** 40 S. — 4 Tab., 49 Lit. 8485.

Hess, E. und Marthaler, A. (unter techn. Mitarb. von Ruck, Christiane); Zürich, Univ., Veterin.-Bakteriol. Inst. **Keimzählungen an abgepacktem Frischfleisch.** Fleischwirtschaft **14** (1962) Nr. 6. S. 497–501. — 6 Abb., 3 Tab.
Das eidgenössische Veterinäramt in Bern hat versuchsweise den Verkauf von in Folien verpacktem Frischfleisch für gewisse Lebensmittelgeschäfte befristet freigegeben. Es war die Frage zu prüfen, wie lange verpacktes Fleisch unter Verkehrsbedingungen der Praxis (Kühltruhe von 0° bis + 2° C) feilgehalten werden kann. Als Untersuchungsmaterial dienten 100 Fleischstücke von Rind, Kalb und Schwein, an denen Keimzählungen vorgenommen wurden. Während bei Schweinefleisch die Keimzahl bereits bei 48 Std. ansteigt, ist dies bei Kalbfleisch erst nach 72 Std. der Fall. Für die Praxis ergibt sich: Anfangskeimgehalt muß so niedrig wie möglich gehalten werden durch hygienische Fleischgewinnung, -verarbeitung, -abpackung. Kühlkette darf bis

zum Verkauf niemals unterbrochen werden, daher Transport nur durch Fahrzeuge mit Kühlvorrichtung. Die verschiedenen Truhensysteme sollten vor ihrer Zulassung auf ihre Leistung geprüft werden. W. Mathieu. 8520.

Pacs, I. Tyuk, pulyka, gyöngyös, galamb, nyul és hal ehető részeinek összehasonlító vizsgálata vágópróbák alapján. **(Vergleichsuntersuchung der eßbaren Teile des Huhnes, des Truthuhnes, des Perlhuhnes, der Taube, des Kaninchens und des Fisches auf Grund von Schlachtproben.)** Agrártudomanyi Egyetem Mezögazdaságtudományi Karának Közleményei, Gödöllö [Ber. landwirtsch.-wiss. Fak. Univ. Agrarwiss., Gödöllö] **1961** S. 89–105. — Aus: Ung. Agrar-Rdsch. **1962** Nr. 3.
Um einen realen Vergleich zu ermöglichen, wählte Vf. die einzelnen geschlachteten Individuen der im Titel angeführten Tierarten so aus, daß sie hinsichtlich ihres Gewichtes für die Art und Rasse typische Durchschnittswerte ergaben und ihre Kondition einwandfrei war. Er untersuchte die Fleischqualität der Tiere sowie das Verhältnis ihrer eßbaren und ungenießbaren Körperteile. Die Arten und Rassen stufte er nach der Menge ihres wertvollen Fleisches ein. In jeder Gruppe befanden sich 4 Tiere. Unter den untersuchten 7 Hühnerrassen (ung. Nackthalshuhn, gelbes, weißes und gesperbertes Ungarhuhn, New-Hampshire, rote Rhodeländer) ergaben im Alter von 10 bis 12 Wochen die ungarischen Rassen infolge ihres feinen Knochenbaues den größten eßbaren Anteil. Der Schlachtverlust und das Verhältnis der eßbaren Teile war beim gesperberten Ungarhuhn am günstigsten. Bei den Truthühnern stellte Vf. fest, daß die Leber der Puten überraschend groß war; das Gewicht ihrer Leber betrug 7,1% des Lebendgewichtes. Bei den Tauben wiesen die Untersuchungen nach, daß der Anteil der eßbaren Teile der Strasser günstiger war als der der ungarischen Landes- und Brieftauben. Bei der Untersuchung der Angora- und der ungarischen wildfarbigen Kaninchen und ihrer Kreuzungen bewährten sich hinsichtlich der Fleischerzeugung die wildfarbigen Ungarn am besten. Der Anteil der eßbaren Teile erwies sich bei den untersuchten Tierarten wie folgt: Fisch: 77,6%, Truthahn: 72,1%, Taube: 68,5%, Perlhuhn: 68,1%, Huhn: 67,8%, Kaninchen: 51,7%. Der Körper der ausgewachsenen Tiere enthält um 5 bis 12% mehr eßbare Teile als der Körper der Jungtiere; die Mast der Jungtiere ist jedoch infolge ihrer Frohwüchsigkeit und guten Futterverwertung wirtschaftlicher. 8520.

Flückiger, G.; Bern. **Zur Frage der Fleischbeschau bei Geflügel.** Mh. Tierheilkunde **14** (1962) Nr. 4. S. 99–107. — 4 Lit.
Da der Verzehr von Geflügelfleisch immer mehr zunimmt und die Zoonosen eine steigende Bedeutung haben, wird die Forderung einer Fleischbeschau beim Geflügel in den einzelnen Ländern immer stärker vertreten. Hühnertyphus wird nur selten in der Schweiz beobachtet. Außer der Flügellähme bei Tauben treten Salmonellosen bei anderen Geflügelarten kaum auf. Die hygienische Beschaffenheit, Ausstattung usw. der gewerblichen Schlachtstellen werden von den Gesundheitsbehörden beaufsichtigt. Die Leiter solcher Anlagen müssen folgende Grundsätze beachten: 1) Lebenduntersuchung der angelieferten Tiere und Absonderung erkrankter oder verdächtigen Geflügels, 2) nähere Untersuchung von Tieren, die bei oder nach der Schlachtung anomale Veränderungen aufweisen, 3) Anlieferung gesunden Geflügels durch Produzenten. Vorläufig genügt die zur Zeit übliche gesundheitliche Überwachung des Verkehrs mit Geflügelfleisch. E. Tempel. 8550.

---

**Veterinarno-sanitarnyj nadzor v piščevoj promyšlennosti. (Materialy 2-j Vsesojuzn. naučno-praktičeskoj konferencii po problemam vet.-sanitarii.)** (Veterinär-hygienische Überwachung der Lebensmittelindustrie.) Hrsg.: MSCh-SSSR; Vsesojuzn. akad. sel'skochoz. nauk im. V. I. Lenina; Vsesojuzn. naučno-issledovatel'skij inst. vet. sanitarii. Moskva. 1960. (399 S.) 8° = Trudy. Vsesojuznyj naučno-issledovatel'skij institut veterinarnoj sanitarii. Bd. 17. (ZA 2061)

# XX. MILCHKUNDE

Leidl, W. und Walser, K.; München, Univ., Gynäkol. und Ambulator. Tierklin. **Überprüfung von Melkmaschinen im Rahmen der Mastitisbekämpfung.** Tierärztl. Umschau **17** (1962) Nr. 4. S. 112–116. — 9 Abb., 1 Tab., 3 Lit.
Es wird die Wichtigkeit der einwandfreien Melkarbeit und Bedienung der Melkmaschinen betont. Die Arbeit befaßt sich mit der technischen Überprüfung der Melkanlagen im Rahmen der Mastitisbekämpfung. Grobe Fehler werden leicht erkannt und abgestellt, gefährlicher sind die anscheinend nur geringfügigen Mängel, die nicht oder nur schwer erkannt werden. Da ein zu starkes oder zu lang anhaltendes Vakuum ein meist übersehener, jedoch schwerwiegender Fehler ist, wird von den Autoren die Einführung eines Vakuum-Meßgerätes empfohlen und dessen Arbeitsweise an den verschiedenen Prüfstellen der Melkanlage beschrieben. W. Kötsche. 8715.

Kotter, L., Terplan, G. und Pfeiffer, G.; München, Univ., Tierärztl. Fak., Inst. für Nahrungsmittelkunde. **Über den Einfluß von Desinfektionsmittelresten auf die Beurteilung von Milch.** Arch. Lebensmittelhyg. **13** (1962) Nr. 1. S. 9–12.
Es wurden Untersuchungen angestellt, inwieweit in Milchbehältern verbliebene Desinfektionsmittelreste (Hypochlorit, quaternäre Ammoniumverbindungen, Ampholytseife, phenolhaltiges Polyphosphat) die Milch hinsichtlich Keimgehalt, Reduktasebildung, Ausfall des TTC-Hemmstofftests und Säurebildung beeinflussen. Wenn Milchbehältnisse nach dem Entleeren der Desinfektionsmittel nicht nachgespült werden, können verbleibende Rückstände, sofern die Behältnisse ganz mit Milch gefüllt werden, den Keimgehalt nicht vermindern, die Säuerungsfähigkeit, Reduktaseprobe und den Hemmstofftest nicht beeinflussen. Häufig haben Desinfektionsmittelreste das Keimwachstum gefördert. Nur bei 0,25-l-Flaschen können die Desinfektionsmittelreste im Verhältnis zur Milch so groß sein, daß die Beurteilungskriterien beeinflußt werden. Der positive Ausfall gebräuchlicher Hemmstoffteste kann demnach folgende Ursachen haben: vorsätzlicher Zusatz von Hemmstoffen, grobfahrlässiger Umgang mit Desinfektionsmitteln, Rückstände von Antibiotica aus Mastitisbehandlungen. Chr. Dietz. 8730.

Kotter, L.; München, Univ., Tierärztl. Fak., Inst. für Nahrungsmittelkunde. **Hygienische Überwachung der Milch.** Arch. Lebensmittelhyg. **13** (1962) Nr. 1. S. 21–24.
Die Milch ist das einzige von Tieren stammende Lebensmittel, das zuerst einmal nach den Vorschriften für die einheitliche Durchführung des Lebensmittelgesetzes pauschal von der Überwachung durch beamtete Tierärzte ausgenommen ist. Für die nicht mit dem Tier selbst zusammenhängende Überwachung wären nach den Vorschriften die Lebensmittelchemiker zuständig. Lediglich die Vorzugsmilch ist in ihrer Gesamtheit der tierärztlichen Kontrolle unterstellt. Im Interesse der Verbraucher und Milcherzeuger muß die Überwachung des Verkehrs mit Milch intensiviert werden. Auch die Milch sollte einer lückenlosen Überwachung durch beamtete Tierärzte unterstellt werden. Neben dieser Reorganisation der Überwachung müßten selbstverständlich die Bestrebungen zur Aufklärung des Personals in den Erzeugerbetrieben weiterhin gefördert werden in Zusammenarbeit wirtschaftlicher und amtlicher Instanzen. Mit Blickrichtung auf eine Hebung der Milchhygiene müssen sich alle beteiligten Kreise für eine baldige Sanierung der Rinderbestände von chronischen Mastitiden einsetzen, wobei eine Koordinierung der bisherigen Bemühungen geboten ist. Chr. Dietz. 8770.

Stüber, Otto; Rotholz, Landwirtsch. Chem. Versuchs- und Untersuchungsstelle. **Über die Beeinflussung der bakteriologischen Beschaffenheit der Milch bei Verfütterung von Rauh- und Gärfutter.** Förderungsdienst [Wien] **10** (1962) Nr. 2. S. 52–57.

Es wurden 55 Heuproben (boden-, reuter- und belüftungsgetrocknet) auf die Zahl der säure- und alkalibildenden Keime, coliforme Mikroorganismen, Indolbildung und anaërobe Sporenbildner untersucht. Analogen Untersuchungen wurden die 63 anfallenden Milchproben unterzogen. Dieselben vergleichenden Untersuchungen wurden an 153 Silagen und 108 Milchproben vorgenommen. Es ergab sich, daß der Durchschnittsgehalt der Heuproben an säurebildenden Mikroorganismen dem der Silage „befriedigender Qualität", der Gehalt an Alkalibildnern dem von „sehr guter" bis „guter" Silage entspricht. „Sehr gute" Silage enthält weniger coliforme Keime als bodengetrocknetes Heu, jedoch mehr als Heu nach Belüftungs- oder Reutertrocknung. Auf Grund der chemischen Untersuchung (Qualitätbeurteilung nach Flieg) resultiert nicht ohne weiters ein Bild der mikrobiologischen Verhältnisse. Dagegen sind alle Silagen bis zu einem pH-Wert von 3,8 auch bakteriologisch von bester Qualität. Mit Ansteigen des pH-Wertes konnte auch eine zunehmende Stärke der Infektion festgestellt werden. — Hinsichtlich der Milchqualität erwies sich „Heu"milch, unabhängig von der Trocknungsart, als gleichermaßen durch Coliforme, Fäulniserreger und anaërobe Sporenbildner infiziert. Die geringsten Infektionen wies „Silo"milch bei Verfütterung sauerster Silagen (pH-Wert unter 3,8) auf. Bei allen übrigen Silagen war jedoch eine weitgehend gleichmäßige Infektion der Milch durch Coliforme, Fäulniserreger und anaërobe Sporenbildner festzustellen, die mit der Infektionsstärke der Milch (Heu) übereinstimmte. — Da eine Infektion der Milch nie direkt über das Euter (mit Ausnahme der euterbewohnenden Mikroorganismen), sondern stets sekundär (Luft-, Staub-, Euterschmutz und Tierkot) erfolgt, ist der Keimgehalt einer Milch eine Funktion der Reinlichkeit sowie der Melk- und Stallhygiene. Hinsichtlich der käsereischädigenden Mikroorganismen der Milch kann gesagt werden, daß die Verfütterung verschieden getrockeneten Rauhfutters keinen wesentlichen Einfluß darauf hat. Das gleiche gilt bei der Verfütterung von Silagen mit einem pH-Wert unter 4,2. Chr. Dietz. 8798.

Messer, Jürgen. **Beitrag zur Differenzierung in Milch vorkommender Staphylokokken.** Diss. Justus-Liebig-Univ. Gießen, Veterinärmed. Fak. **1961** 35 S. — 4 Tab., 105 Lit.

In den letzten Jahren haben die durch Staphylokokken bedingten Mastitiden stark zugenommen. Aus lebensmittelhygienischen Gründen hat Vf. deshalb die aus einer großen Zahl von Milchproben (384) isolierten Staphylokokken hinsichtlich ihrer pathogenen Eigenschaften untersucht. Als zuverlässigstes Merkmal für die Pathogenität eines Staphylokokkenstammes wird die Fähigkeit zur Plasmakoagulasebildung angesehen, deren Nachweis den Untersuchungen als Vergleichsmaßstab zugrunde gelegt wurde. Daneben wurde jedoch noch auf die Pigmentbildung, die Hämotoxin- bzw. Hämolysinbildung, die Mannitspaltung, die Phosphatasebildung, das Reduktionsvermögen in wäßriger Methylenblaulösung, das Verhalten auf Kristallviolettagar und die Agglutination durch Faktorenserum AC untersucht. Dabei wichen die Pigmentbildung, die Mannitspaltung und das Verhalten auf Kristallviolettagar vom Ausfall der Koagulaseprobe ab, während die übrigen Reaktionen gute Übereinstimmung zeigten und deshalb gleichfalls für die Differenzierung pathogener und apathogener Staphylokokkken geeignet sind. E. Wiesner. 8798.

Murnane, D.; Melbourne, I. C. I. A. N. Z., Biol. Dep., Techn. Serv. The problem of antibiotic residues in milk and milk products. **(Zur Frage antibiotischer Rückstände in Milch und Milchprodukten.)** Austral. veterin. J. **38** (1962) Nr. 4. S. 119–122. E. Wiesner. 8825.

Pilz, W.; Köln, Farbenfabriken Bayer AG; Leverkusen, Veterinärmed. Bakteriol.-Serol. Lab. **Die Ausscheidung penicillinhaltiger Mastitispräparate durch die Milch.** Veterin.-med. Nachr. **1962** Nr. 1. S. 53–58.

Einer tbc-, bang- und galtfreien Kuh wurden in mehrwöchigem Abstand in je ein Euterviertel folgende Präparate injiziert: Procain-Penicillin wäßrig, Procain-Penicillin ölig, Tardocillin wäßrig und Tardocillin ölig, je 100000 IE in 10 ml. Anschließend wurde die ermolkene Milch mit Hilfe des Agarlochtests und des Joghurt-Herstellungstests auf vorhandene Penicillinmengen geprüft. Während bei den erstgenannten drei Präparaten 72 Std. nach ihrer Verabreichung keine Hemmhofbildung mehr wahrzunehmen war, konnte Tardocillin ölig über einen Zeitraum von 144 Stunden nachgewiesen werden. Zur Kontrolle, ob Milch von mit Antibiotica behandelten Kühen erst nach der vorgeschriebenen Frist (5 Tage) abgeliefert wird, sollte derartigen Behandlungspräparaten Farbstoffe in Spuren zugesetzt werden. In Versuchen des Vf. wurden 50 mg „Adcillangrün BS" Behandlungsdosen von 100000 IE Procain-Penicillin und Tardocillin (wäßrig) zugesetzt. Zwischen der Farbtönung der Milch (blau) und den Penicillinausscheidungstesten bestand eine gute Übereinstimmung. Chr. Dietz. 8825.

Schmidt, O. C.; Berlin-Dahlem, Univ., Inst. für Lebensmittelhyg. **Untersuchungen über den Nachweis von Antibiotica in der Milch.** Berliner Münchener tierärztl. Wschr. **75** (1962) Nr. 12. S. 228–230.
Wie auch andere Autoren kommt Vf. zu dem Schluß, daß eine viertägige Einbehaltung der Milch nach einer Antibioticabehandlung genügt, der Konsummilch Antibioticaspuren fernzuhalten. Auf der Suche nach einem schnell durchführbaren und einfachen Nachweisverfahren bewies sich das TTC-Verfahren nach Neal-Calbert unter Verwendung einer Joghurtkultur als Teststamm am empfindlichsten. Die Nachweisgrenze für Penicillin betrug 0,005 IE/ml Milch. Da im besonderen geprüft werden sollte, ob sich verschiedene Penicilline einheitlich nachweisen lassen, wurden insgesamt 60 Versuchsreihen mit Zusätzen von Penicillin G-Kalium, Penicillin G-Natrium, Procainpenicillin und Dibenzylaethylendiamin-di-penicillin, allein oder in Mischung, in genau dosierten Mengen der Milch zugefügt, erhitzt und dann mit 1 ml einer 14–18 Std. alten Joghurtkultur beimpft, deren Keimdichte und gleichmäßige Zusammensetzung durch wiederholte mikroskopische Untersuchungen sichergestellt wurden. Die Nachweisgrenzen der angeführten Penicilline lagen sämtlich bei 0,001–0,005 IE/ml Milch. In weiteren Versuchen konnten bei eutergesunden Kühen intramammär applizierte Antibiotica (Procainpenicillin G und Dihydrostreptomycinsulfat zu gleichen Teilen, Penicillin G-Kalium und Streptomycinsulfat oder Dibenzylaethylendiamin-di-penicillin mit Marbadal) nicht länger als 72 Std. p. inst. nachgewiesen werden. Die relativ kurze Ausscheidungsdauer ist damit zu erklären, daß eutergesunde Tiere diese Medikamente schneller eliminieren als parenchymgeschädigte. Chr. Dietz. 8825.

Coneva, Ekaterina. (Zonewa, Ekaterina.) Vlijanie na skritata forma mastit pri kravite vŭrchu sirenarskata godnost na mljakoto. **(Einfluß der chronischen Mastitis der Kühe auf die Eignung der Milch zur Käsebereitung.)** Životnovŭdstvo, Sofija **15** (1961) Nr. 12. S. 39–42. — 1 Abb., 1 Tab.
Die Milch der Kühe, die an chronischer Mastitis leiden, eignet sich nicht zur Käsebereitung. Beimischungen (von 5 bis 10%) solcher Milch zur normalen Milch verschlechtern stark deren Qualität als Rohstoff für die Käsebereitung. T. Radew. 8845.

Seelemann, M.; Kiel, Bundesforsch.-Anst. für Milchwirtsch., Inst. für Milchhyg. **Zum Entwurf für eine neue einheitliche Vorzugsmilch-Verordnung.** Berliner Münchener tierärztl. Wschr. **75** (1962) Nr. 3. S. 41–44.
Ein von Fachkräften in gemeinsamer Arbeit erstellter Entwurf für eine Vorzugsmilchverordnung wurde an das zuständige Ministerium als Grundlage zum Erlaß von gleichgerichteten Verordnungen über die „Gewinnung, den Vertrieb und die Überwachung von Vorzugsmilch" weitergeleitet. Der „Entwurf" ist folgendermaßen gegliedert: § 1 „Allgemeine Bestimmungen und die

Zulassung von Vorzugsmilchbetrieben" (u.a. für Abmelkbetriebe keine Zulassung mehr als Vorzugsmilchbetriebe); § 2 „Gesundheitszustand der Rinder" (Ausschluß der an klinisch erkennbarer Leukose erkrankten Rinder u.a.m.); § 3 „Fütterung und Haltung der Kühe" (Verfütterung von Rübenblatt und Silage nur nach dem Melken); § 4 „Beschaffenheit und Pflege des Stalles"; § 5 Vorschriften über das „Melken sowie die Gewinnung und Behandlung der Vorzugsmilch"; § 6 „Anforderungen an das Personal" (Entscheidung des Amtsarztes über die gesundheitliche Eignung); § 7 „Beschaffenheit der Vorzugsmilch" (Gesamtkeimzahl nicht über 100000/ml, Prüfung auf coliforme Keime in 0,1 ml negativ, keine artfremden Stoffe zur Hemmung des Bakterienwachstums); § 8 „Überwachung der Vorzugsmilchbetriebe" (allmonatliche Überprüfung des gesamten Betriebes durch den beamteten Tierarzt an Hand eines Formblattes). — Die dem „Entwurf beigefügte Anlage 2 enthält die „Anweisung für die einheitliche Durchführung der Untersuchung von Vorzugsmilch in den Veterinär-Untersuchungsämtern". In Teil I wird die „Untersuchung verkaufsfertig abgefüllter Vorzugsmilch" behandelt (Sinnenprobe, Keimgehalt, Standprobe, Prüfung auf coliforme Keime, Nachweisverfahren für Hemmstoffe, Tierversuch). Der II. Teil enthält „Vorschriften für die Entnahme und Untersuchung von Einzel- bzw. Viertelgemelksproben" (saubere Entnahme, Sedimentprobe, bakteriologische Untersuchung). Im II. Abschnitt der Anweisung wird auf die „Verfahren zur Untersuchung von Blutproben und Kotproben" zur Feststellung von Brucellose, Salmonellen und Q-Fieber hingewiesen. — 2 weitere Anlagen (Kontrolliste für die zur Gewinnung von Vorzugsmilch aufgestellten Kühe, Formblatt für den beamteten Tierarzt bei der Entnahme von Milchproben) sind vorgesehen. Chr. Dietz. 8880.

## XXI. TIERZUCHT, FÜTTERUNGSLEHRE

Ismailov, A. Ŝ. (Ismailow, A. S.) Rost i razvitie nekotorych sistem i organov karadolachskich ovec v postėmbrional'nyj period. **(Wachstum und Entwicklung einiger Systeme und Organe der Karadolach-Schafe in der Postembryonalperiode.)** Doklady Akademii nauk Azerbajdžanskoj SSR, Baku **16** (1960) Nr. 10. S. 991–994. — 2 Tab., 8 Lit. Orig.: aserbaidshan., Ausz.: russ.
Die Untersuchungen wurden an einer Linie Karadolach-Schafe der Karabach-Rasse in der Schaumjan-Kolchose des Rayons Agdshabedi in den Jahren von 1957–1959 durchgeführt. Durch die Untersuchung einiger Systeme und Organe in der Postembryonalperiode konnte festgestellt werden, daß bei den Karadolach-Schafen jedes System und Organ gegen den Zeitpunkt der Geburt ein verschiedenes Entwicklungsniveau erreicht. Deshalb wachsen diese Systeme und Organe in der Postembryonalperiode mit verschiedener Intensität. Die Organe, die zum Zeitpunkte der Geburt des Tieres normales Wachstumsniveau erreichen, wachsen in der Postembryonalperiode intensiver. In der Postembryonalperiode wachsen das Verdauungssystem, die Leber, die Milz, die Geschlechtsorgane, das Muskelsystem und die Fettgewebe intensiver. Das intensive Muskelwachstum der untersuchten Schafe in der Postembryonalperiode zeigt eine gute Entwicklung ihrer Fleischigkeit. W. F. Ebel. 8916.

Willer, S.; Berlin, Humboldt-Univ., Veterinärmed. Fak., Inst. für Tierzucht und Tierernähr. **Die Beziehungen des Eosinophilentests nach Thorn zur 17-Ketosteroidkonzentration im Blut und zur Milchleistung Schwarzbunter Niederungskühe.** Mh. Veterinärmed. **17** (1962) Nr. 8. S. 351–356. — 2 Abb., 7 Tab., 33 Lit.
In eigenen Versuchen hatte der Autor (1960, 1961) gesicherte positive Korrelationen zwischen Milch-kg, Fett-kg, 4% FCM-Leistung und den Jahresmittelwert der 17-Ketosteroid-Konzentration im Blute gefunden, während zum prozentualen Fettgehalt, dem Merkmale mit höherer Heretabilität, keine Beziehungen ermittelt werden konnten. Die Ergebnisse reichten u.a. wegen dieser

Tatsache nicht aus, um Angaben über die Konstitution der Tiere zu machen. Um die Aussagefähigkeit der Untersuchungsergebnisse zu erhöhen, wurden die Versuchstiere noch ein weiteres Jahr unter den gleichen Umweltverhältnissen gehalten und die Kontrolle der Nebennierenrinde mit Hilfe der 17-KS-Bestimmung durch Einbeziehung der ACTH-Belastung erweitert. Gleichzeitig sollte diese Untersuchung eine Information über Vor- und Nachteile der jeweiligen Methodik geben. Die Messung der Thorntestaktivität bei Milchkühen gestattete wegen der geringen korrelationsstatistischen Sicherheit nur geringe Aussagen über die Milchleistung der Tiere (r = 0,48). Sie stand für sich allein hinter der Messung der 17-KS-Konzentration im Blute zurück. Durch die Kombination beider Methoden wurde jedoch ein genauerer Einblick in die neurohumoralen Zusammenhänge bei der Adaption an den chronischen Stress durch Milchleistung gewonnen. Es konnten folgende Reaktionsgruppen unterschieden werden: 1. Tiere mit überschießender Thorntestreaktion (etwa 90% Eosinophilenabfall, hohen D-Wert, geringer Milchleistung, niedriger und mittlerer 17-KS-Konzentration im Blut) 2. Tiere mit negativer Thorntestreaktion (Eosinophilenabfall unter 50% und/oder hohem D-Wert, hoher Milchleistung und hoher 17-KS-Konzentration) 3. Tiere mit positiver Thorntestreaktion (Eosinophilenabfall über 50%, kleinem D-Wert, mittlerer Milchleistung und mittlerer bis hoher 17-KS-Konzentration im Blut). Der verschiedene Ausfall der Thorntestreaktion und die entsprechende 17-Ks-Konzentration im Blut können als Ausdruck einer von der Höhe der Milchleistung beeinflußten unterschiedlichen Hormonstoffwechselbeanspruchung angesehen werden. H. Busse. 8960.

Drachenberg, Arthur. **Das Muskelbild im Bereich der Lendenpartie am aufgehauenen Schwein als Maßstab für die Beurteilung der Schlachtqualität.** Diss. Karl-Marx-Univ. Leipzig, Veterinärmed. Fak., Inst. für Tierzucht und Tierernähr. **1961** 120 S. — 16 Abb., 150 Lit.
An einem Untersuchungsmaterial von 120 hängenden linken Schlachthälften schlachtreifer weiblicher deutscher veredelter Landschweine im Alter von 7–11 Mon., unterschiedlicher Abstammung und Herkunft wurde die Möglichkeit der Verwendung von Maßzahlen und Meßergebnissen zur Gütebeurteilung des Schlachtkörpers geprüft. Es wurden zwischen einzelnen an der hängenden Schlachthälfte gewonnenen Maßen sowie zwischen dem okularnetzmikrometrisch erfaßten intramuskulären Bindegewebe und den polarplanimetrisch erfaßten intramuskulären Bindegewebszügen im Bereich zwischen M. glutaeus medius und M. multifidus dorsi brauchbare Beziehungen ermittelt, welche im Zusammenhang mit der Bonitierung der Karreéfleischausbildung brauchbare Anhaltspunkte zur Gesamtbeurteilung der Qualität des aufgehauenen Schweinekörpers darstellen. Um der praktischen Schweinezucht brauchbare Anregungen zu vermitteln, muß jedoch eine Lebendbeurteilung stattfinden, welcher zur Kontrolle stets eine mit objektiven und subjektiven Methoden ermittelte Qualitätsbeurteilung am aufgehauenen Tierkörper folgen sollte. H. Gürtler. 8960.

Voigtländer, Werner. **Die Beurteilung von hochprämiierten Alttieren in der Jugend, ein Problem in der Schweinezucht.** Diss. Karl-Marx-Univ. Leipzig, Veterinärmed. Fak., Inst. für Tierzucht und Tierernähr. **1960** 92 S. — 95 Lit.
An Hand der Kataloge der Tierschauen auf der Landwirtschafts- und Gartenbauausstellung der DDR in Leipzig-Markkleeberg aus den Jahren 1950, 1952, 1956, 1958 und 1959 wird für 218 hochprämiierte Alttiere nachgewiesen, daß lediglich 19 (8,7%) bereits als Jungtiere auf Ausstellungen vorgestellt worden waren. 16 dieser Tiere erhielten dabei Preise, während 3 keine besondere Beachtung fanden. Das Ergebnis der Untersuchungen weist auf die Problematik der Jungtierbeurteilung im Hinblick auf die spätere Leistung der Tiere hin. H. Gürtler. 8960.

Ócsag, I. A versenylovak teljesitménye és a vér alkotórészeinek változása közötti összefüggés. **(Zusammenhang zwischen der Leistung von Rennpferden und Veränderungen ihrer Blutbestandteile.)** Agrártudományi Egyetem Mezögazdaságtudományi Karának Közleményei, Gödöllö [Ber. landwirtsch.-wiss. Fak. Univ. Agrarwiss., Gödöllö] **1961** S. 81–87. — Aus: Ung. Agrar-Rdsch. **1962** Nr. 3.
Um zum Problem der Konstitutionsbeurteilung Angaben zu erlangen, untersuchte Vf. den Zusammenhang zwischen dem Hämoglobin- und Hämatokritgehalt des Blutes und der Leistung. Er stellte seine Versuche mit Galopprennpferden und Pferden an, die Reitschulzwecken dienten. Bei jeder Gelegenheit erfolgte die Blutentnanhme vor und unmittelbar nach der Tätigkeit. Nach den Versuchsergebnissen war der Hämoglobin- und Hämatokritwert nach der Arbeit stets höher als im Ruhezustand. Das regelmäßige Training erhöhte geringfügig, jedoch entschieden diese Werte. Der Hämoglobin- und Hämatokritwert des gut vorbereiteten, gut veranlagten Pferdes stellt sich auf einen konstanten Wert ein; ein solches Pferd ist nach längerem Training in der Lage, während des Rennens aus seinen Blutreserven größere Mengen einzusetzen. Im unvorbereiteten Zustand und bei weniger gut veranlagten Pferden ergeben sich erhöhte Werte im Ruhezustand und geringere nach dem Rennen. 8960.

Spira, Eliyahu. **Tierarzt und Hundekörung, zugleich eine Anleitung für die Tätigkeit der Tierärzte auf der Körung.** Diss. Univ. München, Inst. für Tierzucht, Vererbungs- und Konstitutionsforsch. **1962** 74 S. — 108 Lit.
1922 wurden in Deutschland erstmalig Körungen für Schäferhundrüden durchgeführt, 1923 auch für Hündinnen der gleichen Rasse. Nach und nach folgten auch andere Zuchtvereine, beispielsweise für Pudel, Boxer und in jüngerer Zeit u.a. die für Windhunde und Dobermänner diesen Maßnahmen. Die „zur Zucht empfohlenen“ Hunde kommen in die Klasse I, die „zur Zucht geeigneten“ in die Klasse II. Als III. Kategorie bleiben die „zuchtverbotenen‘ Hunde übrig. Zweck der Körung ist die Förderung einer einheitlichen Zuchtrichtung und Hebung der Gebrauchshundezucht durch Auswahl von Elterntieren. Das gefällte Körurteil gilt jeweils 2 Jahre. Der Körausschuß besteht aus einem Körmeister, der allein über An- und Abkörungen entscheidet und dem 2 Besitzer zur Seite stehen. Die Teilnahme eines Tierarztes als 3. Gehilfen des Körmeisters ist erwünscht. Vf. schildert weiter organisatorische Fragen der Hundezucht und Hundekörung und weist darauf hin, daß es die Aufgabe des Tierarztes sein soll, die vorgestellten Hunde auf Gesundheit, Freisein von Erbfehlern und Konstitutionsanomalien zu untersuchen. In diesem Zusammenhang werden die wichtigsten Letal- und Semiletal-Faktoren, Erbfehler und Konstitutionsanomalien sowie die rassespezifischen Erbfehler bei den einzelnen Hunderassen dargestellt. E. Wiesner. 8975.

Fesik, V. N. (Fessik, W. N.) Linii krasnoj stepnoj porody v Stavropol'skom krae. **(Linien des Roten Steppenrindes im Gebiet Stawropol.)** Životnovodstvo, Moskva **23** (1961) Nr. 2. S. 65–70. — 5 Abb., 1 Tab.
Vom Jahr 1958 ausgehend, wurden die Blutlinien der Bullen des Roten Steppenrindes untersucht, die in den Stationen der KB und im Paarungssystem der Kolchosen und Sowchosen des Gebietes Stawropol eingesetzt wurden. Darüber hinaus wurden vergleichende Bewertungen der Töchter der Bullen durchgeführt die in den XVI. Band des Staatlichen Zuchtbuches eingetragen sind. Insgesamt wurden 15 Linien und Verwandtschaftsgruppen des Roten Steppenrindes zusammengestellt, von denen 5 im Stawropoler Gebiet entstanden und 10 in der Ukraine. Die wichtigsten im Stawr. Gebiet sind die Blutlinien Borza 13 und Solid 284. Die Linie Borza 13 (1923) formierte sich Ende der 30iger/Anfang der 40iger Jahre und hat in dieser Zeit eine Leistungssteigerung von 3084 kg — 3,68% auf 4,427 kg — 3,74% erfahren, außerdem stieg

das Kgw., und die Körperform verbesserte sich. Die besten Nachkommen waren die Söhne Borez III, Box 1339 und die Enkel und Urenkel Bard 251, Baibak 213, Beduine 1259 und Pilot 376. Infolge der hervorragenden Zuchteigenschaften von Beduine 1259 (1949) wurde er als neuer Linienbegründer bestätigt. Der weniger produktive Teil der Linie Borza 13 wird jetzt verdrängt durch die Linie von Beduine 1259. Der Bulle Solid (1940) ist das Ergebnis von der Dreilinienpaarung Borza 13 — Müller N 713 — Wojedil DN I; er wirkte als Zuchtziel ab 1941 im Sawr. Gebiet, wo er 1957 als Linienbegründer bestätigt wurde. Seine bedeutendsten Nachkommen sind seine Söhne Sporni 1357 und Sport 1256 ORN 629, die in der KB eingesetzt sind. Die Zuchtarbeit in dieser Linie muß vor allem der Verbesserung des Milchfettgehaltes dienen. Ein weiterer sehr guter Nachkomme des Borza 13 ist der Bulle Welikan 447 (1950) der sehr gute Körperformen und einen sehr guten Fettprozentgehalt vererbte. Seine Nachkommen werden zur Verbesserung gerade dieser Eigenschaften eingesetzt. Ähnliche züchterische Eigenschaften wies der Bulle Garold 92 (1950) auf, der als Linienbegründer über seinen Sohn Gay 998 in der KB weiter vererbt wird. Ein weiterer Linienbegründer ist der Bulle Pyschni II (1954) der im ausgesprochenen Milchtyp steht. Diese Linie geht ebenfalls auf Borza 13 zurück. Im wesentlichen sind diese neuen Blutlinien und Verwandtschaftsgruppen durch Kreuzung mehrerer Linien entstanden. Dieser Weg wurde dem der Inzucht und Inzestzucht vorgezogen, so daß der größere Teil der in den XVI. Band des ST.Z.B. eingetragenen Tiere auf Linienkreuzung zurückzuführen ist und nur der geringere Teil auf Inzucht. Lediglich in der Blutlinie des Solid wurde die Inzucht etwas verstärkt durchgeführt. K. Richter. 9005.

Serokurov, V. M. (Serokurow, W. M.); Kizman, Gebiet Tschernowzy, Ukrain. SSR, Zuchtbetrieb für Künstl. Besam. Landwirtsch. Nutztiere. Skorospelost' molodnjaka raznych tipov teloslo\v{z}enija. **(Frühreife von Jungrindern verschiedenen Körpertyps.)** Živornovodstvo, Moskva **23** (1961) Nr. 2. S. 70–74. — 6 Abb., 1 Tab.

Im Versuch wurde der Einfluß unterschiedlicher Fütterung und Haltung in der Wachstumsperiode von Jungrindern auf ihr Wachstum, den Körperbautyp und ihre Produktivität im leistungsfähigen Alter untersucht. In 3 Gruppen standen insgesamt 200 Jungtiere (mit unterschiedlichem Anteil Simmentaler Blut) zur Beobachtung: 1. Gruppe = 68 Kälber (38 Färsen, 30 Bullen) 2. Gruppe = 62 Kälber (32 Färsen, 30 Bullen) 3. Gruppe = 70 Kälber (46 Färsen, 24 Bullen). Bis zu 6 Monaten erhielten die Färsen der 1. und 3. Gruppe 13 bis 15% und die Bullen 17,2 bis 17,7% mehr Nährstoffe als die 2. Gruppe und entsprechend 12 bis 34 bzw. 17 bis 36% mehr verdauliches Eiweiß. Anschließend wurden die Färsen der 1. und 2. Gruppe bis zu einem Jahr einheitlich gefüttert (Weidegang mit Grünfutterzufütterung), während die Tiere der 3. Gruppe im Stall gehalten wurden. Die Bullen der 3 Gruppen wurden bis zum Alter von 12 Monaten an Stationen der KB und Zuchtbetriebe abgegeben, wo sie bei Stallhaltung z.T. unter weiterer Kontrolle standen. Sämtliche Versuchstiere wurden in regelmäßigen Abständen gewogen und gemessen. Außerdem wurden bewertet: das Alter bei der ersten erfolgreichen Paarung, der Zahnwechsel, das Alter der Bullen zu Beginn und am Ende der Zuchtbenutzung, die Milchleistung bei der 1. Laktation und die Samenergiebigkeit der Bullen. Außerdem erfolgte die Beurteilung der Besonderheiten des Körperbaues nach der Rumpfbreite, der Entwicklung und dem Zustand des Exterieurs. Innerhalb der Gruppen und zwischen diesen ließen sich an Hand der Konstitutionsmerkmale Beziehungen aufstellen, die zwischen dem Wachstum, dem Zahnwechsel, der Geschlechtsreife, dem Erstkalbealter und der Milchleistung in Abhängigkeit vom Fütterungsniveau zu erkennen waren und die gegenüber den „schmalkörprigen“ weiblichen Tieren bei den „breitkörprigen“

weiblichen Jungtieren günstiger lagen. Im gleichen Sinne wurden die Ergebnisse der übrigen Konstitutionsmerkmale ausgewertet, bei denen sich ähnliche Beziehungen erkennen ließen. Die Angaben für die männlichen Jungtiere entsprechen diesen Ergebnissen im wesentlichen, wobei gerade die Menge, die Konzentration und Resistenz des Ejakulats ganz bestimmte Beziehungen zum Körpertyp aufweist. K. Richter. 9005.

Kovalev, V. (Kowaljow, W.) Žirnost' moloka zametno povysilać. **(Bedeutende Erhöhung des Milchfettgehaltes.)** Moločnoe i mjasnoe skotovodstvo, Moskva **6** (1961) Nr. 12. S. 43–45. — 3 Abb.
Bei der Höhe des Milchfettgehaltes spielt neben anderen Faktoren auch die Rasse des Tieres eine große Rolle. So hat das Rote Steppenvieh einen Milchfettgehalt von 3,5–3,9%, Jerseys dagen von 6,0–6,5%. Auf dem Versuchsbetrieb Lyssenkos werden deshalb milchreiche, aber milchfettarme Kühe mit milchfettreichen Bullen gepaart (Rotes Steppenvieh × Jersey). Die $F_1$-Generation zeigt schon in der ersten Laktation einen Milchfettgehalt von 4,6%. Sie hat dabei einen Futterverbrauch je kg Milchfett, der um 13% geringer ist als bei reinrassigen Kühen. R. Ihssen. 9010.

Jordanov, Stojan und Dimitrov, Dimitŭr. (Jordanow, Stojan und Dimitrow, Dimiter.) Vlijanieto na SŽK vŭrchu produktivnostta na razplodni ovce. **(Der Einfluß des Serums von trächtigen Stuten auf die Produktivität der Zuchtschafe.)** Veterinarna sbirka, Sofija **58** (1961) Nr. 8. S. 18–21. — 3 Tab.
Zwei Gruppen zu je 10 Mutterschafen (Merinokreuzungen) von rd. 56 kg mittlerem Lebendgewicht wurden gemeinsam in einer Herde gehalten und in gleicher Weise gefüttert und gepflegt. Den Tieren der Versuchsgruppe wurden vor der Deckzeit je 10 ml Serum von trächtigen Stuten (Wirkstoff 600 IE) injiziert. Ergebnisse (in Klammern Kontrollgruppe): mittleres Lebendgewicht der Mutterschafe nach der nächstjährigen Schur 61,4 (61,7) kg; geborene Lämmer 12 (13); Geburtsgewicht der Lämmer 5,191 (4,907) kg; Lgw. der Lämmer mit einem Monat 13,408 (12,224) kg; Absatzgewicht der Lämmer 23,133 (31,859) kg; Wolleistung der Mutterschafe 4,255 (4,165) kg; Laktationsleistung 126,6 (113,6)l. N. Platikanow. 9070.

Peregon, I. L. und Žabaliev, M. A. (Peregon, I. L. und Shabalijew, M. A.); Askanija-Nowa, Gebiet Cherson, Ukrain. Iwanow-Forsch.-Inst. für Tierzucht der Steppengebiete „Askanija-Nowa". Vosstanovit' cigajskoe ovcevodstvo. **(Die Verbesserung der Zigaja-Schafe.)** Životnovodstvo, Moskva **23** (1961) Nr. 9. S. 36–38. — 1 Tab.
Die Zigaja-Schafe haben halbfeine homogene Wolle und weisen eine hohe Milchleistung und Fruchtbarkeit auf, sie sind ausdauernder und stellen nur geringe Ansprüche an Fütterung und Haltung. In der Ukraine sind sie vor allem im Krimgebiet und im Odessaer Gebiet verbreitet. Sie sind häufig mit feinwolligen Schafen gekreuzt worden; da jedoch ihre Wolle der einzige Rohstoff zur Herstellung von technischen Spezialtuchen ist, muß ihr Bestand erhöht und die Leistung verbessert werde. Das Ziel sind Schafe mit homogener halbfeiner, elastischer Wolle mit einem Rendement von 46–50; sehr wichtig dabei ist die Beurteilung der Schafböcke nach ihren Nachkommen.
F. Schenk. 9070.

Steinbach, Günter. **Beeinflussung des Wollbildes der Schafe durch Behandlung mit Kontaktinsektiziden auf DDT- und BHC-Grundlage.** Diss. Karl-Marx-Univ. Leipzig, Veterinärmed. Fak., Med. Tierklin. **1960** 71 S. — 43 Lit.
In zwei Versuchsreihen mit je 5 Schafen wurde die Wirkung von Pedix (konz.) und Pedix-Puder bei der Anwendung als Badeemulsion bzw. durch Bestäubung der Tiere auf das Wollbild untersucht. Darüber hinaus wurden Wollproben Pedix-Emulsionen verschiedener Konzentration sowie Pedix-Puder ausgesetzt und anschließend in unbewettertem und bewettertem Zustand un-

tersucht. Das Vlies gebadeter Schafe zeigte nach der Behandlung eine einheitliche graue Färbung, und die einzelnen Wollhaare hafteten fest aneinander. Der Wollfettgehalt sinkt nach dem Baden ab und steigt nach dem Pudern an. Mikroskopisches Bild, Kräuselung, Farbe und Glanz, Feinheit, Zugfestigkeit, Schlingenfestigkeit, Dehnbarkeit und Alkalilöslichkeit der Wolle sowie die Reaktionen nach Allwörden und mit alkalischer Silbernitratlösung lassen keine Beziehungen zur Einwirkung der verwendeten Präparate sowie zu den Applikationsarten erkennen. H. Gürtler. 9075.

Balevska, R., Tomov, I., Todorov, A. und Vŭlov, T. (Balewska, R., Tomow, I., Todorow, A. und Wâlow, T.); Sofija, Höheres Landwirtsch. Inst. „Georgi Dimitrow". Vlijanie na različnite srokove na otbivaneto vŭrchu obštija rastež, stroež na kožata i vŭlnadajnostta na tŭnkorunni agneta. **(Einfluß des verschiedenen Absatzalters auf das allgemeine Wachstum, die Hautstruktur und Wolleistung der feinwolligen Lämmer.)** Izvestija na Dobrudžanskija selskostopanski naučnoizsledovatelski institut, Tolbuchin **1** (1961) S. 213–247. — 4 Abb., 23 Tab., 25 Lit. Zus. in Russ., Engl.
Drei Gruppen zu je 12 (6 m. und 6 w.) hochblütigen feinwolligen Kreuzungslämmern wurden wie folgt abgesetzt: Gr. I mit 4 Mon., Gr. II und III mit 3 Mon., wobei Gr. III aber in der Altersperiode 60 bis 90 Tage nur die Hälfte der Muttermilch bekam. Im folgenden Jahre wurde derselbe Versuch wiederholt, jedoch mit dem Unterschied, daß die Lämmer der Gruppe III in der Altersperiode 46–78 Tage die Hälfte der Muttermilch bekamen und dann abgesetzt wurden. In allen Gruppen wurde voluminöses sowie Kraftfutter ausgiebig zugefüttert. Ergebnisse (in Klammern zweiter Versuch): mittleres Lebendgewicht mit 18 Mon. Gr. I m. 56,7 (70,9), w. 46,1 (53,8), Gr. II m. 58,6 (70,8), w. 50,3 (53,0), Gr. III m. 59,0 (79,3) w. 43,7 (47,0) kg; Wolleistung Gr. I. m. 6,73 (9,10), w. 6,20 (6,62), Gr. II m. 6,72 (9,40), w. 7,71 (7,40), Gr. III m. 6,00 (9,30), w. 7,12 (6,27) kg; Wollhaarlänge mit 12 Mon. Gr. I m. 91,8, w. 100,2, Gr. II m. 98,9, w. 89,5, Gr. III m. 96,0, w. 100,7 mm; Haardichte/$cm^3$ Gr. I m. 3200, w. 3388, Gr. II m. 3952, w. 3064, Gr. III m. 2710, w. 3170; Haarwurzeldichte/2,6 $mm^1$ Gr. I 144, Gr. II 114, Gr. III 221; mittlere Hautdicke (in derselben Reihenfolge) 2642, 2390 und 2650; Lederhautdicke 1174, 1040 und 1150. Der Artikel enthält auch andere Angaben über die Wollfasern und die Haut. N. Platikanow. 9075.

Möbius, Heinz. **Der Marderhund (Canis/Nyctereutes procyonoides) als Pelztier.** Diss. Karl-Marx-Univ. Leipzig, Veterinärmed. Fak., Inst. für Pelztierkunde **1960** 96 S. — 1 Abb., 121 Lit.
Literaturübersicht über Vorkommen, anatomische und biologische Artmerkmale, Verhalten in freier Wildbahn, Haltung in Gefangenschaft, Ernährung, Fortpflanzung und Krankheiten des Marderhundes. In einem besonderen Abschnitt werden wirtschaftliche Gesichtspunkte der Marderhundhaltung abgehandelt. H. Gürtler. 9115.

Peteva, Zdravka und Sandev, Sašo. (Petewa, Sdrawka und Sandev, Sascho.); Kostinbrod, Bulgarien, Zentr. Forsch.-Inst. für Tierzucht. Smilaemost na chranitelnite veštestva i balans na azota, kalcija i fosfora na dažbi za mlečni kravi. **(Verdaulichkeit der Nährstoffe und Stickstoff-, Calcium- und Phosphorbilanz der Rationen für Milchkühe.)** Selskostopanska misŭl, Sofija **6** (1961) Nr. 12. S. 743–752. — 13 Tab., 7 Lit.
Der Artikel enthält die Ergebnisse von vier Versuchen (zwei Versuche mit je 2 Kühen und die übrigen Versuche mit je 3 Kühen) zur Bestimmung der Verdauungskoeffizienten und der Stickstoff-, Calcium- und Phosphorbilanz von vier Rationen. Die Verdauungskoeffizienten der organischen Substanz und des verdaulichen Proteins der einzelnen Rationen betrugen: Ration aus 10–11 kg Luzerneheu, 10–11 kg Maissilage, 7 kg Runkelrüben und 7 kg Kraft-

futtergemisch 65,2 bzw. 71,2; Ration aus 10 kg Luzerneheu, 27–31 kg Maissilage, 5–8 kg Runkelrüben und 3,5–5,5 kg Kraftfuttergemisch 61,0 bzw. 62,6; Ration aus 25–32 kg frischer Luzerne, 27–30 kg Grünmais und 4,6–5,7 kg Kraftfuttergemisch 71,2 bzw. 69,3; Ration aus 8 kg Kraftfuttergemisch 71,2 bzw. 69,3; Ration aus 8 kg Luzerneheu, 20–28 kg Futterkohl und 1–2 kg Kraftfuttergemisch (bei trockenstehenden trächtigen Kühen) 71,5 bzw. 74,6.
N. Platikanow. 9142.

Zacharčenko, I. M. und Kalenič, E. S. (Sachartschenko, I. M. und Kalenitsch, Je. S.); Charkow, Forsch.-Inst. für Tierzucht des Waldsteppen- und Polessje-Gebietes der Ukrain.SSR. Obrazovanie belka i žira v organizme svinej pri mjasnom otkorme. **(Bildung von Eiweiß und Fett im Schweineorganismus bei der Fleischmast.)** Vestnik sel'skochozjajstvennoj nauki, Kiev **3** (1960) Nr. 11. S. 67–71. — 5 Tab. Orig.: ukrain., Ausz.: russ.

Während einer zweimonatigen Aufzucht steigt bei Ferkeln der Eiweißgehalt 2,1 × und der Fettgehalt 3,3 × an. Während einer 111 Tage dauernden Sommerfütterung bis zu einem Gewicht von 82,5 kg steigt der Eiweißgehalt im Körper 3 × und der Fettgehalt 4,3 × an. Bei einem Lebendgewicht von 105,6 kg lag der Eiweißgehalt 2,8 × und der Fettgehalt 4,6 × höher im Vergleich zu den Ausgangswerten vor der Fütterung. Die Aufzucht bis zu einem Lebensgewicht von 105,6 kg in der Sommerzeit steigert die Eiweißablagerung auf 16,7% und die Fettablagerung auf 46,5% im Vergleich zur Mast bei einem Kgw. von 82,5 kg. Es wird daher vorgeschlagen, die Tiere zur Steigerung ihrer Fleischqualitäten bis zu einem Gewicht von 100 bis 110 kg zu mästen.
H. John. 9142.

Kanev, Stojan. (Kanew, Stojan.) Izsledvane količestvenoto sǔdǔržanie na kalij v naši furaži i ustanovjavane dinamikata na natrupvane v njakoi ot tjach. **(Untersuchung des Kaliumgehalts und der Dynamik der Kaliumanlagerung in einigen bulgarischen Futtermitteln.)** Izvestija na Centralnija naučnoizsledovatelski institut po životnovǔdstvo „Georgi Dimitrov“ — Kostinbrod, Sofija **12** (1961) S. 417–424. — 3 Tab., 9 Lit. Zus. in Russ., Engl.

Es wurden 8 Grünfutterarten in verschiedenen Vegetationsstadien, 14 Heuarten von in verschiedener Weise gedüngten Wiesen und 9 Kornfutterarten auf den Kaliumgehalt untersucht. Mit der fortschreitenden Vegetation nimmt der Kaliumgehalt in der Trockensubstanz ab. Das Getreidekornfutter enthält weniger Kalium als das Kornfutter von Leguminosen. Zwischen dem frischen Wiesengras und dem daraus bereiteten Heu, besteht kein wesentlicher Unterschied im Kaliumgehalt der Trockensubstanz. Bei organisch-mineralischer Düngung ist eine steigende Tendenz des Kaliumgehalts bemerkbar.
N. Platikanow. 9142.

Joseph, Kantha, Narayanarao, M., Swaminathan, M., Sankaran, A. N., Jayaraj, A. Paul und Subrahmanyan, V.; Mysore, India, Centr. Food Technol. Res. Inst. The supplementary value of certain processed protein foods based on blends of groundnut, soyabean, sesame, chick-pea (Cicer arietinum) flours and skim-milk powder to a maize-tapioca diet. **(Der Ergänzungswert verschiedener Eiweißfuttermittel auf der Basis von Erdnuß-, Sojabohnen-, Sesam- und Hühnererbsenmehl [Cicer arietinum] sowie Magermilchpulver zu einer Mais-Tapioca-Diät.)** Brit. J. Nutrit. **16** (1962) Nr. 1. S. 49 bis 57. — 8 Tab., 26 Lit.

An wachsenden Albinoratten mit einem Ausgangsgewicht von 40–43 g wird die Wirksamkeit von Erdnußmehl, Sojabohnenmehl, Sesammehl, Hühnererbsenmehl und Magermilchpulver als Zusatzfuttermittel geprüft. Die Gesamtdiät enthält ausreichend Vitamin A, D, Thiamin, Riboflavin und Kalziumphosphat. Im Vergleich zum Magermilchpulver besitzen alle Zusatzfuttermittel eine entsprechende Wachstumswirkung, wenn sie in einer Menge von

30% zum Grundfutter (Mais-Tapioca-Diät) zugesetzt werden. Dabei bestehen keine Unterschiede im Proteingehalt der Muskulatur und der Leber in den verschiedenen Gruppen. Weitere Einzelwerte siehe Originalarbeit.
H.-A. Ketz. 9142.

Sluijsmans, C. M. J.; Groningen, Inst. voor Bodemvruchtbaarheid. Magnesium- en kaliumgehalten van gras in afhankelijkheid van bodem- en andere factoren. **(Der Magnesium- und Kaliumgehalt von Gras in Abhängigkeit von Boden und anderen Faktoren.)** Tijdschr. Diergeneeskunde 87 (1962) Nr. 8. S. 547-556. — 8 Abb., 1 Tab., 6 Lit.

Für das Auftreten einer Hypomagnesämie ist die Zusammensetzung des Grases von außerordentlicher Wichtigkeit, und es zeigt sich besonders gerade hier die deutliche Abhängigkeit Boden — Pflanze — Tier. Zwischen dem Magnesiumgehalt des Grases und demjenigen des Bodens besteht zwar eine positive Korrelation, jedoch hängt der Magnesiumgehalt des Grases auch von dessen Gehalt an Rohprotein und dem Anteil von Kräutern im Futter ab. Der Boden, auf dem magnesiumhaltiges Gras wächst, ist darüber hinaus stets kaliumarm. Der Kaliumgehalt des Grases andererseits setzt gleichfalls einen hohen Rohproteingehalt und kaliumhaltige Böden voraus, jedoch gleichzeitig auch einen Magnesiumgehalt des Bodens. Kräuter und Klee sind für den Kaliumgehalt des Futters keine unbedingte Voraussetzung.
E. Wiesner. 9145.

Vŭlčanov, Dimitŭr, Dobreva-Vŭlčanova, Ivanka und Kanev, Stojan. (Wâltschanow, Dimiter, Dobrowa-Wâltschanowa, Iwanka und Kanew, Stojan.) Prinos kŭm vŭprosa za pribirane na carevicata za zŭrno. **(Beitrag zur Frage der Einbringung des Körnermaises.)** Izvestija na Centralnija naučnoizsledovatelski institut po životnovŭdstvo „Georgi Dimitrov" — Kostinbrod, Sofija **12** (1961) S. 37-49. — 9 Tab., 2 Lit. Zus. in Russ., Engl.

In vierjährigen, bei Bewässerung durchgeführten Versuchen wurde Körnermais, Sorte 'Slaten Konski sâb', in der Wachsreife getrennt (Kolbenmais zur Korngewinnung, Restmais zur Einsäuerung), in der Vollreife zur Korn- und Strohgewinnung geerntet und die Verdaulichkeit der erhaltenen Futtermittel in Verdauungsversuchen mit je 3 Hammeln bestimmt. Ergebnisse: 1 kg Korn enthielt bei Ernte in der Wachsreife und Trocknung in der Sonne 1,34 FE mit 84,6 g verdaulichem Protein und bei Ernte in der Vollreife 1,36 FE mit 83 g verdaulichem Protein; 1 kg Silage aus wachsreifem Restmais enthielt 0,19 FE mit 5,1 g verdaulichem Protein und 1 kg Maisstroh 0,34 FE mit 4,7 g verdaulichem Protein. Mittlere Erträge: bei getrennter Ernte in der Wachsreife 6119 kg/ha Korn und 19060 kg/ha Restmais, oder insgesamt 11820 FE mit 623 kg verdaulichem Protein; bei der Ernte in der Vollreife 6320 kg/ha Korn und 3586 kg/ha Stroh, oder insgesamt 9791 FE mit 562,9 kg verdaulichem Protein.
N. Platikanow. 9145.

Kanev, Stojan und Pechlivanov, Marin. (Kanew, Stojan und Pechliwanow, Marin.) Sravnitelni proučvanija vŭrchu smilaemostta i chranitelnata stojnost na cjalo carevično zŭrno, carevična jarma sŭs i bez kakalaškite i na obezzarodišena carevična jarma pri ovce i svine. **(Vergleichende Untersuchungen über die Verdaulichkeit und den Nährwert des ganzen Maiskornes, des Maisschrotes mit und ohne Spindeln und des Schrotes aus entkeimten Maiskörnern bei Schafen und Schweinen.)** Izvestija na Centralnija naučnoizsledovatelski institut po životnovŭdstvo "Georgi Dimitrov" — Kostinbrod, Sofija **12** (1961) S. 51-60. — 2 Tab., 7 Lit. Zus. in Russ., Engl.

In vergleichenden Versuchen mit Hammeln und Schweinen (in Gruppen zu 3) wurde die Verdaulichkeit sowie der energetische Nährwert des in verschiedener Form verfütterten Maises bestimmt. Ergebnisse (die Angaben in Klammern beziehen sich auf die Versuche mit Schweinen): Vollkornschrot — Verdauungskoeffizient der organischen Substanz 90,9 (93,0), des Rohproteins 79,7 (86,8); 1 kg Schrot enthält 1,37 FE (832,3 g verdauliche Nährstoffe). Schrot von entkeimten Maiskörnern (in derselben Reihenfolge der Kenntwerte — 89,6 (87,4,) 74,7 (76,6), 1,33 (771,8); Schrot von Kolbenmais 85,4 (82,8), 77,4 (67,5), 1,24 (744,7); ganze Maiskörner 87,3 (83,2), 80,7 (68,7), 1,32 (758,9).

N. Platikanow. 9145.

Dobreva-Vŭlčanova, Ivanka und Vŭlčanov, Dimitŭr Jordanov. (Dobrewa-Wâltschanowa, Iwanka und Wâltschanow, Dimitŭr Jordanow.) Dobivi i chranitelna stojnost na carevicata za zŭrno v zavisimost ot fazite i načinite na pribiraneto i. **(Erträge und Nährwert des Körnermaises in Abhängigkeit von der Reife und der Erntebergung.)** Izvestija na Centralnija naučnoizsledovatelski institut po životnovŭdstvo "Georgi Dimitrov" — Kostinbrod, Sofija **12** (1961) S. 15–35. — 8 Tab., 11 Lit. Zus. in Russ., Engl.

In zweijährigen Versuchen wurden von dem auf verschiedene Weise und in verschiedenen Reifestadien geernteten Körnermais, Sorte 'Slaten konski sâb', folgende Hektarerträge bei Bewässerung erzielt: bei Ernte in der Milchwachsreife zur Einsäuerung (mit Kolben) 45430 kg, oder 12320 FE mit 372,5 kg verdaulichem Protein; bei getrennter Ernte in der Wachsreife (Kolbenmais zur Korngewinnung, Restmais zur Einsäuerung) an Korn 8960 FE mit 575,2 kg verdaulichem Protein, an Silage 4380 FE mit 133,8 kg verdaulichem Protein, oder insgesamt 13340 FE mit 709 kg verdaulichem Protein; bei Ernte in der Vollreife an Korn (70,3 dz/ha) 9270 FE mit 618,6 kg verdaulichem Protein, an Stroh (81,4 dz/ha) 2440 FE mit 57,8 kg verdaulichem Protein, oder insgesamt 11,710 FE mit 676,4 kg verdaulichem Protein.

N. Platikanow. 9145.

Denisov, N., Mel'nikova, T. und Pticyn, V. (Denissow, N., Melnikowa, T. und Ptizyn, W.); Dubrowizy, Gebiet Moskau, Unions-Inst. für Tierzuchtforsch., Lab. für Mischfutter. Zamenitel' koncentratov v racionach. **(Einsparung von Kraftfutter.)** Moločnoe i mjasnoe skotovodstvo, Moskva **6** (1961) Nr. 12. S. 29–31. — 3 Tab.

Zur Verringerung der Kraftfuttergaben an Wiederkäuern trägt der Einsatz von Mehl aus getrocknetem Hülsenfrucht-Gras-Gemenge bei. Sein Nährwert entspricht 0,75 FE je kg Mehl. Seine Verfütterung zusammen mit Melasse und Harnstoff erlaubt eine Einsparung an Ölkuchen und Schrot von 25–30%. Diese Futtermischung kann auch an Kälber nach der Milchperiode und an Kühe mit 3000–3500 kg Milch verfüttert werden. R. Ihssen. 9145.

Kabozov, S. M. und Antonov, A. A. (Kabosow, S. M. und Antonow, A. A.) Dubrowizy, Gebiet Moskau, Unions-Inst. für Tierzuchtforsch. Ispol'zovanie raznych sortov kitovoj muki i antibiotikov v sostave kombikormov pri mjasnom otkorme svinej. **(Verwendung verschiedener Sorten Walmehl und Antibiotica in den Mischfuttern der Fleischmast von Schweinen.)** Trudy Vsesojuznogo naučno-issledovatelskogo instituta životnovodstva, Moskva **23** (1959) S. 293–302. — 9 Tab. Zus. in Dtsch.

In den letzten Jahren stieg die Herstellung von Walmehl. Seine rationelle Verwendung in der Mischfutterindustrie wurde erforderlich. Vff. führten eine Reihe von Versuchen an Schweinen durch, um Mischfutter, angereichert mit verschiedenen Walmehlsorten, Antibiotica und dem Präparat "G" (Mischung aus milchsauren Bakterien mit Hefe) zu prüfen. Die zootechnische Analyse und die Analyse der aminosauren Zusammensetzung des Walmehls wurden durchgeführt. Die Anreicherung des Mischfutters mit Walmehl erhöht den Gewichtszuwachs um 10–13%, aber mit Walmehl + Biomycin um 26%. Die bessere Verdaulichkeit des Mischfutters, angereichert mit Walmehl und Antibiotica, im Vergleich zu nichtangereichertem ist signifikant. Zufügung von Walmehl, Biomycin und Präparat "G" in die Mischfutterrezepte aus Pflanzen-Komponenten verbessert Auswertung von Stickstoff, Calcium und Phosphor. Die Fütterung wachsender Schweine mit angereicherten Mischfuttern führt zu besserer Entwicklung der Tiere und zur Erhöhung der Gewichtszunahmen. M. Tomme. 9145.

Schieblich, Martin und Wetzel, Inge; Leipzig, Karl-Marx-Univ., Veterin.-Physiol. Inst. **Über den Nährwert der Uteri von Schweinen im Vergleich zu dem des Pferdefleisches.** Arch. Tierernähr. **11** (1962) Nr. 4. S. 293–309. — 3 Abb., 11 Tab., 9 Lit.
Bei weißen Ratten wird der Nährwert von Schweineuteri im Vergleich zu dem des Pferdefleisches in drei Fütterungsversuchen an Hand der Fortpflanzungsfähigkeit und des Wachstums der Versuchstiere untersucht. Dabei erweist sich das Eiweiß der Schweineuteri dem des Pferdefleisches sowohl im Hinblick auf das Wachstum als auch auf die Fortpflanzungsfähigkeit der Ratte als gleichwertig. Bei reiner Verfütterung von Schweineuteri bzw. von Pferdefleisch gewährt Uterusverfütterung im Gegensatz zum Pferdefleisch einen ausreichenden Schutz gegen Rachitis. Es wird auf die Verwertungsmöglichkeit der Schweineuteri in der tierischen Ernährung hingewiesen.
H.-A. Ketz. 9145.

Čugunkov, Ja. G. (Tschugunkow, Ja. G.); Landwirtsch. Forsch.-Inst. des Dongebietes. Produktivnost' i kačestvo moloka korov v zavisimosti ot različnych racionov. **(Milchleistung und Milchqualität der Kühe in Abhängigkeit von den Futterrationen.)** Životnovodstvo, Moskva **23** (1961) Nr. 9. S. 73–75. — 4 Tab.
Bei einem 130 Tage dauernden Versuch wurden 84 Kühe in 2 Gruppen eingeteilt. Die Silage-Hackfrucht-Gruppe (I) erhielt Heu, Futterrüben, Zuckerrüben, Maissilage und eine Kraftfuttermischung; bei der Silagegruppe (II) wurden die Rüben durch Silage ersetzt. Mit dem Kraftfutter bekamen beide Gruppen Harnstoff und ein Mineralstoffgemisch. Die Tagesdurchschnittsleistung lag bei 17,84 l (I) und 15,73 l (II) Milch, der Verbrauch an FE bei 0,76 (I) und 0,80/l Milch (II). Die Milch von I wies folgende Zusammensetzung auf: 12,67% Tr.-Subst.; 3,81% Fett; 3,44% Eiweiß; 4,81% Zucker; 0,64% Asche und 0,117% Calcium. Bei II betrug der Anteil dieser Stoffe entsprechend 12,26%; 3,46%; 3,43%; 4,72%; 0,68%; und 0,123%. Beide Futterrationen hatten fast den gleichen Einfluß auf Milchleistung und -qualität.
F. Schenk. 9160.

Elin, G. (Jelin, G.); Region Karagai, Gebiet Perm, Kolchos „Pobeda". Molodnjak ural'skogo černopestrogo skota vygodno otkarmlivat'. **(Erfolgreiche Mast der Jungtiere des Uraler schwarzbunten Rindes.)** Moločnoe i mjasnoe skotovodstvo, Moskva **6** (1961) Nr. 12. S. 37–39. — 3 Tab.
Ein Vergleich der Wintermastmethoden bei gleichem Grundfutter-, aber unterschiedlichen Kraftfuttergaben an die Prüfungsgruppen, zeigt die besten Erfolge bei Verfütterung von 0,73–1,47 kg Kraftfutter täglich. Höhere Kraftfuttergaben bewirken nur eine unnötige Steigerung der Selbstkosten bei schlechterem Mastergebnis. R. Ihssen. 9160.

Kočetkova, A. (Kotschetkowa, A.); Fernöstl. Forsch.-Inst. für Landwirtsch. Podsosnyj metod vyraščivanija teljat na Dal'nem Vostoke. **(Aufzucht der Kälber nach der Saugmethode im Fernen Osten.)** Moločnoe i mjasnoe skotovodstvo, Moskva **6** (1961) Nr. 12. S. 39–40. — 1 Lit.
Weibliche Kälber, die nach der Gruppensaugmethode aufgezogen werden, wiegen mit 3 Mon. etwa 95 kg, das ist 7,4% mehr an Gewicht als bei handgetränkten Kälbern. Bullenkälber wiegen etwa 105 kg oder 18,3% mehr. Die Kälber werden in den ersten 5–8 Tagen 3–4mal täglich zum Saugen angesetzt. Es ist festgestellt, das die Ammenkühe durch das Saugenlassen der Kälber in der folgenden Laktation eine höhere Milchmenge aufweisen.
R. Ihssen. 9160.

Kleckin, P. T. (Klezkin, P. T.); Udelnaja, Gebiet Moskau, Forsch.-Inst. für Kaninchen- und Pelztierzucht. Iz opyta kormlenija mechovych zverej. **(Versuche zur Pelztierfütterung.)** Krolikovodstvo i zverovodstvo, Moskva 4 (1961) Nr. 11. S. 28.

Von den Schlachthofabfällen erwiesen sich Milz, Gekröse, Blut und Lungen als besonders gut zur Pelztierfütterung geeignet. Milz, Kopf, Geschlinge und Gekröse gaben auch ein ideales Aufzuchtfuttermittel ab. In der Ration von Polarfüchsen und Nerzen können die Fleischfuttermittel 70% einnehmen, in der von Füchsen 60%. S. Willer. 9160.

Rapoport, O. L.; Norilsk, Forsch.-Inst. für Landwirtsch. des Hohen Nordens. O dobavkach žira v racion golubych pescov. **(Fettzusätze in der Ration von Blaufüchsen.)** Krolikovodstvo i zverovodstvo, Moskva 4 (1961) Nr. 12. S. 19–21. — 2 Abb., 2 Tab.

Von August bis Dezember erhielten die Tiere der Gruppe I pro Kopf 12–18 g Fischtran, die der Gruppe II zusätzlich Butyloxytoluol (1% der Tranmenge), die der Gruppe III zusätzlich Vitamin E (gleiche Menge). Untersucht wurden die Funktionsmerkmale des Geschlechtsapparates (von der Dauer und Intensität der Brunst über Zahl der Früchte, Aborte u. a. bis zur Follikelzahl an den Eierstöcken nach der Schlachtung). Die Tran-Vitamin E-Gruppe schnitt am günstigsten ab, während sich die Ergebnisse bei der reinen Tranfütterung kaum von den bei den Kontrollen erhaltenen unterschieden.
S. Willer. 9160.

Snook, L. C. Rock phosphate in stock feeds. The fluorine hazard. **(Phosphatgestein in der Tierernährung. Die Fluorgefahren.)** Austral. veterin. J. 38 (1962) Nr. 2. S. 42–47. — 2 Tab., 12 Lit.

Überall herrscht ein Mangel an für die Ernährung geeigneten Phosphaten. Knochenmehle stehen nur begrenzt zur Verfügung, handelsübliche Phosphatsalze sind teuer, und das zur Superphosphatherstellung benutzte Phosphatgestein enthält eine nicht ungefährliche Menge an Fluoriden. Das wasserlösliche Natriummonophosphat enthält 22% Phosphor und kostet je t £ 200. Das auf den Weihnachtsinseln als Gestein vorkommende Calciumphosphat enthält jedoch 17% Phosphor und kostet nur 12 £ je t. In Westaustralien wurde feingemahlenes Phosphatgestein mit dem gleichen Gehalt an Tricalciumphosphat wie das Rohgestein bei einem Fluorgehalt von nur 0,9–1,1% festgestellt. Im Rohgestein sind jedoch 1,3–1,5% Fluor enthalten. Aus geschmacklichen Gründen muß es jedoch mit Konzentrat oder Heumehl vermischt werden, damit die Tiere hiervon in genügender Menge aufnehmen. In langdauernden Versuchen konnte es Milchkühen in der üblichen Dosis mehrere Laktationen hindurch gereicht werden, ohne daß sie an Fluorosis erkrankten. Auf diese Weise würde der beträchtliche Phosphorbedarf für Milchkühe für deren Trächtigkeit, die regelmäßige Konzeption und die Langlebigkeit sichergestellt. Auch für Mastrinder, Schafe und Geflügel ist dieses Phosphatfutter geeignet. Daher sollten die Phosphatvorkommen auf den Weihnachtsinseln als Phosphatreserve für Viehbestände herangezogen werden.
H. Busse. 9172.

Behrens, H.; Hannover. **Die Bedeutung des Eisens für die Ferkelaufzucht und die Möglichkeiten der Applikation.** Mitt. Tierhalt. **1962** Nr. 77. S. 13–16. — 46 Lit.

Um eine verlustarme und wirtschaftliche Ferkelaufzucht gewährleisten zukönnen, muß auf eine ausreichende Eisenversorgung größter Wert gelegt werden. Während der 1. Lebenswochen haben die Ferkel einen hohen Eisenbedarf, der allein durch die Muttermilch nicht gedeckt werden kann. Deshalb muß frühzeitig mit einer Eisenbeifütterung begonnen werden, um Mangelerscheinungen wie hypochrome Anämie, Anfälligkeit gegen Infektionen,

Einschränkung der Produktion von Zellhäminen vorzubeugen. Anschließend werden die Möglichkeiten der Eisenversorgung bei Ferkeln beschrieben. Dem besten Mittel, dem Ferkel genügenden und gesunden Auslauf zu gewähren, wird der Vorzug gegeben. Bei Fortfall dieser Möglichkeit ist auf die Art der Applikation von Eisenpräparaten zu achten. Hierbei hat die parenterale Applikation eine vorrangige Bedeutung erlangt.
W. Richter/Kleinmachnow. 9172.

Weber, Walter; Bern, Univ., Inst. für Tierzucht. **Vor- und Nachteile der Antibiotica als Futterzusätze bei den verschiedenen Haustieren.** Schweiz. Arch. Tierheilkunde **104** (1962) Nr. 6. S. 340–350. — 5 Tab., 4 Lit.
An Geflügel, Schweine und Wiederkäuer wurden die verschiedensten Antibiotica verabreicht, um die Wirkungen auf Wachstum, Futterverzehr, -ausnutzung und Gesunderhaltung der Tiere zu prüfen. Speziell beim Huhn und Schwein wurden ausgesprochen positive Wirkungen beobachtet. Eine 5–10%ige Wachstumsbeschleunigung, erhöhtes Schlachtgewicht, verbesserte Futterverwertung, gleichmäßiger entwickelte Aufzuchtsgruppen, verbesserte Schlupfrate und Legeleistung konnten registriert werden. Gleichzeitig wurde auf die Nachteile und Gefahren der Antibioticafutterzusätze, sowohl durch den Mehrkonsum an Futter als auch durch die schädigenden Auswirkungen durch Überdosierungen, hingewiesen. Allgemein wird betont, daß antibiotische Beifütterung nicht das Mittel zur hygienischen Sanierung der Bestände darstellt.
M. Richter. 9176.

Yates, Jerome D. und Schaible, Philip J.; East Lansing, Michigan State Univ., Dep. of Poultry Sci. Virginiamycin as an antibiotic for poultry feeds. **(Virginiamycin, ein Antibioticum für Geflügelfutter.)** Nature [London] **194** (1962) Nr. 4824. S. 183–184. — 1 Tab., 5 Lit.
Gegenstand vorliegender Untersuchungen war ein neues Antibioticum, das Virginiamycin, in der Anwendung als Wirkstoff in der Geflügelfütterung. Virginiamycin ist hauptsächlich gegen grampositive Erreger wirksam und wurde mit anderen Antibiotica ,z. B. Terramycin, im Fütterungsversuch verglichen. Es konnte festgestellt werden, daß das Virginiamycin mit anderen Antibiotica vergleichbar, jedoch wesentlich verträglicher in der höheren Dosierung gegenüber den Kontrollpräparaten ist. Mit der Mengenerhöhung kam es auch zu einer Leistungsverbesserung. Die optimale Dosis lag bei 9 g pro Tonne Futtermittel.
M. Richter. 9176.

Nestorov, N., Bankov, N. und Panajotov, P. (Nestorow, N., Bankow, N. und Panajotow, P.); Plowdiw, Bulgarien, Höheres Landwirtsch. Inst. „W. Kolarow". Izpitvane dejstvieto na sintetičnija estrogenen chormon vitestrol pri ljatno ugojavane na bičeta. **(Prüfung der Wirksamkeit des synthetischen oestrogenen Hormons Vitestrol bei der Sommermast von Jungbullen.)** Izvestija na Dobrudžanskija selskostopanski naučnoizsledovatelski institut, Tolbuchin **1** (1961) S. 195–211. — 12 Tab., 27 Lit. Zus. in Russ., Engl.
Zwei Gruppen zu je sechs 8,5 monatigen Jungbullen (Rotviehkreuzungen) von 220 kg mittlerem Lebendgewicht wurden mit Rationen aus Maisschrot, Melasse und Grünfutter gemästet. Davon nahmen die Tiere durchschnittlich pro Tag auf in Gr. I 8,2 FE mit 832 g verdaulichem Protein, Gr. II 8,1 FE mit 714 g verd. Protein und Gr. III 8,0 g mit 606 g verd. Protein + 91 g Harnstoff. In den Rationen der Gruppe II war je 10 mg Vitestrol und 110 g Vitaphoska, in den Rationen der Gruppe III je 10 mg Vitestrol und 127 g Vitaphoska enthalten. Der Versuch dauerte 91 Tage. Ergebnisse (in der Reihenfolge der Gruppen): Gesamtzuwachs 104,8, 122,0 und 109,8 kg; Futteraufwand je kg Zuwachs 7,127, 6,073 und 6,655 FE; Schlachtausbeute 55,0, 55,8 und 55,1%; Fleisch-Knochen-Verhältnis 80:20, 81,6:18,4 und 82:5:17,5. Wesentliche Unterschiede in der chemischen Zusammensetzung des Fleisches sowie in bezug auf Hämoglobingehalt, Erythrocytenzahl, Calcium-

spiegel, Phosphorgehalt des Bluts und sonstige Blutkennwerte waren nicht feststellbar. Das Fleisch von den Jungbullen, denen die Vitestrolgabe einen Monat vor der Schlachtung entzogen wurde, zeigte keine oestrogene Aktivität. N. Platikanow. 9185.

Rauchbach, K.; Arad, Rumänen. **Der Einfluß biogener Stimulatoren auf die Mastfähigkeit von Rindern.** Mh. Veterinärmed. **17** (1962) Nr. 4. S. 193–194. — 1 Tab., 2 Lit.
Vorläufig Ergebnisse der Anwendung von Milzgewebeextrakten vom Schwein bei Mastrindern zur Steigerung der Mastfähigkeit und der Gewichtszunahmen. Die Milzextrakte wurden vom Bukarester Pasteurinstitut nach dem Verfahren von Celan und Taga hergestellt. Die stimulierende Wirkung beruht auf der Mobilisierung der Abwehrkräfte, sowie der Erhöhung des Blutbakterizid-, Agglutinin- und des Antitoxinters. Insgesamt kommt es zur Stärkung der immunbiologischen und physiologischen Reaktivität im allgemeinen. Toxische Schäden, anaphylaktischer Schock und Sensibilisierungen wurden nicht festgestellt. Die Dosis betrug bei Großtieren 20, bei Kleintieren 2 bis 5 ml je nach Kgw. Zwei gleichaltrige Versuchsgruppen von Kühen (über Trächtigkeits- und Laktationsstadium keine Angaben, d. Ref.) wurden bei gleichen Fütterungs- und Haltungsbedingungen 30 Tage geprüft. Die Versuchsgruppe erhielt in dieser Zeitspanne 5mal je 20 ml Milzextrakt injiziert. Appetit und Freßgeschwindigkeit waren im Vergleich zu den unbehandelten Kontrolltieren erhöht. Die Gesamtzunahme bei der Versuchsgruppe lag 142 kg, die der einzelnen Kuh 7,47 kg höher als in der Kontrollgruppe. In der Tageszunahme betrug die Differenz 249 g bei einer um 21,67% größeren Mastergiebigkeit. H. Busse. 9187.

Il'inskij, A. (Ilinski, A.); Kostroma, Landwirtsch. Inst. „Karawajewo". O primenenii tkanevych preparatov pri otkorme molodnjaka krupnogo rogatogo skota. **(Die Anwendung eines Gewebepräparates bei der Mast von Jungrindern.)** Moločnoe i mjasnoe skotovodstvo, Moskva **6** (1961) Nr. 12. S. 35–37. — 2 Tab.
Das von Filatow propagierte Verpflanzen von Gewebestückchen in die Körper anderer Tiere zur Stimulation der Lebensprozesse, hat sich in der Mastperiode nicht bewährt. Die Tiere, denen solche Gewebestückchen eingesetzt werden, sind sehr lebhaft und zeigen eine gesteigerte Geschlechtstätigkeit; darduch haben sie geringere Gewichtszunahmen. Vf. ist der Ansicht, daß vor Massenanwendung der Stimulation bei der Mast Versuche unter verschiedenartigen Bedingungen vorgenommen werden müssen. R. Ihssen. 9187.

Columbus, A. und Apelt, W.; Lettin, Lehr- und Versuchsstat. des Inst. für Tierernähr. der Martin-Luther-Univ. Halle-Wittenberg. **Mastversuch an Jungbullen mit Tranquillizern.** Arch. Tierzucht **5** (1962) Nr. 1. S. 3–11. — 1 Abb., 8 Tab., 17 Lit.
Besonders aus dem amerikanischen Schrifttum stammen die ersten Angaben über die nutritive Wirkung der Tranquillizer, wobei beim Wiederkäuer eine wachstumsstimmulierende Wirkung erzielt wurde mit Gaben, die weit unter der therapeutischen Dosis lagen. Vff. fütterten an schwarzbunte Jungbullen vom Alter von 6 Mon. an über einen Zeitraum von etwa 7 Mon. täglich 5 mg „Tran Q"/Tier (Fa. Pfizer) und ermittelten gegenüber den 7 Kontrollbullen eine um 12% verbesserte Gewichtszunahme und eine um 9% bessere Futterverwertung. Schlachttierbewertung und Fettanlagerung waren ebenfalls in der Versuchsgruppe besser. E. Wiesner. 9187.

Žilkibaev, A. (Shilkibajew, A.); Alma-Ata, Kasach. Forsch.-Inst. für Tierzucht. Skarmlivanie karbamida pri žomovom otkorme. **(Verfütterung von Carbamid bei der Schnitzelmast.)** Moločnoe i mjasnoe skotovodstvo, Moskva **6** (1961) Nr. 12. S. 33–35. — 1 Tab.

Die Verfütterung von Carbamid zusammen mit Schnitzel und Melasse ergibt hohe Gewichtszunahmen. Die leichtlöslichen Kohlenhydrate der Schnitzel und Melasse verbinden sich gut mit dem Stickstoff des Carbamids und werden so vom Organismus besser resorbiert. Die Melasse enthält noch bis 45% Zucker, der ein gutes Stabilisierungsmittel für den Harnstoff ist. Er beugt bei Lagerung dem Auflösen und Entweichen des Ammoniaks vor. Das pulverförmige Carbamid wird bei 40 °C in Melasse aufgelöst und in Gaben von 60 g/Tier/Tag verfüttert. Die Schlachtausbeute ist bei „Carbamid"-Tieren höher als bei „Schrot"-Tieren. R. Ihssen. 9187.

Apostolov, Stamat und Totešev, Ivan. (Apostolow, Stamat und Toteschew, Iwan.) Masovo otravjane na goveda s cveklo. **(Massenvergiftung bei Rindern mit Futterrüben.)** Veterinarna sbirka, Sofija 58 (1961) Nr. 6. S. 14.
Die Vergiftung wurde in einer LPG beobachtet, in der die Kühe im Überfluß Futterrüben, die leicht angefault waren, erhielten. Krankheitsbild: normale Körpertemperatur, Puls und Atmung beschleunigt, die Augenschleimhaut gerötet und leicht cyanotisch. Es wurde Atonie des Vormagens sowie Tympanie und zuweilen Durchfall beobachtet. Bei den schwereren Fällen wurden klonische Muskelkrämpfe und Festliegen beobachtet. Die Erkrankung beginnt 3–4 Std. nach der Futterrübenaufnahme. Nach Einstellung der Rübenfütterung und nach i.v. Injektion von Vitamin C und Glukose sowie s.c. Injektion von Vitamin $B_1$ und Methylenblau trat die Genesung spätestens am 4. Tag ein. T. Radew. 9190.

Seils, H.; Franzburg, Staatl. Tierarztprax. **Über eine Fütterungsanämie des Pferdes. Klinik, Hämatologie und Therapie.** Mh. Veterinärmed. **17** (1962) Nr. 4. S. 194–197. — 1 Tab., 9 Lit.
Vf. beschreibt eine mit Polydipsie und stark verminderter Nahrungsaufnahme einhergehende Anämie bei Pferden, deren klinische Diagnose durch hämatologische Untersuchungen gesichert werden konnte. Die Anämie wird einem Mangel an Vitaminen, Mineralstoffen und Spurenelementen zugeschrieben, der selbst auf einer Heumangelernährung beruht. Therapeutisch wurden 25,0 $cm^3$ Laptovet i.v. verabreicht. Hierauf ging die Wasseraufnahme zurück und die Futteraufnahme normalisierte sich. HB-Gehalt, Erythrocyten- und Leukocytenwert liegen zunächst unter der Norm. Erst bei intensiver Grünfütterung trat nach 14 Tagen eine Normalisierung des Blutstatus ein. In der Auswertung hämatologischer Befunde bei unseren Haustieren ist eine ätiologische Beteiligung der Fütterung an den im Blutbilde beobachteten Abweichungen in Betracht zu ziehen. H. Busse. 9190.

---

*Diomidova, Natal'ja Alekseevna.* **Razvitie koži i šersti u ovec. Atlas risunkov.** (Entwicklung der Haut und der Wolle bei Schafen.) Hrsg.: Akad. nauk SSSR. Inst. morfologii životnych im. A. N. Severcova. Moskva: Izd. Akad. nauk SSSR. 1961. (150 S.) 4°. (1962 B 24)
*Modjanov, Aleksej Vladimirovič, Grigoŕeva, A. Ja.* und *Devjatkin, A. I.* **Močevina v kormlenii žvačnych životnych.** (Harnstoff bei der Fütterung der Wiederkäuer.) Lugansk. 1959. (43 S.) 8°. (DA 1191)
*Modjanov, Aleksej Vladimirovič,* und *Devjatkin, Anatolij Ivanovič.* **Ispol'zovanie sintetičeskoj močeviny v životnovodstve.** (Verwendung synthetischen Harnstoffs in der Tierzucht.) Tula: Tul'skoe knižnoe izd. 1960. (33 S.) 8°. (1961 A 875)

## XXII. PARASITOLOGIE

Dimitrova, E. und Genov, T. (Dimitrowa, E. und Genow, T.) Chelmintofauna na Erinaceus rumanicus Bar. — Nat. ot Strandža. **(Helminthenfauna des Erinaceus rumanicus Bar. aus dem Strandsha-Gebirge.)** Kompleksni izsledvanija na prirodnite ogništa na zaraza v rajona na Strandža planina, Sofija **1961** S. 123–134. — 2 Abb., 6 Tab. Zus. in Russ., Dtsch.
Vorgefunden wurden: *Rodentolepis erinacei, Physaloptera clausa, Physocephalus sexalatus (larva), Gongylonema sp., Crenosoma striatum, Capillaria erinacei, Trichinella spiralis, Nematoda sp. (larva), Nephridiorhynchus major.* I. Wassilew. 9220.

Dimitrova, E., Mateev, D., Nikolov, P., Šerkov, Š. und Kujumdžiev, D. (Dimitrowa, E., Mateew, D., Nikolow, P., Scherkow, Sch. und Kujumdshiew, D.) Chelmintologično, protozoologično i mikrobiologično proučvane na iztočno balkanskata svinja v rajona na Strandža. **(Helminthologische, protozoologische und mikrobiologische Untersuchungen am Ostbalkanschwein im Strandsha-Gebiet.)** Kompleksni izsledvanija na prirodnite ogništa na zaraza v rajona na Strandža planina, Sofija **1961** S. 117–122. — Zus. in Russ., Dtsch.
Es wurden 98 Schweine untersucht. Vorgefunden wurden: *Eimeria perminuta, E. debliecki, E. spinosa, Balantidium coli., Dicrocoelium lanceatum, Fasciola hepatica, Taenia hydatigena* (*larva*), *Echinococcus granulosus* (*larva*), *Ascaris suum, Oesophagostomum dentatum, Globocephalus urosubulatus, Metastrongylus elongatus, M. salmi, M. pudendotectus, Ascarops strongylina, Physocephalus sevalatus, Simondsia petrovii, Gangylonema pulchrum, Trichocephalus suis, Trichostrongylus colubriformis, Tr. axei, Macracanthorhynchus hirudinaceus.* Serologisch wurden festgestellt: *Leptospira pomona, L. nicolaevo, L. bataviae, L. australis* B., *L. saxkoebing, L. mitis, L. poi, L. plovdiv* und Brucellen. I. Wassilew. 9220.

Tuleškov, K. (Tuleschkow K.) Anoplura po divite bozajnici v rajona na Strandža planina. **(Anopluren bei den wilden Säugetieren im Gebiet des Strandsha-Gebirges.)** Kompleksni izsledvanija na prirodnite ogništa na zaraza v rajona na Strandža planina, Sofija **1961** S. 89–97. — 4 Tab. Zus. in Russ., Dtsch.
Untersucht wurden auf Anoplura insgesamt 14 Arten Insektenfresser, Nager und Zweihufer. Vorgefunden wurden folgende Parasiten: *Polyplax reclinata* — bei *Crocedura leucodon* und *C. suaveoleus*; *Hoplopleura affinis* — bei *Apodemus silvaticus*; *Polyplax serrata* — bei *Mus musculus*; *Hoplopleura acanthopus* — bei *Microtus arvalis*; *Haematopinus apri* — bei *Sus scrofa.*
I. Wassilew. 9220.

Dimitrova, E., Genov, T., Kakatčeva-Avramova, D., Karapčanski, D. und Varadinova, A. (Dimitrowa, E., Genow, T., Kakattschewa-Awramowa, D., Karaptschanski, D. und Waradinowa, A.) Kŭm chelmintofaunata na grizačite ot Strandžanskija kraj. **(Zur Helminthenfauna der Nagetiere aus dem Strandsha-Gebiet.)** Kompleksni izsledvanija na prirodnite ogništa na zaraza v rajona na Strandža planina, Sofija **1961** S. 63–79. — Zus. in Russ., Dtsch.
Es wurden folgende Nagetierarten untersucht: *Lepus europaeus, Rattus rattus, R. norvegicus, Mus musculus, Apodemus sylvaticus, Ap. flavicollis, Microtus arvalis, M. güntheri, Arvicola terrestris, Glis glis.* Es wurden folgende Helminthenarten vorgefunden: *Dicrocoelium lanceatum, Aprostatandrya sp., Catenotaenia* (*C*) *pussila, C.* (*C*) *criceturum, C.* (*S*) *lobata, S.* (*S*) *capensis, Hymenolepis fraterna, Rodentolepis straminea, Hydatigera faeniaeformis, Cestoda sp.* (*larva*), *Heligmosomum skrjabini, Longistriata schulzi, Trichostrongylus retortaeformis, Nematodirus aspinosus, Syphacia obvelata, Ganguleteracis spumosa, Mastophorus muris, Trichocephalus leporis, Tr. muris, Thominx gastrica.* Es wurde festgestellt, daß die Waldmaus (*Ap. sylvaticus*) einen Wirt für *Thominx gastrica* und *Rodentolepis straminea* darstellt.
I. Wassilew. 9220.

Tuleškov, K. (Tuleschkow, K.) Mallophaga po ptici i divi bozajnici ot rajona na Strandža planina. **(Mallophagen bei Vögeln und wilden Säugetieren im Gebiet des Strandsha-Gebirges.)** Kompleksni izsledvanija na prirodnite ogništa na zaraza v rajona na Strandža planina, Sofija **1961** S. 99–116. — 4 Tab. Zus. in Russ., Dtsch.
Untersucht wurden 55 Wildvögelarten und ein Reh. Es wurden 48 Mallophagen-Arten festgestellt, die auf 28 Arten der untersuchten Vögel und dem

Reh parasitierten. Es wurde ein Verzeichnis der untersuchten Vögel und Säugetiere gemacht, in welchem die bei den betr. Tieren festgestellten Mallophaga-Arten angegeben sind. I. Wassilew. 9220.

Czerwinski, Walter. **Vergleichende qualitative und quantitative Kotuntersuchungen bei äußerlich kranken Pferden unter besonderer Berücksichtigung der beteiligten Strongylidenarten.** Diss. Karl-Marx-Univ. Leipzig, Veterinärmed. Fak., Veterin.-Parasitol. Inst. **1960** 96 S. — **4** Tab., **79** Lit.

Von 300 Patienten der Leipziger Chirurgischen Tierklinik schieden **268** (**89,3**%) Strongylideneier aus. Ascarideneier wurden bei **34,6**% der Pferde nachgewiesen. Bei 22 Tieren (**7,3**%) konnten Entwicklungsstadien tierischer Parasiten nicht nachgewiesen werden. Der Vergleich der Leistungsfähigkeit zwischen der angewandten Flotationsmethode und der quantitativen Eizahlbestimmung im Kotsediment ergab eine Übereinstimmung nur bei einem Befall von 100 bis ca. 1000 Eiern pro Gramm Kot. Bei höheren Eizahlen differierten die Ergebnisse beider Verfahren zum Teil erheblich. Der quantitativen Eizahlbestimmung ist bei koprologischen Untersuchungen der Vorzug zu geben. Auf Grund der Differenzierung der **3.** Strongylidenlarven bei **75** Pferden fanden sich *Strongylus vulgaris* bei **28**%, *Strongylus edentatus* bei **33,3**%, *Strongylus equinus* bei **28**% und *Trichonema spp.* bei **100**% der Pferde. Bei **4**% der Tiere wurde *Trichostrongylus*-Befall festgestellt. Eine Differenzierung der **3.** Larven der kleinen Strongyliden ergab sechs verschiedene Larventypen, deren Morphologie beschrieben wird. H. Gürtler. 9232.

Marquardt, Wiliam C.; Bozeman, Montana State Coll., Veterin. Res. Lab. Separation of nematode eggs from fecal debris by gradient centrifugation. **(Die Abtrennung von Nematoden-Eiern aus Kotbestandteilen mit Hilfe des Zentrifugierens.)** J. Parasitology **47** (1961) Nr. 2. S. 248–250. — 2 Abb., 8 Lit.

Ein koprologisches Untersuchungsverfahren wird beschrieben, mit welchem es gelingt, Eier von *Nematodirus spathiger* aus Kotbestandteilen mit Hilfe einer kombinierten physikalisch-chemischen Methode zu isolieren. Das technisch nicht einfache Verfahren eignet sich für experimentelle Untersuchungen. Th. Hiepe. 9232.

Petkov, K. (Petkow, K.) Proučvane na njakoi biologični osobenosti na Trichomonas foetus pri kultiviraneto mu v chranitelna sreda in vitro. **(Untersuchung gewisser biologischer Eigenschaften von Trichomonas fetus bei dessen Kultivierung auf Nährboden in vitro.)** Izvestija na Centralnija naučnoizsledovatelski institut po biologija i patologija na razmnožavaneto na selskostopanskite životni, Sofija **1** (1961) S. 149–157. — 1 Abb., 5 Tab. Zus. in Russ., Engl. 9268.

Pellérdy, László. Gyógyszerrezisztens coccidium-törzsek előfordulásáról. **(Über das Vorkommen von Coccidienstämmen, die gegen Arzneimittel resistent sind.)** Magyar Állatorvosok Lapja [Ung. veterinärmed. Bl.] **16** (1961) Nr. 11. S. 422–424. — Zus. in Russ., Engl. Aus: Ung. Agrar-Rdsch. **1962** Nr. 3.

In Versuchen vor einigen Jahren konnten keine arzneimittelresitenten Stämme der *Eimeria tenella* festgestellt werden. In den Untersuchungen von 1960 wurde festgestellt, daß es in Ungarn Stämme von *E. tenella* gibt, die durch eine Behandlung mit Ultraseptyl bzw. Sulfachinoxalin nicht vernichtet werden können. Vf. untersuchte *E. tenella*-Stämme aus 19 Beständen. Zur Infektion seiner Versuchsküken im Alter von 5 Tagen benutzte er konsequent je 20000 sporulierte Oocysten der *Eimeria tenella* und begann die coccidienfeindliche Behandlung der Tiere am folgenden Tag. Bei 13 der 19 *E. tenella*-Stämme konnte keine Resistenz festgestellt werden, bei 6 aber konnte experimentell eine Resistenz nachgewiesen werden. Diese Tatsache ermahnt zur erhöhten Vorsicht bei der Abwehr der Geflügelcoccidiose. Es muß so rasch wie möglich für die

Einfuhr oder die heimische Erzeugung mehrerer Coccidiostatischer Mittel gesorgt werden, denn im gegebenen Fall ist die Änderung des Behandlungsmittels die einzige Möglichkeit zur wirksamen Behandlung der Seuche. Es ist möglich, daß auch Stämme anderer Coccidien-Arten (*E. necatrix*, *E. burnetii*) vorkommen, die resistent gegen Arzneimittel sind. 9305.

Bankov, D. (Bankow D.) Proučvane vŭrchu razprostranenieto i vidovija sŭstav na kokcidiite u svinete v Bŭlgarija. **(Untersuchung über die Verbreitung und die Artzusammensetzung der Coccidien bei Schweinen in Bulgarien.)** Izvestija na Centralnija veterinaren institut za zarazni i parazitni bolesti, Sofija **1961** Nr. 1. S. 411–414. — 1 Tab. Zus. in Russ., Engl.
Es wurden folgende Arten festgestellt: *E. debliecki* Douws, 1921; *E. scabra* Henry, 1931; *E. perminuta* Henry, 1931; *E. spinosa* Henry, 1931; und *I. suis* Beister und Murray, 1934. I. Wassilew. 9305.

Gill, B. S. und Katiyar, R. D.; Izatnagar, Indian Veterin. Res. Inst., Div. of Parasitol. An acute outbreak of coccidiosis (Eimeria arloingi Marotel, 1905) in kids of Orai sheep breeding farm. **(Ein akuter Ausbruch von Coccidiose (Eimeria arloingi Marotel, 1905) bei Ziegenlämmern der Schafzuchtfarm in Orai.)** Indian J. veterin. Sci. Animal Husbandry **31** (1961) Nr. 3. S. 212–216. — 3 Abb., 8 Lit.
30 Jungziegen, davon 12 ein- bis zweimonatige Ziegenlämmer, wurden zusammen mit 58 erwachsenen Jamnapari-Ziegen auf einer Koppel gehalten. Kurze Zeit später erkrankten sämtliche Ziegenlämmer an akuter Coccidiose. 7 davon verendeten bereits 6–48 Std. nach Auftreten der Erscheinungen. Die restlichen 5 Ziegenlämmer wurden nach Verabreichung von Sulfamethazin in einer Dosierung von 1 g pro Ziegenlamm/Tag über einen Zeitraum von 4 Tagen geheilt. Die wichtigsten Symptome waren Appetitlosigkeit, Schmerzen im Bereich des Abdomens, Zähneknirschen und blutige Diarrhoe; Temperaturerhöhung fehlte. Bei einem Tier traten praemortal Konvulsionen auf. Bei der Obdukion wurden hauptsächlich Veränderungen im Bereich des Ileums festgestellt. Die Ileumschleimhaut war mit senfkornähnlichen bis erbsengroßen papillenförmigen Evelationen durchsetzt, welche für die *E. arloingi*-Infektion charakteristisch sind. Außerdem erschien die Darmwand ödematös und verdickt; der Darminhalt war blutig. Mikroskopisch konnten massenhaft Oocysten im Bereich der veränderten Darmabschnitte sowie in den Faeces gefunden werden. Th. Hiepe. 9305.

Benbrook, Edward A. und Sloss, Margaret W.; Ames, Iowa State Univ., Dep. of Veterin. Pathol. Coccidial oocysts (Eimeria leuckarti) from North American donkeys (Asinus asinus). **(Coccidienoocysten [Eimeria leuckarti] aus nordamerikanischen Eseln [Asinus asinus].)** J. Amer. veterin. med. Assoc. **140** (1962) Nr. 8. S. 817–818. — 3 Abb., 9 Lit.
Sowohl in Dünndarmabschnitten eines Esels als auch im Kot eines an leichter Diarrhoe erkrankten männlichen Jungesels waren Coccidienoocysten nachzuweisen, die als *Eimeria leuckarti* angesprochen wurden. A. Kuntze. 9305.

Pellérdy, László. A gyöngytyúk coccidiosisa. Eimeria numidae n. sp. **(Die Coccidiose des Perlhuhnes, Eimeria numidae n.sp.)** Magyar Állatorvosok Lapja [Ung. veterinärmed. Bl.] **17** (1962) Nr. 1. S. 18–19. — Zus. in Russ., Engl. Aus: Ung. Agrar-Rdsch. **1962** Nr. 3.
Durch Kotuntersuchungen bei Perlhühnern und Perlküken aus verschiedenen Gegenden Ungarns stellte Vf. fest, daß die Coccidiose bei dieser Tierart ziemlich häufig vorkommt. In den Kotproben von allen 12 untersuchten Beständen wurden Oocysten angetroffen, ihre Zahl aber war im allgemeinen gering, und sogar mit der Oberflächenanreicherung konnten Oocysten meistens nur vereinzelt angetroffen werden. Vf. glaubt, daß die in den ungarischen Perlhuhnbeständen (*Numida meleagris*) vorkommende *Eimeria numidae n. sp.* eine unabhängige Art ist, die sich in den Individuen der *Gallus*-Art nicht an-

siedeln kann. Mit den gesammelten und sporulierten Oocysten infizierte Vf. vier Tage alte Perlküken und verfolgte an dem am 2., 3., 4. und 5. Tag nach der Infektion aufgearbeiteten Material einerseits die pathogene Wirksamkeit, andererseits die endogene Entwicklung dieser Coccidien. Histologisch wurden tägliche je 2 Küken untersucht. Die Präparate wurden außer mit der üblichen Hämatoxylin-Eosin-Färbung auch mit Eisenhämatoxylin gefärbt. Die Oocysten der *Eimeria numidae* sind 15–21 × 12–17 (19 × 15) μ große Gebilde mit einer glatten Kapseloberfläche. Die endogene Entwicklung geschieht in der Schleimhaut des ganzen Dünndarmes. Es kommen mindestens zwei schizogoniale Prozesse vor. Die Ausscheidung der Oocysten beginnt am 5. Tag nach der Infektion. Die endogenen Entwicklungsformen können vom Duodenum an in der ganzen Länge des Darmes aufgefunden werden. Die experimentell nachgewiesene Pathogenität der *Eimeria numidae* ist am 4. bis 5. Tag nach der Infektion am stärksten ausgeprägt. Die im Alter von 3 Jahren infizierten Küken gingen am 4. bis 5. Tag nach der Infektion ausnahmslos ein. Zur Infektion wurden etwa 50000 Oocysten je Küken angewendet. Auch 4 bis 5 Wochen alte Versuchstiere spürten eine derartig starke Infektion. Diese Tiere waren etwa 2 Tage lang krank und erholten sich nachher. Es wurden auch Versuchsinfektionen über Kreuz durchgeführt. Die Coccidien der Hausküken und Perlküken greifen auf die andere Tierart nicht über. Wenn Perlküken in größeren Gruppen gehalten werden, muß mit einer Erkrankung gerechnet werden, die auch tödlich ausgehen kann. 9305.

Ristic, Hiodrag und Watrach, A. M.; Urbana, Univ. of Illinois, Coll. of Veterin. Med., Dep. of Pathol. and Hyg. Studies in anaplasmosis. V. Occurrence of Anaplasma marginale in bovine blood platelets. **(Untersuchungen über Anaplasmose. 5. Mitt. Das Vorkommen von Anaplasma marginale in den Blutplättchen des Rindes.)** Amer. J. veterin. Res. **23** (1962) Nr. 94. S. 626–631. — 4. Mitt. vgl. LZ. Abt. IV 7 (1962) Nr. 3. S. 695.
E. Wiesner. 9307.

Zajíček, Dalibor und Páv, Jaromír; Zbraslav-Strnady, Výzkumný Ústav Lesního Hospodářství a Myslivosti; Praha, Státní Veterin. Ústav. Příspěvek k parazitofauně potápivých kachenpoláka velkého (Aythya ferina L.) a kachny chocholaté (Aythya fuligula L.). **(Beitrag zur parasitären Fauna der Tauchenten Aythya ferina L. und Aythya fuligula L.)** Lesnictví **8(35)** (1962) Nr. 6. S. 463–480. — 5 Abb., 3 Tab., 31 Lit. Zus. in Russ., Engl., Franz. 9325.

Becklund, Willard W.; Beltsville, Md., Beltsville Parasitol. Lab., Animal Disease and Parasite Res. Div. Helminthiases in Georgia cattle — a clinical and economic study. **(Helminthiasis bei Rindern in Georgia. Eine klinische und ökonomische Untersuchung.)** Amer. J. veterin. Res. **23** (1962) Nr. 94. S. 510–515. — 3 Tab., 6 Lit. Zus. in Interlingua.
Es wurden 32 Rinder nach dem Schlachten auf Wurmparasiten untersucht und letztere identifiziert und gezählt. Von 23 Tieren wurden Blut- und Fäkalproben schon vor ihrem Tode genommen. Zur Aufklärung der Entwicklung des klinischen Parasitismus wurden 24 Farmen besucht, von denen 29 der untersuchten Rinder gekommen waren. Zwischen 5898 bis 447212 Wurmparasiten wurden bei jedem der 32 Rinder gezählt. Zu den 6 vorherrschendsten Arten gehörten: *Ostertagia ostertagi, Cooperia punctaa, Trichostrongylus axei, Oesophagostomum radiatum, Haemonchus placei* und *Cooperia pectinata*. Eine Beziehung zwischen Hämoglobinmenge im Blut, Eizahl pro Gramm Faeces und der Zahl der entdeckten Würmer bei der Sektion war nicht festzustellen. Die wichtigsten Faktoren in der Entwicklung helminthischer Krankheiten wie sie hier auftraten, waren folgende: 1) das Unverständnis von Vieheigentümern gegenüber Maßnahmen, die einem Parasitenbefall vorbeugen oder die Ausbreitung von Parasiten reduzieren, 2) das Fehlen von Wurm-

mitteln, um entweder die Larven, oder die geschlechtsreifen Tiere bzw. beide zu vernichten, 3) die Beharrlichkeit der Entzündung des Verdauungstraktes nach der Entfernung der adulten Würmer und 4) die Erwerbung von Masseninfektionen durch infektiöse Larven schwerverseuchter Weiden innerhalb einer relativ kurzen Zeit. Die Anwendung von Phenothiazin auf vielen Farmen erklärt die relativ niedrigen Zahlen maturer Magenwürmer und Nodularwürmer in den behandelten Rindern. G. Diez. 9328.

Herlich, Harry; Auburn, Ala., Regional Animal Disease Res. Lab. Studies on calves experimentally infected with combinations of four nematode species. **(Untersuchungen an Kälbern, die experimentell mit Kombinationen von vier Nematoden-Arten infiziert wurden.)** Amer. J. veterin. Res. **23** (1962) Nr. 94. S. 521–528. — 3 Abb., 3 Tab., 20 Lit. Zus. in Interlingua.
Vf. verwendete zu 3 Versuchen 26 Kälber, um die Wirkungen von Infektionen mit bestimmten Kombinationen von 4 gastrointestinalen Nematoden-Arten zu untersuchen. Die verwendeten Parasiten waren: *Ostertagia ostertagi, Trichostrongylus axei, Tr. colubriformis* und *Cooperia punctata.* In den ersten beiden Experimenten wurden jedem Kalb 360000 bzw. 300000 infektiöse Larven verabreicht. Bei diesen Tieren zeigte sich danach Freßunlust, breiiger bis flüssiger Kot und Gewichtsabnahme, oder sie nahmen viel schlechter zu als die nicht infizierten Kontrollen. Die infizierten Tiere bekamen eine ausgesprochene Hypophosphatämie, Hypoglykämie und Hypoproteinämie. Außerdem fiel das Gesamt-Serumeiweiß und das Albumin-Globulin-Verhältnis. Die Infektion von 5 Kälbern mit 30000 infektiösen Larven im dritten Experiment ergab eine vorübergehende Freßunlust, eine begrenzte Kotveränderung und eine leicht geringere Gewichtszunahme als bei den Kontrollkälbern. Auch die hämatologischen Veränderungen waren leichter und weniger ausgeprägt. G. Diez. 9328.

Hass, D. K. und Todd, A. C.; Madison, Univ. of Wisconsin, Dep. of Veterin. Sci. Extension of a technique for hatching ascarid eggs in vitro. **(Die Erweiterung eines Verfahrens zur Gewinnung von Ascaridenlarven aus Eiern in vitro.)** Amer. J. veterin. Res. **23** (1962) Nr. 92. S. 169–170. — 7 Lit.
Durch Zentrifugieren in einem Gemisch von gleichen Teilen Natriumhypochlorit und Aq. dest. und anschließend in reinem destillierten Wasser werden die Ascarideneier zunächst gewaschen. Anschließend kommen sie zum Embryonieren in 250 ml fassende Erlenmeyerkolben, die 50 ml einer 0,1 M Schwefelsäure enthalten und zur Erzielung einer ausreichenden Belüftung der Eier bei Zimmertemperatur in einem Schüttelapparat geschüttelt werden. Nachdem die Eier embryoniert sind, erfolgt das Schlüpfen der Larven in der Warburg-Apparatur. Zu diesem Zweck wird die neutrale Eisuspension mit je der doppelten Menge der beiden Lösungen I und II versetzt und in 15 ml fassende Warburg-Reaktionsgefäße gegeben. Lösung I enthält 1 ml einer 0,1 M Schwefeldioxyd-Lösung in 16,7 ml Aq. dest. Lösung II stellt eine 0,1 M Kochsalz- und 0,1 M Natriumbicarbonat-Lösung dar, in die 5% $CO_2$ eingeleitet worden sind. In die Reaktionsgefäße wird für die Dauer von 15 Min. ein Gemisch von 5% $CO_2$ und 95% reinem Stickstoff eingeleitet. Der Warburg-Apparat wird auf annähernd 100 Schüttelbewegungen pro Min. eingestellt. Die Wasserbadtemperatur beträgt 40 °C. Unter diesen Bedingungen schlüpfen nach 2 Std. langem Schütteln bis zu 95% der *Ascaris suum*-Larven, von denen 95 bis 100% leben. Ähnliche, wenn auch nicht ganz so günstige Ergebnisse haben Vff. mit Pferde-, Hunde-, Katzen-, Waschbär- und Geflügelspulwurmeiern sowie mit Heterakis- und Trichuriseiern erzielt.
E.-A. Nickel. 9330.

Brunsdon, R. V.; Wellington, Wallaceville Animal Res. Stat., Dep. of Agric. Age resistance of sheep to infestation with the nematodes, Nematodirus filicollis and Nematodirus spathiger. **(Altersresistenz bei Schafen gegen Befall**

**mit Nematodirus filicollis und Nematodirus spathiger.)** New Zealand veterin. J. **10** (1962) Nr. 1. S. 1–6. — 3 Tab., 14 Lit.
Zwei Gruppen wurmfrei aufgezogener Schafe wurden auf eine Weide gebracht, die infektionstüchtige Nematodirus-Larven enthielt. Vf. stellte in diesem Versuch fest, daß 18 Mon. alte Schafe im Vergleich zu Lämmern im Alter von 6 Mon. eine deutlich erhöhte Resistenz gegen einen Nematodirus-Befall aufwiesen. Der Nachweis einer Altersresistenz erfolgte auf dreifachem Wege: durch die verlängerte Präpatentperiode; durch die Resistenz gegen die Entstehung eines patenten Befalls und schließlich durch die verminderte Eiproduktion. Die beobachtete Altersresistenz ist artspezifischer Natur. Die Resistenz gegenüber *N. filicollis* erschien weitaus stärker als gegen *N. spathiger* ausgeprägt. Für die Gattung Trichostrongylus war eine Altersresistenz nicht nachweisbar. Th. Hiepe. 9337.

Daskalov, P. (Daskalow, P.) Morfologična i metriča charakteristika na Haemonchus placei (Place, 1893) Ransom, 1911, izoliran ot goveda v Bŭlgarija. **(Morphologische und metrische Charakteristik des Haemonchus placei [Place, 1893] Ransom, 1911, isoliert aus Rindern in Bulgarien.)** Izvestija na Centralnata chelmintologična laboratorija. Bŭlgarska akademija na naukite, Sofija **6** (1961) S. 55–58. — 1 Abb., 2 Lit. Zus. in Russ., Engl.
Es werden morphologische und metrische Daten für *Haem. placei*, der bei Rindern in Bulgarien vorgefunden wurde, angeführt. Es werden Zeichnungen von dem vorderen Körperteil des Parasiten, von dem hinteren Körperteil eines männlichen Exemplars, von dem Geschlechtskegel, dem Gubernaculum, dem hinteren Körperteil eines weiblichen Exemplars und der Vulvaregion gegeben. I. Wassilew. 9340.

Daskalov, P. (Daskalow, P.) Vŭrchu invaziite na ovcete o govedata v Bŭlgarija s Haemonchus contortus (Rudolphi, 1803) Cobb, 1898 i Haemonchus placei (Place, 1893) Ransom, 1911. **(Über die Invasion der Schafe und Rinder in Bulgarien mit Haemonchus contortus [Rudolphi, 1803] Cobb, 1898 und Haemonchus placei [Place, 1893] Ransom, 1911.)** Izvestija na Centralnata chelmintologična laboratorija. Bŭlgarska akademija na naukite, Sofija **6** (1961) S. 47–53. — 2 Kt., 2 Tab., 5 Lit. Zus. in Russ., Engl.
Untersucht wurden spontan mit Hämonchien invadierte 103 Rinder (53 ausgewachsene Tiere und 50 Kälber), sowie 225 Schafe aus verschiedenen Landkreisen. Festgestellt wurde, daß 82,5% aller untersuchten Rinder von *Haemonchus placei* und 60,2% von *Haemonchus contortus* befallen waren. Bei den Kälbern lag in 80% eine *Haemonchus contortus*-Invasion mit durchschnittlicher Befallsdichte von 45 Exemplaren und in 64% eine *Haemonchus placei*-Invasion mit einer durchschnittlichen Befallsdichte von 24 Exemplaren vor. Bei den ausgewachsenen Rindern fand man *Haem. placei* in jedem Tier vor und *Haem. contortus* nur bei 36%. *Haem. contortus* wurde bei 99,1% der untersuchten Schafe (durchschnittl. Befallsdichte — 96,4 Exemplare) und *Haem. placei* — bei 10,7% der Fälle (durchschnittl. Befallsdichte 4,6 Exemplare) beobachtet. Hieraus wird gefolgert, daß die Rinder in Bulgarien verhältnismäßig oft mit dem ihnen uneigenen *Haem. contortus*, als die Schafe mit dem für sie unspezifischen *Haem. placei* invadiert sind. I. Wassilew. 9340.

Selim, Mohamed Kamal. **Zum Wirt-Parasit-Verhältnis von Trichostrongylus tenuis (Mehlis 1846) Railliet & Henry, 1909 im Haushuhn.** Diss. Justus-Liebig-Univ. Gießen, Veterin.-Parasitol. Inst. **1961** 84 S. — 9 Abb., 4 Tab., 106 Lit.
*Trichostrongylus tenuis* ist ein besonders beim Wildgeflügel weit verbreiteter Blinddarmschmarotzer. Die Präpatentperiode beträgt i. A. 9 bis 12) Tage, die Patentperiode bei 3 Wochen bis 7 ½ Mon.alten Küken 27 (19–57) Tage. Superinfektionen haften nur, wenn sie in der Präpatentperiode einer ersten Infektion erfolgen, Reinfektionen gehen nur vereinzelt an. Homologes Ge-

schlechshormon hat bei weiblichen Tieren eine ausgesprochene Stresswirkung. Die Untersuchungen des Vf. lassen das Wirksamwerden eines auf Antigen-Antikörper-Basis beruhenden Immunitätsmechanismus erkennen, der das Wirt-Parasit-Verhältnis reguliert. E. Wiesner. 9340.

Nickel, E. A.; Leipzig, Karl-Marx-Univ., Veterinärmed. Parasitol. Inst. **Untersuchungen über Verlauf und Auswirkungen experimenteller Dictyocaulus filaria-Infektionen bei Schaflämmern und die Leistungsfähigkeit des Auswanderverfahrens nach Baermann bei der Diagnostik der Dictyocaulose.** Berliner Münchener tierärztl. Wschr. 75 (1962) Nr. 1. S. 2–6. — 6 Tab., 9 Lit.
Vf. infizierte 18 Schaflämmer im Alter von 4–12 Mon. einmalig und wiederholt in vierwöchigen Abständen sowie einige Ziegenlämmer mit 3. *Dictyocaulus filaria*-Larven. Eine gleiche Anzahl entsprechender Schaflämmer dienten als Kontrollen. Der für den Dictyocaulusbefall typische Husten setzte 14 Tage p. inf. ein und zwar um so früher, je größer die verabreichte Larvenmenge war. Während einmalige und wiederholte Ansteckungen mit insgesamt 2000–4000 3. Larven ausnahmslos ausgeprägt klinische Erscheinungen wie oberflächliche Atmung, Husten, Stöhnen und herabgesetzte Futteraufnahme verursachten, die sich nachteilig auf die Entwicklung der Tiere auswirkten, traten bei Gaben von 1200–1700 3. Larven nicht solche deutlichen Allgemeinstörungen auf und die Infektion mit 400–700 3. Larven führte bei 4 Mon. alten Schaflämmern nur zu leichten Erkrankungen. Bei ausreichend genährten und gut gehaltenen Schaflämmern kam es selbst bei stärkeren Dictyocaulusinfektionen nach 3–3½ Mon. zur klinischen Heilung. Bei Lämmern, die eine Lungenwurmerkrankung überstanden hatten, traten nach einer zweiten stärkeren Reinfektion erneut ausgeprägte klinische Erscheinungen auf. Koprologische Untersuchungen ergaben eine Präpatenzperiode von 32–47 Tagen bei Schaflämmern und von 29–32 Tagen bei den Ziegenlämmern. Bei einmaliger Infektion erstreckte sich die Ausscheidung größerer Larvenmengen im Kot über 4–6 Wochen. Deutliche Gewichtsverluste wurden vor Ablauf der Präpatenzperiode beobachtet. Die mit dem Trichterverfahren nach Baermann ermittelten Larvenfunde standen nicht zu den Sektionsbefunden in Relation und lassen daher nur mit Einschränkung Rückschlüsse auf die Befallsstärke mit geschlechtsreifen Lungenwürmern zu. In der 2. Woche nach der Ansteckung war regelmäßig eine Bluteosinophilie festzustellen, die sich nach Super- und Reinfektionen verstärkte. Eine Anämie konnte bei keinem der infizierten Versuchstiere beobachtet werden. S. Nickel. 9346.

Daskalov, P., Kakačeva-Avramova, D., Varadinov, A., Živkov, D. und Karapčanski, I. (Daskalow, P., Kakatschewa-Awramowa, D., Waradinow, A., Shiwkow, D. und Karaptschanski, I.) Vŭrchu belodrobnite nematodi na ovcete v Bŭlgarija. **(Über die Lungennematoden der Schafe in Bulgarien.)** Izvestija na Centralnata chelmintologična laboratorija. Bŭlgarska akademija na naukite, Sofija 6 (1961) S. 59–67. — 1 Kt., 2 Tab., 8 Lit. Zus. in Russ., Franz.
Untersucht wurden 163 Schafe aus 16 Landkreisen Bulgariens. Lungennematoden fanden sich bei 149 (91,4%) der untersuchten Tiere. Festgestellt wurden die Arten: *Dictyocaulus filaria*, *Protostrongylus brevispiculum* (zum ersten Mal in Bulgarien), *Protostrongylus* (*Kochostrongylus*/*Kochi*, *Mullerius capillaris*, *Cystocaulus ocreatus* und *Neostrongylus linearis* (zum ersten Mal in Bulgarien). Es werden Angaben über die Verbreitung der einzelnen Arten gemacht. Das Lungenpaenchym wurde, nachdem es 1½ Std. in einem Wasserbad in Milchsäure kochte, auf Nematoden untersucht. I. Wassilew. 9346.

Allen, Rex W. und Goldberg, Aaron; University Park., U.S. Dep. of Agric., A.R.S., Animal Disease and Parasite Res. Div., Field Stat.; Beltsville, Md., Beltsville Parasitol. Lab. The effect of various salt concentrations on encysted

Trichinella spiralis larvae. **(Die Wirkung verschiedener Salzkonzentrationen auf eingekapselte Trichinen.** Amer. J. veterin. Res. **23** (1962) Nr. 94. S. 580–586. — 3 Tab., 3 Lit. Zus. in Interlingua.
Ratten wurden mit zerkleinertem (Z) und in ca. 2 cm große Würfel geschnittenem (W) Schweine- und Kaninchenfleisch, welches pro g 19–650 Trichinen und 3,3 bzw. 2,5 und 2% Salz enthielt, gefüttert. Jede Ratte bekam Fleischmengen mit mindestens 375 Trichinen. Hierbei stellte man fest, daß je feiner das Fleisch zerkleinert, desto kürzer die Lebensfähigkeit der Trichinen war. Sie blieben z. B. in Würfelfleisch beträchtlich länger als in zerkleinertem Fleisch am Leben, was wohl auf die weniger starke Salzkonzentration im Inneren der Würfel zurückzuführen ist. Das Fleisch wurde in geschlossenen Glasbehältern bei ca. 5 °C aufbewahrt. Aus den Versuchen ergaben sich folgende Zeiten für die Invasionsfähigkeit der Trichinen: 3,3% Salz: Z = 31–60 Tage (⌀ 38), W = 41–72 Tage (⌀ 57). 2,5% Salz: Z = 49–79 Tg. (⌀ 64), W = 64–106 Tg. (⌀ 85). 2% Salz: Z = 63–92 Tg. (⌀ 80), W = 107 Tg. Ei.e vollständige Konservierungsmischung (Salz, Natriumnitrat, Zucker, Pfeffer, Knoblauch, Wacholderbeeren) hatte keinen größeren Effekt auf die Lebensfähigkeit der Trichinen in dem oben erwähnten Fleisch als Salz allein. Trotzdem schienen Larven in Würsten (Schweinefleisch, Naturdarm), die mit dieser Mischung behandelt worden waren, ihre Infektiosität früher zu verlieren als solche in nur mit Salz behandelten Würsten: bei 3,3% Salzgehalt waren die Trichinen nach 28 bzw. 33 Tagen nicht mehr invasionsfähig. Ihre Lebensfähigkeit wurde weder durch einen Wurstüberzug (Wasser, Calciumcarbonat, Gelatine, Glycerin, Aethylalkohol, Salz und Tragantgummi) noch durch Eintauchen der Wurst in Salzwasser oder durch Zusatz von Wein oder Wasser zu dem Fleisch beeinflußt. H. Heimbürge. 9351.

Zimmermann, W. J., Hubbard, E. D., Schwarte, L. H. und Biester, H. E.; Ames, Iowa State Univ. of Sci. and Technol., Veterin. Med. Res. Inst. Trichiniasis in Iowa swine with further studies on modes of transmission. **(Trichinose bei Schweinen aus Iowa mit weiteren Betrachtungen zur Übertragungsweise.)** Cornell Veterinarian **52** (1962) Nr. 2. S. 156–163. — 1 Tab., 14 Lit.
Von 1953–1957 wurden insgesamt 3597 Zwerchfelle mit der Baermann-Verdauungsmethode (vgl. LZ. Abt. IV **7** [1962] Nr. **4.** S. 870.) auf Trichinen untersucht. Das Material stammte zum größten Teil von Schweinen aus einer „locker plant“ (I), ferner aus einer Fleisch-Verpackungsfabrik (II), von Herden einer Genossenschaft (III) und Universitätsherden (IV). 6 dieser Diaphragmaproben von I enthielten Trichinen (pro 45-g-Probe 15, 30, 32, 62, 21000 und 58000). Da die betreffenden Schweine nicht mit irgendwelchen Abfällen gefüttert wurden, kommt eine direkte — durch Fressen kleiner infizierter Nager- oder eine indirekte Übertragung — durch Kot trichinöser Tiere — in Frage. Die Übertragung durch Kot von Schwein zu Schwein, von Fuchs, Bussard und Eule zum Schwein wird wie folgt bewiesen: Mit trichinösem Rattenfleisch gefütterte "Spendertiere“ wurden 4 Std. nach der Fütterung mit "Empfängerschweinen“ (Es) 28 Tage lang zusammengesperrt bzw. in Käfigen über den Futtertrögen der Es 7 Tage lang gehalten. Nach 56 Tagen wurden die Es geschlachtet und ihre Zwerchfelle auf Trichinen untersucht. Hierbei stellte man fest, daß in den ersten 24 Std. nach Aufnahme trichinösen Fleisches eine Übertragung mit dem Kot am wahrscheinlichsten ist. Auch das Knabbern am Schwanz ist eine Infektionsquelle. Bei der Verwendung von Wildtieren als "Spendern“ konnten ebenfalls in einem Zeitraum von 4–24 Std. nach der Fütterung Übertragungen beobachtet werden, jedoch nicht in dem Zeitraum zwischen 48 und 96 Std. H. Heimbürge. 9351.

Macko, Josef K.; Košice, ČASV, Helmintol. Ústav Slov. Akad. Věd. **Neue Art einer Nematode Skrjabinocara parvepapil'ata sp.n. aus dem**

**Wirt Ciconia ciconia L. und Ciconia nigra L.)** Biológia [Bratislava] **17** (1962) Nr. 6. S. 440–446. — 1 Abb., 1 Tab., 5 Lit. Zus. in Russ., Tschech. 9353.

Taylor, P. F.; Echuca, Victoria. The liver fluke problem in cattle and sheep practice. **(Das Leberegelproblem in der Rinder- und Schafpraxis.)** Austral. veterin. J. **38** (1962) Nr. 4. S. 155–158. E. Wiesner. 9372.

Mijatović, I. und Herceg, M.; Zagreb, Veterin. Fak. Sveučilišta, Inst. za Patol. i. Terapiju. Prilog poznavanju fascioloze i dikrocelioze magarca s naročitim osvrtom na patohistološke promjene u jetri. **(Beitrag zur Fasciolose und Dicrocoeliose des Esels unter besonderer Berücksichtigung der pathohistologischen Leberveränderungen.)** Veterin. Arh. [Zagreb] **32** (1962) Nr. 3/4. S. 97–99. — 11 Lit. Zus. in Engl., Dtsch.
Es wurden insgesamt 100 Lebern von Eseln untersucht, die zur Herstellung einer Tollwutvaccine gedient hatten. — In 11 Lebern mit Cholangitis und Pericholangitis chronica verschiedenen Grades (in einigen Fällen Cirrhose) wurde *F. hepatica* festgestellt, — in 15 Fällen *D. lanceatum*. Bei der Dicrocoeliose fanden sich hauptsächlich akute, meist abszedierende, seltener diffuse eitrige Leberentzündungen. Die chronische Cholangitis und die interstitielle Hepatitis spielen bei der Dicrocoeliose eine untergeordnete Rolle.
P. Schmidt. 9372.

Ueno, H., Watanabe, S., Tanaka, S. und Fujita, J. Intraspinal aberration of liver flukes in rabbits perorally and parenterally infected with liver flukes. **(Verirrung von Leberegeln in das Rückenmark bei Kaninchen nach oraler und parenteraler künstlicher Infektion.)** J. Japan veterin. med. Assoc. **14** (1961) Nr. 8. S. 315.
Kaninchen wurden mit *Fasciola gigantica*-Metacercarien, deren äußere Cystenhülle vorher entfernt worden war, oral, s.c. bzw. i.m. infiziert. Bei einer Reihe von Tieren traten hiernach paralytische Erscheinungen sowie Ischurie mit ungünstigem Ausgang auf. Stets wurden in solchen Fällen bei der Obduktion Larven im Rückenmark nachgewiesen. Die Obduktion ergab ferner auffällige Hämorrhagien, Zellinfiltrationen und degenerative Veränderungen im Bereich der Infektionsstellen; im Rückenmark wurden Hämorrhagien und Hohlraumbildung festgestellt. Bei parenteral infizierten Kaninchen konnten in ihrem Wachstum gehemmte junge Parasiten nicht nur im Rückenmark sondern auch in der krankhaft veränderten Muskulatur gefunden werden. Als Ursache der Paralyse und Ischurie werden in das Rückenmark während des Wanderweges verirrte Larven angesehen. Th. Hiepe. 9372.

Boko, F., Barušić, S. und Alagić, D.; Sarajevo, Univ., Fac. of Agric. Kako objasniti razlike u pojavi sekundarne ehinokokoze kod pojedinih vrsta medudomaćina. **(Wie ist das unterschiedliche Vorkommen der sekundären Echinokokkose bei einzelnen Wirtsarten zu erklären?)** Veterinaria [Sarajevo] **11** (1962) Nr. 1. S. 53–60. — 2 Abb., 12 Lit. Zus. in Engl.
Das seltene Vorkommen der sekundären Echinokokkose (SE) beim Rind (ein Fall wird beschrieben) kann nicht allein mit der geringgradigen Fertilität von *Echinococcus hydatidosus* (EH) und mit der kurzen Lebensdauer im Verhältns zum Mensch erklärt werden, sondern der Grad einer angeborenen oder erworbenen Immunität dürfte für die Fertilität der hydatiden Cysten eine Rolle spielen. Das Rind ist als hochgradig immun einzustufen, da die SE bei ihm außerordentlich selten vorkommt und die Tochterblasen meistens steril sind. Die Häufigkeit der SE, die fast 100%ige Fertilität der Tochterblasen und das häufige Vorkommen von EH (als Ausgangsform für die SE) sprechen für eine geringgradige Immunität des Menschen.
P. Schmidt. 9387.

Wright, A. I. Echinococcus granulosus from English dogs. **(Echinococcus granulosus bei Hunden in England.)** Canad. J. Zool. **40** (1962) Nr. 2. S. 195–198. — 5 Abb., 10 Lit.

Die Arbeit beschäftigt sich vorwiegend mit der Morphologie von *Echinococcus granulosus* beim Hund. Die untersuchten Exemplare wurden sowohl durch Obduktion als auch von lebenden Hunden nach Verabreichung von Arecolin. hydrobromic. gewonnen. Die mit *E. hydatidosus* infiziertem Fleisch gefütterten Hunde hatten im allgemeinen eine niedrige Wurmbürde. Lediglich bei 3 von über 20 untersuchten Hunden konnten mehr als 20 Exemplare gefunden werden; davon in einem Falle 280 Stück. Die Abtötung der Parasiten erfolgte mit 10%iger heißer Formalinlösung. Das Untersuchungsmaterial wurde verschiedenen Färbemethoden unterzogen. Die Länge der adulten *Echinococcus granulosus*-Exemplare betrug von 2,2 mm in kontrahiertem bis zu 7,4 mm in erschlafftem Zustande. Die Strobila bestand meist aus 4 oder 5 Gliedern. Bei denjenigen Exemplaren, welche nur 3 Glieder aufwiesen, war das letzte Glied nicht gravid; deshalb wird angenommen, daß das fehlende Glied kurz vorher abgestoßen worden ist. Die Struktur des Kopfstückes sowie der vier- bzw. fünfgliedrigen Strobila wird eingehend beschrieben.
Th. Hiepe. 9387.

Dow, C., Jarret, W. F. H., Jennings, F. W., McIntyre, W. I. M. und Mulligan, W.; Glasgow, Univ., Veterin. School; Stormont, Belfast, Northern Ireland, Min. of Agric., Veterin. Lab. The production of immunity to Cysticercus fasciolaris, using X-irradiated oncospheres. **(Die Erzeugung einer Immunität gegenüber Cysticercus fasciolaris unter Verwendung röntgenbestrahlter Onkosphären.)** Amer. J. veterin. Res. **23** (1962) Nr. 92. S. 146–149. — 2 Tab., 7 Lit.

In 4 Versuchsreihen wurden an Mäuse 1 bzw. 2mal je 200 mit 40000, 60000, 80000 bzw. 100000 r bestrahlte beschalte Onkosphären von *Taenia taeniaeformis* verabreicht. Gleichzeitig erhielten Kontrollmäuse je 200 Onkosphären des gleichen, jedoch nicht bestrahlten Infektionsmaterials. Die Infektion mit Onkosphären, welche mit 60000, 80000 bzw. 100000 r bestrahlt worden waren, führte nicht zur Entwicklung von Finnenblasen in der Leber, und die Versuchsmäuse verfügten bei der späteren erneuten Ansteckung mit je 200 nicht bestrahlten Onkosphären über eine ausgeprägte Immunität, da sich nur bei wenigen Mäusen ganz vereinzelte Finnenblasen entwickelten, während die Lebern der Kontrollmäuse durchschnittlich $66 \pm 10$ Cysten aufwiesen. Es ist also möglich, durch orale Verabreichung röntgenbestrahlter Onkosphären von *Taenia taeniaeformis* bei Mäusen eine fast vollständige Immunität gegenüber einem späteren *Cysticercus fasciolaris*-Befall zu erzeugen, die sich sowohl 21 als auch 35 Tage nach der Vaccination als gleich wirksam erweist. Nicht entscheiden läßt sich, ob die Immunreaktionen bereits im Darm wirksam sind. Bei vaccinierten Mäusen erreichen jedoch weniger Larvenstadien die Leber als bei den Kontrollmäusen. E.-A. Nickel. 9387.

Sŭrbova, S. (Sârbowa, S.) Prinos kûm izučavane faunata na kurležite (Parasitiformes) po mikromamarija v rajona na Burgaski okrûg. **(Beitrag zum Studium der Zeckenfauna [Parasitiformes] der Mikromamaria im Kreis Burgas.)** Kompleksni izsledvanija na prirodnite ogništa na zaraza v rajona na Strandža planina, Sofija **1961** S. 81–88. — 3 Tab. Zus. in Russ., Dtsch.

Larven und Nymphen der Gattungen *Ixodes*, *Dermacentor*, *Rhipicephalus*, *Hyalomna* und *Haemaphysalis* wurden am häufigsten bei den Nagern *Apodemus sylvaticus*, *Ap. Flavicollis* und weniger häufig bei den Nagern *Microtus arvalis*, *M. guentheri*, *Mus musculus*, *Citellus citellus*, *Dryomys nitedula* und bei den Insektenfressern *Crocidura suaveoleus* und *Neomys anomalus* vorgefunden. Von der Gamasoidea wurden bei erwähnten Nagern und Insektenfressern die Arten: *Haemogamasus nidi*, *H. hirsutus*, *H. nidiformis*, *H. liponyssoides*, *Haemolaelaps glasgowi*, *Eulaelaps stabularis*, *Laelaps agilis*, *L. hilaris*, *L. arvalis*, *L. mitalli*, *Hirstionyssus arvicolae*, *H. musculi* und *H. criceti* festgestellt. I. Wassilew. 9405.

Valerianov, C. (Walerianow, Z.) Vŭrchu vidovija sŭstav na muchite, meždinni gostopriemnici na spiruridite na konja v Burgasko. **(Über die Artenzusammensetzung der Fliegen, als Zwischenwirte der Pferdespiruriden im Kreis Burgas.)** Izvestija na Centralnata chelmintologična laboratorija. Bŭlgarska akademija na naukite, Sofija **6** (1961) S. 101–107. — 1 Tab., 8 Lit. Zus. in Russ., Dtsch.
Untersucht wurden spontan und experimentell invadierte Fliegen. Festgestellt wird, daß auch in Bulgarien als Zwischenwirte von *Habronema muscae* und *Drascheia megastoma* nur *Musca domestica* und *Stomoxys calcitrans* und von *Habronema microstoma* — *Stomoxys calcitrans* in Frage kommen.
I. Wassilew. 9450.

Stoimenov, Krum. (Stoimenow, Krum.) Meždinen gostopriemnik na Thelazia rhodesi u nas. **(Ein Zwischenwirt der Thelazia rhodesi in Bulgarien.)** Veterinarna sbirka, Sofija **58** (1961) Nr. 8. S. 13–14.
In Südost-Bulgarien wurde als Zwischenwirt der *Thelazia rhodesi Musca larvipara* festgestellt. I. Wassilew. 9450.

Kume, Seiji, Ohishi, Isamu und Kobayashi, Shigeo; Fuchu, Tokyo, Japan, Univ. of Agric. and Technol., Dep. of Internal Med. and Parasitol. A new approach to prophylactic therapy against the developing stages of Dirofilaria immitis before reaching the canine heart. **(Ein neuer Schritt zur prophylaktischen Therapie gegen die sich entwickelnden Stadien von Dirofilaria immitis vor Erreichung des Hundeherzens.)** Amer. J. veterin. Res. **23** (1962) Nr. 92. S. 81–84. — 1 Tab., 3 Lit. Zus. in Interlingua.
Durch eine tägliche orale Applikation von 22,0 mg Diaethylcarbamazin/kg Kgw. an Hunden, zwei Monate vor der künstlichen Infektion eingenommen und bis 5 Mon. danach fortgesetzt, konnte die Entwicklung der infektiösen Larven zum geschlechtsreifen Wurm vollständig verhinder werden. Die Möglichkeit, daß es sich nicht um eine vollständige Hemmung, sondern nur um eine Verzögerung der Entwicklung handelt, wurde nicht ausgeschlossen. Da allerdings die Würmer im Herz 85 Tage p.i. erscheinen und die Wanderung innerhalb von 120 Tagen p.i. abgeschlossen ist, wurde angenommen, daß kein Wurm in Herz und in Lungenarterien 143 bis 156 Tage p.i. weder Verzögerung noch künftige Wanderung zeigt. Es sind jedoch weitere Untersuchungen notwendig, um diese Schlußfolgerung zu unterstützen.
G. Diez. 9476.

Stojanov, Pešo und Peev, Penčo. (Stojanow, Pescho und Peew, Pentscho.) Opit za lekuvane na diktiokaulozata po šiletata s neguvon-biomicin. **(Ein Versuch zur Behandlung der Jährlingsdictyocaulose mit Neguvon-Biomycin.)** Veterinarna sbirka, Sofija **58** (1961) Nr. 11. S. 12.
Es wird von gutem Heilerfolg berichtet, der bei zweimaliger intratrachealer Einspritzung (am 1. und 4. Tag) von 5 bis 8 ml 0,5%iger Neguvonlösung, in der 0,12 Biomycin je 100 ml aufgelöst ist, erzielt wurde.
I. Wassilew. 9480.

Ullrich, K.; München, Univ., Med. Tierklin. **Die parenterale Behandlung der Distomatose des Rindes.** Dtsch. tierärztl. Wschr. **69** (1962) Nr. 6. S. 167–169. — 3 Lit.
Vf. legt die Problematik der Leberegelbekämpfung beim Rind dar. Nach Erwähnung der Nachteile der Hexachloraethan-Behandlung geht er auf die parenteral anwendbaren Präparate sowie auf die Vor- und Nachteile der peroralen und parenteralen Applikationsweisen von Leberegelmitteln ein. Hexachlorophen (Bilevon) erwies sich trotz seiner ausgezeichneten Verträglichkeit und guten Wirkung beim Schaf, beim Rind mit den verschiedensten Lösungsmitteln, die allein gut von den Versuchsrindern vertragen wurden, als außerordentlich stark gewebereizend und daher als ungeeignet. Ekobol, das Tetra-

chlorkohlenstoff als Wirkstoff in einer oberflächenaktiven Substanz gelöst neben Paraffin enthält und von Schafen lokal als auch allgemein gut vertragen wird, zeigte sich beim Rind als nicht brauchbar. Die beobachteten starken Reaktionen kurz nach der Applikation konnten erst durch Zusatz eines Lokalanaestheticums behoben werden. Zur Feststellung möglicher parenchymatöser Schädigungen wurden die Versuchsrinder nach verschiedenen klinischen Laboratoriumsmethoden untersucht und die Reaktionsbereitschaft der Leber mittels moderner Fermentuntersuchungsmethoden geprüft. Nur geringfügig abweichende Veränderungen konnten festgestellt werden, die sich in verhältnismäßig kurzer Zeit wieder normalisierten. Eine dauernde Schädigung der Leber trat nicht ein. Die Durchschnittsdosis von 40 $cm^3$ pro Rind wurde als ausreichend erachtet. Die einmalige Behandlung führte nicht immer zur restlosen Vernichtung des Parasiten, sondern in einigen Fällen nur zu einer merklichen Verringerung der Eiausscheidung im Kot. S. Nickel. 9480.

Ono, Y. und Kimura, S.; Sasayama, Hyogo Prefecture, Hyogo Coll. of Agric., Dep. of Veterin. Sci. Studies on the treatment of fascioliasis. III. Anthelmintic effect of tetrachlorodifluoroethane on Fasciola hepatica in ruminants. **(Untersuchungen über die Behandlung der Fasciolose. 3. Mitt. Anthelminthische Wirksamkeit von Tetrachlordifluoraethan gegen Fasciola hepatica bei Wiederkäuern.)** J. Japan. veterin. med. Assoc. **15** (1962) Nr. 1. S. 11–15. — 4 Tab., 21 Lit.
Das Anthelminthicum Tetrachlordifluoraethan (TDE) wurde gegen die Fasciolose bei Rindern, Schafen und Ziegen angewendet. 13 natürlich infizierte Rinder erhielten 100 mg TDE/kg Kgw.; spätestens 28 Tage post applicat. schieden, mit einer Ausnahme, alle Rinder keine Leberegeleier mehr aus. Bei 7 weiteren Rindern, an welche je 30–50 mg TDE/kg Kgw. verabreicht wurde, ging die Eiausscheidung von der 2. Woche nach der Behandlung an stark zurück. Von 6 künstlich leberegelinfizierten Ziegen erhielten 2 Tiere 300 mg TDE/kg Kgw. und 4 Tiere 500 mg TDE/kg Kgw. Die Ziegen wurden zwischen dem 4. und 62. Tag post applicat. obduziert. Die Leberuntersuchung ergab, daß durchweg 80–100% aller Leberegel abgetötet worden waren. Schließlich verabreichten Vff. TDE unter Praxisbedingungen in einer Dosierung von 500 mg/kg Kgw. an natürlich infizierte kleine Wiederkäuer, 8 Schafe und 12 Ziegen. Koprologische Erfolgsuntersuchungen am 7., 14., 21. und 28. Tag post applicat. durchgeführt, ergaben jedes Mal bei 90–100% der untersuchten Tiere negative Resultate. — Nebenwirkungen, wie Depression, geringgradige Appetitverminderung und Diarrhoe, traten nur bei einigen Tieren 2–3 Tage nach der TDE-Verabreichung auf. Th. Hiepe. 9480.

Marquardt, William C. und Hawkins jun., William W.; Bozeman, Montana State Coll., Veterin. Res. Lab. Control of cattle grubs by the intramuscular injection of Bayer 29493 or CL 38023. **(Die Bekämpfung von Rinderdassellarven durch i.m.-Injektion von Bayer 29493 oder CL 38023.)** Cornell Veterinarian **52** (1962) Nr. 2. S. 228–236. — 1 Tab., 9 Lit.
Es sind in den letzten Jahren viele Berichte erschienen über die Bekämpfung der wandernden Larven von *Hypoderma lineatum* und *H. bovis* durch Verabfolgung von organischen Phosphorinsektiziden. Diese systemisch wirkenden Insektizide töten die Dassellarven innerhalb des Wirtskörpers, obwohl ihre Anwendung auf verschiedene Weise erfolgen kann. Ronnel ist sehr wirksam bei oraler Applikation, Co-Ral bringt ausgezeichnete Erfolge als Spray; Dimethoat, Ruelene, Dowco 105 und Dowco 109 sind bei den verschiedensten Anwendungsweisen erfolgreich. Vff. testeten die Präparate Bayer 29493 und CL 38023 (American Cyanamid Comp.) durch i.m. Injektion, um ihre Wirksamkeit gegen die wandernden Larven der Rinderdasselfliege Hypoderma festzustellen. Einhundert Rinder vom Süßgrasland Montana wurden rein zufällig in 5 Gruppen von je 20 Tieren aufgeteilt. Bayer 29493 wurde in den

Dosierungen 10 bzw. 5 mg/kg und CL 38023 in den Dosierungen 15 bzw. 7,5 mg/kg verabreicht. Die Versuche begannen im November und von Januar bis Ende April wurden die Dasselbeulen durch Palpation gezählt. Durch Bayer 29493 wurde ein 90,6 bzw. 63,8%iger Behandlungserfolg erzielt, CL 38023 gewährte nur eine Dasselbeulenverminderung um 70 bzw. 20% (bei 15 bzw. 7,5 mg/kg). Keines der Tiere zeigte Vergiftungserscheinungen und keine lokalen Reaktionen im Bereich der Injektionsstelle. G. Diez. 9480.

Khan, M. A.; Lethbridge, Alberta, Canada Agric. Res. Stat., Veterin. Med. Entomol. Sect. Toxicity of ruelence to cattle grubs (Hypoderma spp.) and their hosts. **(Toxizität von Ruelene für Dasselfliegen (Hypoderma spp.) und ihre Wirte.)** Amer. J. veterin. Res. **23** (1962) Nr. 94. S. 516–520. — 4 Tab., 7 Lit. Zus. in Interlingua.

Die Anwendung von Sprays von 0,5% Ruelene oder von 15 mg/kg Ruelene als i.m. Injektion ist ausreichend bei der systemischen Bekämpfung der Dasselfliegen. Bei keiner der Behandlungen wurden nachteilige Einflüsse auf die Gesundheit der Tiere festgestellt. Allerdings verursachten s.c.- oder oberflächliche i.m.-Injektionen von Ruelene leichtere, lokalisierte Entzündungen. Ein signifikanter Unterschied zwischen den Endgewichtszunahmen behandelter und unbehandelter Gruppen wurde nicht beobachtet. In Mengen von 15 mg und 30 mg/kg ließen i.m.-Injektionen keine sichtbaren toxischen Wirkungen bei einer kleinen Kälberzahl erkennen, die künstlich auf ein Dasselfliegen-Antigen sensibilisiert worden war. Bei allen Behandlungen wurde die Erythrocyten-Cholinesterase vermindert. Die Maximalhemmung erfolgte gewöhnlich innerhalb von 72 Std. nach Injektion. G. Diez. 9480.

Brown, F. G.; North Lynn, King's Lynn, Norfolk, Dow Agrochemicals Ltd. Further experiences with the systemic insecticides Etrolene and Ruelene in 1960–61. **Weitere Erfahrungen mit den systemischen Insektiziden Etrolene und Ruelene in den Jahren 1960–1961.)** Veterin. Rec. 74 (1962) Nr. 20. S. 577–582. — 10 Tab., 17 Lit.

Über die Wirksamkeit von Etrolene und Ruelene als systemische Insektizide gegen die Dasselfliegen *Hypoderma bovis* und *H. lineatum* ist schon von zahlreichen Untersuchern berichtet werden. Vf. prüfte die Wirkung niedrig dosierter Gaben von Etrolene und Ruelene im Futter und die dermale Applikation von Ruelene auf die Koteizahl. Es wurde festgestellt, daß eine einmalige Dosis von 50 mg/kg Ruelene, welches im Winter in den Rücken von Rindern appliziert wurde, die im Frühjahr erscheinende Zahl von Dasselbeulen um 99% verminderte. In einer Menge von 25 mg/kg angewendet kam es zu einer Verminderung der Dasselbeulen um 97%. Ein 93%iger Behandlungserfolg gegen Dasselbeulen wurde erreicht, wenn Ruelene eine Woche lang in einer Menge von 15 mg/kg Futter täglich verabfolgt wurde. Etrolene als einmalige orale Dosis von 110 mg/kg Kgw. gegeben führte zu einer Dasselbeulenverminderung von 98%. Eine gleichhohe Erfolgsziffer konnte erreicht werden, wenn die Tiere 15 mg Etrolene/kg Futter und täglich eine Woche lang erhielten. Nebenwirkungen wurden in keinem Falle beobachtet. G. Diez. 9480.

Bratanov, V. (Bratanow, W.) Podkožno priloženie na preparata Neguvon sreštu estroza po ovcete. **(Subcutane Applikation von Neguvon gegen die Nasendasselkrankheit der Schafe.)** Veterinarna sbirka, Sofija **58** (1961) Nr. 6. S. 8–9.

Ein guter Heilerfolg wurde nach dreimaliger Injektion von 6–8 ml 10%iger wäßriger Neguvon-Lösung erzielt. I. Wassilew. 9480.

## XXIII. HAUTKRANKHEITEN

Božilov, Kiril. (Boshilow, Kiril.) Vŭrchu edni novi dermatiti pri kravite, predizvikani ot obilno chranene s prjasno kosena ljucerna. **(Über gewisse**

**neue, durch übermäßige Fütterung mit frischgemähter Luzerne verursachte Dermatitiden bei Kühen.)** Veterinarna sbirka, Sofija **58** (1961) Nr. 6. S. 11–12. — 1 Tab.
In einigen LPG, in welchen die Kühe im Überfluß frischgemähte Luzerne als Futter erhielten, beobachtete Vf. im Laufe von 6 Jahren bei einer großen Anzahl von Tieren (durchschnittl. 18%) an der Plantarseite des Metatarsus symmetrisch an beiden Hinterbeinen eine Dermatitis. Sie äußert sich sehr schnell (innerhalb 2–4 Std.) und kann in 10–15% der Fälle das Euter befallen. In solchen Fällen nimmt die Laktation stark ab. Die Krankheit hat meist einen günstigen Ausgang. In leichten und mittelschweren Fällen tritt die Genesung innerhalb von 15–20 Tagen und in schweren Fällen in 1 bis 1½ Mon. ein.
T. Radew. 9605.

Antonec, G. I., Popov, A. I., Avramov, K. K. und Belous, S. A. (Antonez, G. I., Popow, A. I., Awramow, K. K. und Belous, S. A.) Slučaj massovogo dermatoza krupnogo rogatogo skota. **(Ein Fall von gehäuften Dermatosen bei Rindern.)** Veterinarija, Moskva **39** (1962) Nr. 3. S. 30–31.
Vff. beobachteten im Frühjahr 1960 bei 353 Rindern aus 4 verschiedenen Wirtschaften Dermatosen, die an den verschiedensten Stellen des Körpers auftraten (Euter, Nasenspiegel, Hals, Rücken, Kreuz, Geschlechtsteile usw.). Eine Gesetzmäßigkeit für das Auftreten an den verschiedenen Körperstellen konnte nicht festgestellt werden. Die pathologischen Veränderungen waren unterschiedlich je nach Sitz der Dermatosen. Sie reichten von oberflächlichen Rötungen bis zu tiefgreifenden Nekrosen. Funktionelle Störungen von Seiten der Organe der Tiere sowie sonstige klinische Störungen wurden nicht beobachtet. Vff. erklären das Auftreten der Dermatosen mit der Verfütterung von pilzbefallenem Futter. Andere Krankheiten wurden ausgeschlossen. Bei der mykologischen Untersuchung des fraglichen Strohes wurde ein außergewöhnlich hoher Gehalt an verschiedenen Pilzen (z. B. *Alternaria tenuis*, *Chetomium comatum*, *Monopodium uredopsis* u. a. m.) festgestellt. Das Stroh wurde sortiert zerkleinert und mit Kalkmilch behandelt, wodurch sich seine toxischen Eigenschaften sehr verringerten. Bei der anschließenden Verfütterung traten nur noch geringe allergische Erscheinungen auf. W. Plaschke. 9605.

Popov, A. und Bankov, D. (Popow, A. und Bankow, D.) Proučvane vŭrchu chipodermozata po govedata v stranata. **(Untersuchungen über die Hypodermatose der Rinder in Bulgarien.)** Izvestija na Centralnija veterinaren institut za zarazni i parazitni bolesti, Sofija **1961** Nr. 1. S. 397–404. — 1 Abb., 1 Karte, 3 Tab. Zus. in Russ., Engl. 9610.

Ostrouch, N. P., Suchorukov, V. I. und Bozmitel', V. M. (Ostrouch, N. P., Suchorukow, W. I. und Bosmitel, W. M.) Opyt profilaktiki striguščego lišaja. **(Erfahrungen zur Prophylaxe der Glatzflechte.)** Veterinarija, Moskva **39** (1962) Nr. 3. S. 27.
1960 führten Vff. an 1208 Kälbern Versuche zur Verhinderung des Auftretens der Glatzflechte durch. Zu diesem Zwecke bestäubten sie die Tiere mit pulverförmigem Schwefel, der zu gleichen Teilen mit Hexachloran (12%ig) gemischt worden war. Die Behandlung der Tiere setzte im Alter von 14 Tagen ein und wurde alle 15 Tage wiederholt. Alle behandelten Tiere bleiben frei von Erscheinungen der Glatzflechte. Die 50 Kontrolltiere erkrankten.
W. Plaschke. 9645.

Gjunter, N. Opyt likvidacii striguščego lišaja krupnogo rogatogo skota. **(Erfahrungen bei der Bekämpfung der Glatzflechte der Rinder.)** Veterinarija, Moskva **39** (1962) Nr. 3. S. 29.
In 6 Wirtschaften eines Kreises wurde die Glatzflechte unter den Kälbern schon seit 1948 beobachtet. 1960 setzte die planmäßige Bekämpfung ein. Während der Weidehaltung wurden die Stallungen und die Ausläufe sorgfäl-

tig gereinigt und desinfiziert. Die Tiere wurden während des Sommers 4–5mal behandelt. Die Behandlung erfolgte mit einer alkalischen Schwefellösung, die folgende Zusammensetzung aufwies: 3% einer wäßrigen Natronlauge mit einem Gehalt von 2% Schwefel. Anfangs wurde eine Grundlösung hergestellt. Zu 150 l heißem Wasser wurden 36 kg NaOH zugegeben und gelöst. Anschließend wurden 24 kg pulverförmiger Schwefel hinzugefügt. Die Lösung wurde 1 Std. lang sorgfältig verrührt. Durch Hinzufügen der entsprechenden Menge Wasser wurde die Arbeitslösung hergestellt. Diese Lösung wurde mit einer Desinfektionsspritze intensiv auf die Hautoberfläche der erkrankten Tiere gespritzt. Außerdem wurden die befallenen Hautbezirke gesondert mit folgendem Liniment behandelt: Natronlauge 250 g, Carbolsäure 600 g, Seife 250 g und Wasser 10000 ml. Neben der Behandlung der Tiere wurden die Stallungen sorgfältig gereinigt und desinfiziert. Es gelang, alle 6 verseuchten Wirtschaften zu sanieren. W. Plaschke. 9645.

Ispenkov, A. (Ispenkow, A.) Ėffektivnyj liniment protiv striguščego lišaja **(Ein wirksames Liniment gegen die Glatzflechte.)** Veterinarija, Moskva **39** (1962) Nr. 3. S. 28.

Vf. stellte ein Liniment folgender Zusammensetzung her: Schwefelblüte, Kupfervitriol, Lysol und das Präparat SK-9 je 300 g, Teer 400 g und Vaselin 1000 g. Das Liniment wurde auf 40–50 ° erhitzt und 2–3mal im Abstand von 4–5 Tagen ohne Entfernung der Borken und Haare auf die befallenen Bezirke gestrichen. Die Behandlung war bei 47 Tieren erfolgreich. Neben der Behandlung der Tiere wurde einmal innerhalb von 10 Tagen der Kälberstall mit einer alkalischen Formalinlösung (2% Formalin und 1% Natronlauge]) desinfiziert und mit Kalklösung geweißt. Die erkrankten Kälber wurden isoliert gehalten; bei den schwerererkrankten wurde die Ration an Konzentratfuttermitteln und Vitaminen erhöht. Innerhalb von 20 Tagen war der Gesamtbestand frei von Erscheinungen der Glatzflechte. W. Plaschke. 9645.

Polubojarinov, V. V. (Polubojarinow, W. W.) Polichlorpinen pri lečenii striguščego lišaja. **(Das Polychlorpinen bei der Behandlung der Glatzflechte.)** Veterinarija, Moskva **39** (1962) Nr. 3. S. 28.

136 Kälber, die stark von Glatzflechte befallen waren, wurden mit einer Polychlorpinenemulsion behandelt. Die Emulsion hatte folgende Zusammensetzung: Polychlorpinen 10 Teile, Formalin 10 Teile und Lebertran 80 Teile. 15 Tiere der gleichen Wirtschaft wurden mit einer 20%igen Kupfervitriol-Vaselinsalbe behandelt. Die Kälber der ersten Gruppe gesundeten 12 Tage nach einer dreimaligen Behandlung im Abstand von je 5 Tagen. Die Tiere der zweiten Gruppe waren erst nach 23 Tagen geheilt. In einem anderen Gehöft wurden 149 Kälber mit einer anderen Variante der Polychlorpinenemulsion behandelt. (Polychlorpinen 5 Teile, Formalin 5 Teile und Lebertran 90 Teile). 38 Kontrollkälber wurden mit einer 10%igen Formalin-Lebertranemulsion behandelt. Die Tiere der ersten Gruppe wurden innerhalb von 21 Tagen geheilt, die der zweiten Gruppe innerhalb von 27 Tagen. Gleichzeitig mit der Behandlung der Tiere wurde in jedem Falle der Stall und die Gerätschaften mit 4%iger heißer Natronlauge desinfiziert. Innerhalb eines Monats waren die Bestände frei von Glatzflechte.

W. Plaschke. 9645.

Chomeriki, G. M. Lečenie striguščego lišaja preparatom ASD. **(Die Behandlung der Glatzflechte mit dem Präparat ASD.)** Veterinarija, Moskva **39** (1962) Nr. 3. S. 29.

15 Pferde mit einer ausgedehnten Glatzflechte wurden erfolgreich mit dem Präparat ASD-F 3 behandelt. Die befallenen Hautbezirke wurden ohne Entfernung der Borken und der Haare viermal in 3tägigem Abstand mit dem Präparat bestrichen. — Zur Behandlung von 29 Kühen, die an Trichopyh-

tie litten, wurde das Präparat ASD-F 2 innerlich 3mal im Abstand von 3 Tagen verabfolgt. Die Einzeldosis betrug 30 ml in 370 ml Wasser gelöst. Gleichzeitig wurden die veränderten Hautbezirke mit dem unverdünnten Präparat eingerieben. Nach 9 Tagen trat die Heilung ein. — Zur Behandlung der Trichophytie von 8 Kälbern wurde das ASD-F 2 innerlich einmal am Tag in einer Menge von 7 ml (in 100 ml Wasser gelöst) 3 Tage lang verabfolgt. Nach einer 3tägigen Pause wurde die Behandlung wiederholt. Gleichzeitig wurden die befallenen Hautbezirke mit ASD-F 3 eingerieben. Die Heilung trat nach 10 Tagen ein. Einer anderen Gruppe von Kälbern wurde das Präparat ASD-F 2 nur innerlich verabreicht, wobei die 3tägige Behandlung im Abstand von jeweils 3 Tagen 4mal wiederholt werden mußte. Die Heilung trat nach 24 Tagen ein. W. Plaschke. 9645.

Novokšonov, G. M. (Nowokschonow, G. M.) Lečenie striguščego lišaja teljat kamskoj neft'ju. **(Die Behandlung der Glatzflechte der Kälber mit Erdöl.)** Veterinarija, Moskva **39** (1962) Nr. 3. S. 30.
105 Kälber, die an Trichophytie litten, wurden in 4 Gruppen aufgeteilt und verschiedenen Behandlungen unterzogen. Die erste Gruppe wurde mit einer 10%igen DDT-Lösung in Erdöl (es kann auch Petroleum oder Dieselöl sein) 4mal im Abstand von 7 Tagen behandelt, die zweite Gruppe mit einer 1%igen Salzsäurelösung in Erdöl 3mal im Abstand von 7 Tagen, die dritte Gruppe mit einer Emulsion, bestehend aus 10% Formalin, 5% SK 9 und 85% Lebertran, 3mal im Abstand von 7 Tagen. Die vierte Gruppe wurde mit reinem Erdöl 5mal im Abstand von 7 Tagen behandelt. Die Heilung trat bei der ersten Gruppe nach 22 Tagen, bei der zweiten und dritten Gruppe nach 15 Tagen und bei der vierten Gruppe nach 30 Tagen auf. Die Behandlungen wurden z.T. durch das Bestäuben der gesamten Körperoberfläche entweder mit 20%igem Schwefel oder mit 1% Formalinlösung unterstützt. Außerdem erfolgte eine sorgfältige Reinigung und Desinfektion der Tierstallungen mit einer alkalischen Formalinlösung. W. Plaschke. 9645.

Saenko, P. G. (Sajenko, P. G.) Geksachloranovyj dust — lučšee sredstvo likvidacii česotki u svinej. **(Hexachlorannebel als gutes Mittel zur Beseitigung der Milben bei Schweinen.)** Veterinarija, Moskva **39** (1962) Nr. 3. S. 28.
Zur Bekämpfung der Schweinemilben (Räude, Krätze) wurde im Winter in vielen Wirtschaften eine zweimalige Bestäubung der Einstreu mit 12–25%igem Hexachlorannebel vorgenommen. Die Behandlung erfolgte im Abstand von 8 Tagen. Nach 10–15 Tagen waren die Tiere gesund. W. Plaschke. 9645.

## XXIV. GEFLÜGELZUCHT, GEFLÜGELKRANKHEITEN

Slavin, R. M., Vasil'ev, V. G. und Geraškov, N. I. (Slawin, R. M., Wassiljew, W. G. und Geraskow, N. I.) Mechanizirovannyj ptičnik na 2,5–3 tysjači kur s novoj technologiej soderžanija. **(Ein mechanisierter Geflügelstall für 2500–3000 Hühner mit einer neuen Technologie.)** Životnovodstvo, Moskva **23** (1961) Nr. 9. S. 20–21. — 4 Abb., 1 Tab.
Der neue Stall im Sowchos „Gorki II" (Gebiet Moskau) ist 7 m breit und 80 m lang. An einer Längsseite liegt der 3,5 m breite Kotkasten und auf der übrigen Fläche die Tiefstreu. Der 70 cm über dem Fußboden liegenden Kotkasten besteht aus 3 × 3,5 m großen Holzrahmen, über die Maschendraht gespannt wird. Darauf werden im Abstand von 30–35 cm die Sitzstangen befestigt. Die Gruppennester liegen 40 cm über dem Kotkasten an der Längswand und die Eier rollen über den etwas geneigten Boden in eine lange Rinne, in der ein Förderband läuft (0,2 m/s); damit werden die Eier in den Arbeitsraum transportiert, wo sie vom Auffangtisch aus von Hand in Kisten verpackt werden. Getränkt werden die Hühner aus einer Durchlauftränke, die 35 cm

über dem Kotkasten an dessen Rand hängt. Die beiden Futterautomaten in Form einer Futterrinne, in der ein Förderband läuft (0,5 m/s), das vom Arbeitsraum aus beschickt wird, liegen 35 cm über dem Kotkasten, etwa in dessen Mitte. Von der Tiefstreu aus, führen Schlupflöcher in den Auslauf. Tiefstreu und Kot werden 1 mal jährl. mit Hilfe eines Traktors entfernt. Unter diesen Voraussetzungen kann 1 AK 6000–9000 Hennen (2–3 Ställe) betreun.

F. Schenk. 9710.

Bögre, J. A baromfi szakaszos fejlödése és annak néhány alkalmazási területe. **(Die periodische Entwicklung des Geflügels und einige der sich daraus ergebenden Anwendungsbereiche.)** Agrártudományi Egyetem Mezögezdaságtudományi Karának Közleményei, Gödöllö [Ber. landwirtsch. wiss. Fak. Univ. Agrarwiss., Gödöllö] **1961** S. 35–50. — Aus: Ung. Agrar-Rdsch. **1962** Nr. 3.

Zum Studium des Charakters des Wachstums bzw. der Entwicklung der einzelnen Geflügelarten untersuchte der Vf. den Wachstumsrhythmus von 6 Hühnerrassen (Gelbe-, Weiße- und Gesperberte- Ungarhühner, Nackthalshühner, New Hampshires, Rote Rhodeländer) sowie von Ungarischen und Pekingenten, Ungargänsen bzw. von Perlhühnern. Er stellte fest, daß die Frohwüchsigkeit der untersuchten Rassen im Jugendalter keineswegs gleichmäßig ist. Wenn wir die Entwicklungskurve durch die Logarithmenwerte des Körpergewichts im Koordinatensystem der Zeit darstellen, so lassen sich die einzelnen Entwicklungsperioden erkennen. Nach den Geschwindigkeitskonstanten des periodischen Wachstums sind die Enten am frohwüchsigsten, nach ihnen folgen die Hühner. Die Wachstumsenergie der Perlhühner und der Gänse ist etwas geringer. Das Leben der Wirtschaftsgeflügelrassen ist durch eine Entwicklung von fünf Perioden gekennzeichnet. Von diesen entfallen drei Perioden — bis zur Erreichung des Brathuhnalters — auf die Jugend, die vierte ist die Periode des reifen Alters, die bis zum Altern der Tiere anhält. Die erste Entwicklungsperiode der Perlhühner ist eine Woche kürzer, die der Gänse eine Woche länger als die der Hühner bzw. Enten. Der Übergang von der ersten in die zweite Periode erfolgt bei den Hühnern bzw. Enten nach 3 bis 4 Wochen, bei den Perlhünern nach 2 bis 3 Wochen, bei den Gänsen nach 4 bis 5 Wochen. In gleicher Reihenfolge entfallen auf die zweite und dritte Periode 7 bis 8, 8 bis 9, 7 bis 8 und 10 bis 11 Wochen. Die Konstante der Wachstumsgeschwindigkeit der Hähne übertrifft in der ersten Entwicklungsperiode um 6,44%, in der zweiten um 5,26% und in der dritten um 10,97% die der Hennen. Bei einer üblichen Fütterung lassen sich jedoch innerhalb der einzelnen Hühnerrassen keine Unterschiede der Entwicklungsperioden zwischen den Geschlechtern feststellen. Die Periodizität der Entwicklung wird auch durch die Analyse der Körpermaße ersichtlich. Der Unterschied besteht nur darin, daß sich während der Entwicklung die Längen-, Breiten- bzw. Tiefenmaße nicht gleichzeitig und nicht parallel entwickeln. Bei den Hühnern entwickeln sich die Längen- und Breitenmaße schon in der ersten Woche der Aufzucht beträchtlich, womit die Tiefenmaße nur bei einzelnen speziellen Rassen schritthalten können. Die exakte Bestimmung der Entwicklungsperioden bietet der Praxis eine vielseitige Hilfe. Als Ergebnis seiner Versuche mit Gelben Ungarhühnern stellte der Vf. fest, daß der Charakter der Entwicklungsperioden und der Übergang von einer in die folgende sich durch bewußte Regulierung der Umweltfaktoren erheblich beeinflussen läßt. 9710.

Scholtyssek, S. und Sieler, B.; Stuttgart-Hohenheim, Landwirtsch. Hochschule, Inst. für Tierzuchtlehre. **Zur Eignung von Kükenwuchstesten für die Prüfung von Legehennenfutter.** Arch. Geflügelkunde **26** (1962) Nr. 1. S. 22–32. — 8 Tab.

Vorliegende Untersuchung hat den Zweck, zu prüfen, ob die Resultate eines Kükentestes mit Legehennenfutter auf ein volles Legejahr bezogen werden können und inwieweit durch Kükenwuchsprüfungen Unterschiede feststellbar

sind, die gleichfalls in Beziehung zu der Legeleistung von Hennen gesetzt werden können. 12 Futtersorten wurden an 360 sortierte Hampshire-Küken und 360 sortierte Leghorn-Küken verabreicht. Mit den gleichen Futtersorten wurde ein Fütterungsversuch mit Legehennen angesetzt. Geprüft wurde die Wirkung auf das Wachstum und die Futterausnutzung bei Küken und auf die Legeleistung und die Gesamtnährstoffverwertung bei Legehennen. Es zeigten sich deutliche Unterschiede der Legehennenfuttersorten (Legemehl und Alleinfutter) in 6 Fabrikaten bei Küken und Legehennen. Die Reaktionen der Küken und Legehennen stimmten nicht überein. Lediglich aus der Verdaulichkeitsbestimmung an Küken konnten Schlußfolgerungen auf die Verwendbarkeit der Futtersorten als Legehennenfutter gezogen werden.
M. Richter. 9710.

Haenel, H., Gerriets, E. und Rieche, A.; Potsdam-Rehbrücke, Dtsch. Akad. der Wiss. zu Berlin, Inst. für Ernähr., Bereich Biol. der Ernähr.; Berlin, Humboldt-Univ. Inst. und Klin. für Geflügelkrankh.; Berlin-Adlershof, Dtsch, Akad. der Wiss. zu Berlin, Inst. für organische Chem. **Nutritive Wirkungen synthetischer senfölbildender Verbindungen bei Hühnerküken. 1. Mitt.** Arch. Geflügelkunde **26** (1962) Nr. 1. S. 33–50. — 6 Abb., 6 Tab., 26 Lit.
An 8 Versuchsgruppen mit je 100 Küken wurden synthetische senfölabspaltende Verbindungen, in nutritiver Dosierung einem Kükenalleinfutter beigefügt, verabfolgt, um zu prüfen ob sie ähnliche Wirkungen auf das Wachstum, Futterverwertung, Morbidität und Mortalität besitzen wie Antibiotica. Als synthetische senfölabspaltende Verbindungen wurden Kressesamen und Knoblauchzwiebeln verwandt. Sowohl durch Aureomycin als auch durch die senfölabspaltenden Verbindungen konnte das Wachstum und die Futterausnutzung verbessert werden. Die bakteriologischen Untersuchungen ergaben, daß durch die Zusätze keine Beeinflussung der bakteriellen Besiedlung des Caecums oder auf den Vitamin A-Thiamingehalt der Leber beobachtet werden konnte. Durch weitere Versuche müssen die optimalen Dosierungen oder die bestmöglichen Dosierungskombinationen erarbeitet werden. M. Richter. 9710.

Kumanov, St. und Bal'ozov, D. (Kumanow, St. und Baljosow, D.) Vlijanie na silažiranite furaži vŭrchu produktivnostta na kokoškite. **(Einfluß der eingesäuerten Futtermittel auf die Legeleistung der Hennen.)** Izvestija na Centralnija naučnoizsledovatelski institut po životnovŭdstvo „Georgi Dimitrov" — Kostinbrod, Sofija **12** (1961) S. 297–303. — 6 Tab., 6 Lit. Zus. in Russ., Engl.
Drei Gruppen zu je 25 Leghornjunghennen wurden in gleicher Weise gefüttert und gepflegt, nur enthielten die Rationen in Gruppe I je 40 g rote Möhren, in Gruppe II je 30 g eingesäuerte grüne Luzerne, mit 5% Maismehl bereitet, und in Gruppe III je 30 g eingesäuerte Luzerne, mit 10% Zuckerrüben bereitet. Während der Versuchsperiode (1.I.–31.V.) wurden folgende Ergebnisse erzielt (in der Reihenfolge der Gruppen): mittlere Legeleistung während der Versuchsperiode 87,7, 92,5 und 85,4 Eier; mittlerer Ertrag an Eimasse 5148, 5271 und 5206 g; mittleres Eigewicht 58,7, 57,0 und 61,0 g; Befruchtung der Eier 96,7, 98,3 und 91,7%; Schlüpfergebnis (nur der befruchteten Eier) 84,5, 84,7 und 94,6%; Gewichtszuwachs der Hennen 539, 468 und 272 g; 1 FE ergab 0,215, 0,214 und 0,216 kg Eimasse. N. Platikanow. 9710.

Lührs, E.; Oldenburg. **Über die Wirkung von Vitaminen auf das Ei bei der Brut.** Prakt. Tierarzt **1962** Nr. 1. S. 8–11. — 5 Tab.
Beim Huhn wirken sich starke Stoffwechselstörungen auch ungünstig auf Brut und Aufzucht aus. So erzeugen Bakterien, Viren, Parasiten und auch Sulfonamide und Antibiotica Toxine, welche die Vitamine im Organismus und also auch im Ei angreifen und zerstören. Da nach Ergebnissen von Sajner (1958) die Eierschale für Öle durchlässig ist, werden Bruteier mit öligen Lösungen, welche die Vitamine A, $D_3$ und E in verschiedenen Kombinationen

enthalten, bestrichen, um festzustellen, ob dadurch die Entwicklung des Keimes beeinflußt wird. Insgesamt schlüsseln sich die Ausfälle während der Brut bei den mit den verschiedenen Vitaminen bestrichenen Eiern wie folgt auf: Vit. A + $D_3$ — 34,4%; Vit. A + E — 32,2%; Vit. A + $D_3$ + E — 18,2%; Vit. E — 42,3%, Vit. $D_3$ — 17,4% und bei den Kontrollen 30,5%. In allen Versuchen wird eine ungünstige Wirkung der Kombinationen Vit. A + $D_3$ und A + E offenbar, während alle drei Vitamine zusammen außerordentlich günstig auf die Keimentwicklung einwirken. Insgesamt werden 2972 Eier mit den Vitaminlösungen behandelt und mit 3780 Kontrolleiern verglichen. Die eigentliche spezifische Wirkung der einzelnen Vitamine im Ei bedarf noch eingehender wissenschaftlicher Klärung. E. Wojaczek-Steffke. 9710.

Lalov, N. und Iliev, R. (Lalow, N. und Iliew, R.) Roljata na mangana i ribnija silaž pri chraneneto na kokoškite-nosački prez vreme na ljupilnata kampanija. **(Die Rolle des Mangans und der Fischsilage bei der Fütterung der Legehennen während der Brutzeit.)** Veterinarna sbirka, Sofija **58** (1961) Nr. 12. S. 10–12. — 1 Tab.

In einem landwirtschaftlichen Betrieb wurden 1800 Legehennen vom 5. Januar bis 10. Mai 10 mg Mangansulfat und 10 g Fischsilage je Kopf und Tag zugefüttert. Dasselbe Beifutter bekamen auch 3000 Legehennen in einem anderen Betrieb vom 15. März bis 10. Mai. Die Eier aus diesen Wirtschaften wurde zur Brut verwendet. Bei den Eiern aus der ersten Wirtschaft betrug das Schlüpfergebnis vor der Beifütterung 74%; 6% waren unbefruchtet und 20% mit abgestorbenen Keimen. Nach der Beifütterung betrugen die entsprechenden Zahlen 79%; 6% und 15%. Bei den Eiern aus der anderen Wirtschaft betrug das Schlüpfergebnis vor der Beifütterung 69%; 9% waren unbefruchtet und 22% mit abgestorbenen Keimen. Nach der Beifütterung stellten sich die entsprechenden Zahlen auf 72%, 8% und 20%. Die Legeleistung erhöhte sich um 10%. N. Platikanow. 9710.

Allan, Elizabeth und Street, Alan E.; Huntingdon, Nutrit. Res. Unit. The effects of incorporating sulphadimidinepteridine mixtures in the diet of young chicks. **(Die Wirkung von Sulfadimidin-Pteridin-Mischungen in der Diät junger Küken.)** Brit. veterin. J. **118** (1962) Nr. 1. S. 19–23. — 3 Tab., 6 Lit.

Die als sehr wirksam bekannten Coccidiostatica Sulfadimidin und Pteridin haben, wie Versuche zeigen, eine wachstumshemmende Wirkung. Mengen von 0,8% Sulfadimidin plus 0,08% Pteridin rufen bei Küken bis zum Alter von 14 Tagen starke Verluste durch Anämie und verminderte Resistenz gegen unspezifische Infektionen hervor. Bei den überlebenden Tieren bleiben Leber- und Nierenschäden. Auch niedrigere Dosen beeinträchtigen Wachstum und Futterverwertung bis zum Alter von 8 Wochen. In dringenden Fällen, wie z. B. bei Infektionen mit *Eimeria necatrix*, die sich durch andere Sulfonamide schwer beeinflussen lassen, ist höchstens eine 3tägige Behandlung mit den genannten Medikamenten vertretbar.

E. Wojaczek-Steffke. 9710.

Solonina, T. P. Promyšlennoe skreščivanie dlja proizvodstva brojlerov. **(Gebrauchskreuzung für die Broilerproduktion.)** Pticevodstvo, Moskva **1961** Nr. 10. S. 27. — 2 Tab.

Bei den Kombinationen der mittelschweren Rassen Plymouth Rock, New Hampshire und Australorps wurden 12-Wochenmasten von 1560–1630 g bei Hähnchen und 1212–1260 g bei Hühnchen erreicht. Die Kreuzung Russische Weiße × Australorps und die rein rassigen New Hamsphire fielen dagegen deutlich ab. H. Pingel. 9710.

Hall, G. A.; Glen Waverley, Victoria, Farm and Pastoral Supplies Pty. Ltd. The potential and problems of the broiler industry in Australia. **(Umfang und Fragen der Masthähnchenindustrie in Australien.)** Austral. veterin. J. **38** (1962) Nr. 4. S. 222–225. — E. Wiesner. 9710.

Lobin, N. V. (Lobin, N. W.) Mjasnoj guś za dva s polovinoj mesjaca. **(Mastgänse in 2½ Monaten.)** Pticevodstvo, Moskva **1961** Nr. 10. S. 17–19. — 1 Abb., 5 Tab.
Es werden die Vorteile der intensiven Gänseaufzucht nachgewiesen. In 70 bis 72 Tagen wird ein Gewicht von 4,1 kg bei einem Verbrauch von 4,0 kg Futtereinheiten je kg Zuwachs erreicht. Bei extensiver Weideaufzucht wurde im Alter von 160–180 Tagen ein Gewicht von 4,5 kg erreicht und 9,2 kg Futtereinheiten je kg Zuwachs verbraucht. Die Erfahrungen verschiedener Betriebe zeigen, daß im Jahr mit 1000 Zuchtgänsen (250, 750) 57 t Gänsefleisch erzeugt werden können. Je Gans müssen 20 Gössel anfallen, die bis zum 75. Lebenstag 4 kg wiegen. H. Pingel. 9710.

Dachnovskij, N. V. (Dachnowski, N. W.); Ukrain. Akad. der Landwirtsch.-Wiss. Gibridnye utjata. **(Hybridenten.)** Pticevodstvo, Moskva **1961** Nr. 10. S. 24–26. — 1 Abb., 2 Tab.
Bei der Entenmast darf die Futterverwertung nicht schlechter werden als bei der Broilermast. Daher werden schnellwüchsige Tiere benötigt, die man durch Linienkombination erhält. 1960 wurde mit der Prüfung der Kombinationseignung 5 verschiedener über mehrere Jahre in sich gezüchteter Entenpopulationen und -rassen begonnen. Die beste Kombinationseignung zeigte die Kreuzung Pekingerpel × Lehmfarbene bzw. Graue Ukrainische Ente. H. Pingel. 9710.

Watson, S. J.; Edingburgh, Univ., Dep. of Agric. The bird as an experimental animal. **(Der Vogel als Experimentaltier.)** Proc. Nutrit. Soc. **21** (1962) Nr. 1. S. 53–60. — 3 Tab., 7 Lit.
In diesem Artikel gibt Vf. einen Überblick über die Verwendung von Vögeln bzw. Geflügel zu wissenschaftlichen Experimenten. Nach einer eingehenden Schilderung der ökonomischen Vorteile der Geflügelhaltung zu Experimentalzwecken werden andere Vogelarten, die zu Spezialversuchen verwandt wurden, besprochen. Im 2. Teil dieser Arbeit werden die für die Haltung solcher Tiere günstigsten Umweltverhältnisse beschrieben, wobei u.a. die ermittelten bestmöglichen Durchschnittswerte der Raumtemperatur, Beleuchtung, relative Luftfeuchtigkeit und Ventilation angeführt werden. Auch auf die Fütterungsprobleme wird ausführlich eingegangen. Verbreitungsmöglichkeiten sowohl parasitärer als auch bakterieller Infektionen werden in die Betrachtungen einbezogen. M. Richter. 9710.

Blount, W. P.; British Oil & Cake Mills Ltd. The clinical diagnosis of poultry diseases. **(Die klinische Diagnose der Geflügelkrankheiten.)** Veterin. Rec. **73** (1961) Nr. 52. S. 1458–1472. — 17 Lit.
Kenntnis der krankhaften Symptome, der pathologisch-anatomischen Veränderungen und des Vorberichtes im Zusammenhang mit einer Herdenbesichtigung sind die wichtigsten Faktoren bei der Diagnostizierung von Geflügelkrankheiten. Nach Aufzählen der diagnostischen Hilfsmittel wie Auskultation, Instrumentarium, Palpation und Untersuchung der Reflextätigkeit werden die allgemeinen Krankheitssymptome und anschließend die einzelnen Organkrankheiten beschrieben. In einer alphabetisch nach den verschiedenen Körperteilen geordneten Zusammenstellung werden die bei den einzelnen Erkrankungen auftretenden Veränderungen an den Organen mit kurzen Erklärungen aufgeführt. E. Wojaczek-Steffke. 9735.

Blaxland, J. D.; Weybridge, Central Veterin. Lab. The control and prevention of poultry disease. **(Die Überwachung und Vorbeuge bei den Geflügelkrankheiten.)** Veterin. Rec. **73** (1961) Nr. 52. S. 1473–1480. — 1 Tab., 2 Lit.
Es wird kurz und allgemein im Sinne der Überschrift auf die Bedeutung der Kükensterblichkeit durch unspezifische Infektionen, die Übertragung von Infektionen durch das Ei, parasitäre Erkrankungen, Affektionen des Respi-

rationstraktes, sowie auf die Rolle der Stallbauten und der Fütterung im Krankheitsgeschehen eingegangen. Weiterhin wird die Notwendigkeit der selektiven Brut, die die Kontrolle bestimmter, vor allem seuchenhafter Erkrankungen von staatlicher Seite, die Anwendung von Vaccinen, Drogen und Antibiotica besprochen. Eine umfangreiche tabellarische Übersicht führt die medikamentöse Behandlung unter Angabe von Handelsnamen, Hersteller, aktiven Wirkstoffe, therapeutischer und prophylaktischer Dosenangabe der Medikamente an. E. Wojaczek-Steffke. 9735.

Adler, H. E.; Davis, Univ. of California, School of Veterin. Med. Chronic respiratory disease in broilers. Laboratory diagnosis. **(Chronische Erkrankungen des Atmungsapparates bei Masthähnchen, Laboratoriumsdiagnose.)** Austral. veterin. J. **38** (1962) Nr. 4. S. 229–231. — Vgl. vorst. Titel.
E. Wiesner. 9735.

Cumming, R. B.; Armidale, New South Wales, Univ. of New England, Fac. of Rural Sci. Chronic respiratory disease in broilers. Field aspects. **(Chronische Erkrankungen des Atmungsapparates bei Masthähnchen, Gesichtspunkte der Praxis.)** Austral. veterin. J. **38** (1962) Nr. 4. S. 226–228.
E. Wiesner. 9735.

Derzsy, Domokos. A baromfi fertőzéses eredetű és táplálkozási hiányok okozta idegrendszeri betegségei. **(Erkrankungen des Nervensystems des Geflügels infolge von Infektionen oder Fütterungsmängeln.)** Magyar Állatorvosok Lapja [Ung. veterinärmed. Bl.] **16** (1961) Nr. 11. S. 395–402. — Zus. in Russ., Engl. Aus: Ung. Agrar-Rdsch. **1962** Nr. 3.
Zur Feststellung der Ätiologie von infektiösen oder fütterungsbedingten Mangelkrankheiten des Geflügels, die sich in Störungen des Nervensystems äußern, sind oft auch Laboratoriumsuntersuchungen notwendig. Der Erfolg dieser Untersuchungen ist von einer genauen Kenntnis der Anamnese und dem Verlauf der Krankheit sowie der entsprechenden Auswahl des Untersuchungsmaterials abhängig. Die histopathologische Untersuchung des Nervensystems ist sowohl bei den Infektionskrankheiten wie auch bei den Fütterungsmängeln das am häufigsten angewendete Verfahren. Vf. bespricht in erster Linie die wichtigsten pathologischen und histopathologischen Gesichtspunkte der Diagnosestellung. Infektionsstoffe verursachen im allg. zumeist Entzündungen, Vitaminmängel aber eher Degenerationserscheinungen des Nervensystems. Von Infektionsstoffen, die das Nervensystem des Geflügels angreifen, ragen 3 Virusarten hervor: die Geflügelpest (Newcastle-Krankheit), die infektiöse Hühnerlähmung und die Kükenencephalitis. Die durch andere Virus- und Bakterienarten hervorgerufenen nervösen Erkrankungen sind praktisch unbedeutend. Bei der Geflügelpest können verschiedene nervöse Krankheitsbilder beobachtet werden. Die mit Lähmungserscheinungen verknüpften Krankheitsformen der Geflügelpest müssen von der Hühnerlähmung, die mit einer Gehirnentzündung einhergehenden von der Kükenencephalitis abgegrenzt werden. Bei der Geflügelpest werden Lähmungen durch das Absterben der motorischen Nervenzellen des Rückenmarks verursacht, bei der Hühnerlähmung aber werden sie durch die Entzündung der peripheren Nerven bedingt. Die Kükenencephalitis („Epidemic tremor") kann von der durch die Geflügelpest verursachten Gehirnentzündung durch virologische Untersuchungen sowie auf Grund der Entartung des Nissl-Typs bestimmter Nervenzellen unterschieden werden. Von Fütterungsmängeln, die nervöse Erscheinungen zur Folge haben, ist die Bedeutung von der Vitamin B-Gruppe angegliederten Stoffen seit langer Zeit bekannt. Ein Mangel an Riboflavin (und in der Praxis äußerst selten auch an Panthotensäure) verursacht bei jungem Geflügel die primäre Degeneration der Markhülle der Nerven. Bei einem Mangel an Thiamin (Vitamin $B_1$) entstehen histopathologische Veränderungen

höchstens sekundär, die nervösen Erscheinungen werden durch die Störung im Stoffwechsel des Nervengewebes verursacht. Zur Feststellung eines Mangels an Vitaminen der Gruppe B ist eine Probebehandlung mit derartigen Vitaminen am zuverlässigsten. Infolge einer Kompression des Gehirns und Rückenmarks, die durch ungleiche Entwicklung des Knochen- und Nervensystems zustandekommt, entstehen bei jungen Geflügel durch Vitamin A-Mangel bedingte nervöse Erscheinungen. Die als Encephalomalacie der Küken bekannte Krankheit wird durch Zerfallprodukte bestimmter Nährstoffe und nicht durch einen absoluten Mangel an Vitamin E verursacht. Veränderungen der Encephalomalacie können oft bereits mit dem bloßen Auge wahrgenommen werden. Histologisch stehen Veränderungen der Gefäße im Vordergrund. Die beschriebene Nekrose („Erweichung") einiger Gehirngebiete ist durch die Stockung der Blutversorgung bedingt. Bei langsam verlaufenden Fällen kann infolge der regenerativen Zellvermehrung ein pathologisches Bild hervorgerufen werden, das mit einer Entzündung verwechselt werden kann. 9735.

Natscheff, B. und Gabraschanski, P. **Über die Behandlung und Vorbeugung der exsudativen Diathese.** Mh. Veterinärmed. **17** (1962) Nr. 9/10. S. 427 bis 428. — 7 Lit.
Da die durch Vitamin E-Mangel bedingte exsudative Diathese der Küken in Bulgarien im Zunehmen begriffen ist, wurden Behandlungsversuche mit peroralen Gaben von Natrium-Selenit, 1 mg pro 33 kg Futter, gemacht. Ein schlagartiger Heilerfolg war daraufhin bei 70 bis 90% der 3000 erkrankten Küken zu verzeichnen. Intramuskuläre Applikationen waren, auch bei stärkeren Selenitdosen, nicht so gut wirksam. Prophylaktisch wurden peroral mehr als 150000 Küken erfolgreich behandelt Als positive Nebenwirkung bei der Selenittherapie tritt verstärktes Wachstum, verbunden mit besserer Befiederung, auf. E. Wojaczek-Steffke. 9740.

Scott, M. L. und Stoewsand, G. S.; Ithaca, N. Y., Cornell Univ., Dep. of Poultry Husbandry. A study of the ataxias of vitamin A and vitamin E deficiencies in the chick. **(Eine Studie über Ataxien bei Küken mit Vitamin A- und E-Mangel.)** Poultry Sci. **40** (1961) Nr. 6. S. 1517–1523. — 3 Abb., 2 Tab., 16 Lit.
Da sich bei Vitamin A- und E-Mangel die ataktischen Symptome sehr ähneln, läßt sich grobsinnlich die Art des Vitaminmangels schwer unterscheiden. Vff. erzeugen durch Mangeldiät gesondert die beiden Mangelkrankheiten und stellen nach Auftreten der Symptome bei diesen Küken pathologisch-histologische Gehirnuntersuchungen sowie Vitaminbestimmungen in der Leber an. Bei Vitamin E-Mangel herrschen im Cerebellum Hämorrhagien, Zerfall der Purkinjeschen Zellen sowie Pyknosen vor. Bei Vitamin A-Mangel werden keine Gehirnveränderungen festgestellt. Dagegen finden sich ein Schwund des Vitamin A-Vorrates in der Leber sowie verstärkte Absonderung von Uraten in Niere und Harnleiter. Da gleichzeitig beide Vitamine fehlen können, ist es ratsam, für eine eindeutige Diagnostizierung sowohl Gehirn als auch Leber zu untersuchen. E. Wojaczek-Steffke. 9740.

Polster, J.; Merbitz, Inst. für Geflügelwirtsch. **Beeinflussung dystrophischer Erscheinungen bei Legehennen in der Käfighaltung mit Vitamin E.** Tierzucht (1962) Nr. 1. S. 26–28. — 10 Lit.
Bei Fütterungsversuchen mit ausreichenden Mengen von Soja, Fischmehl, Detamin, Trockenhefe, Kalk und Mineralstoffgemisch sowie Vit. A-Gaben in öliger Lösung an verschiedenen Kreuzungshennen in 3 Versuchsgruppen treten nach 4monatiger Versuchsdauer in Käfighaltung Vit. E-Mangelerscheinungen in Form von Lähmungen auf. Verendete Tiere weisen grobsinnlich dystrophische Entartungen der Skelettmuskulatur und Verkleinerung des Muskelmagens auf. Wiederholte i.m. Injektionen von 60 IE Vit. E und perorale

Verabreichung von Vit. E führen bei dem größten Teil der erkrankten Tiere Heilung herbei. Allerdings treten trotz der Vit. E-Applikation weiterhin vereinzelt Neuerkrankungen auf, die vom Vf. auf besondere Stressfaktoren, welche mit der Käfighaltung verbunden sind, zurückgeführt werden.

E. Wojaczek-Steffke. 9740.

Vačev, B., Šiškov, N., Savov, D. und Stojčev, S. (Watschew, B., Schischkow, N., Sawow, D. und Stojtschew, S.) Proučvane vŭrchu etiologijata na žŭltŭčnite peritoniti po kokoškite. **(Untersuchungen über die Ätiologie der Eidotter-Peritonitis der Hühner.)** Izvestija na Centralnija veterinaren institut za zarazni i parazitni bolesti, Sofija **1961** Nr. 1. S. 221–228. — Zus. in Russ., Engl.

Durch Untersuchungen an 1195 Hühnerkörpern wurde festgestellt, daß für das Auftreten der Eidotter-Peritonitis von wesentlichster Bedeutung die funktionellen Störungen des Eileiters sind, die besonders zur Zeit der starken Legetätigkeit eintreten. Die Pullorumseuche ist folglich nicht die Grundursache dafür. Die Überfütterung des Geflügels mit Eiweiß beschleunigt die Reife der Follikel, erschwert den Zutritt des Dotters in den Eileiter, erleichtert sein Gelangen in die Brust-Bauchhöhle und verursacht dadurch das Auftreten einer aseptischen Peritonitits. In einer LPG wurde das Auftreten der Eidotter-Peritonitis im Zusammenhang mit der Schutzimpfung gegen die Pseudo-Geflügelpest beobachtet. T. Radew. 9740.

Popov, T. (Popow, T.) Vŭrchu serologičnite metodi za dokazvane na chroničnata pulorosa po kokoškite. **(Über die serologischen Methoden zum Nachweis der chronischen Pullorumseuche der Hühner.)** Izvestija na Centralnija veterinaren institut za zarazni i parazitni bolesti, Sofija **1961** Nr. 1. S. 181–191. — 5 Tab. Zus. in Russ., Engl.

Untersucht wurden die diagnostischen Eigenschaften von Testen für die Tropfen-Schnellagglutination bei der Pullorumseuche mit Blutseren aus 409 reagierenden Hühnern sowie der Zusammenhang zwischen der Höhe des serologischen Titers und der Daten der bakteriologischen und pathologisch-anatomischen Untersuchungen. Es wurden drei Tests untersucht: eine durch Erhitzen abgetötete Suspension aus *Salm. pullorum*, eine durch Formallin abgetötete, und eine lebende, mit 0,5% Carbol konservierte Suspension. Der erste Test brachte keine guten Ergebnisse, der zweite ermittelte 81% aller Fälle, und der dritte 84%. Aus Hühnern mit einem Titer von 0–1:20 wurde der Erreger bakteriologisch nicht isoliert. Bei ihnen wurden auch keine pathologisch-anatomischen Veränderungen beobachtet. Die ersten Kulturen wurden aus Hühnern mit einem Titer von 1:25 isoliert. Von diesem Titer ab aufwärts, werden am häufigsten die Eierstöcke betroffen; bei einem Titer von 1:100 sind 80% der Eifollikel deformiert, und bei 53% wird der Erreger isoliert.

I. Kujumdshiew. 9768.

Slavkov, I. und Vapcarova, M. (Slawkow, I. und Wapzarowa, M.) Salmonelonositelstvo pri preboleduvali pileta. **(Salmonellenträger unter Küken nach überstandener Salmonellose.)** Izvestija na Centralnija naučnoizsledovatelski veterinarnochigienen institut za životinski produkti, Sofija **1** (1961) S. 145–148. — 1 Tab. Zus. in Russ., Dtsch.

Bei der bakteriologischen Untersuchung von 1744 geschlachteten Hühnern, die vor 4–5 Mon. an Salmonellose (*Salm. typhi murium*) erkrankt und mit Biomycin und Sulfaguanidin behandelt worden waren, sowie bei der Untersuchung der Exkremente von 269 Puten, die eine von demselben Serotyp verursachte Salmonellose überstanden hatten und auf die gleiche Weise behandelt worden waren, wurden nur bei den Küken Salmonellen von den Serotypen *Salm. typhi murium* und *Salm. cholerae suis* in den Grenzen von 0,52% bis 10,05% jenachdem ob die Hühner mehr oder weniger wohlgenährt waren, vorgefunden.

Grund dafür sind der schlechte Hygienestand und die eiweißarme Fütterung. Ein derart großer Salmonellenherd in einem Geflügelbestand kann zu Salmonellen-Toxiinfektionen beim Menschen führen und bei der Verwendung dieses Geflügels zu Zuchtzwecken bedeutet er eine Gefahr für das Aufkommen solcher Infektionen auch bei den ausschlüpfenden oder heranwachsenden Küken.
I. Kujumdshiew. 9768.

Popov, T. (Popow, T.) Proučvanija vŭrchu kontaktnata infekcia pri pulorosata po kokoškite. **(Untersuchungen über die Kontaktinfektion bei der Pullorumseuche der Hühner.)** Izvestija na Centralnija veterinaren institut za zarazni i parazitni bolesti, Sofija **1961** Nr. 1. S. 175–180. — 1 Tab. Zus. in Russ., Engl. 9768.

Ponev, M. (Ponew, M.) Pulorosa po kokoškite v Chaskovska okolija (Epizootoligični proučvanija). **(Die Pullorumseuche im Kreis Chaskowo [Epizootiologische Untersuchungen].)** Izvestija na Centralnija veterinaren institut za zarazni i parazitni bolesti, Sofija **1961** Nr. 1. S. 193–199. — 3 Abb. Zus. in Russ., Engl. 9768.

Schmitt, Norbert. **Untersuchungen über die Technik und den Wert der Frischblutschnellagglutination bei der Diagnostik der Mycoplasmosis der Hühner sowie über deren Verbreitung in pfälzischen Geflügelbeständen.** Diss. Justus-Liebig-Univ. Gießen, Veterinärmed. Fak. **1961** 72 S. — 14 Tab., 119 Lit.
Bei der Verbreitung der PPLO spielen hygienische Verhältnisse eine entscheidende Rolle, eine Ubiquität der Krankheit wurde nicht ermittelt. Besonders betroffen waren im Untersuchungsgebiet Intensivhaltungen, bei den im Vorbericht zumeist schon Schnupfen oder Legeabfall festgestellt wurden. Die Frischblutschnellagglutination (FBSA) hat großen orientierenden Wert, als Einzeltest jedoch nicht die Genauigkeit des Pullorumtestes. Die Korrelation zwischen FBSA und Serumtropfenschnellagglutination (STSA) ist gut (92%), jedoch ist die STSA empfindlicher. Bei beiden Reaktionen wird eine Ablesezeit von 5 Min. für notwendig erachtet. E. Wiesner. 9774.

Reid, W. Malcolm, Maag, Ted A., Boyd, Frank M., Kleckner, Albert L. und Schmittle, S. C.; Athens, Univ. of Georgia. Embryo and baby chick mortality and morbidity induced by a strain of Escherichia coli. **(Durch einen Stamm von Escherichia coli verursachte Mortalität und Morbidität bei Embryonen und Eintagsküken.)** Poultry Sci. **40** (1961) Nr. 6. S. 1497–1502. — 1 Tab., 21 Lit.
Da die sogenannten unspezifischen bakteriellen Infektionen, die durch Verunreinigung der Eischale zustande kommen, häufig zu erheblichen Verlusten bei Brut und Aufzucht führen, werden bei verendeten Embryonen und Küken aus 25 Brütereien bakteriologische Organuntersuchungen gemacht. Dabei werden sehr häufig *E. coli*, andere Enterobakterien, Streptokokken, Pseudomonas und vereinzelt Clostridien, Bazillen und Alkaligenes isoliert. Die Pathogenität bei *E. coli* schwankte bei 15 gewonnenen Stämmen zwischen 20 und 100%. Die übrigen 21 Stämme blieben bei künstlicher Dottersack- oder subcutaner Infektion an Eintagsküken apathogen. Infektionsversuche über die Eierschale mit einem pathogenen, streptomycinresistenten Stamm von *E. coli* bei 18 Tage bebrüteten Eiern ergaben ein Ansteigen der Mortalität auf 22% gegenüber den Kontrolltieren mit 2,9%. Die überlebenden Küken zeigten beim Schlupf sowie nach 9 und 80 Tagen ein signifikant geringeres Gewicht als die Kontrolltiere. Am 1. Bruttag infizierte Küken überleben zwar die Brut, ihre Sterblichkeit ist jedoch während der ersten 9 Lebenstage erhöht.
E. Wojaczek-Steffke. 9775.

Conev, Michail und Bratanov, Vŭlju. (Zonew, Michail und Bratanow, Wâlju.); Chaskowo, Bulgarien, Kreis-Veterinärstat. Enterochepatit po pile-

tata. **(Enterochepatitis bei Hühnern.)** Selskostopanska misŭl, Sofija **6** (1961) Nr. 10. S.619–621. — 4 Abb.
Enterohepatitis-Fälle in einem Geflügelbestand von 1036 Junghennen. Der Erreger wurde im Blinddarminhalt von verendeten Hühnern beobachtet und stellte 6–12 $\mu$ große ovale Cysten dar. Durch Beigaben zum Futter von 2000 IE Biomynic pro Henne und nach Beimischung von entweder 1 g Salzsäure zu 1 l Trinkwasser oder 1 g Kaliumpermangnat zu 10 l Trinkwasser konnte die Krankheit unter gleichzeitigen Sanierungsmaßnahmen im Hühnerstall, rasch getilgt werden. I. Kujumdshiew. 9775.

Serafimov, S. (Serafimow, S.) Edin slučaj na antraks pri kokoški. **(Ein Fall von Anthrax bei Hühnern.)** Izvestija na Centralnija veterinaren institut za zarazni i parazitni bolesti, Sofija **1961** Nr. 1. S. 217–219. — Zus. in Russ., Engl. 9775.

Donker-Voet, J.; Utrecht, Rijksuniv., Inst. voor Veterin. Bacteriol. Een door Moraxella anatipestifer veroorzaakte aandoening bij jonge eenden. **(Eine durch Moraxella anatipestifer verursachte Erkrankung bei jungen Enten.)** Tijdschr. Diergeneeskunde **87** (1962) Nr. 11. S. 741–746. — 6 Lit.
In den Niederlanden wurden aus verendeten Entenküken eines Betriebes, auf dem unter den Enten etwa 10% Sterblichkeit auftrat, *Moraxella anatipestifer* isoliert. Bei erhöhter $CO_2$-Spannung und verminderter $O_2$-Spannung zeigte der Erreger gutes Wachstum auf Schokoladenagar. Bei der Sektion der verendeten Entenküken wurde vor allem fibrinöse Pericarditis und fibrinöse Peritonitis mit starker Verdickung der Luftsäcke festgestellt. Durch i.p. Infektion mit einer genügenden Menge einer gut gewachsenen frischen Kultur konnte die Krankheit bei jungen Enten experimentell hervorgerufen werden. Das Krankheitsbild, die kulturellen Eigenschaften des Erregers und die pathologischen Veränderungen stimmten mit denen überein, die in der Literatur bei Ausbrüchen in Amerika und England beschrieben wurden.
W. Wittig. 9775.

Gjulemetov, V. (Gjulemetow, W.) Našijat opit v borba s cholerata po pticite. **(Unsere Erfahrung in der Bekämpfung der Geflügelpest.)** Veterinarna sbirka, Sofija **57** (1960) Nr. 7. S. 8–9. 9785.

Golubničij, V. P. (Golubnitschi, W. P.); Charkow, Ukrain. Forsch.-Inst. für Exp. Veterinärmed. Svojstva aėrozolej vakciny iz štamma $B_1$ protiv čumy pticy. **(Eigenschaften der Aërosolvaccine des Stammes $B_1$ gegen die Hühnerpest.)** Vestnik sel'skochozjajstvennoj nauki, Kiev **3** (1960) Nr. 3. S. 83–87. — 2 Tab. Orig.: ukrain., Ausz.: russ.
Zur Klärung der Wirksamkeit aërogener Immunisierung des Geflügels in großen Geflügelfarmen, wurden die physikalischen und immunbiologischen Eigenschaften der Aërosole des $B_1$-Stammes (Geflügelpestvirus) untersucht und in praktischer Anwendung erprobt. Es zeigte sich, daß die genannten Aërosolvaccinen ausreichen, eine Pestprophylaxe zu gewährleisten. Die Aërosole sind unschädlich für Geflügel (ab 16. Lebenstag). Ein ungünstiger Einfluß auf die Kükenaufzucht wurde nicht beobachtet. Die Immunität tritt am 5.–7. Tag ein und hält ca. 6 Mon. an. Die Immunitätsbildung ist von einem Ansteigen des spezifischen Antikörpertiters und einer Konzentration der Globulinfraktion begleitet. H. John. 9785.

Artemičev, M. A. (Artemitschew, M. A.) Protivočumnye vakciny. **(Anti-[geflügel]pest-Vaccine.)** Pticevodstvo, Moskva **1961** Nr. 10. S. 36–37.
Es werden Vor- und Nachteile verschiedener Vaccinen gegen Geflügelpest angeführt. Wichtig sind ferner prophylaktische Maßnahmen, wie Desinfektion der Ställe, der Einrichtung und der Ausläufe. H. Pingel. 9785.

Marthedal, H. E.; København, Veterin.- og Landbohøjskole, Lab. for Fjerkraeundersøgelser. Newcastle disease. **(Die Newcastle-Krankheit.)** Nord. Veterinärmed. **14** (1962) Nr. 2. S. 131–141. — 2 Abb., 9 Lit.

Vf. gibt an Hand der in Dänemark beobachteten Krankheitsausbrüche eine Übersicht über die Symptome, pathologischen Kennzeichen, die Diagnose und die Bekämpfungsmaßnahmen bei dieser Seuche. E. Lehnert. 9790.

Csikváry, L., Markovits, P. und Tóth, B. Propagation of Newcastle disease virus in tissue culture. **(Die Vermehrung des Newcastle-Virus in Gewebekulturen.)** Acta veterin. Acad. Sci. hung. **11** (1961) Nr. 4. S. 375–381. — Aus: Ung. Agar-Rdsch. **1962** Nr. 3.
Ein virulenter, in Ungarn isolierter Stamm des Newcastle-Virus konnte erfolgreich in Kulturen von trypsinisiertem Hühnerembryonengewebe vermehrt werden. Nach einer Züchtungsdauer von 48 Std. erreichte der Virustiter von 14 Serien in 4 Fällen Werte von $10^{-6}$ bis $10^{-7}$, in 7 Fällen $10^{-7}$ bis $10^{-8}$ und in 3 Fällen $10^{-8}$ bis $10^{-9}$. In Gewebekulturen vermehrte sich das Virus in rund 6 Std. dauernden Zyklen. Der Infektiontiter erreichte seinen Maximalwert ($10^{-7,5}$ml) in 24 Std., der Hämagglutinationstiter aber zeigte den maximalen Wert (81) 38 Std. nach der Beimpfung. Der Infektionstiter verblieb am zweiten Tage unverändert, am dritten sank er in unbedeutendem Maße, am vierten aber wurde der Titerverlust beträchtlich, und am Ende des 5. Tages betrug er $10^{-3,75}$. Zu dieser Zeit war der Hämagglutinationstiter nur um einen Exponenten niedriger als das Maximum. Durch Immunisierung von Gruppen von empfänglichen Kühen mit Kulturvirus bzw. einem in bebrüteten Hühnereiern vermehrten Virus konnten Geflügelpestseren mit gleich hoher Wertigkeit erhalten werden. Diese waren dem in der Routineproduktion hergestellten Geflügelpestserum nicht unterlegen; ihr Neutralisationstiter erreichte gegen $10^{-3,5}$ $LD_{50}$ des Virus einen Wert von über 1:256, und der Neutralisationsindex betrug $10^{-7,5}$. Es kann behauptet werden, daß der in den Versuchen verwendete virulente Newcastle-Virsustamm, in Gewebekulturen vermehrt, entsprechende Antigeneigenschaften besaß. 9790.

Baštář, Miloslav (unter Mitarb. von Strakova, A. und Sýkora, J.); Praha, Státní Veterin. Ústav; Čes. Budějovice, Krajské Veterin. Zařízení Jihočeského Kraje, Vyšetřovací Stanice. Prověření použitelnosti senzitohemaglutinace a hemaglutinace k přímé diagnostice moru drůbeže u kadaverů. **(Überprüfung der Anwendbarkeit der Sensitohämagglutination und Hämagglutination zur direkten Diagnostik der Geflügelpest bei der Autopsie.)** Sborník českoslov. Akad. zemědělských Věd, veterin. Med. **7(35)** (1962) Nr. 2. S. 93–106. — 7 Tab., 57 Lit. Zus. in Russ., Engl.
In der Tschechoslowakei handelt es sich ausschließlich um die atypische Hühnerpest (Newcastle-Krankheit). Ihre Diagnose stützt sich auf den pathologisch-anatomischen Befund der eingegangenen Tiere, der durch Inoculierung der Hühnerembryonen mit dem Virus und den darauffolgenden Nachweis der Hämagglutinationseigenschaften der Allantoisflüssigkeit dieser Embryonen, evtl. durch einen Tierversuch bestätigt wird. Man überprüfte einige Methoden, vor allem die Sensitohämagglutination und die Hämagglutination, die zum direkten Nachweis der Antikörper bzw. des Geflügelpestvirus bei Auslassung der Passage über den Embryo dienen. Im wesentlichen handelte es sich um Methoden, die auf den Hämagglutinationseigenschaften des Virus und auf Eigenschaften bestimmter Serumkomponenten beruhen, die diese Hämagglutination hemmen oder sie verursachen. Man stellte fest, daß die Anwendbarkeit dieser Reaktionen mit Rücksicht auf zahlreiche negative Ergebnisse der Serumreaktionen beim Material, das laut pathologisch-anatomischem Befund ausgesprochen positiv war, problematisch ist, da bei anderen Erkrankungen zahlreiche unspezifische Reaktionen vorkommen. Die Verläßlichkeit der Proben bewegt sich in positiven Fällen unter 40%. Die durch sogenannte R-Agglutinine hervorgerufenen Reaktionen haben ihren Ursprung offenbar in der abweichenden Zusammensetzung der eiweißhaltigen Blutkomponenten und sind wahrscheinlich verschiedenen Krankheiten der Tiere gemeinsam. Ihre Ur-

sachen müssen weiter erforscht werden. Das verarbeitete Material ist verhältnismäßig klein und diese Schlußfolgerungen haben daher nur informativen Charakter. V. Jaroš. 9790.

Cochrane, Delma und Gray, D. P.; Hull, Quebec, Canada Dep. of Agric., Animal Diseases Res. Inst., Health of Animals Div., Animal Pathol. Lab. Relative susceptibility of chicken red cells of different B blood group types to haemagglutination by myxoviruses. **(Relative Empfänglichkeit von Hühnererythrocyten verschiedener Typen der B-Blutgruppe für die Hämagglutination durch Myxoviren.)** Canad. J. comparat. Med. veterin. Sci. **26** (1962) Nr. 4. S. 81–83. — 2 Tab., 9 Lit.

Bei 127 Junghühnern wurden 6 verschiedene Typen der Blutgruppe B festgestellt. Die Hämagglutinationstests mit Newcastle disease-Virus ergaben Titer von 1:160 bis 1:1280. Die Blutgruppentypen hatten keinen Einfluß auf die individuelle Empfänglichkeit der Hühnererythrocyten.
V. Vetterlein. 9790.

Ribarov, B., Obreškov, K., Draganov, M. und Bojadžiev, S. (Ribarow, B., Obreschkow, K., Draganow, M. und Bojadshiew, S.) Prinos kŭm aktivnata profilaktika sreštu psevdočumata po kokoškite. **(Beitrag zur aktiven Prophylaxe gegen die Newcastle-Krankheit.)** Izvestija na Centralnija veterinaren institut za zarazni i parazitni bolesti, Sofija **1961** Nr. 1. S. 139–142 — 1 Tab. Zus. in Russ., Engl.

Ein Versuch zur Anwendung der kombinierten Impfung gegen die Newcastle-Krankheit: zuerst Impfung mit F-Virus durch i.m., nasale und orale Applikation und wiederholte Impfung nach 4–5 Mon. mit H-Virus. Der Versuch wurde an 44 Hühnern und 200 Küken durchgeführt. Das F-Virus wirkt bei 2 Mone alten Küken 2½ Monate lang vorbeugend. Nach der zweiten Impfung mit H-Virus werden die Tiere für 7 Mon. nach der Revaccinierung immun.
I. Kujumdshiew. 9790.

Eissner, G.; Frankfurt/M., Paul-Ehrlich-Inst. **Experimentelle Untersuchungen über die Wirksamkeit von Pseudo-Geflügelpest-Impfstoffen.** Zbl. Bakteriol., Parasitenkunde, Infektionskrankh. Hyg., I. Abt., Orig. **184** (1962) Nr. 1/3. S. 381–383. — 4 Lit.

Seit dem 1. Mai 1959 müssen die inaktivierten Impfstoffe zur Schutzimpfung gegen die atypische Geflügelpest staatlich geprüft werden. Zu diesem Zweck ist ein Maßpräparat — ein gefriergetrockneter Adsorbatimpfstoff — hergestellt worden, mit dem eine quantitative Bestimmung erfolgen kann. Die Mindestanforderung beträgt 40 SE-Schutz-Einheiten pro cm³. Um Anhaltspunkte über die Verwendbarkeitsdauer der Geflügelpestimpfstoffe zu erhalten, die 10 Mon. beträgt, werden 2 Versuchsreihen angesetzt. Ein flüssiger Handelsimpfstoff weist bei der staatlichen Prüfung 160 SE/cm³ auf, nach 10 Mon. 108 SE/cm³, nach weiteren 3 Mon. 66 SE/cm³. Bei einem anderen Handelsimpfstoff liegen die Werte zwischen 160 SE/cm³ am Anfang und 120 SE/cm³ nach sachgemäßer 10 Mon. langer Lagerung. Das Standard-Präparat AGf 1 gilt nur für die Tot-Impfstoffe oder inaktivierten Impfstoffe, nicht aber für die Lebend-Impfstoffe, für deren Wirksamkeitsprüfung noch ein lyophilisierter Lebend-Impfstoff als Maßpräparat entwickelt werden muß. Auf Wunsch der WHO wurde das Maßpräparat AGf 1 zur Feststellung seiner Stabilität einem Abschwächungsversuch unterworfen. Dabei zeigte es sich, daß durch eine Lagerung des Präparates bei Zimmertemperatur und bei 37 °C keine Abschwächung eintrat, jedoch bei 56° für 8 Wochen lang gelagerten Präparaten die Wirksamkeit um 33% herabgesetzt wurde im Vergleich zu einer Lagerung bei 4 °C. E. Tempel. 9790.

Finkelstein, Richard A.; Washington, District of Columbia, Walter Reed Army Inst. of Res., Div. of Communicable Disease and Immunol. Protection of chick embryos against Newcastle disease virus by trypan blue and other

compounds. **(Schutz von Kükenembryonen gegen das Newcastle disease-Virus mit Trypanblau und anderen Präparaten.)** J. Immunology **87** (1961) Nr. 6. S. 707–713. — 5 Tab., 19 Lit.
Eine Anzahl ähnlich aufgebauter Präparate wie Trypanblau, Evans Blau, Pontaminhimmelblau, Trypanrot, Kongorot und Eriegranat B schützen Kükenembryonen gegen das Newcastle disease-Virus. Die ersten 4 Farben blockieren die Hämagglutination des NDV, die letzten 2 nicht, aber sie hemmen offenbar das Auswaschen des adsorbierten Virus. Alle geprüften Präparate sind saure Bis-Azofarben, verbunden mit einer Diphenylgruppe und 2 Naphthalinresten mit 2 oder mehreren Schwefelsäuregruppen. Die letzten 2 Präparate zeigen den einfachsten molekularen Aufbau. Trypanblau blockiert die Hämagglutination nicht nur, wenn es vor der Zugabe des Virus mit den Erythrocyten gemischt wird, sondern auch, wenn es 5, 15 oder 30 Min. nach dem Virus zugefügt wird. Trypanblau hat keinerlei Wirkung auf Influenza-Virus.
E. Tempel. 9790.

Ribarov, B., Obreškov, K. und Ivanov, M. (Ribarow, B., Obreschkow. K. und Iwanow, M.) Vŭrchu njakoi rezultati ot izpitvaneto i priloženieto na vaksinata psevdočuma po pticite, štam „Komarov". **(Über einige Ergebnisse der Prüfung und Anwendung der Newcastle-Vaccine, Stamm „Komarow".)** Izvestija na Centralnija veterinaren institut za zarazni i parazitni bolesti, Sofija **1961** Nr. 1. S. 163–167. — 2 Tab. Zus. in Russ., Engl. 9790.

Čenčev, I., Dimitrov, I., Gelev, I., Mišev, L., Bošnakov, M., Pašev, I., Mindov, B., Kulov, J., Pašov, I., Rusev, Ch., Obreškov, K., Daskalov, P., Sumrov, I., Ponev, M., Serafimov, S. und Neftjanova, E. (Tschentschew, I., Dimitrow, I., Gelew, I., Mischew, L., Boschnakow, M., Paschew, I., Mindow, B., Kulow, J., Paschow, I., Russew, Ch., Obreschkow, K., Daskalow, P., Sumrow, I., Ponew, M., Serafimow, S. und Neftjanowa, E.) Epizootologično proučvane na psevdočumata po pticite v Bŭlgarija za perioda 1944 cdo kraja na 1949 g. **(Epizootiologische Untersuchungen der Pseudogeflügelpest in Bulgarien in der Zeit von 1944 bis Ende 1949.)** Izvestija na Centralnija veterinaren institut za zarazni i parazitni bolesti, Sofija **1961** Nr. 1. S. 143–161. — 2 Tab. Zus. in Russ., Engl. 9790.

Žekov, S. (Shekow, S.) Proučvanija vŭrchu morfoligijata i biologijata na virusa na zaratnija laringotracheit po kokoškite nas. **(Untersuchungen über Morphologie und Biologie des Virus der infektiösen Laryngotracheitis bei Hühnern in Bulgarien.)** Izvestija na Centralnija veterinaren institut za zarazni i parazitni bolesti, Sofija **1961** Nr. 1. S. 169–173. — Zus. in Russ., Engl.
Es wurden drei Stämme des Virus der Laryngotracheitis bei Hühnern isoliert. Die Isolierung ist nur aus frischem Material möglich. Bezüglich Morphologie der Läsionen der Chorio-Allantois, verursacht durch die verschiedenen Stämme und bei den einzelnen Passagen bestehen Unterschiede. Bei der erstmaligen Isolierung tötet das Virus 23% aller angesteckten Hühnerembryonen ab, nach 16 Passgen dagen nur noch 9%. In Glycerin 50%, in physiol. Kochsalzlösung bei pH 7,2 und im Kühlschrank aufbewahrt, bleibt das Virus 90–104 Tage ansteckungsfähig. I. Kujumdshiew. 9791.

Stojčev, S., Dimitrov, I., Krŭstev, M. und Sumrov, I. (Stojtschew, S., Dimitrow, I., Krâstew, M. und Sumrow, I.) Opiti za izolirane i kultivirane virusa na limfomatosata i eritroblastosata po kokoškite. **(Versuche zur Isolierung und Kultivierung des Virus der Lymphomatose und Erythroblastose bei Hühnern.)** Izvestija na Centralnija veterinaren institut za zarazni i parazitni bolesti, Sofija **1961** Nr. 1. S. 201–209. — 9 Abb. Zus. in Russ., Engl.
Aus Suspensionsfiltraten von Parenchymorganen und Knochenmark aus Lymphomatose- und Erythroblastose kranken Hühnern, wurden an Hühnerembryonen die Viren der Lymphomatose und Erythroblastose isoliert. Gegen

den 10. Tag wurden an der Chorio-Allantois Veränderungen beobachtet, die den Läsionen durch spezifische Blastome sehr ähnelten. Diese Veränderungen stellten Entzündungsherde dar, in denen sich Histiocyten, Plasmazellen und Lymphocyten fanden; in manchen Fällen kamen auch nekrotische Herde mit Eosinophilie vor. Mit Material aus erythroblastosekranken Hühnern infizierte Küken, erkrankten am 8. und gingen am 20. Tag zugrunde. Die Viren wurden auch auf trypsinisierten Gewebekulturen aus Hühnerembryonen kultiviert. Unter 28 Fällen wurde nur bei 3 ein cytopathogener Effekt beobachtet. I. Kujumdshiew. 9792.

Friesen, Benjamin und Rubin, Harry; Berkeley, Univ. of California, Virus Lab. Some physicochemical and immunological properties of an avian leucosis virus (RIF). **(Einige physiochemische und immunologische Eigenschaften eines Geflügelleukosevirus.)** Virology **15** (1961) Nr. **4.** S. 387-396. —5 Abb., 3 Tab., 16 Lit.
Ein für Zellkulturen aus Hühnerembryonen nicht cytopathogenes Virus verursacht die Resistenz solcher Kulturen dem Roussarkomvirus (RSV) gegenüber und wird als RIF (resistance inducing factor) bezeichnet. Beide Viren sind auf Grund ihrer Empfindlichkeit gegenüber ultraviolettem Licht und Wärmeeinwirkung, sowie in bezug auf Aetherresistenz und Ultrafiltration nicht zu unterscheiden. Serologisch sind gewisse Ähnlichkeiten vorhanden. Mit Hilfe verschiedener Seren konnten zwischen RIF und RPL 12, einem klassischen Lymphomatosestamm des Huhnes, keine immunologischen Differenzen festgestellt werden. Vff. nehmen auf Grund dieser Untersuchungen an, daß es sich bei RIF um einen Stamm eines visceralen Lymphomatosevirus handelt. W. Wittmann. 9792.

Voigt, A. und Hille, G.; Leipzig, Karl-Marx-Univ., Inst. für Veterin.-Mikrobiol. und Tierseuchenlehre. **Hinweise zum Lähmeproblem in Hühnerbeständen.** Mh. Veterinärmed. **17** (1962) Nr. 6. S. 252-257. — 1 Tab., 27 Lit.
Nach Besprechung der Ätiologie wird besonders auf die steigende Ausbreitung der Marekschen Hühnerlähme in allen Betriebsformen der Geflügelhaltung hingewiesen. In verschiedenen Betrieben treten MHL und Leukose gleichzeitig auf. Von besonderer Bedeutung ist die Anreicherung des Erregers in einem eng begrenzten Auslauf. Als Ursache der hohen Verseuchung in fast allen Ländern mit intensiver Geflügelzucht wird u. a. die lange und wechselnde Incubationszeit angesehen. Nach Schilderung der klinischen und histopathologischen Veränderungen wird auf die Differentialdiagnose eingegangen: atypische Hühnerpest, Virus-Encephalomyelitis, infektiöse Synovitis, verschiedene bakterielle Infektionen insbesondere die Tuberkulose, weiterhin die Toxoplasmose, Parasitosen, Encephalomalacie, Vitamin B-Mangel, Schwächezustände verschiedener Ursache. Da eine Behandlung nicht möglich ist, stehen prophylaktische und hygienische Maßnahmen im Vordergrund. Bekämpfungsmaßnahmen sind nur dann wirkungsvoll, wenn sie staatlich geregelt werden und zumindest die Anzeigepflicht und allgemeine Richtlinien zur Bekämpfung anordnen. Je nach der Seuchenlage der betroffenen Betriebe wird eine Merzung der erkrankten Jungtiere oder gegebenenfalls des ganzen Bestandes notwendig sein. Von besonderer Bedeutung sind die Stalldesinfektion sowie die Bearbeitung der verseuchten Ausläufe. Es dürfen nur gesunde Jungtiere im Alter von 4 Mon. zugekauft werden, die 8 Wochen in Quarantäne gehalten werden müssen und dann erst auf frische Ausläufe und ordentlich desinfizierte Ställe gebracht werden. Die allgemeine Tendenz muß dahin gehen, die noch freien Bestände zu erhalten und die sanierten Bestände vor Rezidiven zu schützen. Diese Ziele sind nur möglich bei aktiver Mithilfe des Tierhalters und dessen enger Zusammenarbeit mit den Tierärzten. E. Tempel. 9793.

Balla, László. Hazai baromfihimlö-vakcinák immunizáló képességének vizsgálata különböző fertőzési módok alkalmazásával. Előzetes közlemény.

**(Prüfung des Immunisierungsvermögens der heimischen Gef'ügelpocken-Vaccinen nach Anwendung verschiedener Infektionsverfahren. Vorl. Mitt.)** Magyar Állatorvosok Lapja [Ung. veterinärmed. Bl.) **16** (1961) Nr. 12. S. 462–463. — Aus: Ung. Agrar-Rdsch. **1962** Nr. 3.

Vf. berichtet über die Ergebnisse seiner Versuche über die Immunität gegen die Geflügelpocken. Er untersuchte die Dauer der Immunität und den Beginn der Entwicklung der Resistenz nach i.v., cutaner und Kontaktinfektion bei Junghühnern, Hühnern und Küken, die mit der Taubenpocken- bzw. der Putenpocken-Vaccine immunisiert wurden. Die Infektion der vaccinierten sowie der nichtvaccinierten Kontroll-Junghühner erfolgte mit einem Gemisch hochvirulenter Hühnerpocken-Virusstämme. Die zur i.v. Infektion geeignete Suspension wurde durch Zerreibung virushaltiger Hühnerhaut bzw. Hühnerembryonen-Membranen unter Verwendung eines 10- bis 40fachen Volumens physiol. Kochsalzlösung hergestellt. Von dieser injizierte Vf. Küken 0,5 bis 1,0, Junghühnern und erwachsenen Hühnern 1,5 bis 3,0 ml i.v. Die Cutaninfektion geschah durch Einreiben des virushaltigen Materials in eine größere Zahl von Federfollikeln oder in den skarifizierten Kehllappen. Zwecks Kontaktinfektionen wurden die Versuchstiere mit mehreren an Pocken erkrankten Tieren in einer etwa 10 $m^2$ weiten Boxe zusammengesperrt. Bzgl. des Grades der Immunität wurden die am besten verwertbaren Ergebnisse durch gleichzeitige Verwendung der i.v. und cutanen Infektion erzielt. Bei der Einreibung in eine genügend große Zahl von Federfollikeln erzielte Vf. mit dem gegenwärtig im Handel befindlichen Taubenpocken-Impfstoff eine ausreichend feste und dauerhafte Immunität. Mit der Putenpocken-Vaccine kann auch bei Anwendung durch den Flügelfaltenstich eine hochwertige und dauerhafte Immunität erzielt werden. Zur Feststellung des Grades der Immunität von Hühnern, die die Pockenkrankheit überstanden haben, sind Versuche im Gange. 9795.

Brenneisen, Rolf. **Experimentelle Untersuchungen über die Einwirkung von Terramycin auf die Sproßpilzflora bei Hühnerküken.** Diss. Tierärztl. Hochschule Hannover, Inst. für Mikrobiol. und Tierseuchen **1961** 41 S. — 3 Abb., 2 Tab., 84 Lit.

Nach ausführlicher Besprechung der Literatur wird die eigene Versuchsanordnung beschrieben. Es werden 153 Eintagsküken verwendet, die unter gleichen Vorbedingungen Terramycin-Zusätze im Trinkwasser erhielten oder nicht (Kontrolle). Die Versuche wurden 65 Tage durchgeführt und die Tiere nach 37, 51 und 65 Tagen getötet und näher untersucht. Die Versuche ergeben, daß sich Sproßpilze in vivo durch die Verabreichung von Terramycin in therapeutischer Dosis schneller im Körper ausbreiten. Die Hefen wurden sowohl im Verdauungstraktus als auch in Herz, Lunge, Leber, Milz und Nieren in großer Zahl ermittelt. Unter dem Einfluß des Terramycins können die Hefen also die Darmschranke sehr viel leichter durchbrechen als ohne das Mittel. Durch die Versuche werden 441 Hefestämme isoliert, die den Gattungen *Candida, Torulopsis* und *Geotrichum* angehören. Am meisten ist *Candida crusei* vorhanden. Er wird bei den mit Terramycin behandelten Küken 97mal aus den Organen isoliert, bei den unbehandelten Tieren 70 mal. Während sämtlicher Versuche treten keinerlei klinische oder pathologisch-anatomische Veränderungen auf, die mit den Sproßpilzen in ursächlichem Zusammenhang stehen. E. Tempel. 9805.

Süveges, Tibor und Ványi, András. Adatok a csibék tüdőpenészesedésének kórtanához. Káliumjodiddal és flavofunginnal végzett gyógykezelési kisérletek. **(Angaben zur Pathologie der Pneumomykose der Küken. Behandlungsversuche mit Kaliumjodid und Flavofungin.)** Magyar Állatorvosok Lapja [Ung. veterinärmed. Bl.] **16** (1961) Nr. 12. S. 452–457. — Zus. in Russ., Engl. Aus: Agrar-Rdsch. **1962** Nr. 3.

Vff. untersuchten die Pathogenese der Aspergillose der Küken unter experimentellen und Praxisbedingungen. Der Krankheitserreger verursacht an der Stelle, an der er im Gewebe seßhaft wird, eine bald zur Nekrose neigende Entzündung. Diese Beobachtung deutet auf eine toxische Wirksamkeit des Pilzes. Vff. glauben, daß die Infektion durch Inhalation geschieht und die Krankheitserscheinungen sich nach der Menge der eingeatmeten Sporen 1 bis 3 Tage nach der Infektion melden. Besonders im Eintagsalter endet die Krankheit nach 2 bis 5 Tagen meistens tödlich. Eine Genesung kommt höchstens bei milder Infektion vor. Bei künstlichen Infektionen gingen 40 bis 100% der Tiere ein. Bei den aus dem zerriebenen Gewebe der Lunge und den Luftsäcken angesetzten Kulturen (Czapek-Agar, Biernähragar usw.) konnte meistens *Aspergillus fumigatus* in Reinkultur oder vermischt mit *A. mucor* festgestellt werden. In künstlichen Infektionsversuchen konnten Vff. mit *Mucor*-Arten keine Erkrankung hervorrufen, mit *A. fumigatus* aber gelang dies ohne Schwierigkeiten. Außer in den Atmungsorganen konnten sie den Schimmelpilz weder im Knochenmark noch in anderen Organen nachweisen. Zwischen dem Auftreten der Aspergillose und der Tiefstreu bzw. den mikroklimatischen Umständen des Stalles konnte eine enge Beziehung festgestellt werden. Bei Erkrankungen stellten sie stets die hohe relative Feuchtigkeit der Luft und die Durchfeuchtung der Streu (mit einem Wassergehalt von über 30%) fest. In ihren Versuchen hinderte Kaliumjodid die Entwicklung der Schimmelpilze nur bei einer Nährbodenkonzentration von über 7%. Die Entwicklung der Krankheit konnte sogar durch präventive Verabfolgung von 1% Jodkali im Trinkwasser nicht verhütet werden. Bei einer 3 Wochen dauernden Verabfolgung von Kaliumjodid zeigten die Küken eine schlechte Entwicklung. Flavofungin verhinderte in einer Konzentration von 10 gamma je ml des Nährbodens das Wachstum der Schimmelpilze. Bei zwei Wochen alten Küken hatte $2 \times 10$ mg Flavofungin täglich, drei Tage hindurch verabfolgt, keine therapeutische Wirksamkeit, und in dieser Dosis blieb das Präparat auch präventiv ohne Erfolg. Größere Dosen hingegen wirkten toxisch. Die medikamentöse Behandlung der Krankheit stößt gegenwärtig aus Mangel an genügend wirksamen Stoffen noch auf Schwierigkeiten. Infolge der raschen tödlichen Entwicklung der Krankheit bleibt keine Zeit zu ihrer medikamentösen Beeinflussung. Bei der Bekämpfung der Krankheit muß deswegen auch weiterhin das Hauptaugenmerk auf die Prophylaxe gerichtet werden. 9805.

Hörter, R. und Hunsteger, F.; Münster/Westf., Staatl. Veterinäruntersuchungsamt. **Mortierella-Mykose bei Vögeln.** Dtsch. tierärztl. Wschr. **69** (1962) Nr. 2. S. 49–51. — 5 Abb., 5 Lit.

Im Untersuchungsamt Münster ließ sich bei der Sektion einer verendeten Leghornhenne sowie bei einem Schreibussard ein an den Choanen beginnender, bis an die Bifurkation der Trachea reichender, die Luftröhre ausfüllender weißer Pilzrasen ermitteln, der mit Hyphen und Sporen in die Tiefe der Gewebe eingedrungen war. In den stark ödematösen Lungen wurden ebenfalls mykotische Veränderungen festgestellt. Der Pilz ließ sich leicht auf Testagar nach Krimmig und auf Schaftblut-Traubenzuckeragar züchten. Wachstum der Kulturen und Aussehen der Sporen werden beschrieben und illustriert. Die Differenzierung der Pilze ergab bei der Henne eine Mortierellaart, die Stylosporen bildete, während es sich bei dem Bussard um *Mortierella hygrophila* handelte. E. Wojaczek-Steffke. 9806.

Melchior, Günter. **Untersuchungen über das Eindringen von Schimmelpilzen durch die Schale von bebrüteten Hühnereiern (Zugleich eine Darstellung der Literatur zur Aspergillose des Geflügels).** Diss. Justus-Liebig-Univ. Gießen, Veterinärhyg. und Tierseuchen-Inst. **1961** 35 S. — 91 Lit.

Unter den Pneumomykosen des Geflügels spielt die Aspergillose eine nicht unbedeutende Rolle. Besonders eine unhygienische Intensivhaltung auf nicht einwandfreirer Altstreu ist bedenklich wegen der Gefahr der Ansiedlung von Parasiten, Coccidien und Schimmelpilzen. Vf. hat aus diesen Gründen die Frage untersucht, ob Schimmelpilze, insbesondere Aspergillusarten, bei der künstlichen Brut in verunreinigten Brutgeräten durch die Schale in das Eiinnere eindringen und die Brut gefährden können. Während *Aspergillus flavus* offensichtlich keine pathogenen Eigenschaften hatte, schlüpften aus 156 mit *Aspergillus fumigatus* infizierten Eiern nur 10 Küken. In allen anderen Eiern waren die Keimlinge in der Regel zwischen dem 8. und 16. Bruttag abgestorben und ein starker Befall mit *Aspergillus fumigarus* war nachzuweisen. Zur Desinfektion wurde in allen Versuchen eine Formaldehydbegasung mit gutem Erfolg angewandt. E. Wiesner. 9805.

Anonym. Vysokoeffektivnoe sredstvo dlja bor̆by s kokcidiozom. **(Ein hochwirksames Mittel zur Bekämpfung der Coccidiose.)** Pticevodstvo, Moskva **10** (1960) Nr. 11. S. 33.
Auf dem alljährigen Kongreß des Kanadischen Chemischen Institutes wurde ein neues hochwirksames Präparat mit der Bezeichnung Mepirium zur Behandlung der Geflügelcoccidiose empfohlen. Die vollständige chemische Formel lautet: 1.) 2-Propyl-4-Amino-5-Pyramidilmethyl; 2.) Methylpyridinum hydrochloric. In verschiedenen Ländern kommt dieses Präparat als „Avikok", „Arikok", „Azakok", und „Rolium" in den Handel. Außer in den USA werden auch Arbeiten zur Synthese von Mepirium in England, Frankreich, Schweiz, Israel, Deutschland, Dänemark und Italien durchgeführt. Die internationale Norm von Mepirium beträgt 125 g auf 1 Tonne Futter. H. Splisteser. 9810.

Popov, A. V. (Popow, A. W.); Komsomolsk/Amur, Geflügelkombinat. Primenenie fenotiazina pri zabolevanii cypljat kokcidiozom. **(Die Anwendung des Phenothiazins bei der Kükencoccidiose.)** Veterinarija, Moskva **38** (1961) Nr. 6. S. 65–66.
Zur Verhinderung und zur Behandlung der Küken-Coccidiose wandte Vf. bei 20 Tage alten Hühnerküken Phenothiazin in einer Dosis von 1 g/kg Kgw. an. Das Präparat wurde an 2 aufeinanderfolgenden Tagen morgens vor der Fütterung verabreicht. Nach der Behandlung traten klinisch manifeste Coccidiosefälle nicht mehr auf. Bei der Sektion gefallener Küken wurden Erscheinungen, die auf Coccidiose deuten können, nicht festgestellt. W. Plaschke. 9810.

Veličkin, P. A. und Serebrjakov, A. S. (Welitschkin, P. A. und Serebrjakow, A. S.); Landwirtsch. Unions-Inst. für Fernstudium. Sanitarno-gel'mintologičeskaja ocenka kur različnogo vozrasta. **(Die hygienisch-helminthologische Bewertung der Hühner verschiedenen Alters.)** Pticevodstvo, Moskva **10** (1960) Nr. 11. S. 32–33. — 1 Tab.
Die 2-, 3- und 4jährige Verwendung von Hühnern für die Zuchtarbeit stellt ein großes wirtschaftliches Interesse dar. In der vorliegenden Arbeit wird die Dynamik der Infektion der Hühner im verschiedenen Alter mit Ascaridiose, Heterakidose und Capillariose untersucht. Vff. konnten feststellen, daß die über 1 Jahr alten Hühner wenig empfänglich gegen eine Reinvasion mit Ascariden sind. Auch gegen Heterakidose und Capillariose sind die Hühner in diesem Alter widerstandsfähiger. Dieser Umstand kann mit der Altersimmunität erklärt werden, wobei auch die Rolle der erworbenen Immunität beachtet werden muß. In Geflügelgroßbetrieben ist besonders auf die getrennte Haltung verschiedener Altersgruppen zu achten, um eine Infektion der Junghennen zu verhüten. H. Splisteser. 9810.

Georgiev, B. (Georgiew, B.) Proučvane vŭrchu epizootologijata na askaridiozata po pticite v Plovdivsko. **(Untersuchungen über die Epizootiologie der**

**Ascaridose beim Geflügel im Gebiet von Plowdiw.)** Izvestija na Centralnija veterinaren institut za zarazni i parazitni bolesti, Sofija **1961** Nr. 1. S. 433–444. — 1 Abb., 4 Tab. Zus. in Russ., Engl.
Mitgeteilt wird, daß *Ascaris galli* bei 35,6% der Hühner und 33,2% der Truthühner festgestellt wurden. Ferner wurde festgestellt, daß auf den Fußböden der Hühnerställe die Ascaridieneier ihre Entwicklungs- und Invasionsfähigkeit während des ganzen Jahres bewahren. Bei den erwachsenen Hühnern erreicht die Invasion ihr Maximum in den Monaten April-Juni und beim Junggeflügel Oktober/November. I. Wassilew. 9810.

Vasilev, I. (Wassilew, I.) Vlijanieto na vitamin $B_{12}$ i njakoi antibiotici vŭrchu ustojčivostta na pileta po otnošenie na Ascaridia galli. **(Der Einfluß des Vitamins $B_{12}$ und einiger Antibiotica auf die Resistenz der Küken gegenüber Ascaridia galli.)** Izvestija na Centralnata chelmintologična laboratorija. Bŭlgarska akademija na naukite, Sofija **6** (1961) S. 33–42. — 3 Tab., 4 Lit. Zus. in Russ., Engl.
In Versuchen wurde festgestellt, inwiefern sich Vitamin $B_{12}$-, Penicillin- und Biomycin-Futterbeigaben auf die Resistenz der Küken einer *Ascaridia galli*-Invasion gegenüber auswirkt. Deutlich gefördert wurde die Resistenz bei zwei Gruppen Versuchsküken, u. zw. wenn im Laufe von 44 bzw. 160 Tagen dem Futter Kulturen von Vitamin $B_{12}$ produzierenden *Bac. mesentericus* und *Bac. omelianskii* beigemischt wurden. Von der betr. Kultur wurde der täglichen Ration eine solche Menge zugegeben, sodaß man 25 $\gamma$ $B_{12}$ je kg Futter erhielt. Küken, denen pflanzliche Nahrung mit beigemsichtem reinem Vitamin $B_{12}$ 25 $\gamma$ je kg Futter, Penicillin 2000 IE je Küken oder Biomycin 5000 IE je kg Futter verfüttert wurde, wiesen keine erhöhte Resistenz gegen eine *Ascaris galli*--Invasion im Vergleich zu den Kontrolltieren auf.
I. Wassilew. 9810.

Vasilev, I. (Wassilew, I.) Pujkata — gostopriemnik na Streptocara sp. (Predvaritelno sŭobštenie.) **(Die Pute — ein Streptocara sp.-Wirt. [Vorl. Mitt.])** Izvestija na Centralnata chelmintologična laboratorija. Bŭlgarska akademija na naukite, Sofija **6** (1961) S. 43–44. — Zus. in Russ., Engl.
Es wurde experimentell festgestellt, daß *Streptocara sp.* in der Pute parasitieren kann. I. Wassilew. 9810.

Vasilev, I. (Wassilew, I.) Pujkata — gostopriemnik na Polymorphus magnus Skrjabin, 1913. (Predvaritelno sŭobštenie.) **(Die Pute — ein Wirt von Polymorphus magnus Skrjabin, 1913. [Vorl. Mitt.])** Izvestija na Centralnata chelmintologična laboratorija. Bŭlgarska akademija na naukite, Sofija **6** (1961) S. 45–46. — Zus. in Russ., Engl.
Es wurde experimentell festgestellt, daß *Polimorphus magnus* in Puten parasitieren kann. I. Wassilew. 9810.

Kohane, J. und Hadani, A.; Rishon-le-Zion, Veterin. Inst. The occurrence of the Northern fowl mite, Ornithonyssus sylviarum (Canestrini & Fanzago, 1877) in Israel. **(Das Vorkommen der nördlichen Geflügel-Milbe Ornithonyssus sylviarum [Canestrini u. Fanzago, 1877] in Israel.)** Refuah Veterinarith [Jerusalem] 18 (1961) Nr. 1. S. 42. — 2 Abb., 9 Lit.
In einem Hühnerbestand wurde bei einer beträchtlichen Anzahl von Tieren hochgradiger Milbenbefall festgestellt. Laboruntersuchungen der befallenen Federn erbrachten den Nachweis von Eiern, Larven, Nymphen und Imagines von *Ornithonyssus sylviarum*. Dieser Erreger gehört zur Familie der Dermanyssidae. Die Milben befanden sich hauptsächlich in der Aftergegend, selten in anderen Körperregionen. In schweren Fällen bedeckten die Milben traubenförmig zusammengeballt das Federkleid, wobei die Federn ein dunkel-schmutziges Aussehen aufwiesen. Außerdem waren Milben auf frischgelegten Eiern, auf deren Oberfläche sie sich rasch bewegten, nachweisbar. Der Hühnerstall

einschließlich Legenester und Sitzstangen war frei von Milben. Die befallenen Hühner wiesen keine Gesundheitsstörungen auf; selbst ein Nachlassen in der Legetätigkeit war nicht zu verzeichnen. Weitere Untersuchungen ergaben, daß der vorerwähnte Milbenbefall in vielen Hühnerbeständen anzutreffen war. In keinem Falle schienen jedoch wirtschaftliche Verluste aufgetreten zu sein. Zur Bekämpfung werden systemisch wirkende Insektizide empfohlen.

Th. Hiepe. 9810.

Otto, B. und Stendel, W.; Wuppertal-Elberfeld, Farbenfabriken Bayer AG, Veterinärmed. Lab. **Die Bekämpfung der roten Vogelmilbe (Dermanyssus avium) und der Federlinge des Geflügels mit Neguvon.** Veterin.-med. Nachr. **1961** Nr. 4. S. 216–223. — 3 Abb., 10 Lit.

Im Rahmen der Intensivhaltung kommt dem Befall der Hühner mit Ektoparasiten eine steigende Bedeutung zu. An erster Stelle stehen die Vogelmilben und Federlinge, die nicht nur zu einer verminderten Eierleistung, sondern auch bei massenhaftem Milbenbefall zu mehr oder weniger zahlreichen Todesfällen führen können. Es werden Versuche angestellt, die Ektoparasiten mit dem Phosphonsäureester Neguvon zu bekämpfen. Dabei müssen sowohl der Geflügelstall als auch die einzelnen Hühner mit einer 0,15%igen wäßrigen Neguvon-Lösung behandelt werden. Zum Benetzen von 2–3 qm Bodenfläche wird 1 l Flüssigkeit benötigt. Die Hühner müssen mindestens 1 Min. gebadet werden, damit das Gefieder völlig durchnäßt ist. Es ist vorteilhaft, die Behandlung nach 1 Woche zu wiederholen. E. Tempel. 9810.

## XXV. KRANKHEITEN DER TIERE ZOOLOGISCHER GÄRTEN, DER PELZTIERE, DES WILDES, DER FISCHE

Wright, J. F.; Rockville, Md. Immobilization of wild animals. **(Immobilisation wilder Tiere.)** Veterin. Med. **57** (1962) Nr. 4. S. 331–332. — 1 Abb.

Kob-Antilopen (*Adenota kob*) wurden mittels Nikotinalkaloid oder Succinylcholinchlorid niedergelegt. Todesfälle traten nicht nur während der Relaxation, sondern auch noch innerhalb der folgenden 48 Std. ein, wobei als Todesursachen Lungenödem bzw. Schocksymptome überwogen. Zur Vermeidung derartiger Zwischenfälle sollten die Antilopen spätestens nach Eintritt der Muskelrelaxation durch Tranquillizergaben (Perphenazin) beruhigt werden.

A. Kuntze. 9862.

Cowan, I. McT., Wood, A. J. und Nordan, H. C.; British Columbia, Univ., Dep. of Zool.; Div. of Animal Sci. Studies in the tranquilization and immobilization of deer (Odocoileus). **(Beitrag zur Sedierung und Immobilisierung von Hirschen [Odocoileus].)** Canad. J. comparat. Med. veterin. Sci. **26** (1962) Nr. 3. S. 57–61. — 3 Tab., 7 Lit.

Um die zu Versuchszwecken nötigen Eingriffe an Virginiahirschen ausführen zu können, ist eine Beruhigung der Tiere unerläßlich. Die Verwendung von Tranquillizern (Acepromazin, Chlorpromazin und Reserpin) erwies sich für die beabsichtigten Untersuchungen (Blutprobenentnahme, Messen, Wiegen usw.) als nicht ausreichend. Der gewünschte Effekt war aber durch i.m. Injektion von 0,04–0,06 mg/kg Succinylcholin zu erreichen, da die Tiere 3–14 Min. nach der Injektion zusammensinken und für die Dauer von 15–30 Min. relaxiert bleiben. Erfahrungen mit Succinylcholin bei anderen Zootieren (Ursiden, Feliden, Equiden, Rhinocerotiden, Hippopotamiden, Giraffen, Antilopen und Boviden) werden in Form einer Tabelle angedeutet.

A. Kuntze. 9862.

Odening, K.; Berlin, Tierpark, Dtsch. Akad. der Wiss., Zool. Forschungsstelle, Forschungsgemeinsch. **Trematoden aus einheimischen Vögeln des Berliner Tierparks und der Umgebung von Berlin. Vorl. Mitt.** Mber. dtsch. Akad. Wiss. Berlin **4** (1962) Nr. 3/4. S. 228–234. — 12 Abb., 6 Lit.

Vf. führte in der Zeit von Aug. 1959 bis Nov. 1961 an 312 einheimischen Vögeln (verteilt auf 48 Arten) aus dem Berliner Tierpark bzw. aus Berlin und Umgebung helminthologische Sektionen durch und fand bei 103 dieser Vögel (verteilt auf 22 Arten) 31 verschiedene Trematodenarten. Die gefundenen Trematoden sind in einer Wirtstierliste zusammengestellt und die für Deutschland, für die betreffende Vogelart bzw. für die betreffende Vogelarten in Deutschland neuen Parasitenfunde besonders gekennzeichnet worden. Ausführlich besprochen werden die Funde im Biologischen Zentralblatt.
S. Nickel. 9862.

Kreis, Hans A.; Bern. **Neue helminthologische Untersuchungen in schweizerischen Tierpärken, bei Haustieren und bei Tieren des Schweizerischen Nationalparkes.** Schweiz. Arch. Tierheilkunde **104** (1962) Nr. 2. S. 94–115.; (1962) Nr. 3. S. 169–194. — 2 Abb., 21 Tab., 30 Lit.
Vom 1.1. 1952 bis zum 31.12.1960 wurden insgesamt 2935 Kotproben von 1471 Individuen aus 197 Arten parasitologisch untersucht. Allein 2058 Proben stammen von Tieren des Baseler Zoologischen Gartens. Die Untersuchungen erfolgten größtenteils nach dem Telemannverfahren. Bei $^3/_5$ der untersuchten Proben wurde ein positiver Befund erhoben. Während die Reptilien mit 66,7% und die Säuger mit 69,0% relativ stark verseucht sind, waren nur 29,4% des untersuchten Vogelmaterials Parasitenträger. Raubkatzen, Bären, Pferdeartige, Elche, Ren und Okapis beherbergen fast immer massenhaft Parasiten. Hier muß genau wie bei den Menschenaffen für entsprechende Therapie und hygienische Überwachung Sorge getragen werden. Auf die große Gefahr der leichten Parasitenübertragungsmöglichkeiten zwischen Menschen und Menschenaffen wird ausdrücklich hingewiesen. A. Kuntze. 9862.

Hartman, H. A.; Fort Detrick, Frederick, Md., U.S. Army Med. Unit. The protozoan parasite, Klossiella equi, in the Mexican burro. **(Der einzellige Parasit Klossiella equi beim mexikanischen Burro.)** Amer. J. veterin. Res. 22 (1961) Nr. 91. S. 1126–1128. — 6 Abb., 7 Lit.
Durch histologische Untersuchungen wies Vf. bei 8 von 14 mexikanischen Burros in den Nieren eine *Klossiella equi*-Infektion nach. Obgleich die Besiedlung mit Protozoen zur Zerstörung des Nierenepithels führte, ließen sich keine Anzeichen für entzündliche Reaktionen in den befallenen Organen nachweisen. E.-A. Nickel. 9862.

Conroy, James D., Tashjian, Robert J., O'Connor, Patricia und Reid, Charles F.; New York, Animal Med. Center. An intracardiac technic for obtaining blood samples from monkeys. **(Eine intracardiale Technik zur Blutprobenentnahme bei Affen.)** Cornell Veterinarian **52** (1962) Nr. 2. S. 151–155. — 3 Abb., 4 Lit.
Die Versuchstiere (*Macaca philippinensis*) werden in Rückenlage auf einer glatten Unterlage fixiert, wobei die Arme in Verlängerung der Körperachse nach oben gestreckt gehalten werden. Die Punktion sollte unter aseptischen Kautelen vor sich gehen, um Infektionen vorzubeugen. Die Kanüle wird direkt distal der Schaufelknorpelgrenze etwas links der Medianebene in Richtung auf das Herz eingestochen. Die Punktionsnadel wird etwa im 55°-Winkel geneigt eingeführt. Je nach Größe des Tieres können 6–10 ml Blut abgezogen werden. A. Kuntze. 9862.

Hartman, H. A.; Fort Detrick, Frederick, Md., U.S. Army Med. Unit. The intestinal fluke (Fasciolopsis buski) in a monkey. **(Der Darmegel Fasciolopsis buski bei einem Affen.)** Amer. J. veterin. Res. 22 (1961) Nr. 91. S. 1123–1125. — 6 Abb., 5 Lit.
Im Magen eines Rhesusaffen (*Macaca mulatta*) wies Vf. neben *Physaloptera tumefaciens Fasciolopsis buski* nach. Das gleiche Tier beherbergte im Dickdarm Knötchenwürmer, in der Lunge *Pneumonyssus*-Milben. Im Zungen- u.

Oesophagusepithel des Affen wurde *Gongylonema*-Befall festgestellt. Gleichzeitig lag ein Sarcosporidienbefall der Zungenmuskulatur, der Oesophagusmuskulatur und der Muskulatur der Extremitäten vor.
E.-A. Nickel. 9862.

Stolz, G.; Zürich, Univ., Veterin.-Pathol. Inst. **Spontane, letal verlaufende Toxoplasmose bei einem Affen.** Schweiz. Arch. Tierheilkunde **104** (1962) Nr. 3. S. 162–166. — 2 Abb., 9 Lit.
Eine 4jährige brasilianische Wolläffin (*Lagothrix lagotricha*) verendete nach 13tägiger Krankheitsdauer an Toxoplasmose. Die Erkrankung begann mit heftiger, hochfieberhafter Gastroenteritis, die aber durch entsprechende Therapie (Chloramphenicol, Methiovert, Vitamin-B-Komplex) abheilte. Dann standen ikterische sowie deutliche zentralnervöse Störungen im Vordergrund. Postmortal wiesen Gehirn, Nieren, Lunge, Milz, Herz und Leber entzündliche Alterationen verschiedenen Grades auf. Pseudocysten waren lediglich in Milz und Gehirn nachzuweisen. A. Kuntze. 9862.

Christoph, H.-J., Hiepe, Th., Finkgräf, K. und Harrendorf, C.; Leipzig, Karl-Marx-Univ., Klin. und Poliklin. für Kleine Haustiere; Zool. Garten. **Erfahrungen bei der Anwendung von Piperazinen gegen die Ascaridosis der Großkatzen und anderer Raubtiere.** Mh. Veterinärmed. **17** (1962) Nr. 8. S. 327–331.
Insgesamt wurden 98 Raubtiere verschiedenster Art, größtenteils mehrmals, mit Piperazinhydrat, -adipat oder -citrat behandelt. Futter oder Wasser, dem Piperazinhydrat beigemischt war, wurde meist abgelehnt. Demgegenüber nahmen alle Tiere piperazinadipatangereichertes Schabefleisch dann gern auf, wenn es nach dem vielerorts üblichen wöchentlichen Fasttag angeboten wurde. Nach Piperazinhydrat wurde gelegentlich Erbrechen beobachtet. Nach Dosen zwischen 100 und 300 mg/kg Kgw. blieb der Kot mehrere Wochen frei von Spulwurmeiern. Es empfihelt sich jedoch, die Kur alle 8 Wochen zu wiederholen. Bei einigen jungen Raubkatzen (ca. 17 Mon. alt) kam es 19–36 Std. post applicationem zu einer „Asceridenstoffwechselproduktintoxikation“ (mydriatische Pupillenstarre, Speicheln, Erbrechen, zentralnervöse Störungen usw.). Diese Tiere hatten sehr viel Schabefleisch gefressen, so daß infolge der einsetzenden Verdauungshyperämie die Spulwürmer mitverdaut wurden. Hierdurch kam es infolge Leberschädigung zu einer hypolgykämisch bedingten Encephalopathie. Diese Intoxikationserscheinungen konnten durch geeignete Maßnahmen (Laxantien, Diät, Tetraaethylammoniumbromidlösung) coupiert werden. A. Kuntze. 9862.

Langpap, Arnold; Gelsenkirchen. **Trichinose bei einem Eisbären.** Schlacht- u. Viehhof-Ztg. **61** (1961) Nr. 5. S. 162–163. — 7 Abb. Zus. in Franz.
Bei einem seit 5 Jahren im Gehege gehaltenen Eisbären wurden Trichinen gefunden. Als Trichinenüberträger werden möglicherweise Ratten oder Mäuse genannt. Die Abbildungen zeigen neben abgestorbenen Trichinen mit zentraler Verkalkung auch stark eingerollte Trichinen in rundlichen Kapseln, beginnende Verkalkungen bei ovalen und rundlichen Kapseln, eine stärkere Verkalkung an den Polen (welche eine ovale bis zitronenähnliche Form entstehen läßt), teilweise hochgradige Anlagerung von Fettzellen an den Polen der ovalen bis rundlichen Kapseln, welche bis zur völligen Einhüllung der Kapsel führen kann. R. Stier. 9862.

Hörchner, F.; Berlin-Dahlem, Univ., Inst. für Parasitol. **Zur Helminthenfauna des Nandu (Rhea americana).** Z. Parasitenkunde **21** (1962) Nr. 3. S. 181–186. — 8 Abb., 17 Lit.
Aus dem Dünndarm eines verendeten Nandu wurden sehr viele Bandwurmexemplare (*Chapmania tauricollis*) isoliert. Im Blinddarm konnten massenhaft Nematoden nachgewiesen werden, die als *Delectrocephalus dimidiatus*

bestimmt wurden. In der Brusthöhle fanden sich bis zu 94 cm lange Exemplare von *Contortospiculum rheae*. Die im Text erläuterten morphologischen Einzelheiten der Parasiten werden durch sehr klare Mikrophotos veranschaulicht. A. Kuntze. 9862.

Johansson, A. B. A hoockworm problem in a Boa constrictor. **(Hakenwurmbefall bei einer Boa constrictor.)** Canad. J. comparat. Med. veterin. Sci. **26** (1962) Nr. 5. S. 118. E. Wiesner. 9862.

Karlson, Alfred G., Davis, C. L. und Cohn, M. L.; Rochester, Minn., Mayo Clin., Sect. of Microbiol; Denver, Colo., Nat. Jewish Hospital, Div. of Res., Dep. of Exp. Microbiol. Skotochromogenic Mycobacterium avium from a trumpeter swan. **(Skotochromogener Mycobacterium avium-Stamm vom Trompeterschwan.)** Amer. J. veterin. Res. **23** (1962) Nr. 94. S. 575–579. — 1 Abb., 13 Lit.
In Leber, Milz, Lungen und Darmkanal eines Trompeterschwanes fand man 1948 zahlreiche gelbe, käsige Knoten. Aus den Knötchen wurden bakterioskopisch säurefeste Stäbchen nachgewiesen, die auf den üblichen Tuberkulosenährböden innerhalb 7–10 Tage als kräftig gelb gefärbte Kultur wuchsen. Die Mikroorganismen waren danach sowohl für Kaninchen als auch für Küken virulent, nicht dagegen für Meerschweinchen. Nach 10 Jahren war der Stamm auch für Küken und Kaninchen nicht mehr pathogen. Über die Jahre unverändert jedoch blieb das Phänomen, daß die Kultur, sobald sie belichtet wurde, schwarz umfärbte. Nur durch diesen Farbeffekt unterschied sie sich von den übrigen aviären Tuberkulosebakterienstämmen. Sowohl durch Tuberkulinreaktionen als auch durch Kreuzagglutinationsproben wurde der Beweis erbracht, daß es sich um einen Tuberkulosebakterienstamm aviären Typus handelt. A. Kuntze. 9862.

Elze, K.; Leipzig, Zool. Garten. **Beri-Beri bei Sturm- und Lachmöven (Larus canus, L. ridibundus).** Kleintier-Prax. **7** (1962) Nr. 2. S. 43–44. — 10 Lit.
Nach einem größeren Kälteeinbruch verendeten aus einer mit 89 Tieren belegten Mövenvoliere über 20 Tiere plötzlich an Beri-Beri. Bei der Mehrzahl der überlebenden Tiere wurden spastische Halsmuskelkrämpfe sowie typische Lähmungen bzw. Krämpfe an Ständern und Flügeln beobachtet. Jedes erkrankte Tier erhielt einmal 100 mg Vitamin $B_1$ i.m. sowie 1 Vitamin-B-Komplex-Dragée per os. 90% der Patienten genasen. Dem Futter wurde in den folgenden Wochen reichlich rohe Leber sowie Futterhefe beigegeben.
A. Kuntze. 9862.

Grono, L. R.; Queensland, Univ., Veterin. School, Dep. of Clin. Studies. Anaesthesia of budgerigars. **(Anästhesie bei Wellensittichen.)** Austral. veterin. J. **37** (1961) Nr. 12. S. 463–464. — 7 Lit.
Chlorpromazinlösung 0,4 mg/ml in Mengen von 0,75–1,0 ml/30 g Kgw. und Diaethylbutenhydrochloridlösung 1 mg/ml in Mengen von 0,1–0,25 mg/30 g Kgw. verabreicht ergaben keine befriedigende sedative Wirkung. Nembutallösung 1/50 g/ml in Mengen von 0,055–0,22 ml/10 g Kgw. hatte zahlreiche Todesfälle zur Folge. Die Lokalanästhetica Lignocain und Procain hatten toxische Wirkung. Gute Ergebnisse brachten dagegen die Inhalationsnarcotica Fluothan (0,25 ml auf einen Wattebausch) und Aether (2,0 ml). Nach Aethernarkose trat in einigen Fällen Erbrechen auf. B. Busch. 9862.

Bemmel, A. C. V. van, Zwart, P. und Peters, Joh. C.; Rotterdam, Zoo „Blijdorp“; Utrecht, State Univ., Inst. of Trop. and Protozoan Diseases. Report on births and deaths occurring in the Gardens of the Royal Rotterdam Zoo during the years 1959 and 1960. **(Bericht über Geburten und Todesfälle im Königlichen Zoo von Rotterdam in den Jahren 1959—1960.)** Tijdschr. Diergeneeskunde **87** (1962) Nr. 12. S. 826–836. E. Wiesner. 9862.

Wejda, Erwin. **Die Vitaminmangelkrankheiten der Pelztiere (eine Literaturstudie).** Diss. Karl-Marx-Univ. Leipzig, Veterinärmed. Fak., Inst. für Pelztierkunde. **1960** 152 S. — 163 Lit.

Vitaminmangelkrankheiten bei Pelztieren werden insbesondere bei den fleischfressenden Vertretern, nämlich Fuchs, Nerz, Iltis, Waschbär und Marderhund, angetroffen. Der Sumpfbiber bleibt auf Grund seiner meist zweckmäßigen Haltung und Fütterung anscheinend von Vitaminmangelerscheinungen verschont. Es werden die Vitamin A- und D-Mangelsymptome sowie die Vitamin E-Avitaminose besprochen. Von den wasserlöslichen Vitaminen kommt insbesondere dem Vitamin $B_1$ eine große Bedeutung zu. Eine Zerstörung des Aneurins durch das in bestimmten Fischen enthaltene Ferment Thiaminase führt zur Chastek-Paralyse, deren Therapie und Prophylaxe abgehandelt werden. Des weiteren werden ein Laktoflavin-, Pantothensäure-, Vitamin H-, Vitamin $B_{12}$- und Vitamin C-Mangel besprochen. H. Gürtler. 9870.

Zintzsch, Ingo. **Die Bedeutung des stressbedingten Phasenwechsels der hypophysären Partialfunktionen für die Genese der Fortpflanzungsstörungen bei Pelztieren.** Diss. Karl-Marx-Univ. Leipzig, Veterinärmed. Fak., Inst. für Pelztierkunde. **1961** 141 S. — 283 Lit.

Nach einem Überblick über Fortpflanzungsstörungen bei den in Farmen gehaltenen Pelztieren werden 4 verschiedene Ursachen für die generative Insuffizienz herausgestellt. Dabei handelt es sich erstens um pathologische Veränderungen an den Geschlechtsorganen, die relativ selten sind, zweitens um eine den biologischen Zyklusbesonderheiten nicht entsprechende Zuchtarbeit und um genetische Faktoren, die besonders bei der Vermehrung bestimmter Nerzmutationen bedeutsam sind. Als vierte und wesentlichste Ursache für Fruchtbarkeitsminderungen werden Umweltbelastungen herausgestellt, in deren Gefolge im Rahmen der allgemeinen Anpassungsreaktion ein Phasenwechsel der gonadotropen Hormone der Hypophyse zugunsten einer Ausschüttung corticotroper Hormone eintritt. H. Gürtler. 9870.

Kerner, Rolfgünter. **Paratyphus bei Pelztieren.** Diss. Karl-Marx-Univ. Leipzig, Veterinärmed. Fak., Inst. für Pelztierkunde. **1960** 88 S. — 70 Lit.

Literaturstudie zum Vorkommen von Paratyphus bei Pelztieren, wobei u. a. auf Symptomatologie, Zerlegungsbefund, Erregernachweis, Therapie und Prophylaxe eingegangen wird. H. Gürtler. 9870.

Hohner, L.; Leipzig, Karl-Marx-Univ., Zool. Inst.; Veterin.-Parasitol. Inst. **Die Endoparasiten des Sumpfbibers unter besonderer Berücksichtigung der Coccidien.** Arch. Geflügelzucht Kleintierkunde **11** (1962) Nr. 1/2. S. 98–151. — 10 Abb., 2 Tab., 136 Lit. Zus. in Russ., Engl.

Nach einer umfassenden Zusammenstellung der in der Literatur beschriebenen Parasitenfunde beim Sumpfbiber (*Myocastor coypus* Molina, 1782) die kritisch und vergleichend unter besonderer Berücksichtigung der Pathogenität und Häufigkeit der Schmarotzer ausgewertet werden, legt Vf. eingene Untersuchungsergebnisse an Tiermaterial der Pelztierfarm Lauer des Staatl. Forstwirtschaftsbetriebes Grimma dar. Von den im Schrifttum angeführten 7 Trematoden-, 6 Cestoden-, 20 Nematoden- und 4 Kokzidienarten fand er in dem Zuchtbetrieb *Trichuris myocastoris*, Enigk, 1933, *Trichostrongylus retortaeformis* (Zeder, 1800) und *Taenia taeniaeformis* (Batsch, 1786) larv. in nur geringen Zahlen. Am häufigsten waren Würmer der Gattung *Strongyloides* nachzuweisen. So ergaben vergleichende Erhebungen bei Tieren in Zuchtgehegen mit fließendem Wasser eine Befallstärke mit vorwiegend 0 bis 200, bei Tieren in Freilandgehegen mit stehendem Wasser einen Befall mit 500 bis 900 Exemplaren der Gattung. In der Leber der Sumpfbiber gefundene

Taenien-Finnen mit mindestens 32–64 kleinen, in zwei alternierenden Kränzen angeordneten Haken, die gewisse Unterschiede in den Größenverhältnissen und in der Anordnung der Haken sowie Unterschiede im Lichtbrechungsvermögen der Finnen und in der Kammerung der Cysten aufwiesen, konnten keiner Art sicher zugeordnet werden. 3 Typen dünnschaliger Coccidienoocysten der Gattung *Eimeria*, die keiner der in der Literatur beschriebenen Arten zugestellt werden konnten sowie dickschalige Ooocysten der Art *Eimeria* (*Globidium*) *perniciosa*, Sprehn, 1954, wurden gefunden. In Fütterungsversuchen mit anschließender Sektion der Tiere gelang es Vf., die Phase der Gametogonie bei letztgenannter Art weitgehend zu beschreiben sowie die Präpatenzperiode (bei dünnschaligen Oocysten-Typen 5 und 11 Tage, bei *E.* (*G.*) *perniciosa* 12–13 Tage) und die exogene Entwicklungsdauer (bei dünnschaligen Typen 3 Tage, bei *E.* (*G.*) *perniciosa* 9 Tage) zu ermitteln. Klinische Erscheinungen und pathologische Veränderungen, die auf Endoparasiten zurückgeführt werden konnten, wurden bei allen untersuchten Sumpfbibern nicht festgestellt. S. Nickel. 9870.

Lölinger, H. Ch.; Celle, Bundesforsch.-Anst. für Kleintierzucht. **Moderne Fütterungsmethoden, prophylaktische Schutzimpfungen und Selektion kranker Tiere im Rahmen der präventiven Krankheitsbekämpfung in neuzeitlichen Nerzzuchtbetrieben.** Dtsch. Pelztierzüchter **36** (1962) Nr. 4. S. 61 bis 66.; Nr. 5. S. 81–83.; Nr. 6. S. 105–107.

Die Massentierhaltung von Nerzen macht weitgehend eine präventive Krankheitsbekämpfung erforderlich, die neben fütterungs- und haltungshygienischen Maßnahmen Schutzimpfungen sowie rechtzeitige Selektion von Krankheitsträgern umfaßt. Während Fütterungsschäden und Futterintoxikationen zahlenmäßig zurückgegangen sind, macht sich ein Anstieg der Verluste an Staupe und Aleutenkrankheit bemerkbar. Wichtige Vorbedingung für die Aufzucht von Nerzen ist ein einwandfreies und hochwertiges Futter, wobei die Zusammensetzung nach den jeweiligen Futterquellen ausgewählt werden muß. Erfahrungen aus USA besagen, daß der Beifütterung von bis zu 15% frischer Rinder- oder Schweineleber große Bedeutung beizumessen ist und sich Geflügelabfälle in einer Menge von bis zu 30% des Gesamtfutters in der Welpenaufzucht bewähren. Die gleichmäßige Futterzusammensetzung und von den Futterquellen unabhängige Belieferung wird durch zentrale genossenschaftliche oder private Futterlieferbetriebe garantiert. Die Lieferung erfolgt hier in tiefgefrorenem Zustand, teilweise wird eine Konservierung mit 2%iger Phosphorsäure und 0,01%igem Eisenoxyd vorgenommen. Wesentlich ist weiterhin eine einwandfreie Trinkwasserversorgung und eine Unterbringung der Zuchttiere in hellen Schuppen. Gegen seuchenhafte Krankheiten wie Staupe und Virus-Enteritis empfehlen sich prophylaktische Schutzimpfungen. Gegen Botulismus werden die Nerze mit einem inaktivierten Botulismus-Toxoid vom Typ C und E schutzgeimpft. Zur Bekämpfung der Aleutenkrankheit ist auf Grund der heutigen Erkenntnisse eine Pelzung der betroffenen Nerze zu einem wirtschaftlich günstigen Zeitpunkt vorzunehmen. Zur Diagnostik wurde in den USA eine Blutuntersuchungsmethode zum Nachweis eines erheblichen Anstieges der $\gamma$-Globuline entwickelt, die aber in Deutschland noch nicht durchgeführt worden ist. Die Selektion von Krankheitsträgern hat sich ferner auf Tiere mit Erbkrankheiten zu erstrecken, wobei an Haarlosigkeit, Wasserkopf, Schwanzlosigkeit, Unfruchtbarkeit von Homo-Rüden und Atresia ani zu denken ist. H. Zimmermann. 9870.

Bassett, Charles J.; Ithaca, N. Y., U. S. Fur Animal Exp. Stat. **Vitamin A-Bedarf des Farmnerzes.** Dtsch. Pelztierzüchter **36** (1962) Nr. 5. S. 83–86.

Zur Ermittlung des Bedarfes eines wachsenden Jungnerzes an Vitamin A wurden vier Versuchsgruppen aufgestellt, denen neben einem Vitamin Aarmen Futter verschiedene Dosierungen an Vitamin A verabfolgt wurden. Mangelerscheinungen, die sich in unkoordinierten Bewegungen, Durchfall, Nachtblindheit und minderwertigem Fell äußerten, waren bei den Gruppen, die 0 und 25 I. E. erhielten, zu beobachten, wogegen durch 100 und 400 I. E. Vitamin A je kg Kgw. und Tag Mangelsymptome verhindert wurden. Demnach ist unter normalen Umständen nicht mit Vitamin A-Avitaminosen zu rechnen, 5% Leber und 2% Luzernemehl sind ausreichend, den Vitamin A-Bedarf zu decken. Versuche über Herabsetzung der Tageslichtlänge haben ergeben, daß Dunkelhaltung der Nerze (ab 16. Juli nur täglich 3 Std. Licht) zu einer Fellreife Ende August/Mitte September führten, wenn auch die Fellqualität noch nicht befriedigte, so daß weitere Versuche erforderlich sind. H. Zimmermann. 9870.

Lauerman jun., Lloyd H. und Berman, David T.; Madison, Univ. of Wisconsin, Dep. of Veterin. Sci. Urinary tract infection in mink. I. Bacteriology. **(Infektion der Harnwege beim Nerz. 1. Mitt. Bakteriologie.)** Amer. J. veterin. Res. **23** (1962) Nr. **94**. S. 663–666. — 4 Tab., 8 Lit.
In den Sommer- und Herbstmonaten sind Infektionen des Harntraktes bei Rüdenwelpen nicht selten zu beobachten. Der Tod tritt durch Toxämie infolge Verlegung der Urethra mit eitrig-fibrinösem Exsudat ein, das kalkige Bestandteile enthalten kann. Gleichzeitig finden sich Prostatitis, hämorrhagische Cystitis und Pyelonephritis. Bakteriologisch ließ sich *Staphylococcus aureus* bei 62%, *Proteus mirabilis* bei 46% und *Escherichia coli* bei 4% der erkrankten Nerze nachweisen. Diese Bakterienarten fanden sich auch im Präputium augenscheinlich gesunder Nerze, so daß die Infektion von hier ausgehen dürfte, sofern eine Herabsetzung der Abwehrkraft eintritt. Als einer dieser Faktoren wurde Diaethylstilboestrol enthaltendes Futter erkannt. Da die Staphylokokken eine Resistenz gegenüber Chlortetracyclin aufweisen, ist die Therapie mit Chlortetracyclin wirkungslos. H. Zimmermann. 9870.

Trautwein, G. und Nielsen, S. W.; Storrs, Univ. of Connecticut, Dep. of Animal Diseases. Cryptococcosis in 2 cats, a dog, and a mink. **(Cryptococcose bei zwei Katzen, einem Hund und einem Nerz.)** J. Amer. veterin. med. Assoc. **140** (1962) Nr. 5. S. 437–442. — 7 Abb., 32 Lit.
Fälle von Cryptococcose (Torulosis), die durch *Cryptococcus neoformans* (*Torulua histolytica*) hervorgerufen werden, sind bei Mensch und Tier beobachtet worden. Vom Vf. wurde die Cryptococcose bei zwei Katzen festgestellt, die Veränderungen im Respirationsapparat aufwiesen. Bei einem Hund war die Krankheit durch eine granulomatöse Meningitis des Gehirnes charakterisiert. Außer Affektionen der retropharyngealen Lymphknoten und der Lunge fanden sich hier ferner Granulome im linken Sehnerven. Erstmalig wird weiterhin die Cryptococcose bei einem Aleuten-Nerz beschrieben, bei dem sich zahlreiche Cryptococcen in Granulomen der Nieren und des Herzens nachweisen ließen. H. Zimmermann. 9870.

Reineke, E. P., Travis, Hugh F. und Dolnick, Ethel H.; East Lansing, Michigan State Univ., Dep. of Physiol. and Pharmacol.; Mink Project, Dep. of Poultry Sci. The effects of thyroid gland destruction and replacement therapy on fur growth in mink (Mustela vison) given a thyroxine-free diet. **(Die Auswirkungen der Schilddrüsenzerstörung und Ersatztherapie auf die Fellentwicklung des Nerzes [Mustela vison] bei Thyroxin-freier Fütterung.)** Amer. J. veterin. Res. **23** (1962) Nr. 92. S. 121–127. — 5 Abb., 2 Tab., 22 Lit.
Bei 10 Standard-Nerzrüden wurden die Schilddrüsen durch s. c. Injektionen von $^{131}$J zerstört. Bei diesen Tieren traten schwere Störungen im Fellwechsel ein, die die Entwicklung von Grannen und Unterwolle stark beeinträchtigten. Bei Verabreichung von Thyroprotein-Futter setzte die

Fellentwicklung 10 Tage nach der Behandlung ein und nahm dann einen normalen Verlauf. Die Reaktion auf die Therapie und das Ergebnis histologischer Untersuchungen zeigen, daß während der Zeit des Thyroidin-Mangels die Haarfollikel lediglich inaktiviert wurden. Das Schilddrüsen-Hormon ist also einer der Faktoren, die für die normale Funktion der Haarfollikel notwendig sind. H. Zimmermann. 9870.

Trautwein, G., Helmboldt, C. F. und Nielsen, S. W.; Storrs, Univ. of Connecticut, Dep. of Animal Diseases. Pathology of pseudomonas pneumonia in mink. **(Pathologie der Pseudomonas-Pneumonie beim Nerz.)** J. Amer. veterin. med. Assoc. **140** (1962) Nr. 7. S. 701–704. — 3 Abb., 7 Lit.
Innerhalb 3 Wochen starben von 3000 Aleuten- und Saphirnerzen einer Farm 800 Tiere, die bei sehr schnellem Krankheitsverlauf vor dem Tode Appetitverlust, Teilnahmslosigkeit und Atemnot zeigten. Pathologisch-anatomisch fanden sich bei den eingegangenen Nerzen Hyperämie und rote Hepatisation der Lunge, dunkelrote Verfärbung der Lungenschnittfläche mit Blutaustritt aus dem Gewebe, Hyperämie der Milz, Brronchiallymphknoten und Hirnhäute, Schleimauflagerungen auf der Trachealschleimhaut, petecheale Nierenblutungen. Bakteriologisch wurden in den Organveränderungen grampositive Stäbchen nachgewiesen, die als *Pseudomonas aeruginosa* differenziert werden konnten, die Resistenzprüfung ergab lediglich eine Empfindlichkeit gegenüber Polymyxin B. Versuchsmäuse gingen 40 Std. p.i. ein. Intracheal infizierte Nerze starben nach 24 bis 30 Std. Verabfolgung der Bakterienkulturen mit dem Trinkwasser führte zum Tode einzelner Nerze, wogegen Gesundheitsschädigungen bei Verfütterung der Kulturen bei den Versuchsnerzen nicht beobachtet wurden. H. Zimmermann. 9870.

Kraft, H.; München. **Jahreszeitlich unterschiedliches Auftreten von Krankheiten und Todesfällen beim Chinchilla.** Dtsch. Pelztierzüchter **36** (1962) Nr. 7. S. 128–131. — 2 Abb.
Die meisten Todesfälle sind in der Chinchillazucht im Frühjahr und Herbst zu beobachten. Überwiegend sind es Magen- und Darmerkrankungen, die zu Ausfällen führen. Futterumstellungen können sich störend auswirken, wobei gleichzeitig die Seuchenanfälligkeit ansteigt. Wichtig ist vor allen Dingen, Chinchillas in den Monaten Februar, März, August, September und Oktober keinen Belastungen wie Futterumstellungen, Umpaarungen oder Versand auszusetzen. Da bei bakteriologischen Untersuchungen vorwiegend Stämme von *Escherícha coli* und *Pseudomonas aeruginosa* zu finden sind, empfehlen sich als wirksamste Medikamente Chloramphenicol (300 mg pro Tier und Tag) oder das Sulfamethazinpräparat „Sulmet" (bis 50 mg pro Tier und Tag). Von dem Antibioticum „Colistin" sind per os ca. 500 000 E. zu verabfolgen. Colistin-Tabletten können in den kritischen Monaten auch vorbeugend gegeben werden. H. Zimmermann. 9870.

Nikolov, P. (Nikolow, P.) Izučavanija vŭrchu razprostranenieto na salmonelite pri divite životni. **(Untersuchungen über die Salmonellenverbreitung bei den wildlebenden Tieren.)** Kompleksni izsledvanija na prirodnita ogništa na zaraza v rajona na Strandža planina, Sofija **1961** S. 51–55. — Zus. in Russ., Dtsch. 9880.

Nikolov, P. (Nikolow, P.) Kŭm vŭprosa za razprostranenieto na Q-treskata pri divite životni. **(Zur Frage der Verbreitung des Q-Fiebers bei den wildlebenden Tieren.)** Kompleksni izsledvanija na prirodnite ogništa na zaraza v rajona na Strandža planina, Sofija **1961** S. 41–50. — 3 Tab. Zus. in Russ., Dtsch. 9880.

Kreier, Julius P., Ristic, Miodrag und Watrach, A. M.; Urbana, Univ. of Illinois, Coll. of Veterin. Med., Dep. of Pathol. and Hyg. Theileria sp.

in a deer in the United States. **(Theileria sp. in einem Damhirsch in den Vereinigten Staaten.)** Amer. J. veterin. Res. **23** (1962) Nr. 94. S. 657–662. — 4 Abb., 9 Lit. Zus. in Interlingua.
Es wurde ein pathogener, hämotroper, einzelliger Parasit bei einem in Missouri einheimischen Damhirsch (*Dama virginia*) gefunden. Der Parasit wurde als *Theileria sp.* identifiziert. Seine morphologischen Merkmale wurden mit Hilfe von Giemsa-gefärbten Blutausstrichen und mittels Elektronenmikroskopie dünngeschnittener Erythrocyten untersucht. Durch hämatologische Untersuchungen konnte gezeigt werden, daß die Infektion Mikrocythämie verursacht. G. Diez. 9880.

Kučera, Jiří. Přespočetné stoličky u srnce. **(Überzählige Backenzähne beim Rehbock.)** Myslivost **1962** Nr. 7. S. 109. — 1 Abb. 9880.

Ernek, E. und Mačička, O.; Bratislava, Virol. Ústav ČSAV. Neutralizačné protilátky proti virusu kliešťovej encefalitídy u divých kačic. **(Neutralisationsantikörper gegen das Zeckenencephalitisvirus bei Wildenten.)** Veterin. Časopis **10** (1961) Nr. 6. S. 539–542. — 1 Tab., 17 Lit. Zus. in Russ., Engl., Dtsch.
Da man bei Hausenten nach versuchsweiser subkutaner und intracerebraler Infektion mit dem Zeckenencephalitisvirus Bildung von Antikörpern festgestellt hatte, untersuchte man, im welchen Umfange die natürliche Infektion mit diesem Virus bei den freilebenden Wildenten vorkommt. Die Untersuchung bezog sich auf Sera von 27 abgeschossenen oder gefangenen Wildenten; bei 4 davon fand man einen beweisbaren Antikörpertiter bei Neutralisationstest auf Mäusen und HeLa-Zellen. F. Nádvorník. 9880.

Jankov, G. und Conev, S. (Jankow, G. und Zonew, S.) Slučaj na smeseno zaboljavane ot daktilogirosa i girodaktilosa po nulevo-godišni šarani. **(Ein Fall einer gemischten Daktylogyrose- und Gyrodaktylose-Erkrankung bei nulljährigen Karpfen.)** Izvestija na Centralnija naučnoizsledovatelski veterinarnochigienen institut za životinski produkti, Sofija **1** (1961) S. 195–200. — 1 Abb., 1 Tab. Zus. in Russ., Dtsch. I. Wassilew. 9890.

Herkner, Hugo. **Beitrag zur Frage der Art- und Rassenunterschiede bei der fischpathogenen Pilzgattung Ichthyosporidium Caullery & Mesnil, 1905.** Diss. Univ. München, Tierärztl. Fak., Zool.-Parasitol. Inst. **1961** 33 S. — 8 Abb., 36 Lit. 9890.

## XXVI. ZOONOSEN

Linsert, H. und Klähn, J.; Greifswald, Veterinäruntersuchungs- und Tiergesundheitsamt. **Beitrag zur Epidemiologie des Morbus Bang.** Z. ärztl. Fortbild. **56** (1962) Nr. 13. S. 711–712.
Die Übertragbarkeit der Rinderbrucellose auf den Menschen ist eingehend untersucht worden. Weniger Beobachtungsmaterial liegt über die Infektion mit *Brucella melitensis* (Schafbrucellose) und die beiden *Brucella suis* var. Traum und var. Thomsen vor. Erstere kommt beim Schwein, letztere beim Wildhasen vor. Schweinebrucellose beim Menschen tritt in Deutschland bislang nur vereinzelt auf, während sie in USA verhältnismäßig häufig unter der bäuerlichen Bevölkerung anzutreffen ist. Eine gewisse Bedeutung gewinnt aber, wie sich durch stichprobenartige Untersuchungen bei Wildhasen immer mehr herausstellt, die Hasenbrucellose (*Brucella suis*, var. Thomsen s. Dänemark.) Sie wird in der Schweiz, Dänemark, Frankreich, CSSR, Westdeutschland, Rumänien, Bulgarien, UdSSR gefunden. Auch im Einzugsgebiet des Tiergesundheitsamtes Greifswald werden im Rahmen einer klinischen Untersuchung von einigen Hasenstrecken in 5 Kreisen 12 verdächtige Tiere ausgesondert, bei denen sich Brucellen nachweisen lassen. Verdacht ist dann gegeben, wenn bei männlichen Tieren stark vergrößerte Hoden, die mit grau-grün verkäsenden Herden durchsetzt sind, festgestellt

werden. Bei Häsinnen sind geschwürige Veränderungen der Gebärmutterschleimhaut pathognomonisch. Es ist offensichtlich, daß sich durch die Hasenbrucellose der Kreis der brucellosegefährdeten Menschen um die Jäger, das Personal der Wildhandlungen und die Hausfrauen vermehrt.

F. Schaetz. 9908.

Messerli, W.; Schwarzenburg. **Salmone'lose bei Mensch und Tier im gleichen Gehöft.** Schweiz. Arch. Tierheilkunde **104** (1962) Nr. 5. S. 294–297. — 2 Lit. Zus. in Engl., Franz., Ital.

In einem Gehöft von Schwarzenburg erkrankt die Bäuerin an einer Darmgrippe. 2 Mon. später zeigt ein 4 Tage altes Kalb starken Durchfall mit hohem Fieber und allgemeiner Entkräftung. Gleichzeitig wird bei dem Bauer eine fieberhafte Darmgrippe ermittelt. Schließlich erkrankt noch ein zweites Kalb. Bei dem ersten Kalb sowie in den Stuhlproben von 4 von insgesamt 5 vorhandenen Familienangehörigen wird *Salmonella typhi murium* nachgewiesen. In den Kotproben der Rinder lassen sich Salmonellen nicht feststellen. Mit hoher Wahrscheinlichkeit wird angenommen, daß die Infektion vom Menschen auf die wenige Tage alten Kälber übertragen worden ist. Durch Behandlung eines Kalbes mit Chloramphenicol und Injektion einer *Salmonella typhi murium*-Vaccine bei 3 trächtigen Kühen werden weitere Verluste vermieden. Bei den Menschen tritt eine Selbstreinigung ein.

E. Tempel. 9910.

Šur, I. V. (Schur, I. W.) Voprosy ėpidemiologii salmonelleznych zabolevanij. **(Fragen zur Epidemiologie der Salmonella-Erkrankungen.)** Voprosy pitanija, Moskva **20** (1961) Nr. 5. S. 58–62. — 29 Lit.

In der letzten Zeit wurden imAusland und der UdSSR Erkenntnisse gewonnen, die die Vorstellungen über die Epidemiologie der Salmonellosen beeinflussen. Seit langem ist bekannt, daß das Hauptreservoir für die Salmonellakeime (mit Ausnahme des Typhus und Paratyphus) die Tierwelt ist. Leider sind in der UdSSR Untersuchungen über die Keimträgerschaft und Typisierungen noch nicht in ausreichendem Maße durchgeführt worden. Nach den gemachten Erfahrungen muß aber die Keimträgerschaft erheblich sein. — Salmonellakeime kommen bei allen möglichen Tierarten vor, z. B. Hunden, Katzen, Nagetieren und Eidechsen. — Bei Schweinen steht nicht mehr der Typ *S. cholerae suis* im Vordergrund. Innerhalb des Geflügels kommen Salmonellen nicht nur bei Enten und Gänsen, sondern auch bei Hühnern weitverbreitet vor. Auch Tauben und Möwen waren infiziert. Neue Erkenntnisse ergaben sich auch hinsichtlich der Keimträgerschaft unter den Menschen. In der UdSSR wurden bei Erwachsenen und Kindern mehr als 40 verschiedene Typen isoliert, die sich nicht nur in den Ausscheidungen, sondern auch im Dünndarminhalt, der Gallenblase und dem Harn fanden. Der Einsatz verschiedenartigster Medikamente ergab bisher noch keinen durchschlagenden Erfolg. Wenn auch in der Epidemiologie der Mensch als Dauerausscheider verschiedener Salmonellatypen eine gewisse Bedeutung erlangt hat, so droht die größte Gefahr doch nach wie vor von den Daueraus̈cheidern unter den Tieren. — Der hauptsächlichste Ausbreitungsweg der Salmonellosen ist die alimentäre Infektion. Aber auch die Gefahr der Schmierinfektion hat in letzter Zeit zugenommen und darf nicht außer acht gelassen werden. Sie ist besonders groß bei Fleisch und Fleischerzeugnissen. Auch Kontaktinfektionen von Mensch zu Mensch sowie von Tier zum Menschen und umgekehrt sind möglich. — Interessant ist die Beobachtung, daß die Zahl der endemischen Salmonellosen kaum noch ansteigt, teilweise sogar zurückgeht, daß aber die Zahl der sporadischen Fälle ansteigt. Die wichtigsten Aufgaben sind z. Zt.: die Aufklärung der Rolle des Menschen in der Epidemiologie der Salmonellosen, die Typisierung der Salmonellastämme und die Heilung der menschlichen Dauerausscheider.

W. Plaschke. 9910.

Poppe, H. H.; Bremen. **Über eine Salmonella manchester-Endemie beim Menschen in Bremen und die für die Vorzugsmilchgewinnung sich hieraus ergebenden Fragen.** Arch. Lebensmittelhyg. 12 (1961) Nr. 12. S.266–269.
*S. manchester* ist in der Zeit von 1956 bis 1958 in steigendem Maße in der BR festgestellt worden. Es wird über eine umfangreiche Infektionswelle beim Menschen im Stadtgebiet Bremen im Jahre 1959 ausführlich berichtet. Etwa 600 menschliche Ausscheider wurden ermittelt, von denen 30–40% klinisch erkrankten und einige starben. Obwohl in Bremen städtische Abwässer in den Wintermonaten auf tiefgelegenes Weideland gepumpt werden, so daß das Wasser dort oft 2–3 Wochen 30 cm hoch steht und die Wiesen nach Abtrocknung und Durchspülung der Zuggräben als Tierweide und das Grabenwasser als Tränke benutzt werden, konnte in dreijähriger Überprüfung der Beweis, daß Fleisch und Milch die Ursache der Epidemie waren, nicht erbracht werden; vielmehr ist an eine Sekundärinfektion des Fleisches und der Fleischwaren einer Fabrik durch Betriebsangehörige, die als Ausscheider ermittelt wurden, als vorliegend zu erachten. — In 6 Vorzugsmilchbetrieben wurden 1–6 menschliche Ausscheider festgestellt, die nicht nur Tätigkeitsverbot erhielten sondern auch keinerlei Kontakt mehr mit Personen der Milchbetriebe hinsichtlich Wohnung, Waschgelegenheit und Toilettenbenutzung haben durften. In einem Betrieb stellte das VUA bei einer, in einem anderen bei zwei Kühen im Kot *S. manchester* fest, woraus Verbot der Herstellung von Vorzugsmilch resultierte. In der Milch der 3 isolierten Kühe wurden Salmonellen nicht ermittelt, dreimalige Untersuchung von Blut- und Kotproben hatte ebenfalls ein negatives Ergebnis. In diesen Fällen war *S. manchester* also nur ein Darmpassant. In anderem Zusammenhang folgten der ersten positiven Probe zwei negative Befunde, die vierte Untersuchung war positiv, die fünfte wieder negativ. Es geht nicht an, nach dem ersten positiven Befund die Tiere zu merzen und zu entschädigen, damit werden wertvolle Blutlinien evtl. ausgelöscht. Der exakte Nachweis, daß es sich bei seltenen Salmonella-Typen um Erreger einer Enteritisinfektion im Sinne des RdErl von 1942 handelt, dürfte schwerlich zu führen sein. Eine Klarstellung des Begriffs „Enteritisinfektion und Salmonellenbefall" bei Tieren wird für erforderlich erachtet, zumal da im Gegensatz zu 1942 nunmehr bereits über 400 Serotypen Salmonellen bekannt geworden sind. W. Mathieu. 9910.

Schaaf, A. van der, Zijl, H. J. M. van und Hagens, Fernande M.; Maastricht, Rijkslandbouwproefstat. Diermeel en salmonellosis. **(Tiermehl und Salmonellose.)** Tijdschr. Diergeneeskunde 87 (1962) Nr. 4. S. 211–221. — 3 Tab., 4 Lit. Zus. in Engl., Franz., Dtsch.
Vff. setzen sich mit der Ansicht auseinander, daß die Salmonellosen des Menschen auf den Verzehr salmonelleninfizierten Schweinefleisches und letzten Endes auf die Einfuhr salmonelleninfizierter Tierkörpermehle zurückzuführen seien. Wenngleich auch Salmonellen in dem importierten tierischen Eiweiß (Fischmehl zu 0,5% infiziert, Tierkörpermehl zu 24%, Walmehl zu 1,6%) nachgewiesen werden konnten, so besteht doch mit den Salmonellosen des Menschen kein Zusammenhang, wie die Typendifferenzierung zeigt. In den Niederlanden wurde bei Salmonellosen des Menschen hauptsächlich *S. typhi murium* festgestellt, ein Keim, der beim Tier und in den importierten Tierkörpermehlen usw. kaum gefunden wurde. Es müssen demnach andere Infektionsquellen als diese Futtermittel in Frage kommen. Die in den Niederlanden vorgeschriebene bakteriologische Überwachung des importierten tierischen Eiweißes bietet gegenwärtig einen ausreichenden Schutz vor Salmonellen-Einschleppungen, so daß eine Sterilisation dieser Produkte nicht generell notwendig ist. W. Kuhlmann. 9910.

Alin, K., Backelin, B., Bengtsson, E. und Mattsson, I.; Stockholm, Sweden, Nat. Bacteriol. Lab. A new salmonella species: Salmonella straengnaes = 11:$z_{10}$:1,5. **(Eine neue Salmonella-species: Salmonella straengnaes = 11:$z_{10}$:1,5.)** Acta pathol. microbiol. scand. **53** (1961) Nr. 3. S. 293–294. — 1 Lit.

Etwa 600 Mann schwedischer UN-Truppen waren 2 Mon. in Israel und dann noch 4 Mon. in der Provinz Katanga im Kongo eingesetzt. Während des Einsatzes traten leichte Krankheitsfälle einer akuten Enteritis auf. Nach der Rückkehr nach Schweden wurden von allen Soldaten Stuhlproben untersucht. In 20 Proben wurden folgende Salmonellen nachgewiesen: *S. amager*, *S. chicago*, *S. kisangani*, *S. mampezy*, *S. stanleyville*, *S. typhimurium*, *S. saint paul* und *S. infantis*. 4 der 20 Stämme erweisen sich als eine neue Salmonella-Species, die den Namen *S. straengnaes* und die Antigenformel 11:$z_{10}$:1,5 erhält. Die biochemischen Eigenschaften werden genau beschrieben.

E. Tempel. 9910.

Kneidel, H.; Berlin. **Die heutige Bedeutung des Milzbrandes als Berufskrankheit.** Dtsch. Gesundheitswes. **17** (1962) Nr. 3. S. 103–107. — 1 Abb., 4 Tab., 3 Lit.

Mit zunehmenden Importen von Fellen und Knochenmehl steigt die Bedeutung des Milzbrandes als Berufskrankheit. Eine kartographische Zusammenstellung gibt Auskunft über die in der DDR in den Jahren 1956 bis 1960 festgestellten Milzbrandfälle bei Tieren. Als Milzbrand-gefährdete Berufsgruppen gelten Arbeiter, die Berührung mit Fellen, Häuten, Tierhaaren und Knochenmehlen haben, Pelzhändler und Felleinkäufer, Landwirte, Schlächter und Tierärzte. Klinische Kasuistik und Therapie von 7 als Berufskrankheit gemeldeten menschlichen Milzbrandfällen werden beschrieben. Die aërogene Infektion eines Hafenarbeiters verlief tödlich, während es sich in den anderen 6 Fällen um komplikationslos abgeheilte Hautinfektionen gehandelt hatte. Als Therapie der Wahl wird die kombinierte Serum- und Antibioticabehandlung angesehen.

K.-D. Jentzsch. 9912.

Redaktionsschluß: 25. 10. 1962



Herausgeber: Deutsche Demokratische Republik. Deutsche Akademie der Landwirtschaftswissenschaften zu Berlin, Institut für Information und Dokumentation, Berlin W 8, Krausenstraße 38/39. Fernsprecher: 22 5161. Chefredakteur: Dr. Ursula Wittbrodt, stellvertretender Chefredakteur Dr. Werner Kleeberg, Berlin W 8, Krausenstraße 38/39; Fernsprecher: 22 51 61. Verantwortliche Redaktion der Abteilung IV — Veterinärmedizin: Oberveterinärrat Dr. Kurt Reinhardt und Prof. Dr. Ekkehard Wiesner, Berlin W 8, Krausenstr. 38/39; Fernsprecher: 22 53 81. Verlag: Akademie-Verlag GmbH, Berlin W 8, Leipziger Straße 3—4, Fernsprecher: 22 04 41, Telex-Nr. 01 17 73. Postscheckkonto Berlin 350 21. Bestellnummer dieses Heftes: 1030 IV—VIII/1. Das Landwirtschaftliche Zentralblatt, Abt. Veterinärmedizin, erscheint monatlich. Einzelheft DM 16,—; einseitig bedruckte Ausgabe DM 20,—. Jahresbezugspreis DM 192,—; einseitig bedruckte Ausgabe DM 240,— einschl. Register, zuzüglich Porto- und Versandkosten. Gesamtherstellung: VEB Druckerei „Thomas Müntzer" Bad Langensalza. Veröffentlicht unter der Lizenznummer 1292 des Presseamtes beim Vorsitzenden des Ministerrates.

FSC
www.fsc.org
MIX
Papier | Fördert gute Waldnutzung
FSC® C083411

Kolibri 360 GmbH
Ferdinand-Jühlke-Straße 7
99095 Erfurt, Deutschland
produktsicherheit@kolibri360.de